Wie funktioniert das?

DIE ARZNEI-MITTEL

Angina pectoris

W0325213

Meyer-Nachschlagewerke
aus dem
Bibliographischen Institut

Meyers Enzyklopädisches Lexikon
in 25 Bänden
Meyers Großes Universallexikon
in 15 Bänden
Meyers Neues Lexikon
in 8 Bänden
Meyers Großes Standardlexikon
in 3 Bänden
Meyers Großes Taschenlexikon
in 24 Bänden
Meyers Taschenlexikon
in 10 Bänden
Meyers Kleine Lexika
Meyers Großes Handlexikon in Farbe
Meyers Taschenlexikon Biologie
in 3 Bänden
Meyers Taschenlexikon Geschichte
in 6 Bänden
Meyers Taschenlexikon Musik
in 3 Bänden
Meyers Handbücher
der großen Wissensgebiete
Meyers Enzyklopädie der Erde
in 8 Bänden
Die Erde: Meyers Großkarten-Edition
Meyers Großer Weltatlas
Meyers Neuer Handatlas
Meyers Neuer Atlas der Welt
Wie funktioniert das?
Klipp und klar
Meyers Kinder-Sachbücher
Meyers Jahresreport

Wie funktioniert das?

DIE ARZNEIMITTEL

Herausgegeben und bearbeitet
von der Redaktion
Naturwissenschaft und Medizin
des Bibliographischen Instituts
unter der Leitung von
Karl-Heinz Ahlheim

2., vollständig überarbeitete Auflage

Bibliographisches Institut Mannheim/Wien/Zürich
Meyers Lexikonverlag

Graphische Gestaltung:
Dieter W. Kneifel

131 zweifarbige Schautafeln
172 Textseiten
16 Registerseiten

CIP-Kurztitelaufnahme der Deutschen Bibliothek
Wie funktioniert das? Die Arzneimittel/hrsg. u. bearb. von d. Red. Naturwiss. u. Medizin d. Bibliogr. Inst. unter d. Leitung von Karl-Heinz Ahlheim. – 2., vollst. überarb. Aufl. – Mannheim; Wien; Zürich: Bibliographisches Institut, 1986.
1. Aufl. u. d. T.: Wie funktioniert das? Medikamente, Gifte, Drogen
ISBN 3-411-02380-5
NE: Ahlheim, Karl-Heinz [Hrsg.]; Die Arzneimittel

Die Bezeichnung »Wie funktioniert das?« ist für Bücher aller Art für das Bibliographische Institut als Warenzeichen geschützt.

Alle Rechte vorbehalten
Nachdruck, auch auszugsweise, verboten
© Bibliographisches Institut, Mannheim 1986
Satz: Bibliographisches Institut (DIACOS Siemens) und Mannheimer Morgen Großdruckerei und Verlag GmbH (Digiset 40 T 30)
Druck: Zechnersche Buchdruckerei, Speyer
Einband: Klambt-Druck GmbH, Speyer
Printed in Germany
ISBN 3-411-02380-5

Vorwort

Erfreulicherweise stehen dem Arzt bei der Behandlung von Krankheiten heute zahlreiche Arzneimittel zur Verfügung, deren Wirkungen und Nebenwirkungen dank intensiver medizinischer Forschung weitgehend bekannt sind. Dieses Buch will insbesondere den Laien über die Wirkungsweise der wichtigsten Arzneimittel und ihre Anwendungsmöglichkeiten informieren. Es will jedoch auf keinen Fall Behandlungsanweisungen geben; es möchte vielmehr einen Beitrag dazu leisten, das Verhältnis zwischen Arzt und Patient partnerschaftlich zu gestalten.
Die Auswahl der namentlich genannten Arzneimittel entspricht dem derzeitigen Standard. Dabei wurde allerdings ganz bewußt auf die eingetragenen Handelsnamen (Warenzeichennamen) verzichtet, deren Zahl inzwischen so sehr angewachsen ist, daß ihre Erwähnung im fortlaufenden Text oder auch nur im Register den Rahmen des Buches bei weitem gesprengt hätte. Stattdessen wurde auf die international gebräuchlichen Freinamen („Generic names") der einzelnen Arzneistoffe zurückgegriffen, wie sie auch auf den Beipackzetteln und den Arzneiverpackungen aufgeführt sind.
Die Bildtafeln, die das Verständnis des Textes erleichtern und vertiefen sollen, sind weitgehend funktionell gestaltet, d. h., häufig sind die abgebildeten Objekte (z. B. Körperteile oder Organe) und Vorgänge abweichend von den natürlichen Verhältnissen zeichnerisch verbunden, wenn sie vom Krankheitsgeschehen oder von der Arzneimittelwirkung her eine funktionelle Einheit bilden.
Die vorliegende zweite Auflage wurde grundlegend neu bearbeitet und auf den aktuellsten Forschungsstand gebracht. Alle wichtigen in den letzten Jahren entdeckten oder entwickelten neuen Wirkstoffe werden ausführlich behandelt. Der Umfang des Bandes wurde gegenüber der ersten Auflage um mehr als 20% erweitert. Die einzelnen Kapitel sind so angeordnet, daß jeweils thematisch zusammengehörende Kapitel einen Informationskomplex bilden. In einem besonders weiten Rahmen stehen dabei diejenigen Kapitel, die sich mit dem Themenkomplex „Mittel zur Verhinderung und Behandlung von Infektionskrankheiten" beschäftigen.
Die tabellarische Übersicht gegen Ende des Bandes über Informations- und Behandlungszentren bei Vergiftungen in der Bundesrepublik Deutschland wurde auf die DDR, auf Österreich und auf die Schweiz ausgedehnt.
Das Register enthält in alphabetischer Anordnung alle wichtigen im Text vorkommenden medizinischen Fachausdrücke und Arzneimittelnamen (Generic names).

Mannheim, im Sommer 1986

VERLAG UND HERAUSGEBER

INHALT

Was sind Arzneimittel?

Nach einer (sehr allgemein gehaltenen) Definition der Weltgesundheitsorganisation (WHO) gelten als Arzneimittel Substanzen oder Produkte, die dazu bestimmt sind, physiologische Systeme oder pathologische Zustände zugunsten des jeweiligen Empfängers zu untersuchen oder zu verändern. Auch das „Gesetz über den Verkehr mit Arzneimitteln" von 1976 definiert in Übereinstimmung mit Richtlinien der EG Arzneimittel im Hinblick auf ihre *Zweckbestimmung* als Stoffe und Zubereitungen aus Stoffen, die vom Hersteller oder demjenigen, der sie in den Verkehr bringt, dazu bestimmt sind, zu therapeutischen oder diagnostischen Zwecken am oder im Körper von Menschen (bzw. Tieren) angewendet zu werden. Danach kann es für die Einordnung einer allgemein verfügbaren Substanz wie Kochsalz wesentlich sein, ob sie für den Haushalt oder zur Herstellung von Injektionslösungen benutzt werden soll. Arzneimittel sind auch jene Stoffe, die man dazu verwendet, körpereigene Wirkstoffe oder Körperflüssigkeiten zu ersetzen. Hierher gehören etwa die Hormone und die Blutersatzflüssigkeiten. Zu den Arzneimitteln sind weiterhin solche Stoffe zu zählen, die geeignet sind, Krankheitserreger, Parasiten und körperfremde Gifte zu beseitigen oder unschädlich zu machen, wie z. B. Antibiotika, Seren und Gegengifte. Schließlich werden zu den Arzneimitteln auch Dauerkatheter, chirurgisches Naht- und Verbandsmaterial, Zahnprothesen, Augenschalen sowie Reagenzien für die Labordiagnostik gerechnet. Ärztliche, Zahn- oder tierärztliche Instrumente, Lebens- und Futtermittel sowie Stoffe und Gegenstände zur Körperpflege fallen dagegen nicht unter die Bestimmungen des Arzneimittelgesetzes.

Zur Sicherstellung einer ausreichenden *Qualität, Wirksamkeit* und *Unbedenklichkeit* der Arzneimittel sind Überwachungsbehörden geschaffen worden. So müssen Arzneimittel, ehe sie vertrieben werden dürfen, vom *Bundesgesundheitsamt* zugelassen werden (Abb.; vgl. auch S. 25). Dabei wird im Rahmen einer *Nutzen-Risiko-Abschätzung* u. a. geprüft, ob ein Mittel die ihm zugeschriebene Wirksamkeit besitzt und ob andererseits ärztlich unvertretbare, unerwünschte Wirkungen mit ausreichender Wahrscheinlichkeit ausgeschlossen sind. Ferner wird geprüft, ob das jeweilige Arzneimittel unter einer korrekten Bezeichnung (einschließlich Freiname; s. unten) in den Handel kommt und ob Gebrauchsinformationen beiliegen.

Seit einiger Zeit werden fast ausschließlich *Fertigarzneimittel* verwendet. Es sind dies zumeist *Arzneimittelspezialitäten* gleichbleibender Zusammensetzung mit abgabefertiger Verpackung und besonderer, in der Regel als Warenzeichen® geschützter Bezeichnung. Abgesehen vom Warenzeichen und der chemischen Nomenklatur, hat jeder Arzneistoff auch einen international gebräuchlichen *Freinamen,* der (abweichend vom Spezialitätennamen) nicht Besitz eines Herstellers ist. Freinamen haben insofern, als sie von der WHO anerkannt sind, offiziellen Charakter.

Nicht nur die Herstellung, sondern auch die Abgabe von Arzneimitteln unterliegt den Bestimmungen des Arzneimittelgesetzes (vgl. S. 16). Während die *apothekenpflichtigen Arzneimittel* nur in Apotheken verkauft werden dürfen, gibt es auch solche, die *frei verkäuflich* sind, so z. B. bestimmte Tees, Verbandsstoffe oder Desinfektionsmittel zur äußeren Anwendung oder Anwendung in der Mundhöhle. Die apothekenpflichtigen Arzneimittel sind zum großen Teil *verschreibungspflichtig,* d. h., sie dürfen vom Apotheker nur nach Vorlage eines ärztlichen Rezepts abgegeben werden (vgl. S. 16). Erstmals eingeführte Arzneimittel mit in der medizinischen Wissenschaft nicht allgemein bekannten Wirkungen sind während der ersten fünf Jahre grundsätzlich verschreibungspflichtig; danach wird entschieden, ob sie auch ohne Rezept abgegeben werden dürfen.

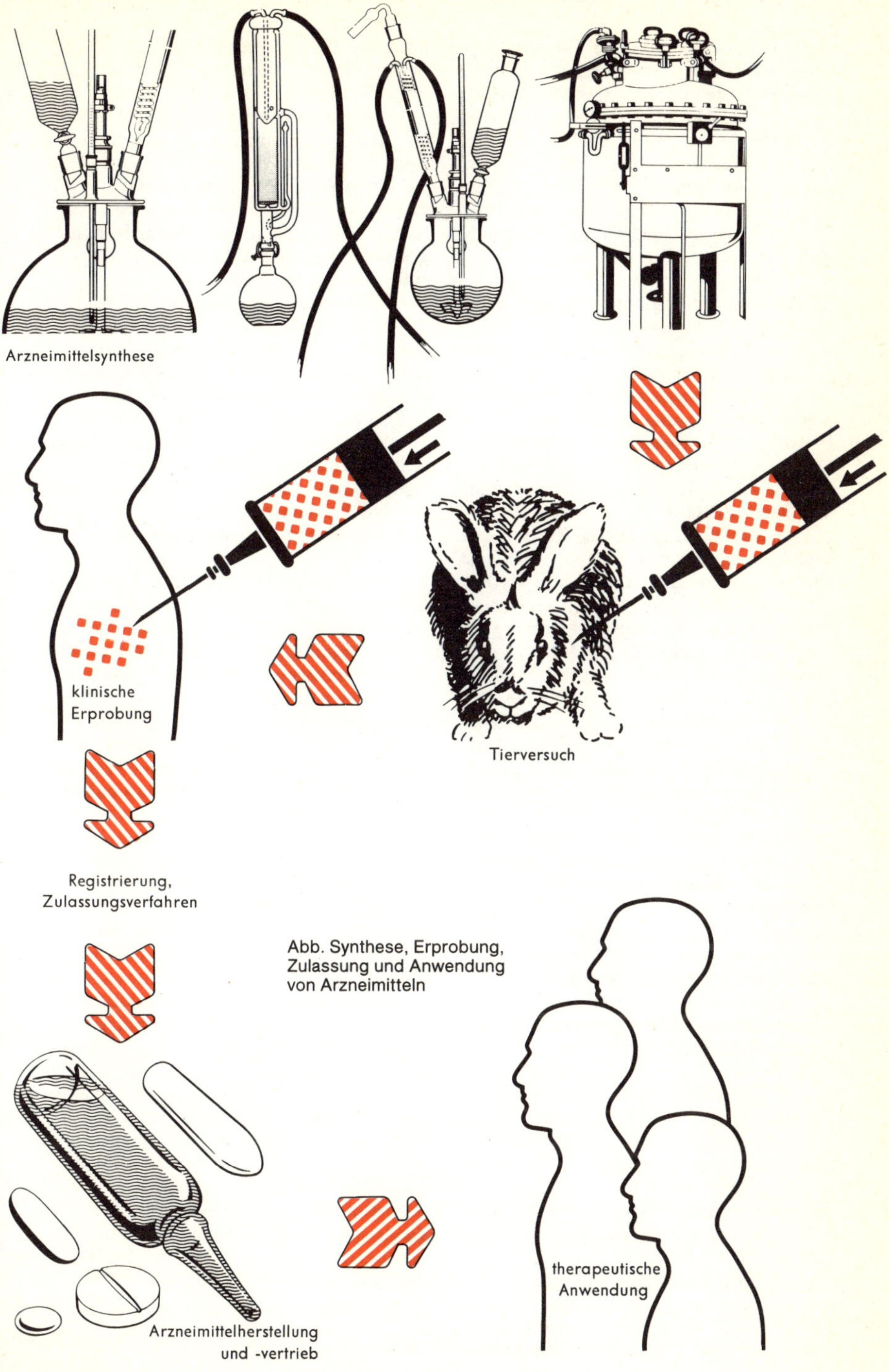

Abb. Synthese, Erprobung, Zulassung und Anwendung von Arzneimitteln

Die Arzneimittelformen

Arzneimittel werden je nach Anwendungszweck in verschiedenen *Darreichungsformen* hergestellt (Abb.). Tabletten, Pillen, Dragées, Kapseln, Pulver, Tinkturen, Zäpfchen, Injektionslösungen und Tees sind gewöhnlich für die innerliche Anwendung bestimmt, äußerlich werden vor allem Puder, Salben, Schüttelmixturen und wäßrige oder alkoholische Lösungen angewendet:

Tabletten, die wohl am häufigsten benutzte Darreichungsform, werden unter hohem Druck von 30 bis 100 atü aus Pulvern gepreßt. Sie sind meist weiß und rund; bei manchen ist der Name eingeprägt. Das wirksame Arzneimittel selbst *(Agens)* macht gewöhnlich nur einen Bruchteil des Tablettengewichtes aus. Die überwiegenden Bestandteile sind lediglich *Füllstoffe* wie Stärke oder Mannit. Die Auflösung der Tabletten im Verdauungstrakt wird durch Zusatz von *Quellstoffen* („Sprengstoffe"), wie z. B. Stärke, Pektin, Agar-Agar und Methylcellulose, erleichtert. Durch besondere, säurefeste Überzüge werden manche Tabletten widerstandsfähig gegen den Magensaft, so daß sie sich erst im Dünndarm auflösen. Bei *Schichttabletten* werden Schichten verschiedener Löslichkeit aufeinandergepreßt. Auf diese Weise kann man z. B. ein sofort, aber kurz wirkendes Arzneimittel mit einem länger wirkenden Arzneimittel kombinieren. – *Dragées* sind mit einem Zuckerguß oder dgl. überzogen. – *Pillen* werden aus einer teigigen Grundsubstanz mit verschiedenen Inhaltsstoffen „gedreht" und gegen Zusammenkleben in Bärlappsporen oder Talkumpulver gerollt. – *Kapseln* sind kleine, im Magen-Darm-Kanal lösliche, schachtelförmige Behälter, meist aus Gelatine, die pulverförmige oder flüssige Arzneimittel enthalten.

Zäpfchen (Suppositoren) wendet man an, um eine örtliche Wirkung auf die Afterschleimhaut zu erzielen oder um die orale Einnahme (etwa bei Übelkeit und Erbrechen) zu vermeiden. Sie bestehen aus einer Grundmasse, die bei Körpertemperatur schmilzt; in diese Grundmasse wird das Arzneimittel „eingeschmolzen" (vgl. auch S. 14).

Pulver bestehen aus hinreichend fein zerkleinerten festen Substanzen, die sich an der Luft nicht zersetzen und durch Flüssigkeitsaufnahme nicht zerfließen. Wenn sie für die äußerliche Anwendung bestimmt sind, bezeichnet man sie als *Puder.*

Im *Spray* wird das Arzneimittel zu feinsten Nebeltröpfchen verteilt. Größere Tröpfchen von über 100 μm (100 Millionstel Meter) Durchmesser sind zum gleichmäßigen Auftragen von Arzneimitteln auf Haut und Schleimhäute geeignet. – Eine Sonderform des Sprays sind die *Aerosole,* die aus Nebeltröpfchen mit einem Durchmesser von 0,5 bis 5,0 μm bestehen. Derart feine Tröpfchen gelangen bis in die Lungenbläschen. Aerosole werden z. B. bei der Behandlung des Bronchialasthmas angewendet.

Tinkturen sind alkoholische Auszüge aus Pflanzen. Sie werden teils innerlich, teils äußerlich angewendet.

Injektions- oder *Infusionslösungen* werden keimfrei in Ampullen aus einwandfrei verschmelzbarem, alkalifreiem Glas oder in Flaschen mit durchsteckbarer Gummikappe abgefüllt. Auf jeder Ampulle muß u. a. die Injektionsart angegeben sein.

Salben sind „festweiche" Zubereitungen auf der Basis einer fettigen oder wasserlöslichen Grundlage. Sie werden auf die äußere Haut oder auf die Schleimhaut aufgestrichen. Wasserhaltige Salben bezeichnet man als *Cremes.* – *Pasten* sind Salben mit hohem Gehalt an pulverförmigen Arzneimitteln.

Bei einer *Schüttelmixtur* oder *Lotio* wird das Arzneimittel als ungelöstes Pulver in einer leicht verdampfenden Flüssigkeit fein verteilt. Nach der Aufpinselung verdampft die Flüssigkeit, und das Pulver bleibt in einer dünnen Schicht haften.

Therapeutische Systeme geben ihr Arzneimittel – zur Erzielung konstanter Wirkungen über längere Zeit – aus einem Reservoir mit vorher festgelegter Geschwindigkeit ab. Bei *osmotischen Systemen* z. B. liefert Wasserübertritt in das kapselähnliche Reservoir die Energie zur Abgabe des Arzneistoffs (Abb.). Neben Infusionssystemen gibt es u. a. orale, rektale, transdermale und okuläre therapeutische Systeme, etwa zur Behandlung des Bluthochdrucks, der Angina pectoris oder des Glaukoms.

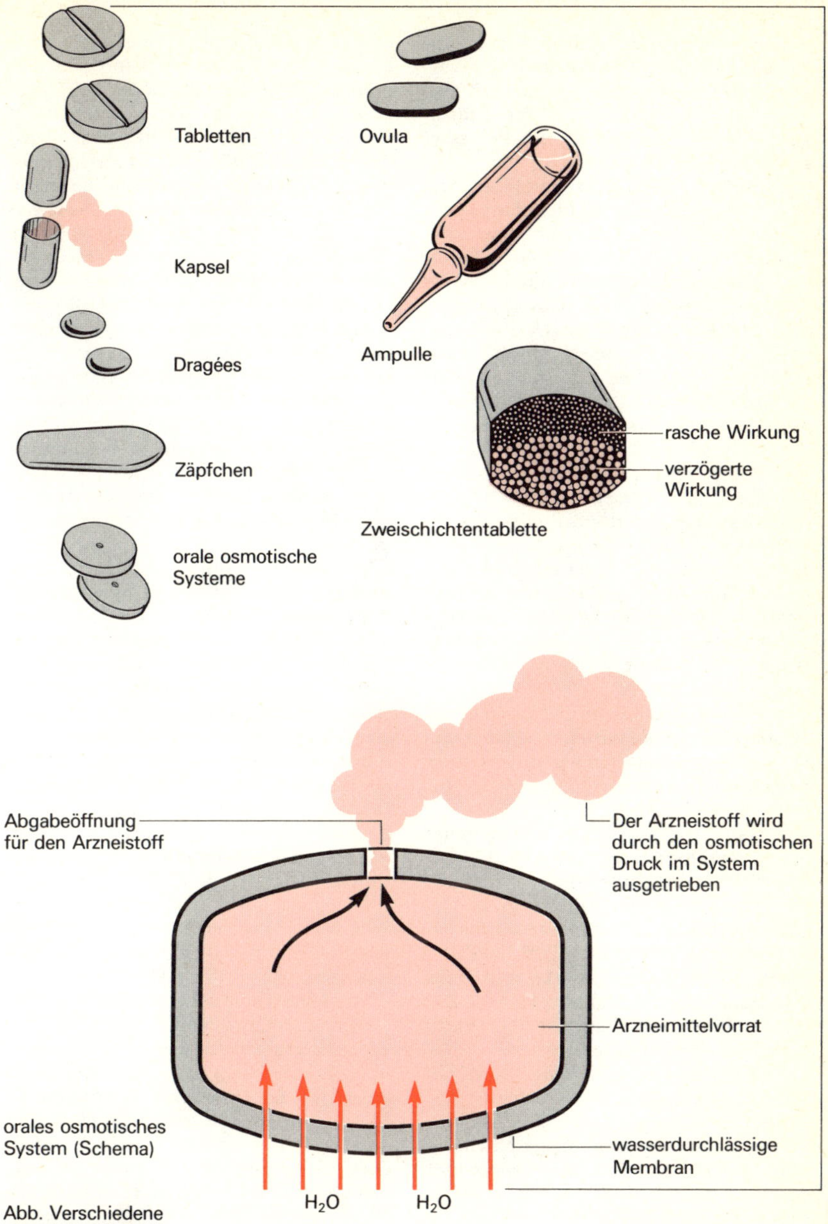

Abb. Verschiedene Arzneimittelformen

Zufuhr, Aufnahme, Abbau und Ausscheidung von Arzneimitteln

Ein Arzneimittel kann erst dann zur Wirkung kommen, wenn es an den vorgesehenen *Wirkort* gelangt. Es muß also gewöhnlich erst in den Körper eindringen, d. h., es muß injiziert, inhaliert oder resorbiert werden (Abb.):

Die *Resorption* (Aufnahme) der Arzneimittel durch die Schleimhäute des Magen-Darm-Kanals oder von der Hautoberfläche aus erfolgt durch Diffusion, gelegentlich auch durch aktive Transportvorgänge. Die Resorptionsgeschwindigkeit hängt vom Ort der Applikation und von den physikalisch-chemischen Eigenschaften des Arzneimittels ab. Die Resorption wird einerseits durch geringe Molekülgröße, geringe elektrochemische Ladung sowie gute Wasser- und Fettlöslichkeit des Mittels beschleunigt, sie ist andererseits von der Durchblutungsgröße und der örtlichen Durchlässigkeit für den Wirkstoff abhängig. Entgegengesetzte Eigenschaften wie große Molekülmasse und schlechte Löslichkeit vermindern die Resorptionsgeschwindigkeit, eine Tatsache, die man bei der Herstellung von Langzeitarzneimitteln ausnutzt.

Bei einer *lokalen (örtlichen) Behandlung* sollen Arzneimittel möglichst nur am Ort der Applikation wirken und nicht resorbiert werden. Die Möglichkeit einer lokalen Behandlung ist nicht nur auf die Haut und die leicht zugänglichen Schleimhäute beschränkt. So können bronchienerweiternde oder schleimlösende Mittel durch Inhalation in den Bronchialbaum eingebracht werden; in Gelenke eingespritzte Mittel entfalten gelenkständig-lokale Wirkungen. Ein Nachteil der örtlichen Haut- und Schleimhautbehandlung ist die relativ große Allergisierungsgefahr.

Zur *Allgemeinbehandlung* wird am häufigsten die *orale Zufuhr* des Arzneimittels (Einnahme durch den Mund) angewandt. Die Resorptionsgeschwindigkeit ist dabei u. a. von der Arzneimittelform (Tablette, Kapsel oder Lösung), von den Eigenschaften des Medikamentes sowie vom Füllungs- und Funktionszustand des Magen-Darm-Kanals abhängig. Nach seiner Resorption, die meist im Dünndarm erfolgt, gelangt das Arzneimittel über den Pfortaderkreislauf in die Leber, wo es abgefangen oder chemisch verändert werden kann. Die Leberpassage kann durch *sublinguale Applikation* (über die Mundschleimhaut; Kapseln, Lutschpastillen), aber auch durch *rektale Zufuhr* des Medikamentes (über den Mastdarm; meist in Form von Zäpfchen) umgangen werden. Diese Zufuhrwege werden z. B. gewählt, wenn ein Arzneimittel in der Leber allzu rasch abgebaut oder durch die Magen- und Darmsäfte leicht inaktiviert würde.

Die *Injektion* (Einspritzung) vermeidet manche Nachteile der oralen Gabe; sie ermöglicht einen schnellen Wirkungseintritt und eine exakte Dosierung; sie erfordert jedoch andererseits besondere Sorgfalt und kann nur in bestimmten Fällen vom Patienten selbst durchgeführt werden. Die schnellste Verteilung erreicht man durch Einspritzung in eine Vene *(intravenöse Injektion)*. Fast ebenso schnell werden Stoffe aus dem Muskel *(intramuskuläre Injektion)* oder aus der Bauchhöhle *(intraperitonäale Injektion)* in die Blutbahn aufgenommen. Nach Injektion in das weniger gut durchblutete Unterhautgewebe *(subkutane Injektion)* erfolgt die Resorption wesentlich langsamer. Mehr oder weniger örtlich umschriebene, schnell eintretende Wirkungen lassen sich durch Einspritzung in die Gelenke *(intraartikuläre Injektion),* in das Herz *(intrakardiale Injektion)* oder in die Hirn-Rückenmarks-Flüssigkeit *(intralumbale Injektion)* erzielen.

Gas- oder dampfförmige Substanzen (z. B. Narkosemittel) können durch *Inhalation* (Einatmung) schnell zur Resorption gebracht werden (vgl. S. 234).

Arzneimittel müssen, nachdem sie ihre Wirkung im Organismus entfaltet haben, zu unwirksamen Stoffen *abgebaut* oder in mehr oder weniger veränderter Form *ausgeschieden* werden. Körperfremde Stoffe werden v. a. mit dem Urin und dem Kot, weniger durch Schweiß, Speichel, Muttermilch und die Ausatmungsluft eliminiert. Besonders wichtig ist das Verhältnis zwischen der Aufnahme- und Ausscheidungsgeschwindigkeit eines Mittels, da hiervon die Wirkungsdauer und der Wirkstoffspiegel im Blut und in den Geweben maßgeblich beeinflußt werden (vgl. S. 19).

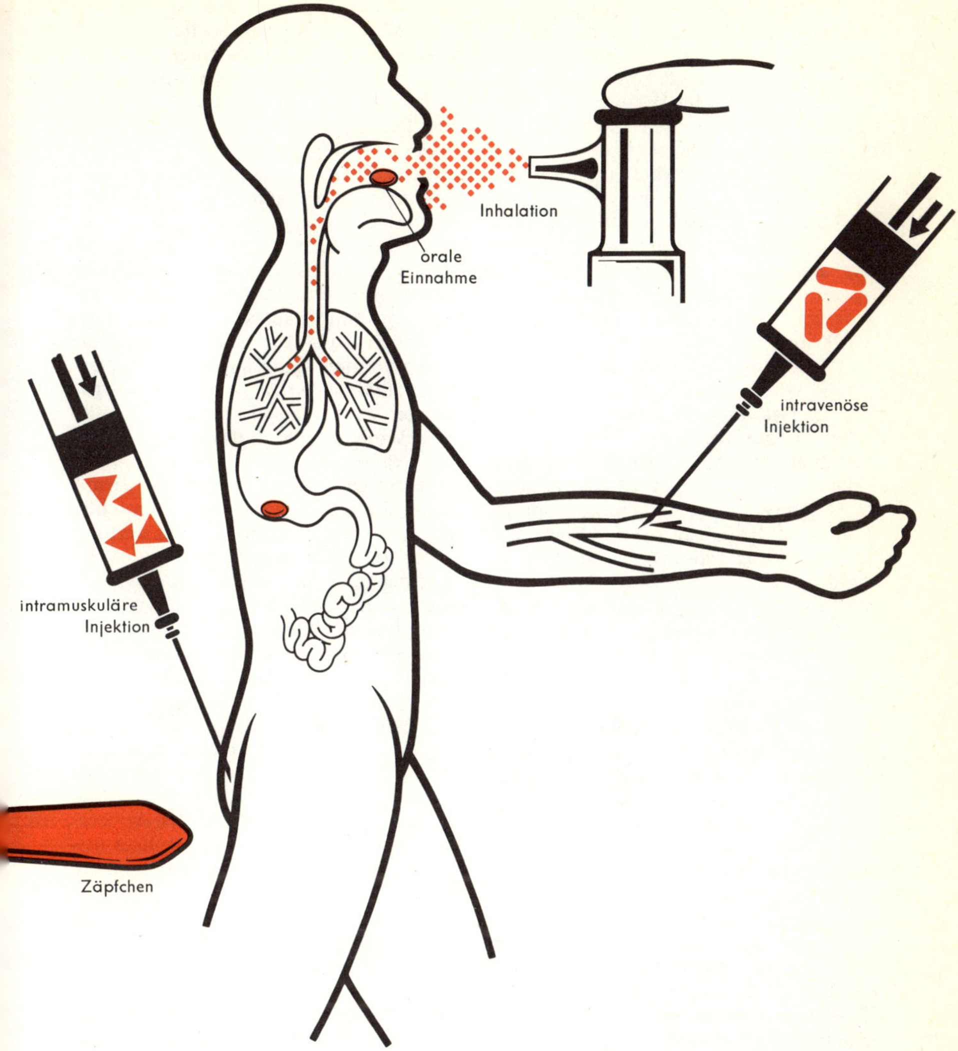

Abb. Anwendungsformen von
Arzneimitteln

Die *Abgabe von Arzneimitteln* wird in der BR Deutschland durch das *Arzneimittelgesetz* von 1976 (in der Fassung von 1983) und das *Betäubungsmittelgesetz* von 1972 (in der Fassung von 1981) mit den dazugehörigen Verordnungen (Verordnung über verschreibungspflichtige Arzneimittel und Betäubungsmittel-Verschreibungsverordnung) geregelt. Gesetzlichen Charakter beanspruchen auch das *Deutsche Arzneibuch (DAB)* und das *Europäische Arzneibuch,* u. a. mit Einzel- und Tageshöchstmengen (sog. Maximaldosen; vgl. S. 19) und mit Standardkriterien für die Beschaffenheit der dort aufgeführten Arzneistoffe. Durch das *Gesetz über die Werbung auf dem Gebiet des Heilwesens* von 1965 sollen Auswüchse in der *Arzneimittelwerbung* (auch der Laienwerbung) eingedämmt werden.

Die meisten Arzneimittel sind apothekenpflichtig. Einige Arzneimittel sind jedoch ausdrücklich frei verkäuflich, d. h. auch in Drogerien oder anderen Geschäften erhältlich. Manche *apothekenpflichtige Arzneimittel* sind rezeptfrei, andere rezeptpflichtig, d. h., sie dürfen nur gegen Vorlage einer ärztlichen, zahnärztlichen oder tierärztlichen Verschreibung abgegeben werden (Abb). Neue Arzneimittel, die Stoffe mit wissenschaftlich nicht allgemein bekannten Wirkungen enthalten, sind in der Regel während der ersten fünf Jahre verschreibungspflichtig. Die *rezeptpflichtigen Arzneimittel* sind in einer Liste, die den Charakter einer Anlage zum Arzneimittelgesetz hat, aufgeführt. Für solche verschreibungspflichtigen Arzneimittel darf nur in Fachkreisen geworben werden. Besonders strenge Bestimmungen gelten für die Verschreibung und Abgabe von Betäubungsmitteln (s. unten). Apothekenpflichtige Arzneimittel dürfen vom Hersteller (oder Großhändler) nur an Apotheken abgegeben werden; Ausnahmen bestehen für Krankenhäuser und Ärzte. – Muster von Arzneispezialitäten (sog. *Ärztemuster*) dürfen nur in angemessener Menge und auf besondere Anforderung an Ärzte, Zahn- oder Tierärzte abgegeben werden.

Das *Rezept* ist die schriftliche Anweisung des Arztes an den Apotheker zur Abgabe eines Arzneimittels. Es stellt eine Privaturkunde dar, ist also im rechtlichen Sinne ein Dokument. Es muß deshalb dokumentenecht geschrieben sein und Datum, Namen, Adresse nebst Unterschrift des Arztes tragen. Vorgedruckte Rezeptformulare sind für RVO-Krankenkassen und für die Verordnung von Betäubungsmitteln vorgeschrieben.

In der Regel enthält das Rezept obenan die Arztanschrift und das Ausstellungsdatum; dann folgt die eigentliche Verschreibung, und zwar eingeleitet durch die Abkürzung Rp. (von lat. recipe = nimm). Aufgeführt werden alle Arzneimittel und Begleitstoffe, aus denen der Apotheker die Gesamtarznei herstellen soll. Die meisten Medikamente werden heute allerdings als *Arzneispezialitäten,* d. h. als fertig abgepackte Markenartikel, verordnet. Auch in diesem Fall enthält das Rezept neben dem Namen des Arzneimittels Angaben über die gewünschte Arzneiform (Kapseln, Tabletten, Dragées, Zäpfchen usw.), die abzugebende Anzahl und die in der abgeteilten Form enthaltene Wirkstoffmenge. (Für alle Zahlenangaben, außer für Gewichtsangaben, wurden dazu früher römische Ziffern verwendet.) Als nächstes folgt die Anweisung des Arztes, wann, wie und wie oft der Patient sein Medikament einnehmen soll. Sie kann bei Fertigarzneimitteln entfallen, wenn der Patient anderweitig ausreichend über die ärztliche Einnahmevorschrift informiert ist. Diese Anweisung an den Patienten vermerkt der Apotheker auf der Arzneipackung. Zuletzt folgen Vor- und Zunahme und eventuell die Anschrift des Patienten, ferner spezielle Hinweise des Arztes, z. B. hinsichtlich der Gültigkeitsdauer des Rezeptes, und die ärztliche Unterschrift.

Beim Verschreiben von Rezepten hatten sich im Laufe der Zeit Besonderheiten (besonders Abkürzungen) eingebürgert, die den Eindruck einer „Geheimsprache" vermitteln konnten. So wurden z. B. sämtliche Gewichte immer in Gramm angegeben, ohne die Gewichtseinheit hinzuzufügen; für 1 mg hieß es demnach z. B. „0,001". Heute kann man dafür „1 mg" schreiben. Die Abkürzungen lateinischer Fachausdrücke von Rezepten betrafen die Zustandsform der abzugebenden Substanzen oder Drogen, ferner die Dosierung, Zubereitung, Arzneiform, Verpackung, Abgabe, wiederholte Abgabe und Gebrauchsanweisung.

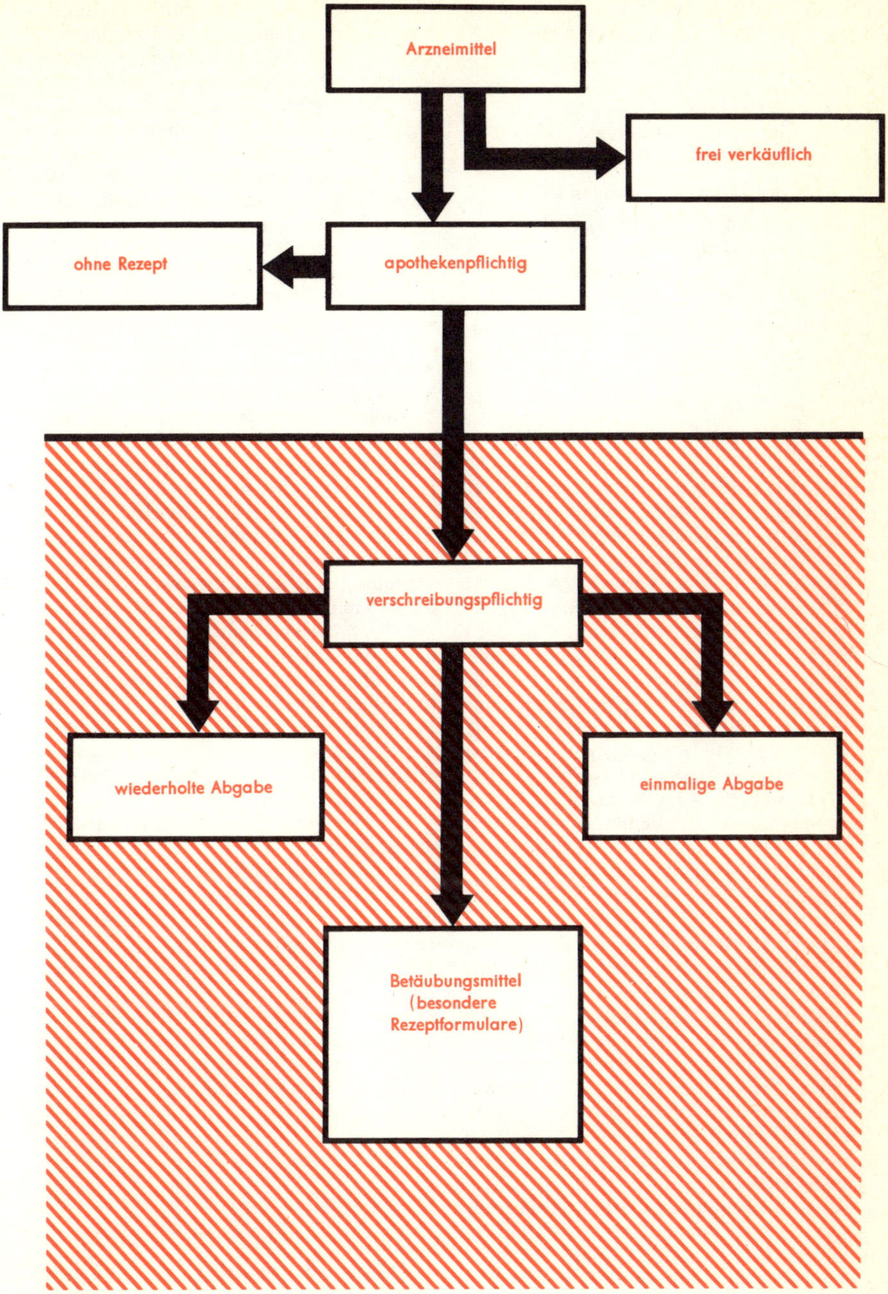

Abb. Frei verkäufliche, apothekenpflichtige
und verschreibungspflichtige Arzneimittel

Abkürzungen bezüglich der *äußeren Form der Arzneimittel* waren z. B.:

pulv. (lat. pulvis) = Pulver,
Liq. (lat. liquor) = Flüssigkeit,
sol. (lat. solutio) = Lösung,
fol. (lat. folia) = Blätter,
rad. (lat. radix) = Wurzel

Auf die *Dosierung* bezogen sich:

$\overline{aa}$, ana (lat. ana partes aequales) = zu gleichen Teilen,
f. tal. dos. (lat. fiant tales doses) = teile in solche Mengen!

Abkürzungen für die *Zubereitung* waren:

m. (lat. misce) = mische!,
f. (lat. fiat) = mach!,
m. f. pulvis (lat. misce fiat pulvis) = stelle ein Pulver her!

Heute werden – zunehmend häufiger in deutscher Sprache – weit überwiegend *Fertigpräparate (Arzneimittelspezialitäten)* in Form von *Originalpackungen (OP)* verschrieben. Um Verwechslungen zu vermeiden, nimmt man dabei u. a. mehr und mehr Abstand von den lateinischen Ziffern und unübersichtlich vielen Kommastellen bei den Gewichtsangaben. Zudem kann aufgrund der Festlegung einheitlicher Packungsgrößen seit Anfang 1983 die exakte Mengenangabe auf dem Rezept durch die Kürzel N_1, N_2 oder N_3 ersetzt werden. – Herkömmliche Rezepturen kommen vor allem noch bei Salben vor, selten auch bei Suppositorien und Injektionslösungen.

Jedes Rezept berechtigt an sich nur zum *einmaligen Bezug* eines Arzneimittels aus der Apotheke. Dies gilt in jedem Fall für Betäubungsmittel und für Rezepte auf Krankenkassenformblättern. Soll ein Rezept unabhängig von diesen Ausnahmen mehrfach „beliefert" werden, muß dies vom Arzt besonders vermerkt und die *Häufigkeit der Wiederholung* angegeben werden. Geht die Anzahl der Wiederholungen aus diesem Vermerk nicht hervor, darf der Apotheker das Mittel nur ein zweites Mal abgeben. – Betäubungsmittelrezepte sind nur 7 Tage gültig. Bei anderen Verschreibungen erlischt die *Gültigkeit* ohne besonderen ärztlichen Vermerk nach 6 Monaten.

Betäubungsmittel sind unentbehrliche, wegen der Suchtgefahr jedoch besonders gefährliche Arzneimittel. Am Anfang der Betäubungsmittelgesetzgebung stand das „Internationale Opiumabkommen" von 1912, dem bald ausführliche Gesetze in den Unterzeichnerstaaten folgten. In der Bundesrepublik Deutschland gilt z. Z. das Gesetz zur Neuordnung des Betäubungsmittelrechts *(Betäubungsmittelgesetz)* in der Neufassung von 1981. Es führt die Betäubungsmittel einzeln auf, regelt den Umgang mit ihnen u. dient als Grundlage für die *Betäubungsmittel-Verschreibungsverordnung (BtMVV).* Die BtMVV führt in Tabellen auf, welche dieser Stoffe durch den Arzt (Zahnarzt oder auch Tierarzt) verschrieben werden dürfen. Es sind dies die morphinartigen starken Analgetika (vgl. S. 208), bestimmte hustenreizdämpfende Mittel (vgl. S. 88), die sog. Weckamine und ihre Verwandten (vgl. S. 196) sowie Kokain (vgl. S. 276) und manche Schlafmittel (vgl. S. 244 ff.). Für mehr als 100 der im Betäubungsmittelgesetz aufgeführten Verbindungen ist jede Verschreibung verboten, so z. B. für Heroin, LSD und die Cannabiswirkstoffe. Bei den *zulässigen Betäubungsmitteln* wurden (abgesehen von den sog. Maximaldosen des Deutschen Arzneibuchs) *Höchstmengen* festgesetzt, die an einem Tag für einen Patienten verschrieben werden dürfen. Auch ist für einen Patienten pro Tag nur die Verschreibung eines einzigen Betäubungsmittels zulässig.

Für *Betäubungsmittelrezepte* müssen dreiteilige amtliche, vom Bundesgesundheitsamt herausgegebene Formulare benutzt werden, von denen Blatt 3 beim verordnenden Arzt verbleibt und drei Jahre aufbewahrt werden muß. Der Wirkstoff bzw. die Arzneimittelbezeichnung, die Arzneimittelform, die Stückzahl, die Menge pro abgeteilte Form und auch die Gebrauchsanweisung sind (unter Verwendung arabischer Ziffern) handschriftlich aufzuführen.

Die Arzneimitteldosis

Als *Dosis* bezeichnet man die ärztlich verordnete Menge eines Arzneimittels. Die *Einzeldosis* eines Medikamentes ist diejenige Menge, die auf einmal eingenommen wird, die *Tagesdosis* die Summe der Einzeldosen eines Tages. Im Hinblick auf die Wirkung unterscheidet man zwischen der *therapeutischen Dosis,* die zum gewünschten Erfolg führt, und der *toxischen Dosis,* bei der schädliche Nebenwirkungen überwiegen. Bei der *Dosis letalis* (der im Tierversuch ermittelten tödlichen Dosis) würden diese schädlichen Nebenwirkungen zum Tode führen. Die Spanne zwischen der therapeutischen und tödlichen Dosis eines Medikamentes bezeichnet man als seine *therapeutische Breite.* Je größer die therapeutische Breite, um so sicherer und leichter ist ein Arzneimittel zu handhaben.

Die Einzel- und Tagesdosen werden vom Arzt (jeweils entsprechend den neuesten medizinischen Erkenntnissen) angeordnet. Zur Vermeidung einer irrtümlichen Überdosierung wurden für zahlreiche Wirkstoffe bestimmte Höchstmengen festgesetzt und im „Deutschen Arzneibuch" tabellarisch festgehalten. Soll der Apotheker über diese *Maximaldosen* hinausgehen, so muß der Arzt dies eigens auf dem Rezept vermerken. Tatsächlich liegt die therapeutische Einzeldosis meist deutlich unter der gesetzlich festgelegten maximalen Einzeldosis.

Es wäre nun aber falsch anzunehmen, der Arzt würde sich bei seinen Verordnungen im Einzelfall an den gesetzlich erlaubten höchstzulässigen Einzeldosen orientieren, um sicherzugehen, keine Überdosis zu verschreiben. Tatsächlich wird er sich vor allem bei Medikamenten mit geringer therapeutischer Breite möglichst von unten her schrittweise an die geringste schon ausreichend wirksame Dosis herantasten. Dabei hängt außer von der therapeutischen Breite viel von der sog. *Steuerbarkeit eines Arzneimittels* ab. Man versteht darunter das Verhältnis zwischen der jeweiligen Aufnahme- und Abbau- oder Ausscheidungsgeschwindigkeit. Je rascher die Ausscheidung und der Abbau im Verhältnis zur Aufnahme erfolgen, um so kürzer werden die Zeiträume zwischen den Einzeldosen sein; um so leichter wird man in der Regel auch richtig dosieren können.

Die *Aufnahmegeschwindigkeit* hängt u. a. wesentlich vom Weg der Arzneimittelzufuhr ab. Sie ist am größten bei einer Einspritzung in die Vene und nimmt in der Reihenfolge Inhalation, Einspritzung in den Muskel, Einspritzung unter die Haut, Aufnahme durch die Mastdarmschleimhaut und Aufnahme durch den Mund ab. In der gleichen Reihenfolge, d. h. mit abnehmender Aufnahmegeschwindigkeit, muß oft auch die Dosis entsprechend erhöht werden.

Zusammenfassend kann man also sagen, daß allein schon die unterschiedliche therapeutische Breite und Steuerbarkeit der Arzneimittel starre Dosierungsrichtlinien illusorisch machen. Hinzu kommt als besonderes Problem dann noch die je nach Geschlecht, Alter und körperlicher Eigenart des Betroffenen unterschiedliche Ansprechbarkeit auf ein Medikament. Den Maximaldosen kann unter diesen Umständen also nur die Bedeutung eines gesetzlichen „Sicherheitsventils" zukommen, mit dem Ziel, Unglücksfälle möglichst zu verhindern. Kinder z. B. sind nicht einfach nur „kleine Erwachsene"; sie weisen vor allem Besonderheiten im Wasserhaushalt, in den Stoffwechsel- und Entgiftungsvorgängen, in der Hormonsteuerung und bezüglich des Verhältnisses von Körpergewicht zu Körperoberfläche auf. Daher kann man *bei Kindern* nicht einfach wie beim Erwachsenen nach dem Körpergewicht dosieren. Kinder benötigen im Verhältnis zum Körpergewicht oft höhere Dosen. Auch das Alter ist kein guter Bezugspunkt, da die körperliche und geistige Entwicklung von Kind zu Kind bekanntlich recht unterschiedlich verlaufen kann. Nach aller Erfahrung dürfte die Körperoberfläche noch der beste Bezugspunkt für die Arzneimitteldosierung im Kindesalter sein. Ältere Berechnungsschemata unter Berücksichtigung von Körpergewicht und Alter lauten: (1,5 × kg Körpergewicht) + 10 = % der Erwachsenendosis; oder: (Zahl der Lebensjahre × 4) + 20 = % der Erwachsenendosis. Heute stehen von allen gängigen Arzneimitteln Spezialtabellen für Kinder zur Verfügung, die die richtige Dosierung wesentlich erleichtern.

Wie wirken Arzneimittel?

Die Wirkung einiger Arzneimittel kann insofern als unspezifisch bezeichnet werden, als sie von der *physikochemischen Beschaffenheit* (Löslichkeit, Größe und Ladung der Moleküle) der betreffenden Substanzen abhängt. Salinische Abführmittel wie Karlsbader Salz z. B. wirken aufgrund ihres „wasserziehenden" Effektes auf osmotischem Weg (vgl. S. 95). Plasmaexpander wie Dextran sind zur vorübergehenden Auffüllung des Blutvolumens geeignet, weil sie als Makromoleküle (ähnlich den Plasmaalbuminen) die Blutbahn nur langsam verlassen und so den kolloidosmotischen Druck des Blutplasmas für einige Zeit wiederherstellen (vgl. S. 78). Eine Narkose läßt sich mit Hilfe recht unterschiedlicher Substanzen erzeugen; gemeinsam ist den Narkosemitteln jedoch ihre relativ gute Fettlöslichkeit und (damit verknüpft) die Anreicherung in der Lipidschicht von Nervenzellmembranen (vgl. S. 232).

Solche unspezifischen Effekte von Medikamenten sind jedoch die Ausnahme. In den weitaus meisten Fällen wirken Arzneimittel aufgrund ihrer besonderen *chemischen Struktur.* Dies setzt voraus, daß im Organismus „Reaktionspartner" vorhanden sind, d. h. spezifische Strukturen, die in der Lage sind, die jeweils besonderen Strukturmerkmale von Medikamenten zu „erkennen". Die nähere Betrachtung zeigt, daß es sich bei diesen *Reaktionspartnern von Medikamenten* oft um die *Rezeptoren für körpereigene Botenstoffe* (Hormone und Transmitter von Nervenzellen) oder *Mediatoren (Mittlerstoffe)* handelt, auf die Arzneimittel stellvertretend einwirken.

Botenstoffe (sog. *Messenger;* Hormone und Transmitter) vermitteln Wechselwirkungen zwischen verschiedenen, oft weit voneinander entfernten Zellen des Organismus. Sie werden von einer Senderzelle freigesetzt und von der Empfänger- oder Zielzelle mit Hilfe spezifischer Rezeptoren erkannt. *Rezeptoren* dieser Art sind Riesenmoleküle (meist Proteine), die (seltener) im Zellinneren (wie die Rezeptoren der lipidlöslichen Steroidhormone; vgl. S. 176 ff.) oder auf der Zelloberfläche lokalisiert sind. Wird der Botenstoff „erkannt", kommt es also aufgrund der chemischen „Paßform" zur Bindung des Botenstoffs an den Rezeptor, kann die Funktion der Zielzelle im Gefolge einer Verformung des Rezeptorproteins auf unterschiedliche Weise verändert werden (Abb. 1,2): Eine Möglichkeit besteht darin, daß sich die Ionenleitfähigkeit der Zielzellmembran ändert und elektrische Impulse ausgelöst werden. Häufiger führt der Kontakt des Membranrezeptors mit dem *ersten Botenstoff* zum Auftreten eines *zweiten Botenstoffs (Second messenger),* diesmal im Inneren der Zielzelle. Er ist für die darauffolgende Änderung der Zellfunktion verantwortlich, bei glatten Muskelzellen z. B. im Sinne einer Kontraktion, bei Drüsenzellen im Sinne einer Sekretion. Zweiter Botenstoff ist oft *zyklisches Adenosinmonophosphat (cAMP),* das im Zellstoffwechsel entsteht, oder *Calcium,* dessen Konzentration im Zellsaft unter dem Einfluß der Effektor-Rezeptor-Bindung wesentlich ansteigt (Abb. 2). Wie bei der Bildung von cAMP ist auch bei den Variationen der Calciumaktivität ein Regulatorprotein (hier *Calmodulin*) von Bedeutung, durch dessen Vermittlung es schließlich zur Veränderung der Aktivität von Enzymen kommt.

Nicht nur Hormone, sondern auch andere Boten- und Mittlerstoffe (z. B. Noradrenalin) können in der natürlichen Form als Arzneimittel verwendet werden (vgl. S. 38). Wesentlich häufiger werden chemisch strukturverwandte Medikamente eingesetzt, um bestimmte körpereigene Botenstoffe nachzuahmen; man zählt sie dann zu den sog. *Agonisten* (eigenwirksame Substanzen). So werden z. B. anstelle von Adrenalin oder Noradrenalin auch die verschiedenen synthetischen Sympathikomimetika von den betreffenden Rezeptoren des adrenergen Systems „erkannt". Durch Interaktion mit dem Rezeptor kommt es dann auch hier zu entsprechenden Änderungen der Zielzellenfunktion (z. B. Gefäßkontraktion, vermehrter Herzantrieb).

Bindung an den Rezeptor bedeutet jedoch nicht immer (agonistische) Änderung der Zielzellenfunktion. So gibt es Arzneimittel, die den Rezeptor zwar besetzen, jedoch nicht verformen. Sie lösen daher selbst keine Wirkung aus, verhindern durch „Rezeptorblockade" jedoch die Wirkung der körpereigenen, agonistischen Botenstoffe Abb. 3). Man nennt solche Substanzen, zu denen z. B. die

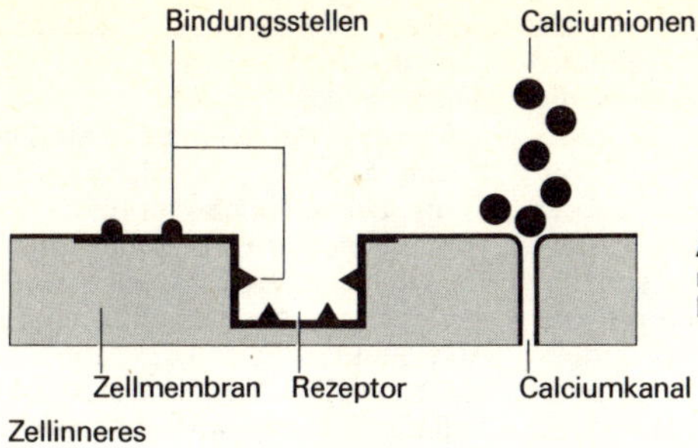

Abb. 1 Teil einer Zellmembran mit Rezeptor und Ionenkanal

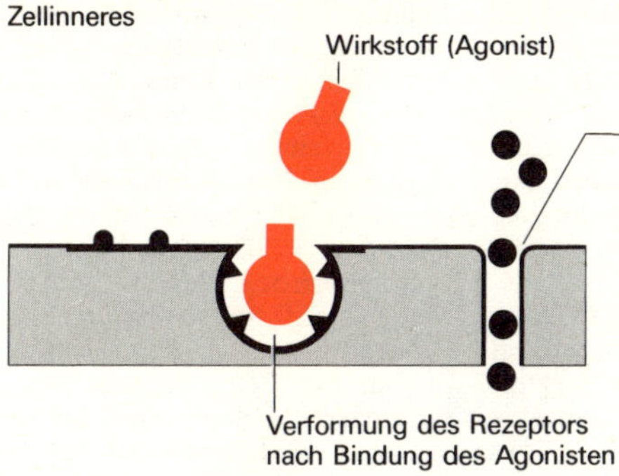

Abb. 2 Bindung des Wirkstoffs, Verformung des Rezeptors und ausgelöster Effekt (Öffnung des Calciumkanals, Aktivierung von Enzymen)

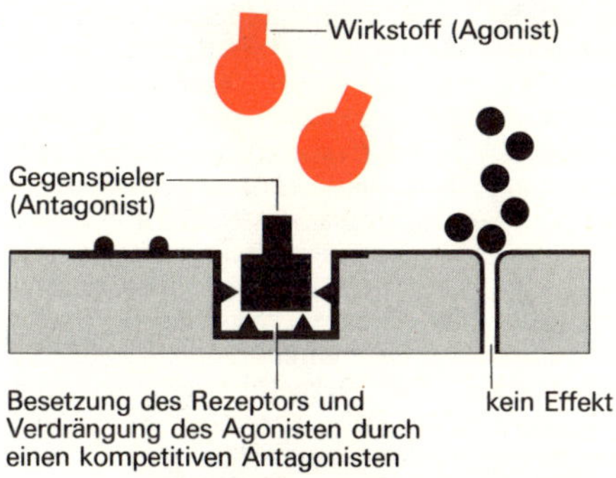

Abb. 3 Der kompetitive Antagonist verdrängt den Wirkstoff, besetzt den Rezeptor und verhindert dessen Verformung und damit den sonst zu erwartenden Effekt

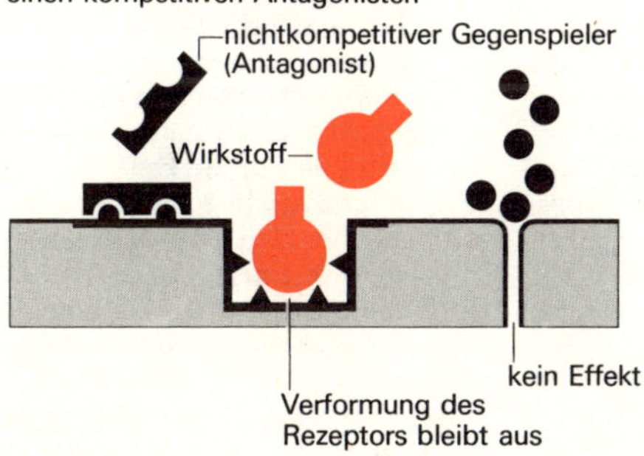

Abb. 4 Der nichtkompetitive Antagonist besetzt besondere Bindungsstellen; er verdrängt den Wirkstoff nicht, verhindert jedoch die Verformung des Rezeptors und damit den sonst zu erwartenden Effekt

Sympathikolytika sowie Atropin und die übrigen Parasympathikolytika gehören, *Antagonisten.* Antagonisten können die Funktion der Zielzellen je nach dem Effekt des natürlichen Agonisten, dessen Wirkung sie blockieren, fördernd oder hemmend beeinflussen. So wirkt Atropin, das den Überträgerstoff Acetylcholin von den sog. m-Cholinozeptoren verdrängt, im Gegensatz zu diesem einerseits herzbeschleunigend (hier also positiv), andererseits pupillenerweiternd und darmlähmend (in diesen Fällen also negativ). – *Partielle Agonisten* nennt man Arzneimittel, die den Rezeptor zwar blockieren, in Grenzen aber auch verformen und aktivieren. Sie schalten damit zwar die körpereigenen Botenstoffe aus, entfalten gleichzeitig jedoch auch eine gewisse Eigenwirkung.

Gegen körpereigene Boten- und Mittlerstoffe gerichtete Antagonisten wirken nicht nach einem einheitlichen Prinzip. Neben der reversiblen (rückbildungsfähigen) Hemmung von Rezeptoren über schwache Wechselwirkungen gibt es in seltenen Fällen auch eine irreversible Blockade durch feste (kovalente) chemische Bindung. Bei den reversiblen Hemmungsvorgängen unterscheidet man einen kompetitiven und einen nichtkompetitiven Antagonismus. Beim *kompetitiven Antagonismus* konkurrieren der Agonist und der Antagonist um die gleiche Bindungsstelle am Rezeptor. Durch Zunahme der jeweiligen Konzentration kann der eine durch den anderen kompetitiv verdrängt werden. Beim *nichtkompetitiven Antagonismus* besetzt der Antagonist eine andere Bindungsstelle des Rezeptors als der Agonist und verhindert von dort aus die „Initialzündung" des betreffenden Effektes (Abb. 4).

Die Bezeichnungen kompetitiver und nichtkompetitiver Antagonismus sind der Beschreibung von *Hemmwirkungen auf Enzyme* entlehnt. Enzyme sind Makromoleküle, deren aktives (für die biochemischen Abläufe verantwortliches) Zentrum mit den Rezeptoren für Botenstoffe und Arzneimittel vergleichbar ist. Die Blockade von Rezeptoren verhindert durch die Verdrängung der agonistischen Botenstoffe die Initialzündung für die obenerwähnten Änderungen der Zielzellenfunktion. Enzymhemmstoffe dagegen verhindern durch Blockade des aktiven Zentrums den Zutritt und damit auch den Ab- oder Umbau des betreffenden Substrats.

Manche Arzneimittel entfalten ihre Wirkung durch eine solche Enzymhemmung. Dies gilt nicht nur für die Wirkung von Chemotherapeutika auf mikrobielle Enzyme, sondern z. B. auch für Hemmstoffe der Acetylcholinesterase (vgl. Abb. 5 und S. 48) und des „converting enzyme" (vgl. S. 66), wodurch im ersten Fall die Wirkungen von Acetylcholin als Überträgerstoff verstärkt und im zweiten die Effekte des Renin-Angiotensin-Systems abgeschwächt werden. Weitere Beispiele sind die Hemmung der Cyclooxygenase durch Acetylsalicylsäure und der Carboanhydrase durch Acetazolamid (vgl. S. 202 und S. 104).

In manchen Fällen läßt sich die *Hemmung von Transportvorgängen* auf eine Blockade jener Enzyme zurückführen, die an der Bereitstellung von „Transportenergie" beteiligt sind. So beruht die Wirkung von Digitalis letztlich auf einer Hemmung der Na^+/K^+-ATPase. Andere Arzneimittel blockieren Ionenleitfähigkeiten durch ihre Bindung an bestimmte Kanäle in der Zellmembran und unterbinden oder verändern so den Ablauf von Erregungen an Nerven- oder Muskelzellen (Lokalanästhetika, Antiarrhythmika; vgl. S. 212 und S. 54).

Von einem *funktionellen Antagonismus* spricht man, wenn sich gegensätzliche Wirkungen körpereigener Stoffe oder von Arzneimitteln nicht an ein und demselben Rezeptor oder an ein und derselben Zelle abspielen. So können glatte Gefäßmuskelzellen über β_2-Rezeptoren zur Erschlaffung, über α_1-Rezeptoren dagegen zur Kontraktion gebracht werden, wobei als „Second messenger" im einen Fall cAMP, im anderen Calcium fungiert. Die Pupille kann durch Acetylcholin und andere Parasympathikomimetika über den Pupillenverengerungsmuskel verkleinert, durch Noradrenalin und andere Sympathikomimetika über den Pupillenerweiterungsmuskel vergrößert werden (vgl. S. 109, Abb. 1 und 2). – *Hemmung durch Neutralisation* liegt vor, wenn die Wirkung eines Stoffs (z. B. die von Heparin) durch salzartige Bindung an einen Antagonisten (hier Protamin) vermindert oder aufgehoben wird (vgl. S. 82).

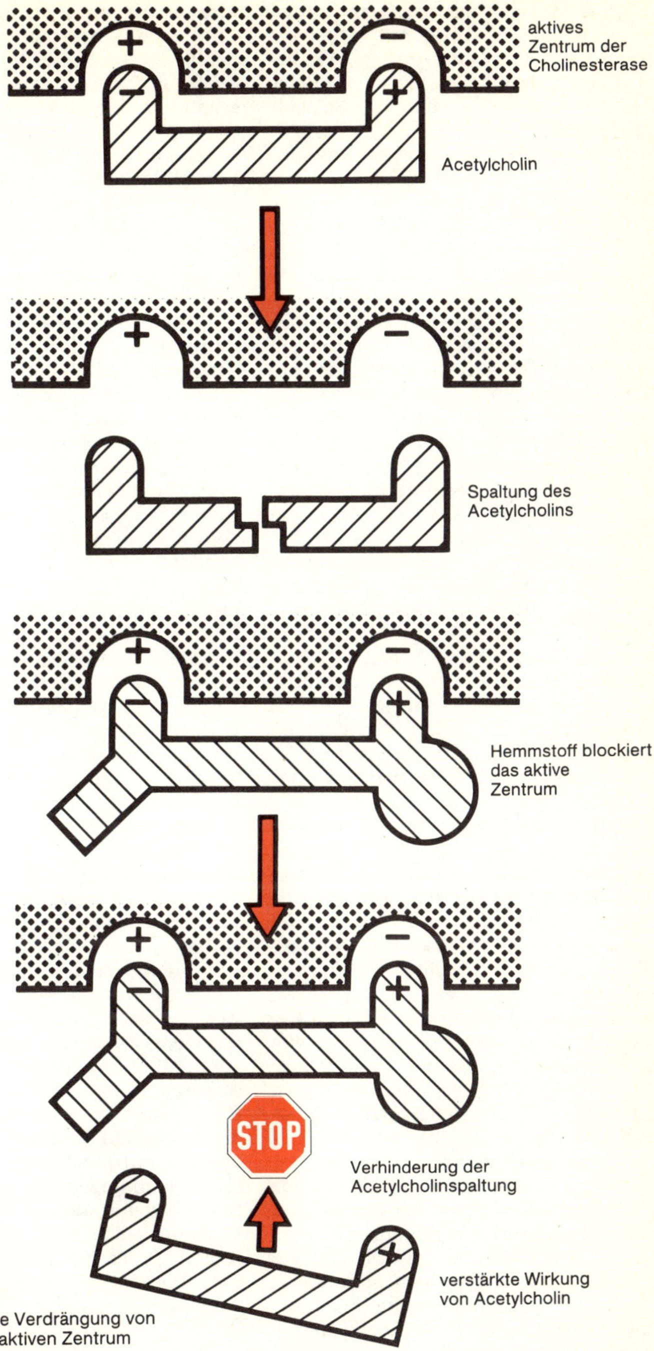

Abb. 5 Kompetitive Verdrängung von Acetylcholin vom aktiven Zentrum der Acetylcholinesterase

Bei der Diskussion von Arzneimittelwirkungen trifft man immer wieder auf das *Struktur-Wirkungs-Prinzip*. Es besagt, daß bestimmte Wirkungen als Folge einer bestimmten chemischen Struktur wiederkehren und durch diese erklärt werden können. Hinter dem Struktur-Wirkungs-Prinzip verbirgt sich die bereits erwähnte Tatsache, daß bestimmte Arzneimittel spezifisch mit bestimmten Rezeptoren (oder dem aktiven Zentrum von Enzymen) reagieren. Wie die Wirkstoffe müssen auch die Rezeptoren gewisse spezifische Strukturmerkmale aufweisen. Nur so wird verständlich, daß bestimmte Substanzen gezielt an bestimmte Rezeptoren gebunden werden und dabei örtliche Zustandsänderungen als Grundlage ihrer „Wirkung" hervorrufen. Kennt man die chemischen Eigenschaften der für einen Rezeptor spezifischen Wirkstoffe, so kann man aus ihrem Aufbau Rückschlüsse auf die Struktur des Rezeptors ziehen. Der Rezeptor wird dabei gewissermaßen als negativer Abdruck seines Wirkstoffs betrachtet, d. h., Wirkstoff und Rezeptor gehören zusammen wie Schlüssel und Schloß. Die natürlichen Wirkstoffe passen ins Schloß und öffnen es. Die oben geschilderten „kompetitiven Verdränger" dagegen sind falsche Schlüssel: Sie passen zwar ebenfalls hinein und besetzen das Schloß, können es aber nicht öffnen.

Durch Änderung der chemischen Struktur von Agonisten und Antagonisten bzw. Enzymhemmstoffen hat man so nicht nur wichtige neue Arzneimittel, sondern auch gewisse Aufschlüsse über den vermutlichen Aufbau von Rezeptoren und, damit vergleichbar, des aktiven Zentrums von Enzymen gewonnen. Endgültige Klarheit über das „Schloß" Rezeptor wird indessen erst die Isolierung und genaue chemische Charakterisierung von Rezeptoren erbringen. Sie ist z. B. beim Acetylcholinrezeptor der motorischen Endplatte (dem sog. n-Cholinozeptor) schon sehr weit gediehen.

Abb. 5 gibt als Beispiel aus der Gruppe der Enzymhemmstoffe die kompetitive Verdrängung von Acetylcholin vom aktiven Zentrum der Acetylcholinesterase wieder. Medikamente vom Cholinesterasehemmstoff-Typ verhindern die Spaltung des Nervenüberträgerstoffs *Acetylcholin* durch das Enzym *Acetylcholinesterase* in die unwirksamen Bestandteile Cholin und Essigsäure, und zwar dadurch, daß sie Acetylcholin vom aktiven Zentrum des Enzyms verdrängen. Aufgrund des chemischen Aufbaus und der elektrischen Ladungsverteilung im Acetylcholinmolekül hat man bestimmte Vorstellungen über den komplementären Aufbau (über den „Negativabdruck") dieser Struktur entwickelt. Das aktive Zentrum des Enzyms soll aus zwei Bindungsorten bestehen, einem negativ geladenen, an den der positiv geladene Stickstoff des Acetylcholins gebunden werden kann, und einem zweiten, der die Estergruppe aufnimmt. Der negativ geladene Teil des Wirkortes bestimmt die Spezifität der gespaltenen Substanz, während am anderen die eigentliche Spaltung durchgeführt wird. Als *Hemmstoffe der Cholinesterase* kommen demnach z. B. solche Stoffe in Frage, die ein positiv geladenes Stickstoffatom haben und daher an den negativen Teil des Wirkortes gebunden werden (vgl. S. 48). Im Prinzip ähnlich kann man sich den Aufbau des Acetylcholinrezeptors im Bereich der Muskelendplatte vorstellen, mit dem Unterschied, daß Acetylcholin dort (statt abgebaut zu werden) durch Verformung der Rezeptorstruktur Ionenkanäle als Initialzündung einer elektrischen Erregung und damit schließlich auch der Muskelkontraktion öffnet.

Trotz großer Fortschritte im Verständnis von Arzneimittelwirkungen ist das Wirkungsprinzip einer Reihe von Medikamenten noch unbekannt. Rückblikkend kann man sagen, daß manche Mittel lange Zeit erfolgreich eingesetzt worden waren, ohne daß man wußte, daß sie stellvertretend für körpereigene Agonisten mit dazu „passenden" Rezeptoren reagieren. Zu diesen Medikamenten gehören z. B. Morphin und die mit ihm verwandten Opioide, als deren natürliche Entsprechung man heute Endorphin und die Enkephaline betrachtet. Die körpereigenen Entsprechungen der Digitalisglykoside dagegen sind z. Z. erst in Umrissen bekannt, und die antidepressiven Benzodiazepine wirken auf Nervenzellrezeptoren, für die „passende" körpereigene Reaktionspartner noch nicht identifiziert werden konnten.

Prüfung und Bewertung von Arzneimitteln

Das *Arzneimittelgesetz* von 1976 (in der Neufassung von 1983) hat u. a. zum Ziel, die Wirksamkeit und Unbedenklichkeit der im Verkehr befindlichen Arzneimittel sicherzustellen. Zur Gewährleistung dieses Anspruchs müssen neue Medikamente vom *Bundesgesundheitsamt* zugelassen werden. Die zunehmende Erfahrung mit einem Mittel soll dann als Grundlage dazu dienen, Nutzen und Risiko seiner Anwendung auch weiterhin im Auge zu behalten. Fertige Arzneimittel, die 1978 bereits im Verkehr waren, galten mit ihren damaligen Anwendungsgebieten als zugelassen. Ab 1990 muß ihre Zulassung nach derzeitigen Standards hinsichtlich Qualität, Wirksamkeit und Unbedenklichkeit verlängert werden.

Die *Zulassung eines neuen Wirkstoffs* setzt eine Reihe von Prüfungen voraus. Zuerst sind Tier- und andere Laborversuche erforderlich, die es erlauben, den möglichen therapeutischen Nutzen einer Substanz im Verhältnis zum Risiko ihrer Anwendung am Menschen abzuschätzen. Die letzlich entscheidende *Nutzen-Risiko-Abwägung* kann jedoch grundsätzlich nur nach Anwendung am Menschen erfolgen.

Die *klinische Prüfung* eines neuen Wirkstoffs am Patienten darf nach dem Arzneimittelgesetz nur durchgeführt werden, wenn seine Anwendung „nach den Erkenntnissen der medizinischen Wissenschaft angezeigt ist, um das Leben des Kranken zu retten, seine Gesundheit wiederherzustellen oder sein Leiden zu erleichtern." Die Grundsätze für wissenschaftliche Untersuchungen am Menschen sind in einer Deklaration des Weltärztebundes (Helsinki 1964, revidierte Fassung Tokio 1975) zusammengefaßt. *Ethikkommisionen,* der auch Nichtärzte angehören, fällt die Aufgabe der neutralen Beurteilung geplanter Vorhaben zu. Voraussetzung jeder Arzneimittelprüfung am Menschen ist eine schriftliche Einverständniserklärung der Versuchsperson nach verständlicher Aufklärung über Wesen, Bedeutung und Tragweite der beabsichtigten Prüfung.

Die *Arzneimittelprüfung am Menschen* erfolgt nach einem Stufenplan in vier Phasen: In *Phase 1* wird die *Verträglichkeit,* soweit angängig in gewissem Umfang auch schon die *Wirkung* der neuen Substanzen (z. B. auf den Blutdruck oder den Blutzucker) geprüft. Gleichzeitig sollen ihre *Pharmakokinetik* (Aufnahme, Verteilung im Körper, Abbau und Ausscheidung) verfolgt und neben der Leber- und Nierenfunktion vor allem das subjektive Befinden der Versuchspersonen registriert werden. An Phase 1 nehmen im allgemeinen 10–50 gesunde Probanden mittleren Alters teil. – In *Phase 2* wird die *Pharmakokinetik* der neuen Substanz systematisch verfolgt. Die Frage nach der *therapeutischen Wirksamkeit* kann nur unter Einbeziehung von Patienten beantwortet werden, die an derjenigen Erkrankung leiden, gegen die das betreffende Mittel gerichtet ist. Die Beurteilung erfolgt in der Regel als *kontrollierte Studie* im Vergleich zu einer anerkannten Standardbehandlung, in Ausnahmefällen auch zu einem Placebo, als einfacher oder doppelter Blindversuch (vgl. S. 26) an 50 bis 300 Patienten. In jedem Fall wird auf *unerwünschte Wirkungen* und *Interaktionen mit anderen Arzneistoffen* geachtet. – In *Phase 3* wird die Prüfung auf einen größeren Kreis ausgedehnt, in der Regel auf mehrere tausend Patienten aus mehreren Krankenhäusern, u. U. auch aus der ärztlichen Praxis (sog. *multizentrische Studie*). Aufgrund der Daten aus Phase 3 kann über die Zulassung des betreffenden Medikaments entschieden werden. – In *Phase 4* soll durch *Langzeitbeobachtung* in Erfahrung gebracht werden, wie die Wirksamkeit und Unbedenklichkeit eines neuen Mittels beim Einsatz in der medizinischen Praxis tatsächlich zu beurteilen sind. Solche Studien können – wie in Phase 2 und 3 – *prospektiv* (d. h. vorausschauend) oder *retrospektiv* (an Hand von Behandlungsunterlagen, Nachuntersuchungen oder Befragungen) durchgeführt werden.

Die Scheinarznei

Die *Scheinarznei (Placebo)* gleicht in Aussehen und Geschmack dem eigentlichen Arzneimittel *(Verum),* enthält jedoch keinen Wirkstoff. Scheinarzneien können zur Testung neuer Medikamente oder als suggestiv wirkende „Arzneimittel“ verwendet werden:

Bei der *Prüfung neuer Wirkstoffe* kann man in Ausnahmefällen so vorgehen, daß man nur eine Gruppe von Patienten behandelt, während eine andere Gruppe unbehandelt bleibt. Das Ergebnis wird allerdings nur dann stichhaltig sein, wenn die Verabreichung des neuen Mittels keine im weitesten Sinne suggestiv wirkenden Faktoren ins Spiel bringt. Um dies auszuschließen, kann man im sog. *einfachen Blindversuch* der zweiten (unbehandelten) Gruppe von Patienten ein Scheinmedikament in der äußeren Aufmachung des eigentlichen Arzneimittels verabreichen. Da auch von den behandelnden Ärzten – je nach ihrer Erwartungshaltung – suggestive Einflüsse ausgehen können, wird oft ein *Doppelblindversuch* durchgeführt, bei dem während der Behandlung weder Arzt noch Patient wissen, zu welchen der beiden Gruppen ein bestimmter Patient gehört (Abb.).

Die Verabreichung von Placebos zur Prüfung neuer Wirkstoffe ist nicht vertretbar, wenn gegen die betreffende Krankheit bereits sicher wirkende Mittel zur Verfügung stehen. In solchen Fällen erfolgt die Beurteilung neuer Mittel durch den Vergleich mit einer anerkannten Standardbehandlung. Das übrige Vorgehen – z. B. Durchführung von einfachen oder Doppelblindversuchen zur Ausschaltung subjektiver Faktoren – ist dabei jedoch im Prinzip ähnlich. In jedem Fall werden Patienten mit dem gleichen Leiden ausgesucht, über den geplanten Test informiert und (nach Erklärung ihres Einverständnisses) nach sog. Zufallskriterien auf die Test- oder Placebogruppe (bzw. die Gruppe mit Standardbehandlung) verteilt.

Untersuchungen haben gezeigt, daß Scheinarzneien oft eine unerwartet deutliche Wirkung entfalten. Dies gilt u. a. für Kopfschmerzen, Gelenkbeschwerden sowie Angina-pectoris- und Asthmaanfälle. Die Ursache dieser und anderer *Heilerfolge mit suggestiver Komponente* liegen teils im Behandelnden (seiner Persönlichkeit, seinem Auftreten), teils im Patienten (seinen Hoffnungen, seinem Vertrauen) begründet. Die *„Wirkung“ einer Scheinarznei* ist somit darauf zurückzuführen, daß Kranke auf körperliche Leiden auch seelisch reagieren. Diese subjektiven Reaktionen aber können durch ein Placebo (beabsichtigt oder unbeabsichtigt) günstig beeinflußt werden. Und auch der einer subjektiven Beurteilung zugängliche Wirkungsanteil eigentlicher Arzneimittel wird nicht selten von Placeboeffekten begleitet sein.

Neben der erwünschten „Wirkung“ können Scheinarzneien auch *unerwünschte „Nebenwirkungen“* hervorrufen. Die Behandelten klagen u. a. besonders über Kopfschmerzen, Übelkeit, Leibschmerzen, Schläfrigkeit und Konzentrationsschwäche. Die Häufigkeit und der Schweregrad derartiger „Nebenwirkungen“ von Placebos hängt bezeichnenderweise auch davon ab, ob und auf welche mehr oder weniger suggestive Weise der Patient nach Nebenwirkungen gefragt wird.

Die zielgerichtet-absichtliche *Suggestivbehandlung mit Scheinarzneien* hat sich besonders bei nervösen Beschwerden, bei Schlaflosigkeit und vielen leichteren Schmerzzuständen als erfolgreich erwiesen. Besonders günstige Wirkungen sind zu beobachten, wenn die Scheinarznei als völlig neues, besonders stark wirkendes Mittel verordnet wird. Auch die mit großer Aufmachung verkündeten Wunderwirkungen mancher Mittel sind aus dieser Sicht wohl oft als Scheinarzneieffekte zu begreifen. – Placeboeffekte, so meint man, dürften schließlich auch bei der Wirkung bestimmter allzu weitgehender Arzneimittelverdünnungen im Spiel sein (vgl. S. 32).

Die Kenntnis von Scheinarzneieffekten sollte nicht zum Mißtrauen gegenüber wohlbegründeten Arzneimittelverordnungen führen. An sich geht aus ihnen ja nur hervor, daß seelische Einflußnahme auch bei der Arzneimittelbehandlung eine wesentliche Rolle spielen kann. Echte Arzneimittelwirkungen lassen sich auch im Bereich der obenerwähnten Anwendungsgebiete mit Hilfe von Doppelblindversuchen statistisch zuverlässig absichern.

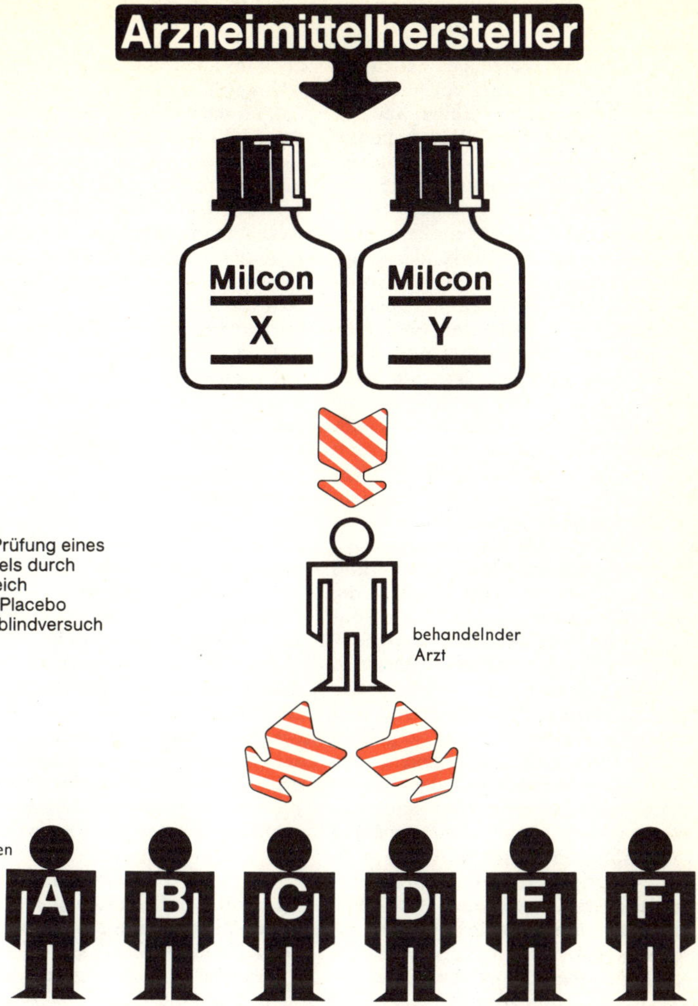

Abb. Die Prüfung eines Arzneimittels durch den Vergleich mit einem Placebo im Doppelblindversuch

Auswertung:

Proband	erhält	Ergebnis
A	X	+ +
B	Y	+
C	Y	+ +
D	X	+
E	X	+
F	Y	+

Ergebnis:
MX gleiche Wirkung wie MY

Entschlüsselung des Packungsinhaltes:
MY = Scheinarznei

Schlußfolgerung:
Das geprüfte Mittel MX unterscheidet sich in seiner Wirkung nicht deutlich von der Scheinarznei

Arzneimittelnebenwirkungen

Viele Arzneimittel erzeugen neben der angestrebten Heilwirkung vor allem bei höherer Dosierung eine Reihe weiterer Effekte, die man *Nebenwirkungen* nennt. Nebenwirkungen können (in seltenen Fällen) auch willkommen sein, wie z. B. die beruhigende Wirkung mancher Antihistaminika (vgl. S. 220). Meist handelt es sich jedoch um Effekte, die für den Empfänger unangenehm oder gar gefährlich sind (z. B. Schwindelgefühl, Übelkeit und Erbrechen, Knochenmarksschäden mit Abnahme der weißen und/oder roten Blutkörperchen sowie der Blutplättchen). Man bezeichnet solche Nebenwirkungen auch als *unerwünschte Arzneimittelwirkungen.* Sie treten bei den einzelnen Gruppen von Medikamenten in unterschiedlicher Häufigkeit auf. So sollen z. B. Zytostatika (Antikrebsmittel) in rund 50 % der Fälle, Antihypertensiva (Mittel gegen Bluthochdruck) in rund 30 %, Antidiabetika (Mittel gegen die Zuckerkrankheit) in rund 20 % und Mittel zur Behandlung der Herzinsuffizienz in 5–20 % der Fälle zu unerwünschten Wirkungen führen.

Manche dieser Nebenwirkungen sind *übersteigerte Hauptwirkungen.* So greifen Zytostatika nicht nur Krebszellen, sondern häufig auch normale Zellen an, die in rascher Teilung begriffen sind. Die Senkung des erhöhten Blutdrucks und des überhöhten Blutzuckers kann in einen zu niedrigen Blutdruck bzw. eine Unterzuckerung umschlagen.

Toxische Nebenwirkungen dieser Art lassen sich daher in einem gewissen Umfang voraussehen. Doch bestehen aus den verschiedensten Gründen erhebliche individuelle Unterschiede in der Empfindlichkeit nicht nur in bezug auf die erwünschten, sondern auch in bezug auf die unerwünschten Wirkungen von Medikamenten. Einzelne dieser Unterschiede sind genetisch (erblich) verankert, wie z. B. die erheblich gesteigerte Empfindlichkeit gegenüber dem Muskelrelaxans Suxamethonium aufgrund eines Enzymdefekts. In anderen Fällen handelt es sich – abgesehen von der Empfindlichkeit der betroffenen Organe als solche – um Unterschiede hinsichtlich Aufnahme, Verteilung, Ausscheidung und Entgiftung des betreffenden Wirkstoffs. – Abweichende Reaktionen gegenüber Medikamenten sind besonders auch im Kindes- und Greisenalter sowie während der Schwangerschaft zu beachten, im letzteren Fall vor allem in bezug auf die Leibesfrucht (vgl. S. 34).

Im Gegensatz zu den toxischen Nebenwirkungen sind *immunologische Überempfindlichkeitsreaktionen* in der Regel unvorhersehbar. Tatsächlich rufen zahlreiche Arzneimittel *allergische Reaktionen* hervor. Wahrscheinlich verbindet sich das zugeführte Arzneimittel zuerst mit körpereigenen Eiweißen; es wirkt dann als Antigen, das die Bildung ihm feindlicher spezifischer Antikörper verursacht. Mit der Behandlungsdauer steigt auch die Menge der gebildeten Antikörper, bis als Zeichen einer Antigen-Antikörper-Reaktion allergische Erscheinungen auftreten. In schweren Fällen kann diese Reaktion unter dem Bild eines *anaphylaktischen Schocks* sogar zum Tode führen. Die Bildung von Antikörpern, die sog. *Allergisierung,* ist nach örtlicher Behandlung der Haut oder Schleimhäute besonders häufig.

Als *Arzneimittelkrankheit* bezeichnet man einen Krankheitszustand, bei dem die Anwesenheit des betreffenden Medikaments im Organismus durch die schädlichen Nebenwirkungen überdauert wird. Beispiele hierfür sind: Magengeschwüre nach der Behandlung mit Glucocorticoiden oder mit nichtsteroidalen entzündungswidrigen Mitteln (vgl. S. 222); die Pilzbesiedlung des Darms während der Behandlung mit manchen Antibiotika; bestimmte Hauterkrankungen nach einer Therapie mit Langzeitsulfonamiden. – Im weiteren Sinn kann man auch die *Sucht* als Arzneimittelkrankheit auffassen.

Gelegentlich führen überraschend auftretende Nebenwirkungen von Arzneimitteln zur Entwicklung völlig neuer Medikamente, bei denen die ursprüngliche Nebenwirkung zur Hauptwirkung „herausgezüchtet" wird. So entdeckte man beim Umgang mit Sulfonamiden zufällig die blutzuckersenkende und carboanhydrasehemmende Wirkung dieser Arzneimittel, Beobachtungen, denen die sog. oralen Antidiabetika und Carboanhydrasehemmstoffe zu verdanken sind (vgl. S. 104 und S. 190).

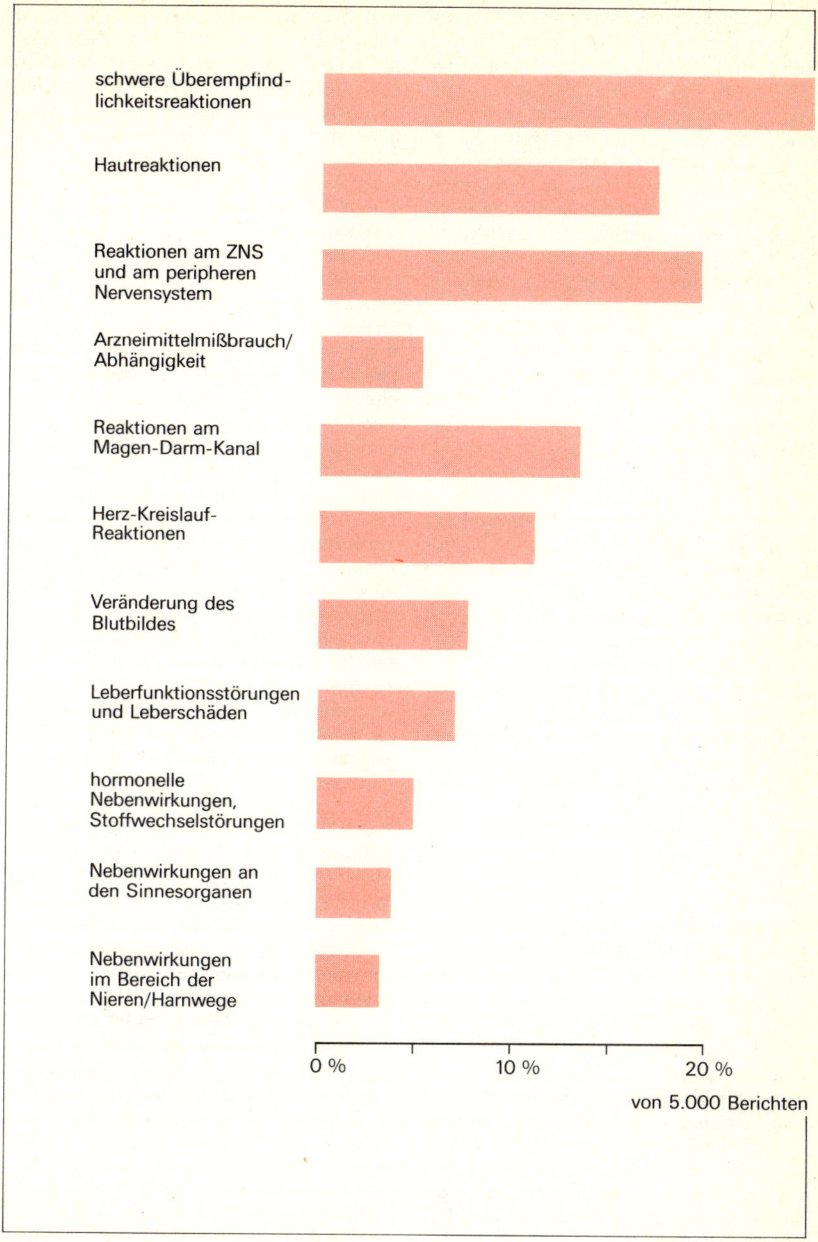

Abb. Nebenwirkungsprofil von Arzneimitteln nach dem Erfassungssystem der Arzneimittelkommission (1984; modifiziert)

Pflanzliche Arzneimittel waren die ersten, schon den ältesten Kulturvölkern bekannten Heilmittel. Vor allem aus der Römerzeit, später aus der arabischen und mittelalterlichen Medizin sind zahlreiche Rezeptsammlungen für die Zubereitung pflanzlicher Arzneimittel überliefert. Mit den fortschreitenden Verfahren der Chemie und Pharmazie ging man zu Anfang des 19. Jahrhunderts dazu über, die Wirkstoffe zahlreicher Drogen und Gifte zu isolieren, mit den Methoden der naturwissenschaftlichen Medizin zu untersuchen und – später vorwiegend auf dem Weg der chemischen Synthese – industriell herzustellen. Mittel wie Digitalis aus dem Fingerhut, Strophanthin aus Strophanthusarten, Atropin aus der Tollkirsche und Morphin aus dem Schlafmohn sind dieser Entwicklung zu verdanken.

Von solchen stark wirksamen und bei unsachgemäßer Anwendung (Überdosierung) auch entsprechend giftigen pflanzlichen Inhaltsstoffen gibt es alle Übergänge über weniger wirksame und entsprechend auch weniger giftige Pflanzen bis hin zu *Heilpflanzen,* deren Wirkung sich naturwissenschaftlich u. U. nur schwer verifizieren läßt, für die jedoch *Erfahrung* geltend gemacht werden kann. Im Arzneimittelgesetz ist vorgesehen, anstelle pharmakologisch-toxikologischer und klinischer Untersuchungen zur Abschätzung der Wirksamkeit und der Unbedenklichkeit von Arzneimitteln, die bekannte Stoffe enthalten, auch „nach wissenschaftlichen Methoden aufbereitetes medizinisches Erfahrungsmaterial" als „anderes wissenschaftliches Erkenntnismaterial" zuzulassen. Entsprechend soll bei der Zulassung neuer und bei der nachträglichen Zulassung von Fertigarzneimitteln verfahren werden, die vor 1978 im Verkehr waren. Von seiten der Hersteller ist die Ausarbeitung von Monographien über das wissenschaftliche Erkenntnismaterial von rund 200 pflanzlichen Drogen vorgesehen, mit dem Ziel, deren Wirksamkeit und Unbedenklichkeit vor allem durch die dem Bundesgesundheitsamt zugeordnete Zulassungs- und Aufbereitungskommission E beurteilbar zu machen.

In der *Volksheilkunde* erfreuen sich besonders die weniger stark wirksamen *Heilpflanzen* immer noch großer Beliebtheit. Sie werden meist in Form von *Tees* zubereitet. Übergießen mit heißem Wasser ergibt dabei sog. *Infuse,* Abkochen sog. *Dekokte.* Auf diese Weise werden die pflanzlichen Wirkstoffe in Lösung gebracht; hitzeempfindliche Bestandteile können allerdings beim Kochen zerstört werden.

Seit einiger Zeit gibt es auch fertige *Teegemische in Pulverform,* die sich wie Pulverkaffee beim Übergießen mit warmem Wasser lösen. Viele Teemischungen sind als sog. *Spezies* fertig abgepackt und frei verkäuflich: *Abführtees* enthalten meist Fenchel, Anis, Sennesblätter, Faulbaumrinde und Holunderblüten. Fenchel und Anis wirken blähungstreibend. Die Abführwirkung der Sennesblätter und auch der Faulbaumrinde beruht im wesentlichen auf ihrem Gehalt an Emodinen, die die Dickdarmtätigkeit anregen. – Als *Brusttee* finden Mischungen Anwendung, deren Wirkung in erster Linie auf schleimlösende Stoffe und ätherische (duftende) Öle zurückzuführen ist. Brusttees enthalten meist Eibischwurzel, Süßholz, Veilchenwurzel, Huflattichblätter, Wollblumen und Anis. – Die *Blutreinigungstees* enthalten besonders schweiß- und harntreibende Wirkstoffe, aber auch Abführstoffe. Derartige Teemischungen setzen sich u. a. aus Süßholz, Hauhechelwurzel, Fenchel und Faulbaumrinde zusammen. – Die *schweißtreibende Wirkung* mancher Tees (so von Holunder, Lindenblüten oder Wollblumen) beruht in erster Linie auf der Wärme, die dem Körper mit dem heißen Tee zugeführt wird. Die zugesetzten Blüten hätten danach hauptsächlich eine geschmacksverbessernde Funktion. – *Beruhigungstees* enthalten oft Baldrianwurzel, Melissenblätter, Lavendelblätter und Rosmarin. Ihr Hauptwirkstoff ist die in den Baldrianwurzeln vorkommende Isovaleriansäure, die auch sonst in manchen milden Beruhigungsmitteln angewandt wird. – *Pfefferminztee* und *Kamillentee* werden gern bei Erkrankungen des Magen-Darm-Kanals verwendet. *Magentees* enthalten außerdem häufig noch bittere und daher appetitanregende Pflanzenteile von Wermutkraut, Tausendgüldenkraut oder Kalmus. Gegen *Blähungen* werden u. a. Mischungen aus Kamille, Kümmel, Anis und Fenchel empfohlen.

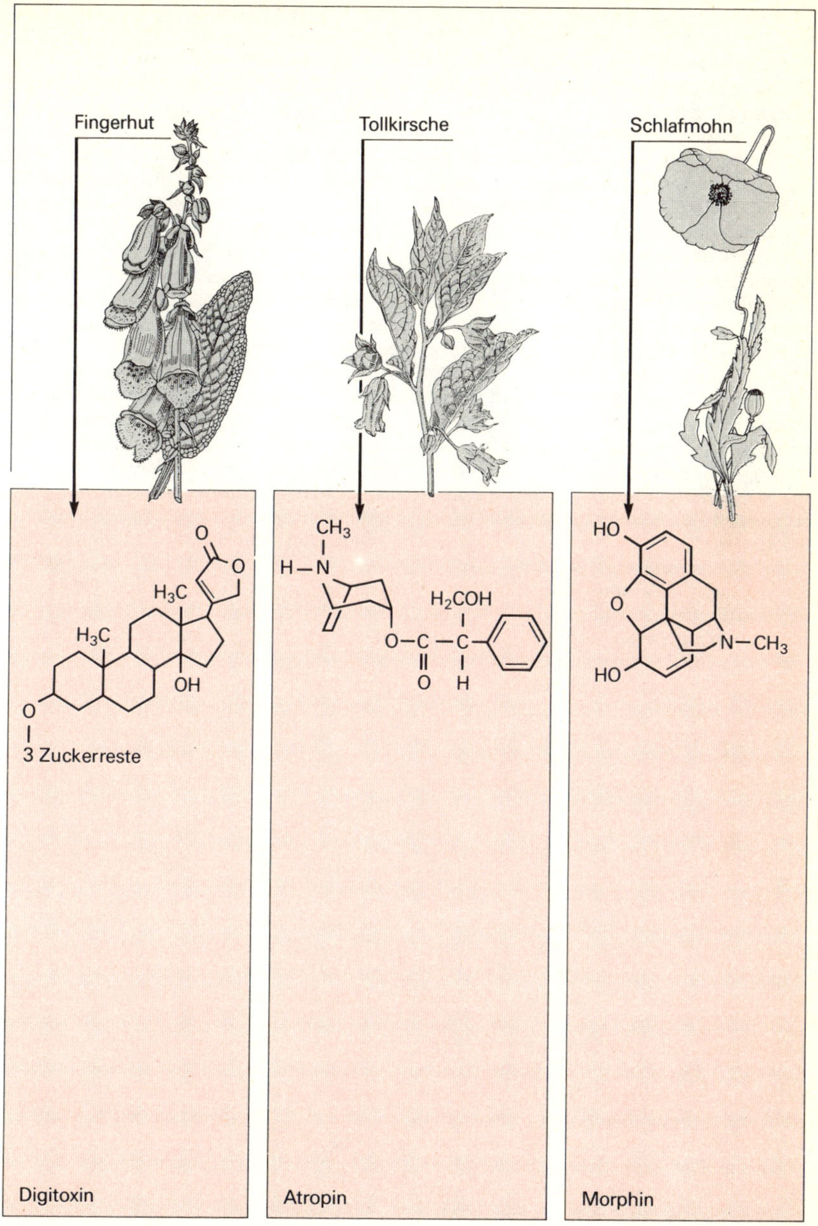

Abb. Beispiele pflanzlicher Arzneimittel

Homöopathische Arzneimittel

Die Grundlagen der *Homöopathie* gehen auf den deutschen Arzt Samuel Hahnemann zurück, der die Lehre dieser Heilwissenschaft in seinem Hauptwerk „Organon der rationellen Heilkunde" (1810; ab der 2. Auflage: „Organon der Heilkunst") zusammenfassend dargestellt hat. Die Hauptgrundsätze seiner Lehre bilden die Arzneimittelprüfung am Gesunden, die Ähnlichkeitsregel und die Erhebung des individuellen Krankheitsbildes. Bei der Zubereitung der homöopathischen Arzneimittel spielt das sog. Potenzieren eine wichtige Rolle:

Nach Hahnemann lösen Arzneimittel bei der *Prüfung am Gesunden* eine Art Krankheit aus. Dementsprechend müsse es das Ziel der Arzneitherapie sein, die eigentliche („natürliche") Krankheit mit einem Mittel zu heilen, das eine andere, möglichst ähnliche („künstliche") Krankheit zu erzeugen imstande ist *(Ähnlichkeitsregel).*

Die Symptome jedes Kranken ergeben ein *individuelles Krankheitsbild.* Den homöopathischen Arzneimitteln wird ein jeweils besonderes *Arzneimittelbild* zugeordnet (nach Hahnemann der Inbegriff aller Krankheitselemente, die eine Arznei zu erzeugen vermag). Die Wahl des dem einzelnen Krankheitsfall angemessenen Mittels könne daher anhand des Vergleichs zwischen Krankheitsbild und Arzneimittelbild erfolgen.

Die *Zubereitung der homöopathischen Arzneien,* deren Rohmaterial überwiegend pflanzlicher, tierischer oder mineralischer Herkunft ist, folgt bestimmten Vorschriften, die im wesentlichen auf Hahnemann zurückgehen und im *Homöopathischen Arzneibuch* (HAB) festgelegt sind. Hahnemann wendete sich von der Verabreichung wägbarer, nicht spezifisch bearbeiteter Arzneien ab und führte das sog. *Potenzieren* der homöopathischen Mittel durch *Verschütteln* oder *Verreiben* ein, um die in natürlichen Körpern verborgenen arzneilichen Eigenschaften zu wecken. So werden z. B. flüssige Stoffe, von einer sog. *Urtinktur* oder einer *Lösung* ausgehend, in aufeinanderfolgenden Stufen der *Potenzierung* jeweils im Verhältnis 1:9 (Dezimalskala) oder 1:99 (Zentesimalskala) mit dem Trägerstoff (Wasser oder Alkohol) verdünnt und jedesmal mindestens zehnmal kräftig geschüttelt. Die Herstellung fester Zubereitungen erfolgt entsprechend mit Milchzucker als Trägerstoff. In der Dezimalskala kommt man so bei D_1 zu einer Verdünnung im Verhältnis 1:10, bei D_2 1:100, bei D_3 1:1000 und so fort bis D_{30}.

Nach Auffassung der klassischen Homöopathie kommt es durch den Arbeitsvorgang des Potenzierens (Verreiben, Verschütteln) zu einer Minimierung der Dosis bei Steigerung der Wirksamkeit. Dem kann die naturwissenschaftliche Medizin nicht zustimmen. Molare, d. h. recht hoch konzentrierte Lösungen eines Stoffs, enthalten im Liter rund $6 \cdot 10^{23}$ einzelne Wirkstoffmoleküle (Loschmidt-Zahl). Verdünnt man diese Lösung bis zur Stufe D_{23}, so bleiben in einem Liter nur noch sechs Moleküle, nach naturwissenschaftlichen Maßstäben eine unwirksame Menge, vergleichbar einem Wasserglas reinen Wirkstoffs, das mit dem Inhalt aller Weltmeere verdünnt würde.

Auch die Ähnlichkeitsregel findet in der naturwissenschaftlichen Medizin, die sich am Prinzip von Ursache und Wirkung orientiert, keine Entsprechung. Nach Ansicht der Schulmedizin kann man der Homöopathie bei aller Kritik Behandlungserfolge nicht absprechen; diese beruhten jedoch nur bei Verdünnungen bis etwa D_6, also bei Konzentrationen, wie sie auch in der naturwissenschaftlich orientierten Medizin angewendet werden, auf echten Arzneimittelwirkungen; bei Verdünnungen, die darüber hinausgehen, sei die Wirkung ähnlich wie bei der Scheinarznei wohl eher suggestiver Natur.

Vertreter der klassischen Homöopathie weisen demgegenüber darauf hin, daß die Potenzierung von gewissen Stufen an kein stoffliches, sondern ein energetisches Problem sei. Bei der Beurteilung mancher naturwissenschaftlich noch nicht erklärbarer Arzneiwirkungen müsse man sich daher bis auf weiteres an Beobachtung und Erfahrung halten.

Arzneimittel und Verkehrstüchtigkeit

Über 90% der Unfälle im Straßenverkehr werden durch menschliches Versagen verursacht. Zu den vermeidbaren Unfallursachen sind neben dem Alkoholismus bestimmte Krankheitsfolgen und auch die Nebenwirkungen von Arzneimitteln zu rechnen. In repräsentativen Stichproben wurden bei rund 50% der im Straßenverkehr Getöteten Blutalkoholwerte von mehr als 0,8‰ gefunden. Unter relevantem Medikamenteneinfluß sollen 10–60% aller verkehrsauffälligen oder bei Verkehrsunfällen verletzten bzw. getöteten Kraftfahrer gestanden haben. Als relevant wird der Einfluß von Arzneimitteln bezeichnet, wenn diese die Informationsverarbeitung, Reaktionsgeschwindigkeit und Handlungskontrolle verkehrsgefährdend beeinträchtigen.

Der Zusammenhang zwischen Arzneimitteln und Straßenverkehr hat allerdings auch eine andere Seite. Oft sind Medikamente umgekehrt erst eine Voraussetzung zur Herstellung der Verkehrstüchtigkeit. Dies gilt außer für Diabetiker z. B. auch für viele Herz-Kreislauf-Kranke, u. U. auch für Anfallsleidende. Und selbst mit Psychopharmaka, die sonst zur verminderten Verkehrstüchtigkeit führen, kann bei richtiger Anwendung eine Stabilisierung seelisch Kranker und damit eventuell eine Verbesserung der Fahrtüchtigkeit erreicht werden.

Die Fähigkeit zur Beherrschung eines Kraftfahrzeuges oder anderer komplizierter Maschinen kann in der Phase der Anpassung an eine neue Arzneimitteltherapie im Prinzip sicher oft und durch zahlreiche Medikamente beeinträchtigt werden, so z. B. durch Mittel, die zu Blutdruckveränderungen mit Kollapsneigung führen. Ein Sonderfall sind Stoffe, die aus diagnostischen oder therapeutischen Gründen in den Bindehautsack eingebracht werden und neben einer Verminderung der Sehfähigkeit zur Zunahme der Blendempfindlichkeit führen. Im Zusammenhang mit einer Beeinträchtigung der Fahrtüchtigkeit stehen jedoch ohne Zweifel solche Stoffe im Vordergrund, die auf zentralnervöse Funktionen einwirken, wie z. B. Narkotika, Schlafmittel, Opiate, manche Antihistaminika, Psychostimulanzien, Halluzinogene und besonders die eigentlichen Psychopharmaka (Neuroleptika, Antidepressiva und Tranquillanzien).

Experimentelle Untersuchungen an Gesunden sprechen dafür, daß schon nach niedrigen Dosen vom *Neuroleptika* (vgl. S. 255) erhöhte Unfallgefahr bestehen kann. Doch scheint es während einer neuroleptischen Dauertherapie mit konstanter Dosis nach einer anfänglichen, eventuell wochenlang anhaltenden Senkung des Reaktionsniveaus schließlich wieder zu einer deutlichen Leistungsverbesserung mit nicht mehr wesentlich verminderter Fahrtüchtigkeit zu kommen. Auch in den ersten Wochen einer Therapie mit *Antidepressiva* muß die Fahrtüchtigkeit als erheblich eingeschränkt angesehen werden, vor allem dann, wenn hohe Dosen eines Präparats mit dämpfender Wirkungskomponente verwendet werden.

Auch *Tranquillanzien* der Benzodiazepingruppe können die Fahrtüchtigkeit schon in therapeutischen Dosen beeinflussen (Gleichgültigkeit, Verminderung der Reaktionsgeschwindigkeit, Störung motorischer Funktionen, Abnahme der Selbstkontrolle). Doch spielt auch hier wie bei den Neuroleptika und Antidepressiva die Persönlichkeit des Betroffenen eine Rolle. Medikamente mit langer Wirkungsdauer können auch noch am Tag nach der Einnahme Überhangeffekte zeigen. Abruptes Absetzen von Benzodiazepinen nach langfristiger Einnahme und Gewöhnung kann das Fahrverhalten u. a. durch Unruhe und Angstzustände beeinträchtigen.

Psychostimulanzien (die sog. Weckamine) können die Leistungsfähigkeit kurzfristig zwar verbessern, doch ist langfristig bei ihnen mit einer Erschöpfung der Leistungsreserven zu rechnen. Hinzu kommt, daß Weckamine zu einer Überschätzung der eigenen Leistungsfähigkeit mit Zunahme des Risikoverhaltens führen.

Alkohol und *Psychopharmaka* führen zu einer wechselseitigen Wirkungsverstärkung. Daher wird immer wieder eindringlich vor dem Genuß selbst kleiner Alkoholmengen gewarnt, wenn gleichzeitig Psychopharmaka eingenommen werden.

Arzneimittel und Schwangerschaft

Das Problembewußtsein hinsichtlich eventueller Schäden der Leibesfrucht durch Arzneimittel (und allgemein durch Chemikalien) ist seit der Thalidomidkatastrophe besonders hoch. Eine Konsequenz war die Empfehlung, Arzneimittel während der für Mißbildungen besonders empfindlichen Frühphase der Schwangerschaft überhaupt zu vermeiden. Dies ist jedoch schon deswegen nicht möglich, weil eine bestehende Schwangerschaft nicht selten erst verhältnismäßig spät erkannt wird. Hinzu kommt, daß manche Erkrankungen auch während der Schwangerschaft behandelt werden müssen, weil sie nicht nur eine Gefahr für die werdende Mutter, sondern auch für die Leibesfrucht darstellen.

Von solchen Fällen abgesehen, besteht jedoch die Empfehlung, mit der Anwendung von Medikamenten während der Schwangerschaft und darüber hinaus allgemein im gebärfähigen Alter möglichst zurückhaltend zu sein. Prinzipiell zu vermeiden sind während einer Schwangerschaft Substanzen, für die Zusammenhänge mit Fruchtschäden erwiesen oder wahrscheinlich sind. Sie sollten bei Frauen nur nach Ausschluß einer Schwangerschaft unter sicherer Empfängnisverhütung zur Anwendung kommen. Im Vergleich zu altbekannten Präparaten ist besondere Zurückhaltung gegenüber neu eingeführten Stoffen geboten, deren Risiko naturgemäß weniger gut abgeschätzt werden kann. Dies hat einerseits damit zu tun, daß die Ergebnisse der z.Z. bekannten Prüfverfahren vor allem hinsichtlich eventueller Mißbildungen nur bedingt auf den Menschen übertragbar sind. Andererseits ist die durch Arzneimittel bedingte Mißbildungsrate glücklicherweise meist derart gering, daß sie statistisch nur schwer von der allgemeinen Häufigkeit an Mißbildungen (rund 2–3%) zu unterscheiden ist. Allerdings kann aus solchen Gründen heute kaum ein Wirkstoff als 100%ig sicher gelten.

Die einzelnen Abschnitte einer Schwangerschaft sind hinsichtlich eventueller Fruchtschäden durch äußere Schädlichkeiten (Chemikalien, Medikamente, ionisierende Strahlen) unterschiedlich zu beurteilen. Besonders empfindlich sind jeweils Gewebe, deren Zellen bei entsprechend hohem Stoffwechsel in rascher Teilung begriffen sind: Während der beiden ersten Schwangerschaftswochen, der sog. *Blastemphase*, erfolgt eine rasche Teilung zunächst noch wenig differenzierter Zellen. Teilschäden der jungen Leibesfrucht können hier noch voll ausgeglichen werden. Schwere Schäden führen zum Keimtod und zur Abstoßung der Frucht. – Während der folgenden *Embryonalphase*, der sensiblen Phase der Leibesfrucht von der 3. Woche bis zum 4. Monat der Schwangerschaft, werden die wichtigsten Organsysteme (Gehirn, Herz, Ohren, Augen, Extremitäten) angelegt (Abb.). Entsprechend führen exogene Noxen hier je nach dem Zeitpunkt ihrer Einwirkung zu Funktionsstörungen oder Mißbildungen der soeben ausdifferenzierenden Organe. – Nach dem 4. Monat, während der *Fetalphase* also, überwiegen Funktions- und Wachstumsstörungen.

Tod und Abstoßung der Frucht sind u.a. nach der Zufuhr von Zytostatika (Antikrebsmitteln) und nach hohen Dosen von Chinin beschrieben worden. Sie sollen auch bei Antibiotika mit hemmender Wirkung auf den Eiweißaufbau sowie sekundär, als Folge von Blutungen, bei Vitamin-K-Antagonisten vorkommen. Außer durch Thalidomid sind *Mißbildungen* nach der Anwendung von männlichen Geschlechtshormonen und von Anabolika (bei weiblichen Embryonen), von Vitamin-K-Antagonisten (vgl. Cumarinderivate, S. 84) und zytostatischen Folsäureantagonisten (vgl. S. 158) beobachtet worden. Ein prospektiv hohes Mißbildungsrisiko besteht u.a. auch bei der Einnahme von Antiepileptika, manchen Antimalariamitteln und Psychopharmaka, beim Konsum von Halluzinogenen und bei einer Überdosierung von Vitamin A und Vitamin D. – Daneben gibt es Mittel mit geringem Risiko und solche, die vermutlich ohne Risiko für die Leibesfrucht sind.

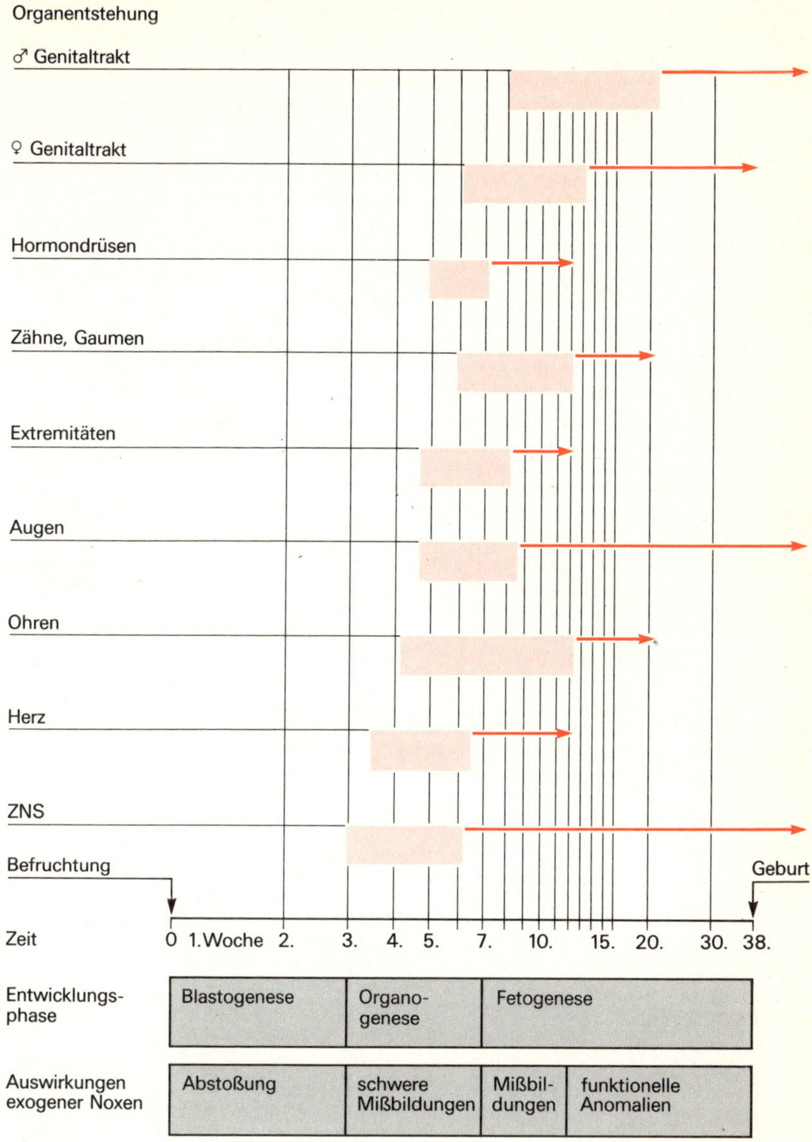

Abb. Die Entwicklung der verschiedenen Organe nach der Befruchtung des Eies

Arzneimittel, die das vegetative Nervensystem beeinflussen

Organe, deren Tätigkeit nicht dem Willen unterliegt, wie Herz, Blutgefäße, Bronchien, Magen-Darm-Kanal, Harnblase und Verdauungsdrüsen, werden durch das vegetative (autonome) Nervensystem weitgehend unbewußt gesteuert. Das *vegetative Nervensystem* umfaßt einerseits die übergeordneten Schaltzentren im Stammhirn und Rückenmark. Diese können indirekt zwar auch durch bewußte seelische Abläufe beeinflußt werden (Erröten, Durchfall oder Herzklopfen aus Scham, Angst oder Schreck), sie sind im wesentlichen jedoch damit beschäftigt, die Tätigkeit der inneren Organe aufeinander und auf die Anforderungen der Umwelt abzustimmen, ohne das Bewußtsein zu belasten. Weiterhin gehören zum vegetativen Nervensystem auch die von diesen autonomen Schaltzentren ausgehenden präganglionären Nervenfasern sowie die (peripher gelegenen) vegetativen Ganglien, in denen die präganglionären auf die postganglionären Nervenfasern umgeschaltet werden, und schließlich auch die Kontaktstellen (Synapsen) zwischen den postganglionären Fasern und den vegetativ innervierten Zellen im Erfolgsorgan (Herz- und glatte Muskelzellen, verschiedene Drüsenzellen).

Jeder genannte Abschnitt des vegetativen Nervensystems kann durch spezifische Medikamente beeinflußt, d.h. in seiner Funktion verstärkt („erregt") oder abgeschwächt („gelähmt") werden. Die Verhältnisse sind allerdings insofern noch etwas komplizierter, als das vegetative Nervensystem anatomisch und funktionell aus zwei Hauptanteilen besteht, dem *Sympathikus* und dem *Parasympathikus,* die (als echte Gegenspieler) auf die Funktion zahlreicher vegetativ innervierter Organe antagonistisch wirken. So vermindert der Parasympathikus die Herzfrequenz, während der Sympathikus sie beschleunigt; andererseits fördert der Parasympathikus die Bewegungen des Magen-Darm-Kanals und die Sekretion der Verdauungsdrüsen, während der Sympathikus sie hemmt (Abb.). Das Vegetativum führt oft zu einer (normalen oder krankhaft gesteigerten) Dauerbeeinflussung der von ihm gesteuerten Organe, wobei einmal der Sympathikus *(Sympathikotonus),* im anderen Fall der Parasympathikus *(Parasympathikotonus)* überwiegen kann.

Grundsätzlich ergeben sich vier Hauptmöglichkeiten, die Funktionen dieser Organe durch Arzneimittel zu beeinflussen: 1. Verstärkung der durch den Sympathikus gesteuerten Funktionen; 2. Abschwächung der durch den Sympathikus gesteuerten Funktionen; 3. Verstärkung der durch den Parasympathikus gesteuerten Funktionen; 4. Abschwächung der durch den Parasympathikus gesteuerten Funktionen. Stoffe, die eine Verstärkung der peripheren Sympathikus- bzw. Parasympathikusfunktionen bewirken, nennt man *Sympath[ik]omimetika* bzw. *Parasympath[ik]omimetika.* Stoffe, die diese Funktionen hemmen, heißen *Sympath[ik]olytika* bzw. *Parasympath[ik]olytika.* Die antagonistische Beziehung zwischen Sympathikus und Parasympathikus bringt es mit sich, daß Parasympathikomimetika und Sympathikolytika oft ähnliche Wirkungen auslösen, ebenso Sympathikomimetika und Parasympathikolytika (Abb.).

Es kommt hinzu, daß der periphersynaptische Übertragungsvorgang sowohl des sympathischen als auch des parasympathischen Systems aufgrund seiner komplexen Struktur an verschiedenen Stellen durch Arzneimittel beeinflußt werden kann: 1. Manche Stoffe reagieren direkt mit dem Rezeptor im Erfolgsorgan. Handelt es sich um eine Erregung, so spricht man von *direkt wirkenden Sympathikomimetika* bzw. *Parasympathikomimetika* (z.B. Noradrenalin, Isoproterenol, Acetylcholin, Carbachol); handelt es sich um eine Lähmung („Blockade"), spricht man dagegen von *direkt wirkenden Sympathikolytika* bzw. *Parasympathikolytika* oder „Blockern" (z.B. Betablocker, Atropin). 2. Andere Stoffe greifen in den Stoffwechsel der Überträgerstoffe ein und beeinflussen u.a. die Synthese, die Speicherung, die Freisetzung oder den Abbau der entsprechenden Transmitter. Solche Stoffe werden unter der Bezeichnung *indirekt wirkende Sympathikomimetika* bzw. *Parasympathikomimetika* und *indirekt wirkende Sympathikolytika* bzw. *Parasympathikolytika* zusammengefaßt (z.B. Ephedrin, Reserpin, Prostigmin).

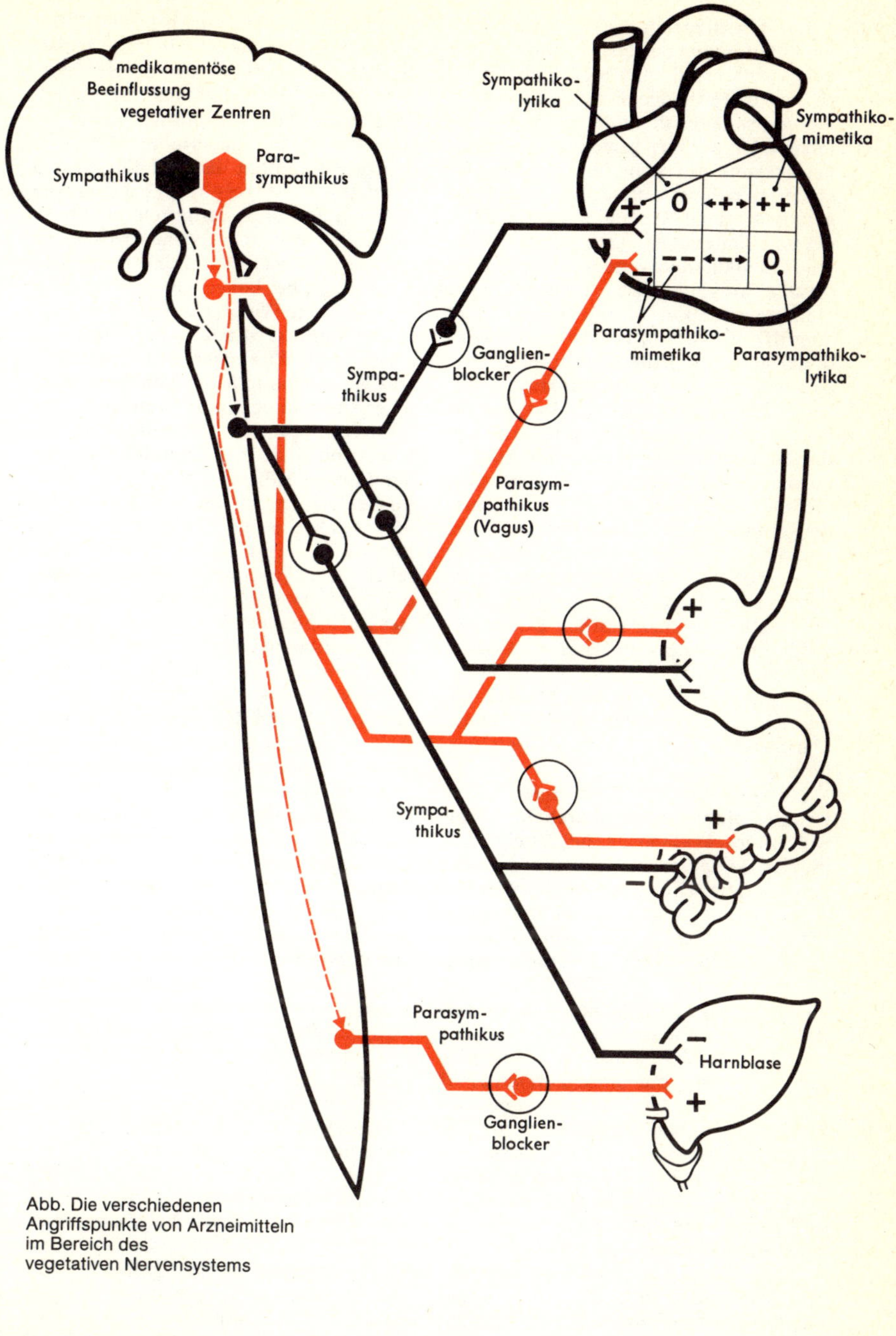

Abb. Die verschiedenen Angriffspunkte von Arzneimitteln im Bereich des vegetativen Nervensystems

Mittel zur Erregung des Sympathikus

Der Überträgerstoff (Transmitter) für die Übertragung der Nervenimpulse von den peripheren Sympathikusendigungen zu den betreffenden Erfolgsorganen ist *Noradrenalin*. Es dient physiologisch der mehr oder weniger gezielten Sympathikuserregung auf dem Nervenweg. Das chemisch nah verwandte *Adrenalin* dagegen wird v. a. im Nebennierenmark gebildet und immer dann ausgeschüttet, wenn eine kurzdauernde, generalisierte sympathische Erregung, etwa zur Abwehr einer Gefahrensituation (durch Flucht oder Angriff), notwendig ist. Adrenalin wird daher auch als „Notstandshormon" bezeichnet, das alle Körperfunktionen auf „Aktivität nach außen" schaltet: Es verbessert die Herzleistung und erweitert die Blutgefäße der Herz- und Skelettmuskulatur. Es verengert dagegen die Gefäße in der Haut und im Bauchraum; der Blutdruck bleibt unverändert, es kommt nur zu einer Umverteilung der Blutströmung. Hohe Adrenalindosen indessen führen durch allgemeine Gefäßkontraktion zu einer starken Blutdrucksteigerung. Der Stoffwechsel und damit der Sauerstoffverbrauch des Gewebes wird durch Adrenalin erhöht. Auf die glatte Muskulatur der Bronchien und des Darmkanals wirkt Adrenalin erschlaffend.

Noradrenalin, im Nebennierenmark weniger enthalten als Adrenalin, kann wie dieses synthetisch hergestellt und injiziert (eingespritzt) werden. Es wirkt dann in vieler Hinsicht ähnlich wie Adrenalin, verengert aber (auch in kleinen Dosen) alle Gefäße. Dadurch kommt es zu einem deutlichen Blutdruckanstieg, der reflektorisch eine Drosselung der Herzfrequenz zur Folge hat. – *Isoproterenol,* eine synthetische Substanz, führt umgekehrt auch in hohen Dosen zur Gefäßerweiterung mit adrenalinähnlicher Steigerung der Herzfunktion und des Stoffwechsels, außerdem auch zur Erschlaffung der Bronchialmuskulatur.

Diese und andere Unterschiede in der Wirkung von Noradrenalin, Adrenalin und Isoproterenol lassen sich darauf zurückführen, daß die Zellen der einzelnen Zielorgane mit verschiedenen Rezeptoren ausgestattet sind, die von den genannten Wirkstoffen unterschiedlich gut „angesteuert" werden. So wirkt Isoproterenol besonders stark auf Betarezeptoren (β_1-Rezeptoren im Herzen sowie β_2-Rezeptoren in der Gefäß- und Bronchialmuskulatur, wodurch es zur Herzerregung sowie zur Gefäß- und Bronchialerweiterung kommt). Noradrenalin dagegen hat eine besonders hohe Affinität zu den α_1-Rezeptoren der Gefäße, die bei sympathischer Erregung eine allgemeine Gefäßkontraktion vermitteln (Abb. 1). Adrenalin reagiert in kleinen Dosen mit den β-Rezeptoren (Ähnlichkeit mit Isoproterenol), bei hohen Dosen überwiegt dagegen seine Wirkung auf die α_1-Rezeptoren (Ähnlichkeit mit Noradrenalin).

Aus den Wirkungen von Adrenalin und Noradrenalin leiten sich therapeutische Anwendungen ab: Blutstillung bei diffusen Blutungen, Verminderung der Haut- und Schleimhautdurchblutung bei der Lokalanästhesie (vgl. S. 212), intratracheale oder intravenöse Applikation von Adrenalin als Notmaßnahme bei Kreislaufversagen, auch bei anaphylaktischem Schock; schließlich können Adrenalin und Isoproterenol (in Form eines Aerosols inhaliert) zur Beendigung von Asthmaanfällen eingesetzt werden.

Im Laufe der Zeit wurden Verbindungen synthetisiert, die sich in verschiedener Hinsicht von den genannten Sympathikomimetika unterscheiden. So werden manche *synthetische Sympathikomimetika* (im Gegensatz zu Adrenalin und Noradrenalin) nach ihrer Resorption aus dem Magen-Darm-Kanal nicht in der Leber abgebaut. Sie haben daher eine längere Wirkungsdauer und können auch oral (durch den Mund) eingenommen werden. Dazu gehören u. a. Etilefrin und Amezinium, die bei orthostatischen Beschwerden (d. h. allzu geringer Aktivierung des Sympathikus beim Aufstehen aus dem Liegen) angewendet werden, ferner Orciprenalin, ein Mittel gegen Überleitungsstörungen im Herzen, sowie verschiedene indirekt und zentral erregend wirkende Substanzen vom Typ des Amphetamins (s. unten).

Vorteilhaft ist bei vielen Indikationen eine gezielte Wirkung auf nur eine Art von Rezeptor. So tritt bei Salbutamol, Terbutalin und Fenoterol, die zu den sog. *β_2-Sympathikomimetika* gehören, die über β_1-Rezeptoren vermittelte herzerregende Wirkung zurück; sie wäre ja auch bei der Anwendung solcher Stoffe als Asthmamittel oder zur Hemmung der

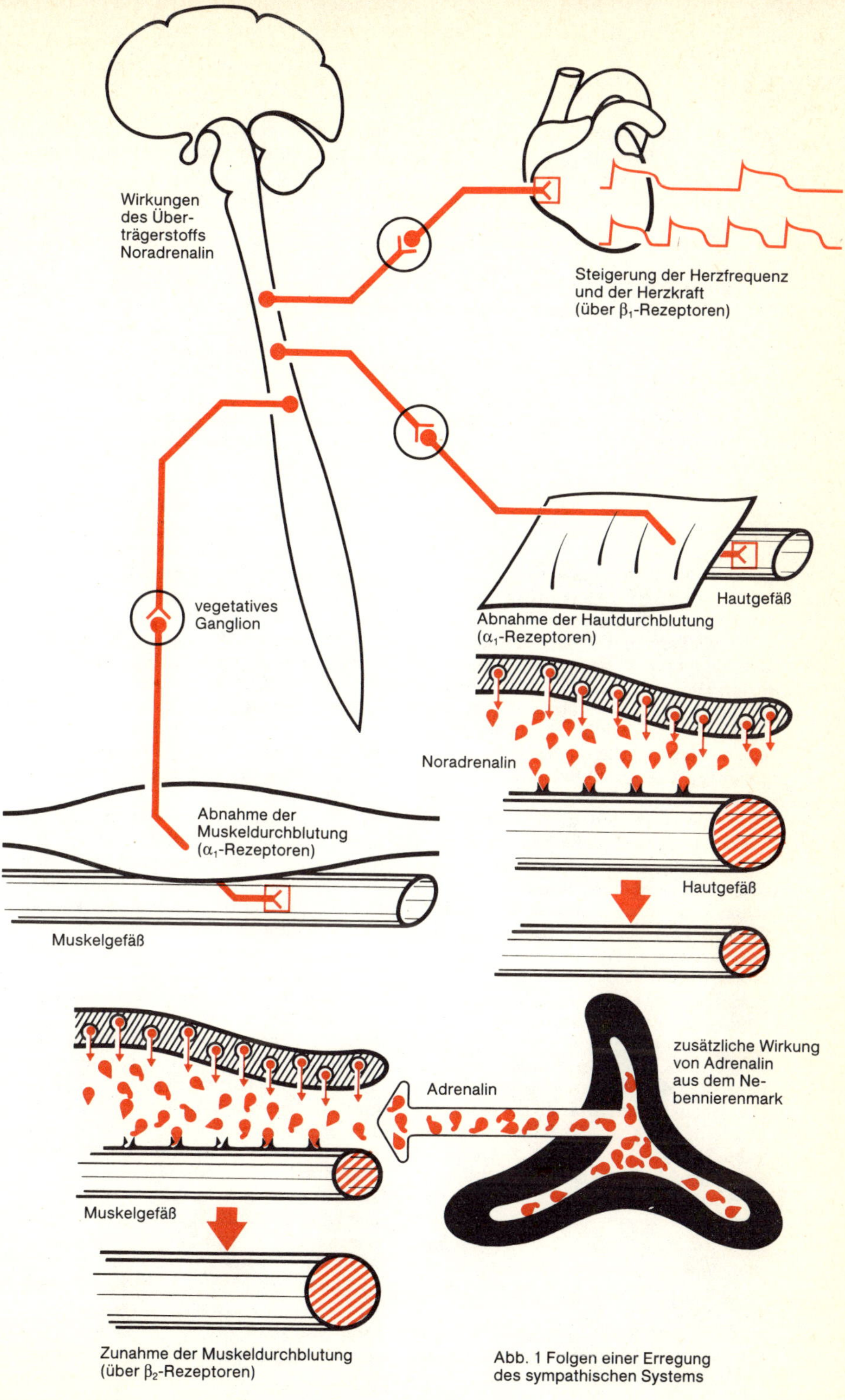

Abb. 1 Folgen einer Erregung des sympathischen Systems

Wehentätigkeit unerwünscht. Dobutamin ist andererseits eine Verbindung, die wegen ihrer relativ selektiven β_1-Wirkung bei kardiogenem Schock (Schock durch Herzversagen) angewandt wird. Dagegen wirken Stoffe wie Norfenefrin, Phenylephrin und die Imidazolinderivate Oxymetazolin, Xylometazolin und Tetryzolin, die zur Abschwellung der Nasenschleimhaut verwendet werden, so gut wie ausschließlich auf α_1-Rezeptoren und damit gefäßverengernd.

Außer den direkt auf die Rezeptoren des sympathischen Systems wirkenden Arzneimitteln gibt es auch *indirekt wirkende Sympathikomimetika*. Man faßt unter dieser Bezeichnung Stoffe zusammen, die aufgrund ihrer chemischen Ähnlichkeit mit Noradrenalin im Bereich der sympathischen Nervenendigungen durch „Verwechslung" mit dem natürlichen Überträgerstoff zur Wirkung kommen. Normalerweise wird der freigesetzte Transmitter Noradrenalin zur Beendigung der durch Nervenimpulse ausgelösten Wirkung (z. B. Gefäßkontraktion) zwar auch abgebaut, er wird aber vor allem wieder in die sympathischen Nervenendigungen zurücktransportiert. Dieser Wiederaufnahmevorgang durch die „Noradrenalinpumpe" kann mit bestimmten Substanzen gehemmt, aber auch dazu benutzt werden, noradrenalinähnliche Stoffe in die sympathischen Nervenendigungen einzuschleusen. Sie werden dort angereichert, dringen weiter in die transmitterhaltigen Speichervesikel ein und verdrängen so Noradrenalin aus seinen natürlichen Depots. Die Folge ist schließlich ein „Überlauf" von Noradrenalin aus den Nervenendigungen in Richtung Zielzelle, an der es (verursacht und verstärkt durch die Besetzung des Wiederaufnahmewegs) zu den obengenannten indirekten sympathikomimetischen Effekten kommt (Abb. 2).

Manche dieser Stoffe haben außerdem eine (direkte) Eigenwirkung auf bestimmte Zielorgane. Zu den *sowohl direkt als auch indirekt wirkenden Sympathikomimetika* gehört das seit langem bekannte blutdrucksteigernde und bronchienerweiternde *Ephedrin* aus Ephedra vulgaris. Ephedrin hat (durch die Freisetzung von Überträgerstoffen im Bereich des Zentralnervensystems) auch eine leichte zentralerregende Wirkung. Dieser zentralerregende Effekt ist bei Amphetamin und anderen „Weckaminen" bzw. „Appetitzüglern" noch wesentlich stärker (vgl. S. 196). – Nur auf periphere Organe wirkende indirekte Sympathikomimetika sind *Tyramin*, das örtlich zur Pupillenerweiterung verwendet wird, und *Amezinium* (s. unten).

Wiederholte Anwendung indirekt wirkender Sympathikomimetika hat jeweils immer schwächere Effekte zur Folge *(Tachyphylaxie)*. Dieser Wirkungsverlust ist vor allem die Folge einer Erschöpfung des Noradrenalinvorrats in den Transmitterdepots.

Nicht durch „Verwechslung" mit Noradrenalin, sondern durch Abdichtung der Nervenzellmembran behindert das Lokalanästhetikum *Kokain* die Wiederaufnahme von Noradrenalin. Es ist anzunehmen, daß ein solcher Mechanismus auch für die zentral stimulierende, euphorisierende Wirkung, d. h. für das Suchtpotential von Kokain, verantwortlich ist (vgl. S. 276). – Auch die zentralnervöse Wirkung trizyklischer Antidepressiva wie *Imipramin* soll über eine Hemmung der Wiederaufnahme von freigesetztem Noradrenalin zustande kommen.

Im Vergleich zum parasympathischen System, dessen Transmitter Acetylcholin durch die Acetylcholinesterase sehr rasch abgebaut wird, spielt die enzymatische Inaktivierung von freigesetztem Noradrenalin im Bereich der sympathischen Nervenendigungen eine wesentlich geringere Rolle. Medikamente, die insofern mit den Acetylcholinesterasehemmstoffen vergleichbar wären, gibt es daher unter den Sympathikomimetika nicht. Eine gewisse Rolle spielt die *Hemmung der Monoaminoxidase* (MAO) innerhalb der sympathischen Nervenendigungen durch indirekt wirkende Sympathikomimetika, besonders *Amezinium*, das durch die „Noradrenalinpumpe" zwar in den Nervenendigungen angereichert, selbst durch die MAO jedoch nicht abgebaut wird. Die Folge ist ein um so größerer „Überlauf" von Noradrenalin in Richtung Zielzelle. – Mit vom Prinzip her ähnlichen Konsequenzen hemmen Antidepressiva wie *Tranylcypromin* den Transmitterabbau im Zentralnervensystem.

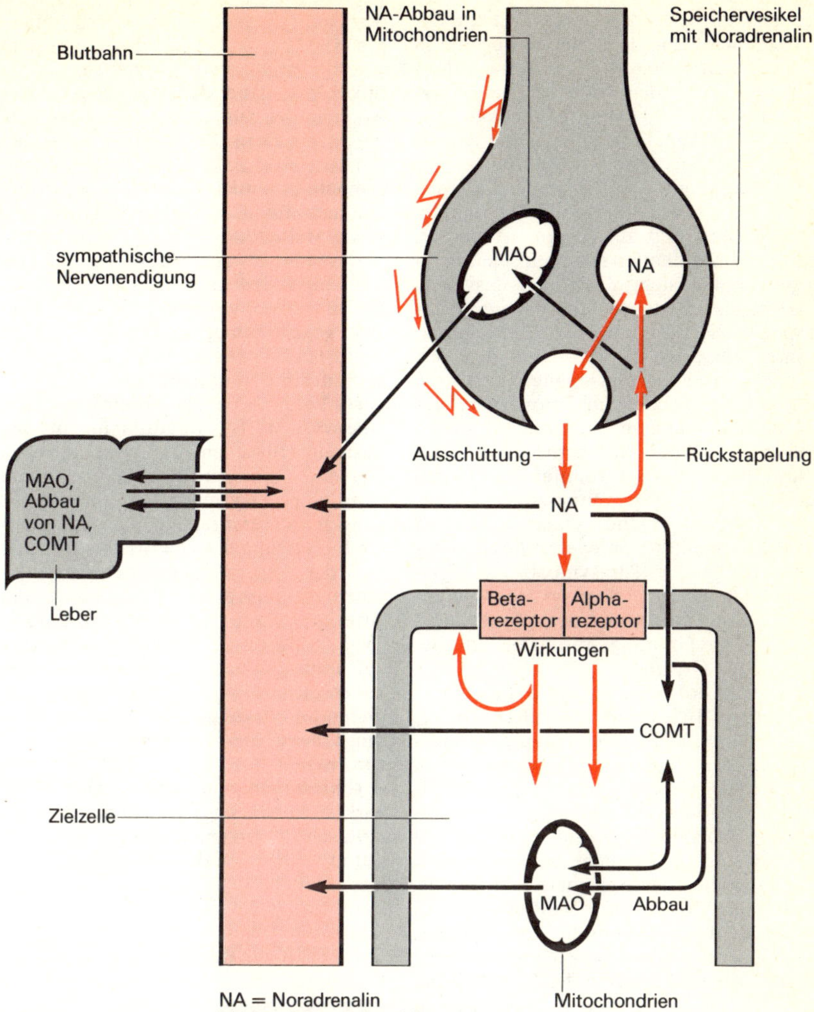

NA = Noradrenalin
MAO = Monoaminoxidase
COMT = Catechol-O-methyltransferase
Aktionspotential

Abb. 2 Wirkung, Rückstapelung und Abbau von Noradrenalin

Mittel zur Dämpfung des Sympathikus

Die *Erregung des sympathischen Systems* wird auf dem Nervenweg durch den Überträgerstoff (Transmitter) *Noradrenalin,* auf dem Blutweg durch *Adrenalin* vermittelt. Noradrenalin und (aus diesem) Adrenalin werden in den sympathischen Nervenendigungen bzw. im Nebennierenmark synthetisiert, in kleinen Bläschen (Vesikeln) biologisch inaktiv gespeichert und aus diesen bei Bedarf, d. h. beim Einlaufen sympathischer Erregungen aus dem Zentralnervensystem, freigesetzt. Sie lösen dann, indem sie auf spezifische Rezeptoren in der Membran ihrer Zielzellen einwirken, in den verschiedensten Erfolgsorganen *sympathikotone Reaktionen* aus. Vor allem das Kreislaufsystem, in erster Linie das Herz und die Arteriolen (kleinste Arterien), unterliegen einem fortlaufenden Einfluß oder Tonus (Spannungszustand) des Sympathikus. Daher manifestiert sich ein allgemeines Überwiegen des Sympathikus über den Parasympathikus *(Sympathikotonie)* vor allem am Herz-Gefäß-System mit Bluthochdruck (Hypertonie) und Durchblutungsstörungen in bestimmten Organen.

Ein zu hoher Tonus des Sympathikus kann mit Hilfe von Arzneimitteln an verschiedenen Stellen des komplexen sympathischen Systems vermindert werden. Neben den peripheren Übertragungsstellen (Synapsen) zwischen den sympathischen Nervenfasern und dem Erfolgsorgan sind auch manche zentralnervösen Schaltstellen durch Arzneimittel verhältnismäßig leicht zu beeinflussen, und zwar 1. durch Hemmung der Synthese, Speicherung oder Freisetzung von Noradrenalin und 2. durch die Ausschaltung (Blockade) der α- oder β-Rezeptoren in den Membranen der Zielzellen. Stoffe vom ersten Wirkungstyp, die also präsynaptisch angreifen, nennt man *Antisympathikotonika,* Stoffe vom zweiten (postsynaptischen) Wirkungstyp *Rezeptorenblocker,* wobei zwischen Alpha- und Betablockern zu unterscheiden ist:

Die *Antisympathikotonika* senken den Sympathikustonus durch die Beeinflussung von peripheren und zentralnervösen noradrenergen (Noradrenalin als Überträgerstoff führenden) Nervenendigungen. Die Folge der verminderten Verfügbarkeit von Noradrenalin ist dann vor allem eine Abnahme der Förderleistung des Herzens, gepaart mit einer peripheren Gefäßerweiterung, d. h. insgesamt eine Blutdrucksenkung. Die Antisympathikotonika sind daher in erster Linie Arzneimittel zur Behandlung des u. a. durch erhöhten Sympathikustonus bedingten Bluthochdrucks. Zu den Antisympathikotonika gehören Reserpin, Guanethidin, Clonidin und Guanfacin sowie Methyldopa:

Reserpin ist das Hauptalkaloid von Rauwolfia serpentina, deren Extrakte in der indischen Volksmedizin seit langer Zeit gegen Schlaflosigkeit und hohen Blutdruck verwendet werden. Reserpin hemmt die „Noradrenalinpumpe“, d. h. jenen Vorgang, der zur Anreicherung des Überträgerstoffs Noradrenalin in den Vesikeln (Bläschen) der sympathischen Nervenendigungen führt. Daher kommt es zu einer Verarmung der Nervenendigungen an Noradrenalin, zur verminderten Freisetzung des Überträgerstoffs und (mit der Abschwächung der sympathischen Impulse) zur Erweiterung der Arteriolen und zur Blutdrucksenkung (Abb. 2). Ähnliche Effekte von Reserpin auf zentralnervöse Übertragungsstellen haben gleichzeitig eine beruhigende (sedierende) Wirkung, u. U. haben sie allerdings auch depressive Verstimmungen zur Folge.

Guanethidin, ein synthetischer Stoff, wirkt in zweifacher Hinsicht auf die sympathischen Nervenendigungen ein: Aufgrund seiner lokalanästhetischen Wirkung blockiert Guanethidin die vom Zentrum in die Nervenendstrecke einlaufenden Impulse. Außerdem entleert es (ähnlich wie Reserpin) die noradrenalinhaltigen Speichervesikel durch Hemmung der „Noradrenalinpumpe“ sowohl in der Nerven- als auch in der Vesikelmembran. Die Folge ist eine Hemmung der sympathischen Übertragung, auch hier vor allem im Bereich der Arteriolen, wodurch es zur Blutdrucksenkung kommt. Gleichzeitig werden – wie durch die Wirkung anderer gefäßerweiternder Stoffe – v. a. diejenigen Kreislaufreflexe abgeschwächt, die zur Anpassung an die aufrechte Körperhaltung dienen, so daß (wie bei Reserpin) orthostatische Beschwerden vorkommen. Guanethidin hat keine Wirkungen auf das Zentralnervensystem.

Abb. 1–3: Zum Wirkungsmechanismus von Methyldopa (1), Reserpin (2) und α_1-Blockern (3)

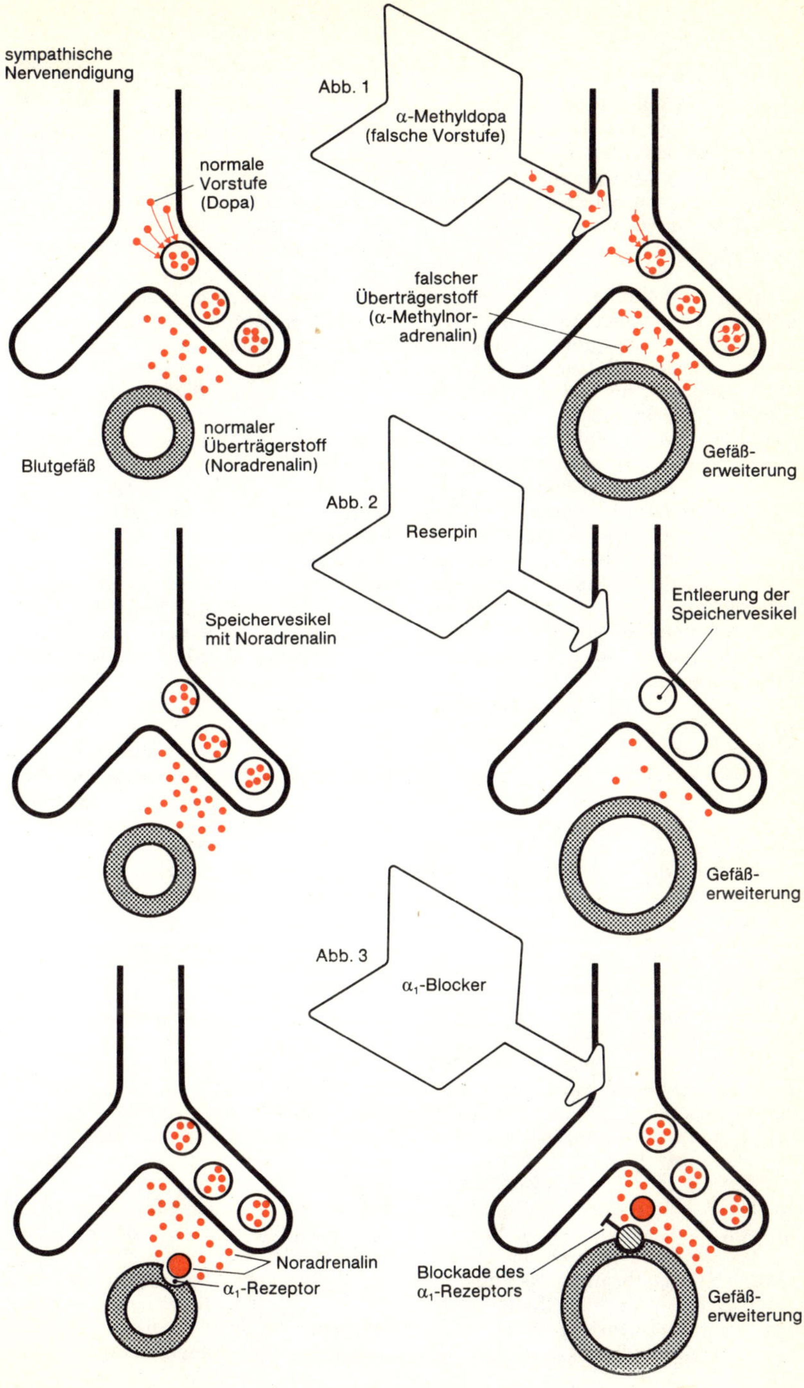

Clonidin hat einen grundlegend anderen Wirkungsmechanismus als Reserpin und Guanethidin. Clonidin stimuliert α-Rezeptoren. Seine Wirkung auf die eine Gefäßkontraktion und Blutdrucksteigerung vermittelnden α_1-Rezeptoren ist jedoch wesentlich schwächer als seine Wirkung auf die α_2-Rezeptoren. α_2-Rezeptoren kommen einerseits im Bereich vegetativer Nervenendigungen vor. Stimulation dieser (präsynaptischen) Rezeptoren hat eine Hemmung der Noradrenalinausschüttung, z. B. im Herzen und in der glatten Gefäßmuskulatur, zur Folge. α_2-Rezeptoren gibt es andererseits aber auch im Bereich bestimmter Kreislaufzentren, u. a. im verlängerten Rükkenmark. Eine Stimulation dieser (postsynaptischen) α_2-Rezeptoren durch Clonidin ist von einer Verminderung des peripheren Sympathikustonus mit Abnahme der Herzförderleistung, Gefäßerweiterung und daher Blutdrucksenkung gefolgt. – Zu den Nebenwirkungen von Clonidin bei der Behandlung des Bluthochdrucks gehören u. a. Müdigkeit und Abgespanntheit (Sedierung).

Über ganz ähnliche Mechanismen (wenn auch länger als Clonidin) wirkt *Guanfacin*. – *Urapidil* soll neben seiner stimulierenden Wirkung auf α_2-Rezeptoren eine hemmende Wirkung auf α_1-Rezeptoren aufweisen (s. unten).

Auch der antisympathikotone und blutdrucksenkende Wirkungsmechanismus von *Methyldopa* hat Ähnlichkeit mit der von Clonidin, nur daß Methyldopa nicht direkt, sondern über Folgeprodukte zur Wirkung kommt: Die Synthese des Überträgerstoffs Noradrenalin erfolgt über eine Vorstufe mit der Kurzbezeichnung *Dopa*. Bietet man nun α-Methyldopa als falsche Vorstufe an, synthetisiert die sympathische Nervenendigung den falschen Überträgerstoff α-Methylnoradrenalin, der genauso gespeichert und auf Nervenreize hin abgegeben wird wie der normale Überträgerstoff Noradrenalin (Abb. 1). α-Methylnoradrenalin wirkt als falscher Neurotransmitter jedoch (im Unterschied zu Noradrenalin) wesentlich stärker auf α_2-Rezeptoren, besonders im Bereich der obenerwähnten Kreislaufzentren. Als Endeffekt kommt es daher zu einer („clonidinähnlichen") Blutdrucksenkung. – Nebenwirkungen von Methyldopa sind u. a. Müdigkeit, Sedierung und orthostatische Beschwerden. Außerdem treten (wie bei anderen Antisympathikotonika) Störungen der Libido und der Potenz auf.

Die Übertragung sympathischer Impulse kann nicht nur durch Beeinträchtigung der Synthese, Speicherung oder Freisetzung des Überträgerstoffs Noradrenalin gehemmt werden, sondern auch durch Ausschaltung (Blockade) der Wirkung des Transmitters auf die Rezeptoren im Erfolgsorgan. Es gibt zwei Arten von sympathischen Rezeptoren: α- und β-Rezeptoren (mit jeweils unterschiedlicher Funktion) und daher auch spezifische *Alpharezeptorenblocker (Alphablocker)* und *Betarezeptorenblocker (Betablocker):*

α_1-Rezeptoren vermitteln u. a. vor allem einen Blutdruckanstieg durch Kontraktion der peripheren Gefäße. Blockade der α_1-Rezeptoren hat daher – durch Hemmung der gefäßkonstriktorischen Wirkung des Überträgerstoffs Noradrenalin – eine Blutdrucksenkung zur Folge (Abb. 3 und 4). Dieser Blutdruckabfall aktiviert seinerseits den sympathischen Antrieb des Herzens, der nicht über Alpha-, sondern über Betarezeptoren vermittelt wird (Abb. 5). Die α_2-Rezeptoren der sympathischen Nervenendigungen verhindern durch negative Rückkopplung normalerweise eine überschießende Freisetzung von Noradrenalin (Abb. 4). Daher ist es vor allem im Hinblick auf den obenerwähnten reflektorischen Antrieb des Herzens bei Blutdrucksenkung nicht gleichgültig, ob durch einen Alphablocker neben den α_1-Rezeptoren (deren Blockade den Blutdruck senkt) auch die α_2-Rezeptoren (deren Blockade die Kontrolle der herzantreibenden Noradrenalinausschüttung verhindert) blockiert werden.

Selektive α_1-Blocker wie *Prazosin* wirken insofern, im Gegensatz zu den unspezifischen α_1- und α_2-Blockern, herzschonend und werden zur Behandlung des Bluthochdrucks eingesetzt. *Labetalol* ist als Antihypertensivum geeignet, weil es sowohl α_1- als auch β-blockierende Eigenschaften aufweist, d. h. den hier unerwünschten Herzantrieb durch Blockade der β_1-Rezeptoren verhindert (Abb. 5). Zu den α_1- und α_2-Blockern gehören der reversible Antagonist *Phentolamin* und der irreversible Blocker *Phenoxybenz-*

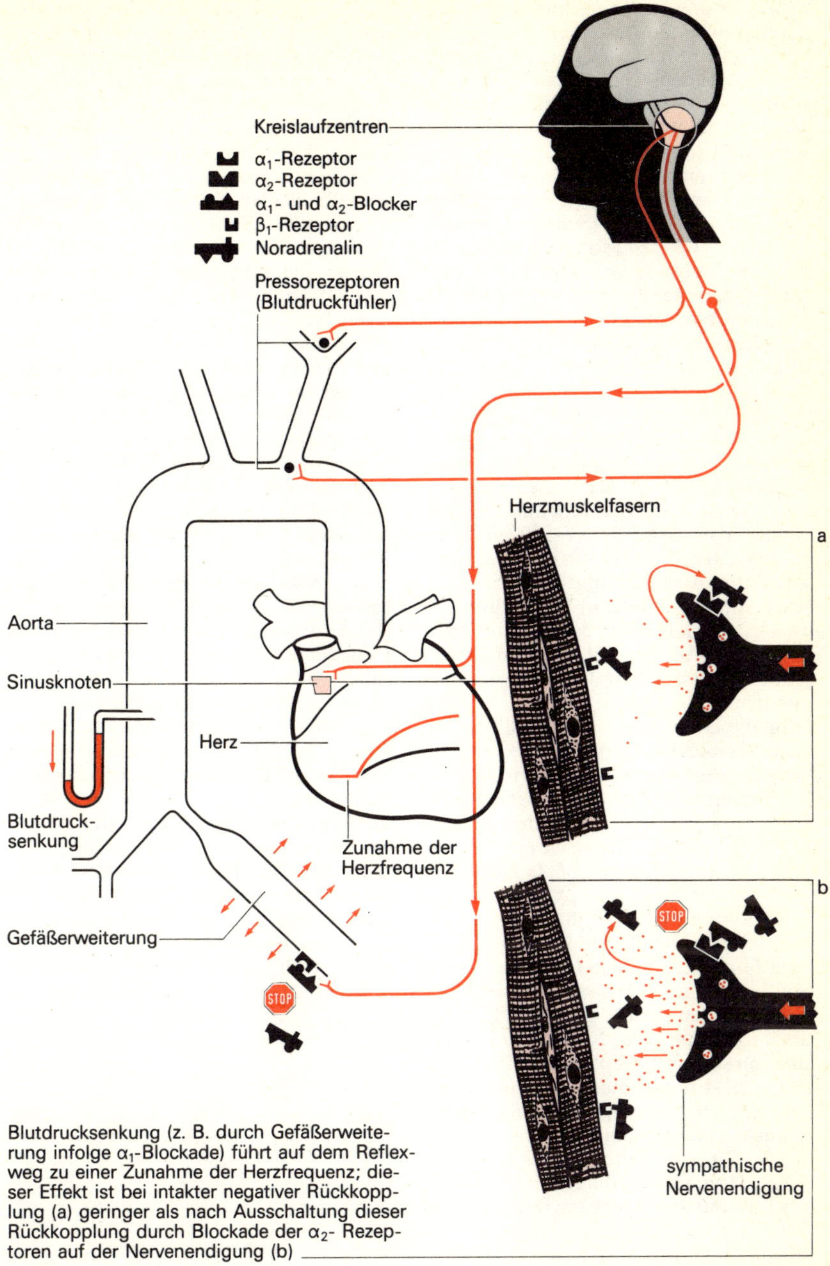

Blutdrucksenkung (z. B. durch Gefäßerweiterung infolge α_1-Blockade) führt auf dem Reflexweg zu einer Zunahme der Herzfrequenz; dieser Effekt ist bei intakter negativer Rückkopplung (a) geringer als nach Ausschaltung dieser Rückkopplung durch Blockade der α_2- Rezeptoren auf der Nervenendigung (b)

Abb. 4 Herzfrequenz bei kombinierter α_1- und α_2-Blockade

amin, die u. a. bei überschießender Noradrenalin- und Adrenalinwirkung (so beim Phäochromozytom, einem hormonproduzierenden Tumor des Nebennierenmarks) bzw. zur Behandlung peripherer Durchblutungsstörungen eingesetzt werden.

Abgesehen von verschiedenen anderen Effekten, führen auch manche *Alkaloide des Mutterkorns* (Secale cornutum) bzw. Derivate der Mutterkornalkaloide zu einer Blockade von Alpharezeptoren (Dihydroergotamin, Dihydroergotoxin). Über die Wirkung von Sekalealkaloiden bei Migräne, orthostatischer Dysregulation sowie auf den Uterus vgl. S. 206, S. 72 und S. 186.

β_1-Rezeptoren vermitteln die herzantreibenden, β_2-Rezeptoren die gefäß- und bronchialerweiternden Einflüsse der Mittlersubstanzen des Sympathikus, Noradrenalin und Adrenalin. Entsprechend dämpfen *Betarezeptorenblocker (Betablocker)* die Aktivität des Sympathikus durch Ausschaltung bestimmter Effekte von Noradrenalin und Adrenalin. Dies gilt auch für die über β_1-Rezeptoren vermittelte Ausschüttung des im Endeffekt blutdrucksteigernden Enzyms *Renin* aus der Niere (vgl. S. 66). Wie bei den Alphablockern gibt es auch unspezifische Betablocker (z. B. *Propranolol*) und (relativ) selektive Blocker von β_1- bzw. β_2-Rezeptoren. Zu einer bevorzugten Dämpfung der Herzaktion durch Blokkade der β_1-Rezeptoren führen *Atenolol, Acebutolol* und *Metoprolol.* Je nach ihrer Restaffinität zu β_2-Rezeptoren kann jedoch auch bei ihnen eine Tendenz zur peripheren Gefäß- und Bronchokonstriktion hinzukommen (s. unten). – *Pindolol* wirkt auf β-Rezeptoren nicht nur hemmend, sondern in gewissem Umfang auch fördernd, da es Noradrenalin nicht nur von seinem Rezeptor verdrängt, sondern selbst noch einen Rest noradrenalinähnlicher Wirkung aufweist (partiell agonistische Aktivität).

Die Zurückschaltung des sympathischen Herzantriebs durch die Betablokker hat eine Verminderung des kardialen Sauerstoffverbrauchs zur Folge, der bei psychischer und physischer Belastung auch entsprechend weniger ansteigt. Aufgrund dieser sauerstoffsparenden Wirkung („Schongang“ des Herzens) werden die *Betablocker* zur *Behandlung der koronaren Herzkrankheit* (Angina pectoris und Herzinfarkt) verwendet. U. a. ist gesichert, daß die Häufigkeit und Schwere eines erneuten Infarkts durch eine Langzeitbehandlung mit Betarezeptorenblockern vermindert werden kann.

Auch *Herzrhythmusstörungen* mit schneller Schlagfolge gehören zu den Indikationen der Betablocker. – Alle Betarezeptorenblocker senken nach längerer Zufuhr den erhöhten Blutdruck; sie gehören daher zu den *Antihypertensiva* der ersten Wahl (vgl. S. 68). – Zur Diskussion steht schließlich die Anwendung der Betablocker bei Fehlleistungen des Nervensystems, so u. a. beim *Angstsyndrom.* Betablocker dämpfen die vom Sympathikus ausgelöste Alarmreaktion des Herzens und andere Begleiterscheinungen von Angstzuständen, die sonst (durch Rückmeldung an das Gehirn) die psychische Alteration eventuell noch weiter verstärken würden.

Die *Nebenwirkungen der Betablocker* kommen meist durch Verminderung der Herzkraft sowie durch Überwiegen des Vagustonus am Herzen und an den Bronchien zustande (Herzschlagverlangsamung, gefährlicher Leistungsabfall am insuffizienten Herzen, akute Verschlechterung einer chronisch-obstruktiven Bronchitis). Ein Überwiegen der durch α-Rezeptoren vermittelten gefäßkonstriktorischen Wirkung des Sympathikus kann sich (nach Ausschaltung der β_2-Rezeptoren) in Form von peripheren Durchblutungsstörungen bemerkbar machen. Nach einer Langzeittherapie werden die Betablocker zur Vermeidung u. U. gefährlicher Rückschlagserscheinungen meist schrittweise abgesetzt.

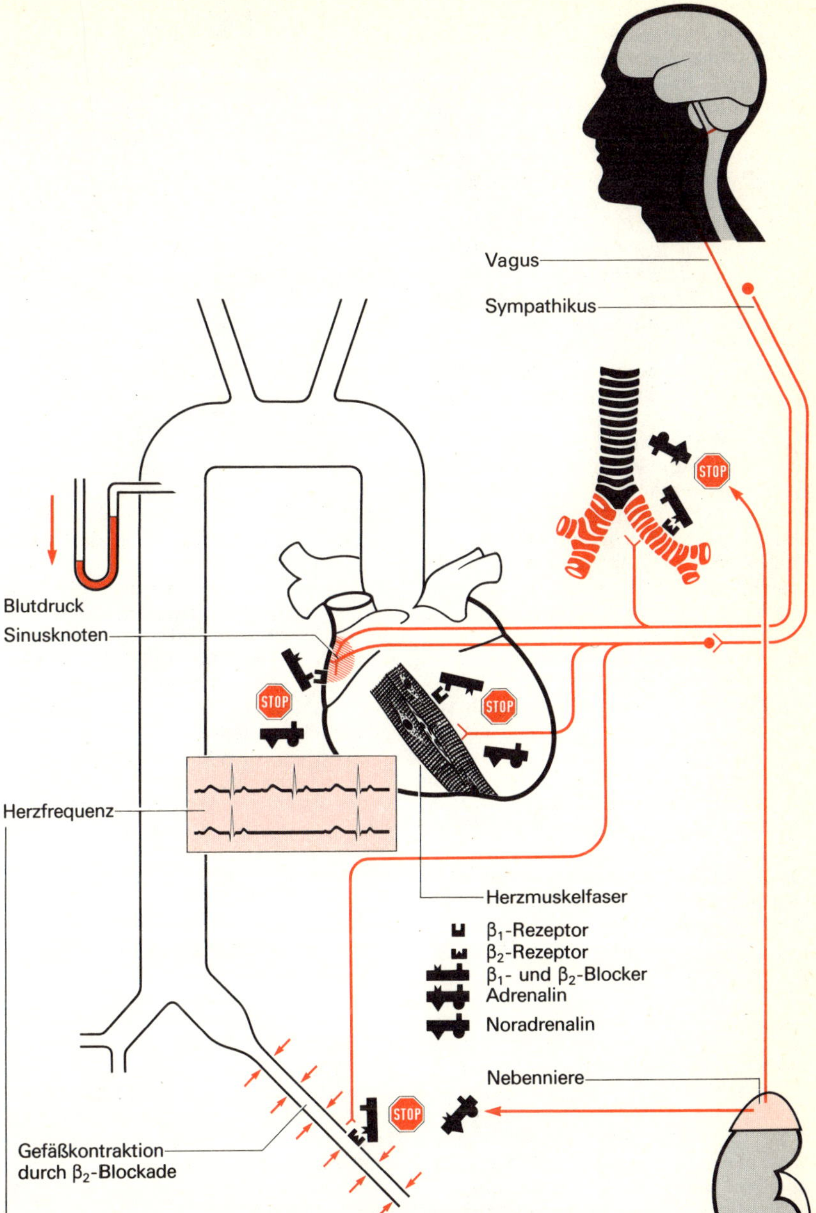

β_1-Blockade führt über den „Schongang" des Herzens zur Blutdrucksenkung. Bei zusätzlicher β_2-Blockade überwiegt an den Bronchien der Vagus; an den peripheren Gefäßen fehlt die gefäßerweiternde Komponente von Adrenalin

Abb. 5 Wirkungen einer kombinierten β_1- und β_2-Blockade

Mittel zur Erregung des Parasympathikus

Der Überträgerstoff des Parasympathikus ist *Acetylcholin* (Kurzbezeichnung: *ACh*), eine Verbindung aus Essigsäure und Cholin. Es wird im Bereich der parasympathischen Nervenendigungen synthetisiert, in Bläschen gespeichert und aus diesen fortlaufend (bei Erregung des Parasympathikus in verstärktem Maße) freigesetzt. Am Erfolgsorgan (z. B. an einer glatten Muskelzelle) reagiert ACh mit dem erregungsaufnehmenden Rezeptor und löst so die eigentliche vegetative Reaktion (z. B. eine Kontraktion) aus. Daraufhin wird es sehr rasch durch das Enzym *Cholinesterase* in Essigsäure und Cholin gespalten und dadurch inaktiviert; denn Cholin ist tausendmal weniger wirksam als ACh. Die Acetylcholinwirkung ist auf einfache zelluläre Grundprozesse zurückzuführen: Acetylcholin erhöht die Durchlässigkeit der Zellmembranen für elektrisch geladene Teilchen, v. a. Natrium- oder Kaliumionen. Die Folge sind Änderungen des elektrischen Potentials der betroffenen Membranen in Richtung einer Erregung *(Depolarisation),* seltener einer Hemmung *(Hyperpolarisation).*

Wegen der sehr schnellen Inaktivierung von ACh, die u. U. innerhalb von Millisekunden erfolgt, läßt sich der natürliche Überträgerstoff des Parasympathikus nur recht umständlich (z. B. in Form einer intravenösen Dauerinfusion) für die Therapie nutzbar machen. Daher hat man versucht, ACh als Arzneimittel durch Stoffe zu ersetzen, die durch die Cholinesterase nicht oder wesentlich langsamer abgebaut werden (Abb.). Dies trifft u. a. für Carbachol, Bethanechol und Methacholin zu. Es handelt sich dabei um sog. *direkt wirkende Parasympath[ik]omimetika,* d. h. um Stoffe, die in der Lage sind, die Wirkung von ACh am Rezeptor nachzuahmen. So kommt es z. B. nach der Injektion von *Carbachol* oder *Bethanechol* zu starken parasympathischen (parasympathikomimetischen) Wirkungen: Steigerung der Schweiß-, Speichel- und Magensaftsekretion, Zunahme der Magen-Darm-Bewegungen, Erhöhung des Blasentonus, Abnahme der Schlagfrequenz und der Kontraktionskraft des Herzens sowie Erschlaffung und damit Erweiterung der kleinen Arterien v. a. im Bereich der Hautgefäße. Carbachol und Bethanechol werden bei Magen-Darm-Atonie und Blasenerschlaffung (z. B. nach Operationen) angewendet. Einträufeln von 0,75- bis 3%igem Carbachol in den Bindehautsack führt zur Pupillenverengung mit Senkung des Augeninnendrucks. – Recht ähnlich – wenn auch stärker auf die Schweiß- und Speicheldrüsen – wirkt *Pilocarpin,* das in Konzentrationen von 0,5 bis 6% ebenfalls am Auge zur Behandlung des Glaukoms verwendet wird (vgl. S. 110). – Zum Fliegenpilzgift *Muscarin* vgl. S. 302. – Schließlich können auch Anfälle von starker Herzbeschleunigung (paroxysmale Tachykardie) mit Hilfe direkter Parasympathikomimetika (z. B. Methacholin) unterbrochen werden.

Indirekt wirkende Parasympath[ik]omimetika sind Stoffe, die das Enzym Acetylcholinesterase und damit die Inaktivierung von ACh hemmen *(Cholinesterasehemmstoffe, Anticholinesterasen).* Aufgrund dieser Hemmung sammelt sich das körpereigene ACh, das auch weiterhin ständig an den Nervenendigungen freigesetzt wird, im Bereich der Rezeptoren an und führt (wie Carbachol oder Pilocarpin) zu einer langanhaltenden Verstärkung der parasympathischen Erregung (Abb.). – Eine Anticholinesterase pflanzlichen Ursprungs ist *Physostigmin* (Eserin), ein Alkaloid aus den Samen der afrikanischen Bohnenart Physostigma venenosum. Es wird (wie Pilocarpin) zur Glaukombehandlung benutzt. Allgemein besser verträglich sind die synthetischen Produkte des gleichen Wirkungstyps wie *Neostigmin, Pyridostigmin* und *Distigmin.* Cholinesterasehemmstoffe werden außer zur Behandlung der postoperativen Magen-Darm-Atonie und Blasenlähmung auch bei Myasthenia gravis eingesetzt, einer extremen Schwäche der Skelettmuskulatur, die auf einem Versagen der Erregungsübertragung von den motorischen Nerven auf die Muskelfasern beruht. Die Dauertherapie mit Anticholinesterasen führt auch bei dieser „Endplattenerkrankung" zu einer örtlichen Erhöhung der ACh-Konzentration und damit zu einer Verstärkung der Muskelkraft.

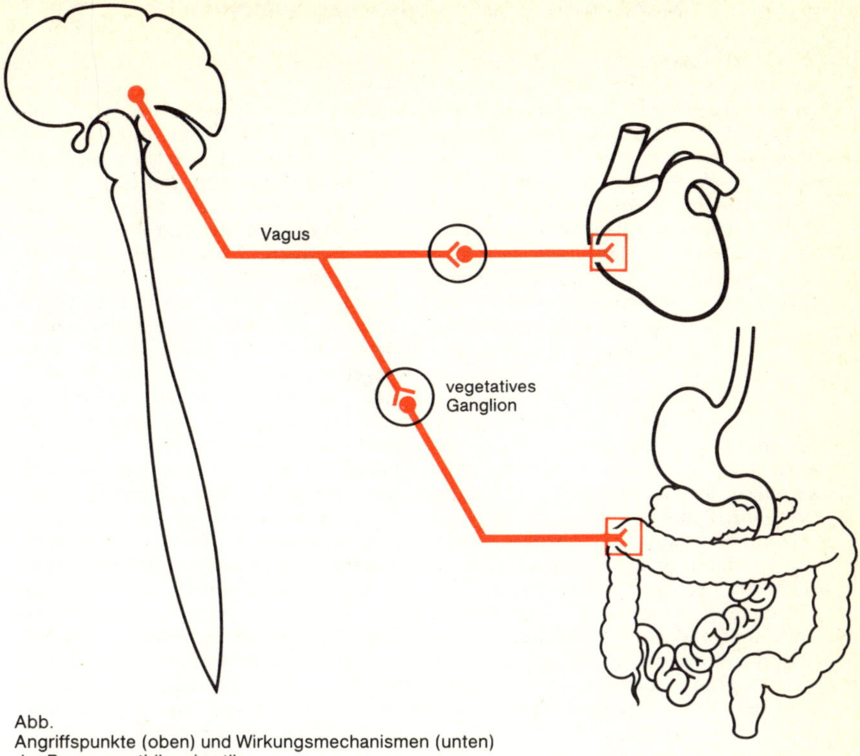

Abb.
Angriffspunkte (oben) und Wirkungsmechanismen (unten)
der Parasympathikomimetika

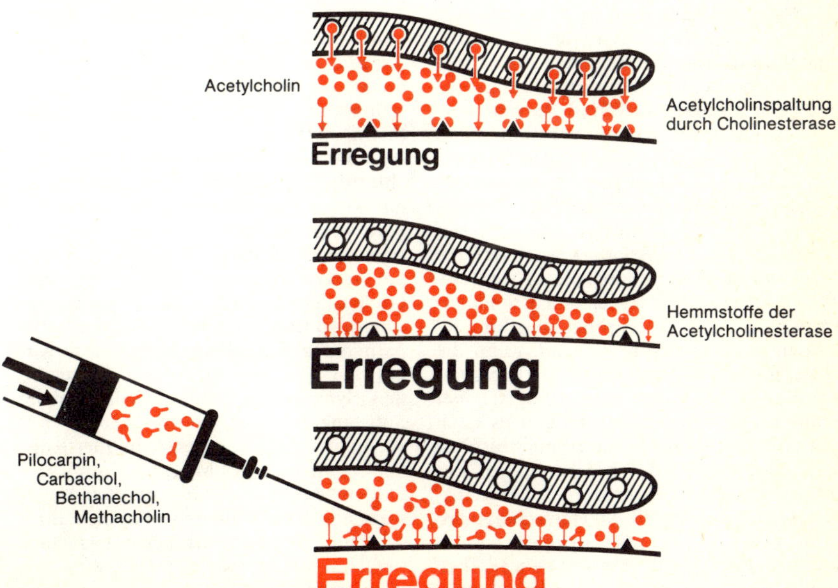

Mittel zur Dämpfung des Parasympathikus

Parasympath[ik]olytika sind Stoffe, die die Wirkung des Parasympathikus auf vegetativ gesteuerte Erfolgsorgane (wie Magen, Darm, Harnblase, Drüsen und Herz) vermindern oder aufheben. Der bekannteste Vertreter dieser Gruppe von Arzneimitteln ist *Atropin,* ein Alkaloid, das zusammen mit dem ähnlich wirkenden *Scopolamin* in verschiedenen Nachtschattengewächsen (z. B. Tollkirsche, Stechapfel, Bilsenkraut) vorkommt. Atropin verdrängt Acetylcholin, den natürlichen Überträgerstoff des Parasympathikus, von den Acetylcholinrezeptoren in den verschiedenen Erfolgsorganen (Abb.). Man nennt diese (peripheren) Rezeptoren für Acetylcholin, da sie außerdem auf *Muscarin,* das Gift des Fliegenpilzes, ansprechen, auch m-Cholinozeptoren. Synthese, Speicherung, Freisetzung und Abbau des Überträgerstoffs werden durch Atropin zwar nicht beeinflußt, doch hat die Blockade der m-Cholinozeptoren eine mehr oder weniger vollständige Ausschaltung der Acetylcholinwirkungen zur Folge. Dadurch kommt es an manchen Organen, bei denen der Parasympathikus im Vordergrund steht und erregend wirkt, zu einer Hemmung, an anderen (z. B. am Herzen) zum Überwiegen des erregend wirkenden Sympathikus (Abb.).

Nach der Einnahme von Atropin tritt als erste Reaktion meist eine Sekretionshemmung im Bereich der Speichel-, Schweiß-, Schleim- und Verdauungsdrüsen auf; Mund, Nase und Rachen werden trocken, die Schleimsekretion in den Bronchien wird reduziert. Am Magen-Darm-Kanal und im Bereich der Gallenwege wird (v. a. bei spastischen Zuständen) der Muskeltonus herabgesetzt (spasmolytische Wirkung). Auch der Tonus der Harnblasenmuskulatur sinkt ab. Atropin erweitert ferner den Bronchialbaum. Es wirkt bei Bronchialasthma jedoch nur dann krampflösend, wenn die Anfälle durch Überwiegen des Parasympathikus und nicht etwa allergisch bedingt sind. Am Herzen kommt es nach Ausschaltung der parasympathischen „Vagusbremse" durch Überwiegen des Sympathikus zu einer starken Frequenzsteigerung um ca. 30–40 Herzschläge pro Minute. Am Auge führt Atropin zu deutlicher Pupillenerweiterung, ein Effekt, den man zur Untersuchung des Augenhintergrundes ausnutzen kann (vgl. S. 108).

Für die *Therapie* mit Atropin oder mit synthetischen Parasympathikolytika (s. unten) ergeben sich aus den angeführten Wirkungen mehrere *Indikationen,* so u. a. Spasmen des Magen-Darm-Kanals, der Gallenwege und Harnblase; spastische Gastritis, Hyperacidität und Magengeschwüre; Spasmen der Bronchialmuskulatur; Rhythmusstörungen des Herzens mit allzu langsamer Schlagfolge. Diese Indikationen zielen in der Regel jeweils nur auf ein Erfolgsorgan. Alle übrigen Wirkungen von Atropin und seinen Verwandten können dabei aber nur unerwünscht sein, so die Hemmung der Speichel- und Schleimsekretion und die Pupillenerweiterung bei der Behandlung eines Magengeschwürs.

Unter den *synthetischen Parasympathikolytika,* die therapeutisch genutzt werden, sind neben Mitteln zur Behandlung des Parkinson-Syndroms (vgl. S. 260) u. a. *Ipratropium* und *Pirenzepin* zu nennen. Ipratropium wirkt vor allem bei Inhalation stärker und länger bronchialerweiternd als Atropin. Pirenzepin führt zu einer Abnahme der Magensäuresekretion und wird bei Ulkusleiden und Gastritis verwendet (vgl. S. 92 und 99).

Eine Reihe von *Abkömmlingen* oder *Verwandten des Atropins* und *Scopolamins* sind *quartäre Ammoniumverbindungen* (Substanzen mit fünfbindigem Stickstoff; z. B. Methylatropin, Methylscopolamin, Butylscopolamin, Propanthelin, Methanthelin, Oxyphenonium, Benzilonium, Valethamat, Trospiumchlorid). Sie wirken blockierend nicht nur auf die peripheren Rezeptoren des parasympathischen Systems, sondern (mehr oder weniger deutlich) auch auf die Acetylcholinrezeptoren in den vegetativen Ganglien (die sog. *n-Cholinozeptoren*), so daß der Einfluß des Parasympathikus (z. B. auf den Magen-Darm-Kanal) u. U. an zwei hintereinanderliegenden Synapsen gehemmt wird. Manche Substanzen dieser Gruppe werden u. a. zur Behandlung von Spasmen oder Koliken im Bereich des Magens, Darms, der Gallenwege und der ableitenden Harnwege eingesetzt, andere sollen die Säuresekretion des Magens besonders stark hemmen und daher zur Ulkusbehandlung geignet sein.

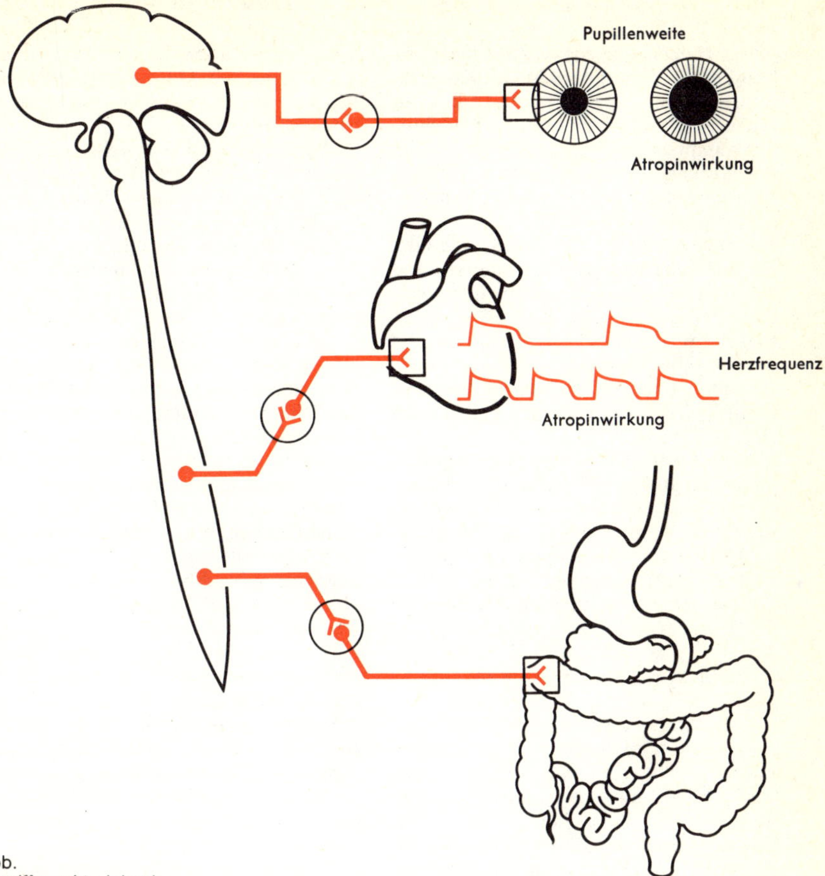

Abb.
Angriffspunkte (oben)
und Wirkungsweise (unten)
von Atropin

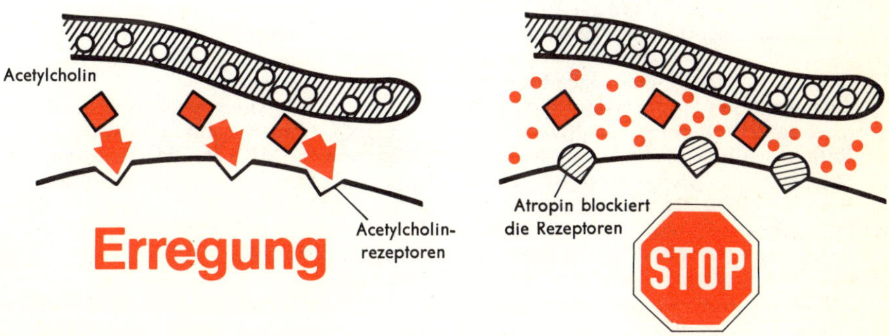

Die Behandlung der Herzinsuffizienz Digitalispräparate und Strophanthin

Unter *Herzinsuffizienz* versteht man eine krankhafte Verminderung der Kontraktionskraft des Herzens mit charakteristischen Folgeerscheinungen: Abnahme der Pumpleistung des Herzens mit Herzerweiterung, kompensatorische Gefäßkontraktionen zur Aufrechterhaltung des Blutdrucks, eingeschränkte Kochsalz- und Wasserausscheidung durch die Nieren mit Zunahme des Blutvolumens und des Venendrucks. Als typische *Symptome* der Herzinsuffizienz gelten Atemnot, Blausucht und Wasseransammlung in den Geweben (Lungenödem beim Versagen der linken, Beinödeme und Bauchwassersucht beim Versagen der rechten Herzkammer).

Die wesentliche Wirkung der *Digitalispräparate* und von *Strophanthin,* die zur Gruppe der *Herzglykoside* gehören, besteht nun darin, daß sie die Kontraktionskraft der Herzkammermuskulatur steigern *(positiv inotroper Effekt).* Dies führt zu einem vermehrten Blutauswurf des Herzens mit besserer Abschöpfung des Blutes aus den großen Venen und schließlich zu einer vermehrten Kochsalz- und Wasserausscheidung. Die Ödemflüssigkeit kehrt in den Kreislauf zurück und wird durch die Nieren ausgeschieden. Die Gewebe werden wieder ausreichend mit Sauerstoff versorgt, Atemnot und Blausucht gehen zurück. Wichtig ist dabei, daß die Herzglykoside gleichzeitig die Herzfrequenz eher vermindern, so daß die Leistung des Herzmuskels ohne Zunahme des kardialen Sauerstoffverbrauchs ansteigen kann.

Die eigentliche Wirkung von Digitalis und Strophanthin spielt sich an den einzelnen Herzmuskelfasern ab. Am Anfang steht wahrscheinlich die Hemmung der *Natrium/Kalium-Adenosintriphosphatase* (Na^+/K^+-ATPase), eines membranständigen Enzyms, das normalerweise für die regelrechte Verteilung von Natrium und Kalium außerhalb und innerhalb der Muskelzellen verantwortlich ist (Abb. 1). Wird es durch Digitalis oder Strophanthin gehemmt, kommt es zum Anstieg der intrazellulären Natriumkonzentration. Dies aber hat schließlich eine Zunahme von *Calcium* in den Herzmuskelfasern zur Folge, von dem man weiß, daß es wesentlich an der „Übersetzung" der Membranerregung in eine Verkürzung der kontraktilen Muskelproteine, an der sog. *Exzitations-Kontraktions-Kopplung,* beteiligt ist (Abb. 2).

Die Herzglykoside bestehen aus einem Steroidkern, der ihre Herzwirkung vermittelt, und aus einem Zuckerrest, der für ihre Resorption, ihre Verteilung im Körper und ihre Ausscheidung von Bedeutung ist. Bei prinzipiell gleicher Herzwirkung bestehen in dieser Hinsicht große, praktisch sehr wichtige Unterschiede. Natürliche Herzglykoside kommen u. a. im Roten und Wollhaarigen Fingerhut (Digitalis purpurea bzw. lanata), in Strophanthusarten und in der Meerzwiebel (Scilla maritima) vor. Neben den gereinigten Naturprodukten werden auch halbsynthetische Stoffe verwendet. *Beispiele für Herzglykoside* (nach abnehmender Wirkungsdauer und Resorptionsquote geordnet): Digitoxin, Digoxin (einschließlich Acetyl- und Methyldigoxine), Lanatosid C, Proscillaridin und Strophanthin.

Herzglykoside sind wichtige, hochwirksame Arzneistoffe mit relativ geringer therapeutischer Breite. Wird die wirksame Dosis nur um das $1\frac{1}{2}$- bis 3fache überschritten, kann es zu *Nebenwirkungen* wie Herzblock und Extrasystolen, ja selbst zu Kammerflimmern kommen. Herzglykoside müssen daher sehr genau dosiert werden.

Die Kraft der insuffizienten Herzmuskelfasern kann durch eine Reihe weiterer Stoffe gesteigert werden, die (wenn auch über andere Mechanismen) ebenfalls zu einem Anstieg der intrazellulären Calciumkonzentration führen. Dazu gehören auf die β_1-Rezeptoren des Herzens und daher rascher wirkende Mittel (z. B. *Dopamin* und *Dobutamin* sowie neuere, länger und auch peroral wirkende Stoffe, die zu den *Sympathikomimetika* zu rechnen sind), *Glucagon* mit vermehrter Bildung von cAMP, die *Methylxanthine* (Koffein und Theophyllin) mit verlangsamtem Abbau von cAMP sowie schließlich *Amrinon* und *Milrinon.* – Zur Entlastung des insuffizienten Herzens (vor allem des rechten) werden neben Diuretika (vgl. S. 104) zunehmend häufiger auch gefäßerweiternde Mittel und ACE-Hemmstoffe gegeben (vgl. S. 66).

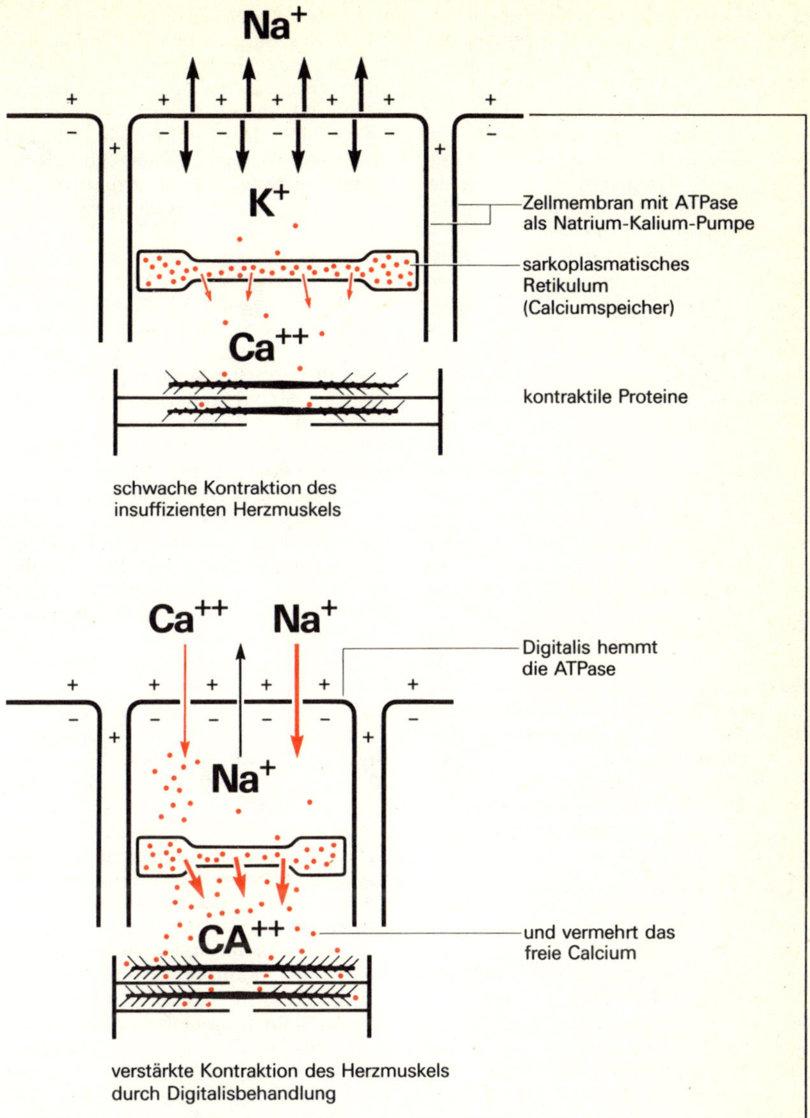

Abb. Die Wirkung von Digitalis

Mittel zur Behandlung von Herzrhythmusstörungen

Rhythmusstörungen des Herzens *(Arrhythmien)*, d. h. krankhafte Veränderungen der Herzschlagfolge, können durch eine Störung der Erregungsbildung oder der Erregungsleitung im Herzen bedingt sein. Herzrhythmusstörungen müssen behandelt werden, wenn sie Vorboten gefährlicher Arrhythmien, z. B. eines Kammerflimmerns, sind oder wenn sie als solche die Leistung des Herzens so weit beeinträchtigen, daß der Blutdruck auf bedrohlich niedrige Werte absinkt. Die Folgen des Blutdruckabfalls würden sich sonst zuerst am Zentralnervensystem mit Schwindel, Sehstörungen, Bewußtseinstrübungen und schließlich Bewußtlosigkeit bemerkbar machen, in zweiter Linie aber auch am Herzmuskel selbst.

Die *Herzleistung* wird oft ungenügend, wenn die Schlagfrequenz krankheitsbedingt auf weniger als 40 Herzschläge pro Minute abfällt oder (in Ruhe) auf mehr als 100 Schläge pro Minute ansteigt. Im ersteren Fall werfen die Herzkammern, auch wenn sie gut gefüllt sind, ihr Schlagvolumen allzu selten in das Gefäßsystem aus. Im zweiten Fall ist die Ruhepause des Herzens derart kurz, daß keine Zeit für eine ausreichende Füllung der Kammern bleibt. Man unterscheidet daher prinzipiell und auch im Hinblick auf die erforderliche Behandlung zwischen Herzrhythmusstörungen mit allzu langsamer und solchen mit allzu rascher Schlagfolge (*bradykarde* und *tachykarde Arrhythmien*):

Die gefährlichsten Formen der Herzverlangsamung *(Bradykardie)* sind der Ausfall des natürlichen Schrittmachers im rechten Vorhof *(Sinusstillstand)* und die totale Unterbrechung der Erregungsleitung vom Sinusknoten zum Vorhof (*sinuatrialer Block* oder *SA-Block*) bzw. vom Vorhof zu den Herzkammern (*atrioventrikulärer Block, AV-Block;* Abb. 1). Zwischen solchen Defekten und der normalen Funktion gibt es eine Reihe von Übergängen mit unterschiedlich starker Abnahme der Herzfrequenz. Vom Sinusknoten selbst, dem natürlichen Schrittmacher des Herzens, ausgehende bradykarde Rhythmusstörungen können über die vegetative Innervation des Herzens beeinflußt werden. Durch den Vagus wird die Schrittmachertätigkeit verlangsamt, durch den Sympathikus beschleunigt (Abb. 2). Folglich kann man die Frequenz des Sinusknotens sowohl durch Atropin oder Ipratropiumbromid (Vagushemmstoffe) als auch durch Orciprenalin und andere *Sympathikomimetika* (Mittel, die den Sympathikus erregen) beschleunigen (vgl. S. 50 und S. 38). Sympathikomimetika verbessern auch die Überleitung der Erregung zu den Herzkammern.

Führen die medikamentöse Behandlung einer bradykarden Arrhythmie und die Beseitigung der auslösenden Faktoren nicht zur ausreichenden Steigerung der Herzfrequenz, kommt die *Elektrotherapie* in Betracht: Vorübergehende bradykarde Herzrhythmusstörungen können für einige Tage mit einem *temporären künstlichen Schrittmacher* behandelt werden. Dieser Schrittmacher befindet sich außerhalb des Körpers; das Kabel für die elektrische Reizung des Herzens wird über eine Vene in die rechte Herzkammer eingeführt, und die Reizfrequenz wird auf den erwünschten Wert (z. B. 70 Schläge pro Minute) eingestellt (Abb. 3). In manchen Fällen von bradykarder Arrhythmie ist ein *implantierter künstlicher Schrittmacher* erforderlich, der in örtlicher Betäubung meist in eine Tasche über dem rechten Brustmuskel eingebracht wird. Sind (etwa bei einem AV-Block) die Aktionen des Sinusknotens und Vorhofs noch intakt, können besondere Ausführungen des künstlichen Schrittmachers die Signale des Sinusknotens durch Vermittlung der elektrischen Vorhofpotentiale aufnehmen und an die Kammer weitergeben *(vorhofgesteuerte Kammerstimulation)*. Bei Störungen der Sinusknotenfunktion (mit entsprechendem Ausfall der Vorhofaktion) kann die Kammerfrequenz über das Schrittmacherkabel im rechten Ventrikel registriert und, falls sie zu niedrig ist, auf den gewünschten Wert (meist 70 Schläge pro Minute) gebracht werden. – Durch wieder andere Schrittmachermodelle ist u. U. auch eine Elektrotherapie tachykarder Arrhythmien möglich. Auch implantierbare automatische Geräte zur Unterdrückung eines Kammerflatterns oder Kammerflimmerns sind im Gespräch.

Extrasystolen, d. h. dem normalen Herzrhythmus aufgesetzte Aktionen, können von sekundären oder tertiären Schrittmachern im Vorhof oder in den

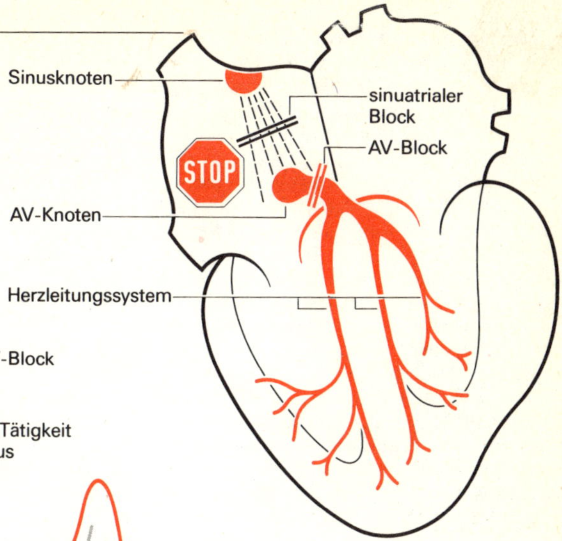

Abb. 1 Sinuatrialer und AV-Block

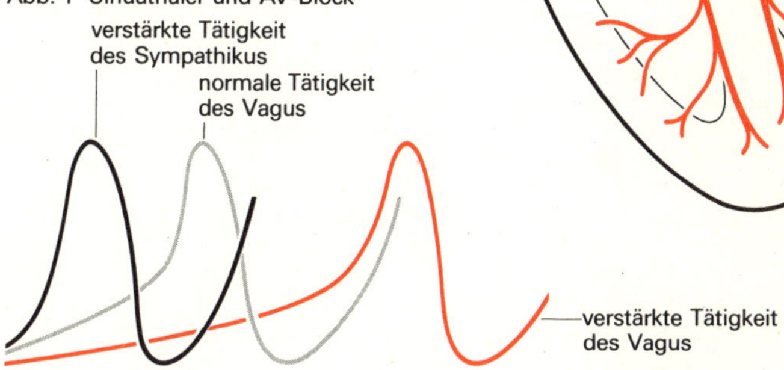

Abb. 2 Beschleunigung bzw. Verlangsamung des natürlichen Schrittmachers im Sinusknoten durch Sympathikus bzw. Vagus

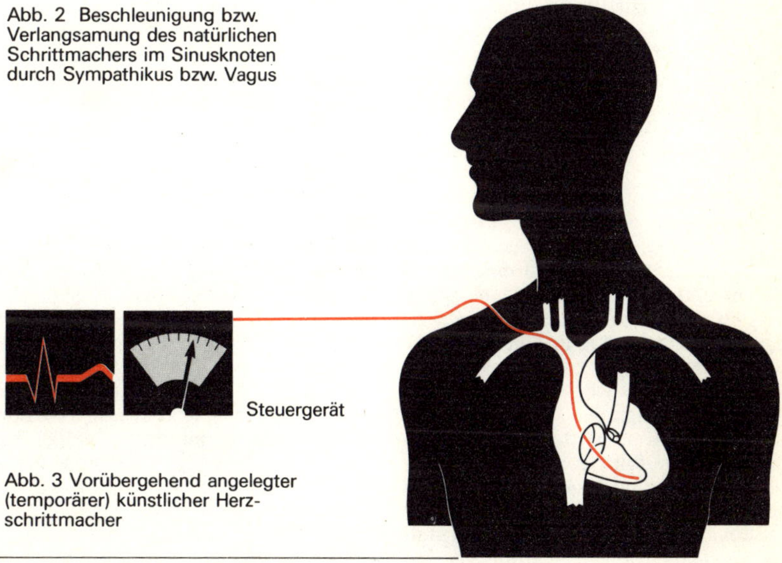

Abb. 3 Vorübergehend angelegter (temporärer) künstlicher Herzschrittmacher

Herzkammern ausgelöst werden (*supraventrikuläre* bzw. *ventrikuläre Extrasystolen*). Sie erhöhen die Gesamtschlagfolge des Herzens zunächst nicht maßgeblich und sind – vor allem, wenn sie von der rechten Herzkammer ausgehen – oft völlig harmlos. Treten Extrasystolen jedoch gehäuft oder gar in Salven auf, sind sie nicht selten Vorboten einer anfallsweisen Herzbeschleunigung *(Herzjagen, paroxysmale Tachykardie)* und, bei weiterer Steigerung, von *Herzflattern* oder *Herzflimmern*. Wie bei den Extrasystolen unterscheidet man zwischen supraventrikulären und ventrikulären Tachykardien sowie zwischen Flattern bzw. Flimmern der Vorhöfe und der Herzkammern. Am gefährlichsten (und ohne sofortige Maßnahmen tödlich) ist das *Kammerflimmern*, weil die Pumpleistung des Herzens bei einer solchen total unkoordinierten Erregung vollständig ausfällt.

Zur Vermeidung schwerwiegender Weiterungen ist jedoch auch eine gezielte Behandlung der anderen *tachykarden Rhythmusstörungen* erforderlich. Arzneimittel, die in solchen Fällen in Frage kommen, nennt man *Antiarrhythmika* und (spezieller) *Antifibrillanzien*. Darunter befinden sich zahlreiche Stoffe, die aufgrund ihres Wirkungsmechanismus oder von Sonderwirkungen auf bestimmte Herzabschnitte (Vorhöfe, Kammern, Leitungssystem) in verschiedene Gruppen von Antiarrhythmika eingeteilt werden.

Das gehäufte, salvenartige Auftreten von Extrasystolen bis zum anfallsweisen Herzjagen oder Herzflimmern läßt sich z.Z. noch nicht allgemeinverbindlich erklären. Entsprechendes gilt daher auch für den Wirkungsmechanismus zahlreicher Antiarrhythmika. Es gibt zwei prinzipiell verschiedene, oft aber wohl zusammenwirkende Möglichkeiten für das Auftreten hochgradiger Tachyarrhythmien bis zum Kammerflimmern und entsprechend im Prinzip auch zwei Möglichkeiten ihrer medikamentösen Beeinflussung:

Einmal können im Krankheitsfall *mehrere untergeordnete Schrittmacher* tätig werden, die das Herz (unkoordiniert) von verschiedenen Stellen her (multifokal) erregen. Dabei handelt es sich um mögliche (potentielle) Schrittmacher, die normalerweise nicht zur Geltung kommen, weil der Sinusknoten mit einer höheren Frequenz tätig ist und so die anderen (langsameren) Reizbildungsorte mit seiner rascheren Schlagfolge „überfährt". Voraussetzung für diesen schnelleren Gang ist die raschere elektrische Vorentladung (Depolarisation) der Sinusknotenfasern bis zum Erregungspunkt (Abb. 4). Zum anfallsweisen Herzjagen, Herzflattern oder Herzflimmern kann es demnach kommen, wenn die elektrische Vorentladung untergeordneter Schrittmacher bis zum Erregungspunkt beschleunigt wird, oder auch dann, wenn ihr Erregungspunkt verschoben und die Reizschwelle der betreffenden Fasern erniedrigt ist (Abb. 5 und 6). Zahlreiche Antiarrhythmika sind imstande, diese Art von Übererregbarkeit untergeordneter Erregungsherde wieder zur Norm zurückzuführen.

Die zweite Deutung der Flimmerneigung hat mit dem *gelegentlichen Kreisen einer Erregung im Herzmuskel* zu tun. Ein solcher Rundlauf der Erregung ist im Prinzip deshalb möglich, weil die Herzmuskelfasern über niederohmige Kontaktstellen elektrisch (in der Fachsprache: elektrotonisch) miteinander gekoppelt sind. Normalerweise erlischt jedoch jede von den Endverzweigungen des Leitungssystems über die Herzkammern laufende Erregung, weil das Aktionspotential, nachdem es die Kontraktion ausgelöst hat, ringsum auf bereits erregte und daher im Augenblick nicht wieder erregbare (refraktäre) Faserbezirke trifft. Die beiden Zustände: Erregbarkeit und dann Unerregbarkeit infolge Erregung kennzeichnen zwei Zustände des sog. Natriumsystems in der Muskelfasermembran. Das Aktionspotential wird durch Öffnung der Natriumkanäle und den explosionsartigen Einstrom von Natrium in die Herzmuskelfasern vorangetrieben. Das zuerst aktivierte Natriumsystem bleibt daraufhin für einige Zeit funktionsunfähig (die betreffende Fasermembran bleibt refraktär), bis die Erregbarkeit durch Wiederaufladung des Membrankondensators wiederhergestellt (das inaktive Natriumsystem also wieder aktivierbar) ist.

Manche Antiarrhythmika sind *Natriumkanal-Hemmstoffe* und wirken daher über eine Verlängerung der Refraktärzeit antiarrhythmisch; sie geben das Na-

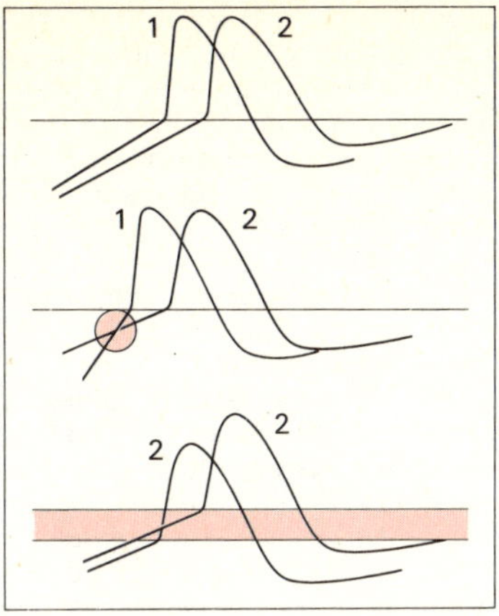

Abb. 4 Der Erregungspunkt wird normalerweise von der Sinusknotenfaser (1) zuerst erreicht

Abb. 5 Beschleunigung der Vorentladung und Erregung eines untergeordneten Schrittmachers (2)

Abb. 6 Beschleunigung eines untergeordneten Schrittmachers (2) durch Senkung der Reizschwelle (Verschiebung des Erregungspunktes)

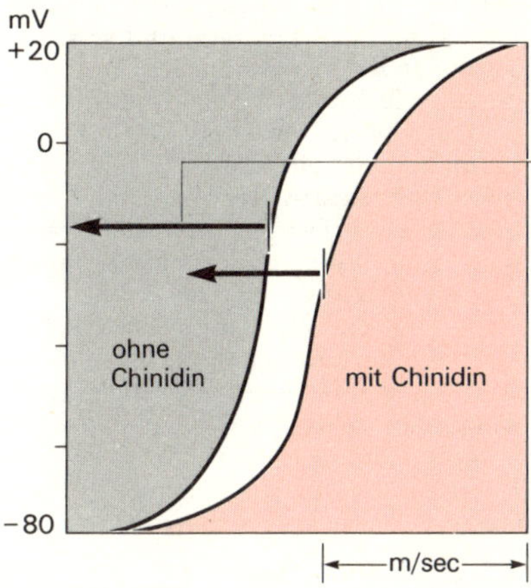

Abb. 7 Chinidin vermindert die Depolarisationsgeschwindigkeit der Herzmuskelfasern und damit auch die Leitungsgeschwindigkeit

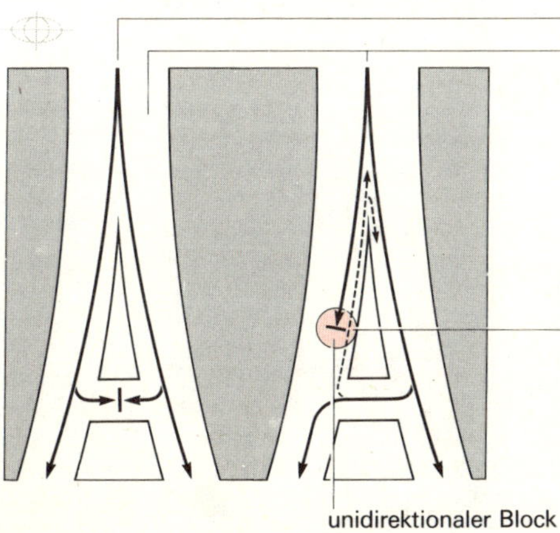

Abb. 8 Rundlauf der Erregung bei unidirektionalem Block; Behebung durch Antiarrhythmikum vom Lidocaintyp

triumsystem gewissermaßen erst nach einer geringen Verzögerung wieder frei. Vor allem bei höheren Dosen wird außerdem auch die Geschwindigkeit der mit der Erregung verknüpften Membranentladung und mit ihr die Leitungsgeschwindigkeit entlang der Muskelfasermembran vermindert (*Antiarrhythmika vom Chinidintyp;* vgl. Abb. 7).

Die *Antiarrhythmika vom Lidocaintyp* zeichnen sich dadurch aus, daß sie – abgesehen vom Natriumsystem – den zur Wiederaufladung des Membrankondensators führenden Kaliumauswärtsstrom verstärken. Sie verkürzen daher das Aktionspotential und die Kontraktionszeit der Herzkammern, in geringerem Umfang auch die Refraktärzeit. Dieser Effekt spielt vor allem im Bereich der Endaufzweigungen des Leitungssystems eine Rolle. Hier kann die Erregung z. B. in dem einen Schenkel einer Aufzweigung infolge krankhafter Veränderungen steckenbleiben. In solchen Fällen ist es möglich, daß das Aktionspotential über den zweiten, intakten Faserzweig in umgekehrter Richtung auch den ersten durchläuft und so wiederholt eine Kreisbahn beschreibt (sog. *unidirektionaler Block;* Abb. 8). Antiarrhythmika vom Lidocaintyp können diesen Rundlauf der Erregung durch Verkürzung des Aktionspotentials und Aufhebung des Einwegblocks unterbinden.

Insgesamt leiten sich aus diesen z. T. unterschiedlichen Eigenschaften der Natriumkanalblocker Vorzugspunkte ihrer Wirkung im Herzen und besondere Anwendungsgebiete ab. So werden Vertreter der Chinidingruppe u. a. bei supraventrikulären Arrhythmien, Vorhofflattern und Vorhofflimmern eingesetzt, Vertreter der Lidocaingruppe dagegen bei ventrikulären Tachyarrhythmien.

Sind tachykarde (hochfrequente) Arrhythmien durch eine Überfunktion des Sympathikus und/oder vermehrte Ausschüttung von Adrenalin und Noradrenalin aus dem Nebennierenmark bedingt, führen die *Betarezeptorenblocker* (*Betablocker;* vgl. S. 46) sowohl im Bereich der Vorhöfe als auch im Bereich der Kammern zu einer Eindämmung der dafür verantwortlichen Schrittmacher.

Calciumkanal-Hemmstoffe (Calciumantagonisten) mit kardialem Angriffspunkt (z. B. Verapamil) hemmen vor allem den (relativ langsamen) Calciumeinwärtsstrom. Calciumströme können über entsprechend langsam fortgeleitete Erregungen vor allem im Bereich der Überleitungsregion tachykarde Rhythmusstörungen (auch mit kreisenden Erregungen) auslösen. Calciumantagonisten werden daher vor allem bei supraventrikulärer Extrasystolie und bei Tachykardie sowie bei Vorhofflattern und Vorhofflimmern eingesetzt.

Eine gewisse Sonderstellung nimmt *Amiodaron* ein, das die Refraktärzeit von Herzmuskelfasern über eine Verzögerung der Repolarisation (Wiederaufladung des Membrankondensators) verlängert. Eine Annahme geht dahin, daß Amiodaron die periphere Umwandlung von Thyroxin (T_4) in das wirksamere Trijodthyronin (T_3) verzögert und so gewissermaßen zu einer therapeutisch verwertbaren (örtlichen) Schilddrüsenunterfunktion führt. Von den Schilddrüsenhormonen ist seit langem bekannt, daß sie zu tachykarden Herzrhythmusstörungen führen. – Die Repolarisationsphase wird auch durch den Betarezeptorenblocker *Sotalol* verlängert.

Die *Nebenwirkungen der Antiarrhythmika* sind im einzelnen sehr unterschiedlich. Zu nennen sind vor allem unerwünschte Wirkungen auf Herzabschnitte, die von der zu behandelnden Rhythmusstörung nicht betroffen sind. Gemeinsam ist allen Klassen von Antiarrhythmika eine mehr oder weniger ausgeprägte Verminderung der Herzkraft (negativ inotroper Effekt).

sehr beschleunigte Herztätigkeit
tachykarde Herzrhythmusstörung

Die Behandlung der Arteriosklerose

Die *Arteriosklerose* ist eine außerordentlich häufige chronische Erkrankung des Schlagadersystems, die durch Wandverdickung und Blutpfropfbildung zur Einengung der Gefäßlichtung und dadurch schließlich zu Durchblutungsstörungen führt. Je nach erblicher Belastung, Alter, Lebensbedingungen und Ernährung kommen als Ursachen (mit unterschiedlicher Gewichtung) in Betracht: Bluthochdruck, Fettstoffwechselstörungen und Nikotin, ferner Diabetes, Übergewicht, Bewegungsmangel und psychosozialer Streß (sog. *Risikofaktoren* erster und zweiter Ordnung).

Beim krankhaften Geschehen in der Arterienwand spielen u.a. eine Rolle: Schäden der Gefäßinnenhaut; sauerstoffmangelbedingte Wucherungen der (glatten) Gefäßmuskelzellen; Fett- und Mineralstoffablagerungen; Wandverdikkung; geschwüriger Zerfall der inneren Gefäßwandschichten; Haftung und Zusammenballung von Blutplättchen mit Blutpfropfbildung, u.U. bis zum Gefäßverschluß. *Sitz der Erkrankung* mit entsprechenden Durchblutungsstörungen sind vor allem das Herz (koronare Herzkrankheit), das Gehirn (Schlaganfall), die Niere und die unteren Extremitäten.

Eine *Rückbildung* fortgeschrittener arteriosklerotischer Gefäßwandschäden ist wahrscheinlich nur in bescheidenem Umfang möglich. Wesentlich besser kann man dem Leiden durch entsprechende Lebensführung *vorbeugen* und den arteriosklerotischen Prozeß durch *Ausschaltung der maßgeblichen Risikofaktoren* aufhalten. Dazu gehören u.a.: Nikotinverzicht; Vermeidung bzw. rechtzeitige Behandlung eines Bluthochdrucks (vgl. S. 66) und eines Diabetes (vgl. S. 189); körperliches Training (nach ärztlichem Rat und entsprechend dem Zustand des Herz-Kreislauf-Systems). Nicht nur im Hinblick auf das Körpergewicht sondern auch zur Vermeidung oder Besserung eventueller Fettstoffwechselstörungen ist eine sinnvolle (hinsichtlich des Kalorien- und Fettgehaltes kontrollierte) Ernährung von überragender Bedeutung. Ob und unter welchen Bedingungen lipidsenkende Arzneimittel (vgl. S. 194) oder Appetitzügler (vgl. S. 196) erforderlich sind, wird verschieden und besonders bei den letzteren oft sehr kritisch beurteilt. Dabei spielt u.a. auch die unterschiedliche Einschätzung der Behandlungstreue (Compliance), d.h. hier im wesentlichen der Einsicht und Willenskraft des Betroffenen zur Einhaltung der angeführten Maßregeln, eine Rolle.

Für die *Behandlung von Folgeerscheinungen der Arteriosklerose* stehen verschiedene Arzneimittel zur Verfügung: Gegen arterielle Verschlußkrankheiten kommen (auch vorbeugend) Blutplättchen-Aggregationshemmer (vgl. S. 81) in Betracht, außerdem eventuell Gerinnungshemmstoffe (vgl. S. 82ff.) sowie gefäßerweiternde und gerinnselauflösende Medikamente (vgl. S. 42 und S. 86). Fortgeschrittene Schäden der Gefäßwand sind durch die Einlagerung von Mineralstoffen, besonders von Calcium, gekennzeichnet. Daher hat man vorgeschlagen, die koronare Herzkrankheit mit Stoffen zu behandeln, die Calcium nach intravenöser Injektion im Blut komplex binden und so zur Rückbildung arteriosklerotischer Herde beitragen sollen (sog. *Chelattherapie* arteriosklerotischer Gefäßerkrankungen mit EDTA). Dem steht entgegen, daß die Bindung des Plasmacalciums u.a. zur neuromuskulären Übererregbarkeit (Tetanie) und zu Herzarrhythmien führen kann.

Die Behandlung der Angina pectoris

Unter *Angina pectoris* versteht man anfallsweise auftretende Herzschmerzen unterschiedlicher Stärke, die oft in den linken Arm ausstrahlen und mit Angstgefühl verbunden sind. Ursache dieser Schmerzen ist ein Mißverhältnis zwischen dem Sauerstoffbedarf des Herzens und dem Sauerstoffangebot an die Herzmuskelfasern. In den meisten Fällen handelt es sich um eine arteriosklerotische Einengung und Starre der Herzkranzgefäße *(koronare Herzkrankheit)*. Bei einer solchen Verminderung der „Koronarreserve" wird ein Anfall dann ausgelöst, wenn der Herzstoffwechsel durch körperliche oder seelische Belastung soweit ansteigt, daß die Durchblutung des Herzmuskels der erhöhten Anforderung nicht mehr folgen kann. Daneben können spastische Kontraktionen erkrankter, seltener auch nicht arteriosklerotisch veränderter größerer Koronararterien eine Rolle spielen.

Die *Behandlung der Angina-pectoris-Anfälle* zielt auf eine Entlastung und Beruhigung des Herzens, u. U. auch auf eine Erweiterung der Koronargefäße. Im Intervall zwischen den Anfällen gilt es, die Schwelle für die Anfallsauslösung zu erhöhen. Langfristig entspricht die Vorbeugung und Behandlung der Koronarsklerose der Arteriosklerosebehandlung schlechthin (vgl. S. 59). Zur *Behandlung des akuten Angina-pectoris-Anfalls* werden organische Nitrite und Nitrate sowie Calciumantagonisten verwendet. Zur *Verhütung von Anfällen* stehen außer Nitroverbindungen auch Calciumantagonisten und Betarezeptorenblocker zur Verfügung (Abb.). Im einzelnen gilt:

Nitrite und *Nitrate* führen zur Erschlaffung glatter Muskelfasern, so u. a. im Bereich der Gefäße. Zur Entlastung des Herzstoffwechsels tragen (in unterschiedlichem Ausmaß) drei Effekte bei: Die Nitroverbindungen vermindern den Spannungszustand des sog. Kapazitätssystems, im wesentlichen der großen Venen; dadurch kommt es bei vermindertem zentralem Venendruck zu einer Abnahme der Füllung und Wandspannung des Herzens (Senkung der sog. Vorlast). Nitrite und Nitrate führen (in geringerem Maße) auch zu einer peripheren Gefäßerweiterung und daher zu einer gewissen Blutdrucksenkung (Abnahme der sog. Nachlast des Herzens). Schließlich beseitigen sie, sofern vorhanden, Spasmen der Herzkranzgefäße.

Der zur Behandlung von Angina-pectoris-Anfällen erforderliche rasche Wirkungseintritt kann durch Einatmung oder durch Resorption von der Mundschleimhaut aus erreicht werden (z. B. *Amylnitrit* aus sog. Brechampullen, *Glyceroltrinitrat,* chemisch gesehen: *Nitroglycerin,* oder *Isosorbitdinitrat* aus sog. Zerbeißkapseln bzw. Sublingualtabletten oder per Dosierspray auf die Zunge). Zur Vorbeugung von Anfällen werden Glyceroltrinitrat, Isosorbitdinitrat und andere organische Nitroverbindungen oral (über den Mund), auch als Retardpräparate, und in Form von Salben oder Pflastern verabreicht. – Zu den *Nebenwirkungen* gehören Kopfschmerzen, die allerdings durch einschleichende Dosierung vermieden werden können, sowie (bei zu hoher Dosierung) Blutdruckabfall im Stehen.

Die *Betarezeptorenblocker* vermindern den Sauerstoffverbrauch des Herzens über eine Dämpfung des durch den Sympathikus vermittelten Herzantriebs bei körperlicher Anstrengung oder seelischer Erregung; sie reduzieren (durch Blutdrucksenkung) außerdem die Nachlast des Herzens. Auch die *Calciumantagonisten* vermindern die Nachlast des Herzens durch Blutdrucksenkung. Sie versprechen vor allem auch dann Erfolg, wenn Herzgefäßspasmen maßgeblich an der Entstehung der Angina-pectoris-Anfälle beteiligt sind. – Zu den *Nebenwirkungen* beider Stoffgruppen zählt eine u. U. allzu weitgehende Verminderung der Kontraktionskraft des Herzens.

Da die drei Arzneimittelgruppen sich in ihren Angriffspunkten unterscheiden, sind *Kombinationen* mit besserer Wirkung und geringeren Nebenwirkungen möglich.

Versagt die konservative Behandlung der Angina pectoris, kommt eine *Bypassoperation* in Frage, bei der die herznahe Hauptschlagader durch Venentransplantate jenseits der jeweiligen Einengung mit den betroffenen Kranzarterien operativ verbunden wird. – Eine neue Methode stellt die Aufdehnung des arteriosklerotisch veränderten Koronargefäßabschnittes mit Hilfe eines speziellen Ballonkatheters dar *(perkutane transluminale Angioplastik)*.

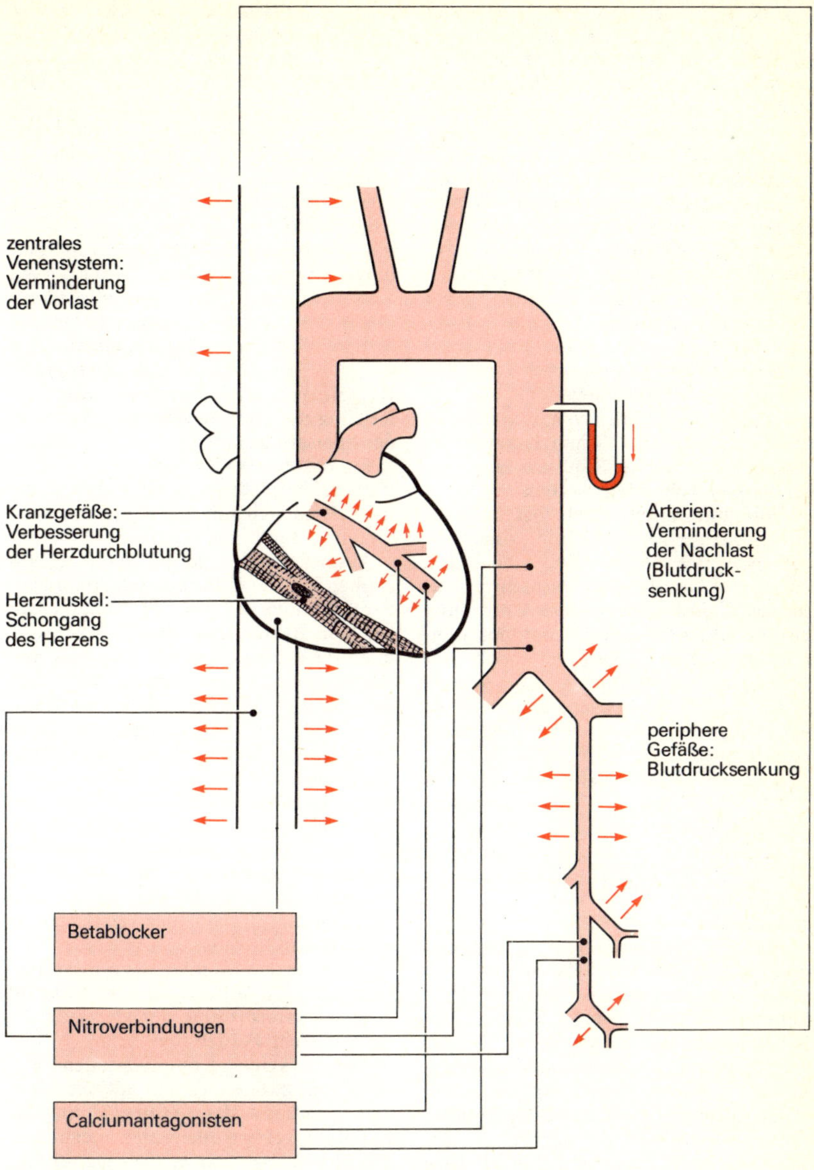

Abb. Die unterschiedliche Wirkung der Nitroverbindungen, Betablocker und Calciumantagonisten bei der Behandlung der Angina pectoris

Die Behandlung des Herzinfarkts

Das Schicksal von Infarktpatienten entscheidet sich oft während der *ersten Stunden* nach dem Herzkranzgefäßverschluß. Dabei spielen vor allem Herzarrhythmien (besonders das Kammerflimmern) eine verhängnisvolle Rolle. Daher ist es wichtig, umgehend, auch schon bei begründetem Verdacht auf einen Infarkt, dafür zu sorgen, daß bestimmte *Sofortmaßnahmen* eingeleitet werden: Der Patient sollte mit einem Rettungswagen, der u. a. über ein EKG-Gerät und einen Defibrillator (Apparat zur Beseitigung des Kammerflimmerns durch Stromstöße) verfügt, in eine Klinik bzw. Überwachungsstation transportiert werden. Die auf den Infarkt hinweisenden Brustschmerzen können bei systolischen Blutdruckwerten über 120 mm Hg (wie bei Angina pectoris; vgl. S. 60) mit Nitroverbindungen behandelt werden. Sedativa (Beruhigungsmittel) oder, bei fortdauernden Schmerzen, ein Opiat, sorgen dafür, daß der Herzstoffwechsel durch Angst und Unruhe nicht zusätzlich belastet wird. Die unmittelbare Umgebung des Patienten sollte Ruhe und Gelassenheit ausstrahlen. Verzögert sich der Transport in die Klinik, wird bei lebensbedrohlicher Herzbeschleunigung ein Antiarrhythmikum, bei allzu langsamer Herzfrequenz Atropin gegeben. Bei plötzlichem Kreislaufstillstand (Fehlen der Herzaktion, Bewußtlosigkeit, schließlich Atemstillstand) sind umgehend Wiederbelebungsmaßnahmen, bei Kammerflimmern eine elektrische Defibrillation erforderlich (Abb.).

Spätestens auf der *Überwachungsstation* wird ein venöser Zugang gelegt, und der Patient erhält zur Beruhigung und gegen die Schmerzen Sedativa bzw. Opiate. Weitere Maßnahmen sind: Sauerstoffzufuhr durch eine Nasensonde; eventuell Gabe von Antikoagulanzien zur Verhütung thromboembolischer Komplikationen (Blutpfropfbildung und -verschleppung; vgl. S. 80); Verabreichung leichtverdaulicher Kost und Anwendung von Stuhlgleitmitteln oder eines Klistiers (zur Vermeidung des Pressens beim Stuhlgang).

Während dieses *akuten Stadiums* von 1–4 Tagen werden die Leistungsfähigkeit des Herzens zur Verhütung eines kardiogenen Schocks (s. unten) und vor allem die elektrische Herzaktion zur umgehenden Erkennung und Behandlung von Arrhythmien fortdauernd überwacht (Abb.). Herzrhythmusstörungen, die während den ersten 1–2 Tagen in 90% der Fälle auftreten, erfordern die Gabe von *Antiarrhythmika*. Bei Vorhofflattern bzw. Vorhofflimmern und bei allzu rascher Kammeraktion kann eine *Kardioversion* (Elektroschock des Herzens in Kurznarkose) erforderlich werden. Sinkt die Herzfrequenz aufgrund von Leitungsstörungen zu weit ab, wird u. U. ein vorübergehender *Herzschrittmacher* angelegt. Bei Kammerflimmern erfolgt sofortige Wiederbelebung mit einem *Defibrillator,* bei Herzstillstand (Asystolie) Herzmassage und eventuell elektrische Reizung des Herzens über eine Sonde in der Speiseröhre.

Ein besonderes Problem stellt der *kardiogene (herzbedingte) Schock* dar. Dabei handelt es sich um einen Blutdruckabfall, der durch die nachlassende Kontraktionskraft des im Infarktgebiet absterbenden Herzmuskels bedingt und außerordentlich schwer zu beherrschen ist. Zur Behandlung dienen u. a. relativ milde sympathikusantreibende Mittel (Dopamin und Dobutamin). Auch eine *intraaortale Ballonpulsation* zur mechanischen Unterstützung des Herzens kommt in Betracht: Dabei schiebt man einen *Ballonkatheter* in die Hauptschlagader vor, der – über das EKG gesteuert – gezielt während der Herzpause aufgeblasen wird und so dafür sorgt, daß der Durchströmungsdruck für die Herzkranzgefäße während der eigentlichen Durchblutungsphase des Herzmuskels ausreichend hoch ist.

In den ersten Stunden nach Infarktbeginn kann mit Hilfe von *Fibrinolytika* oft eine Wiedereröffnung der Herzkranzgefäße erreicht werden (vgl. S. 86).

Treten keine Komplikationen auf, wird vom zweiten Tag an mit der passiven, dann mit der aktiven Übungsbehandlung (Physiotherapie) begonnen. Nach 2–4 Wochen erfolgt die Entlassung aus dem Krankenhaus. Danach ist u. a. die Ausschaltung von Risikofaktoren der Arteriosklerose vordringlich (vgl. S. 59). Zur *Verhütung eines Reinfarkts* kommen u. a. Betablocker und Blutplättchen-Aggregationshemmer in Betracht (vgl. S. 46 und S. 81).

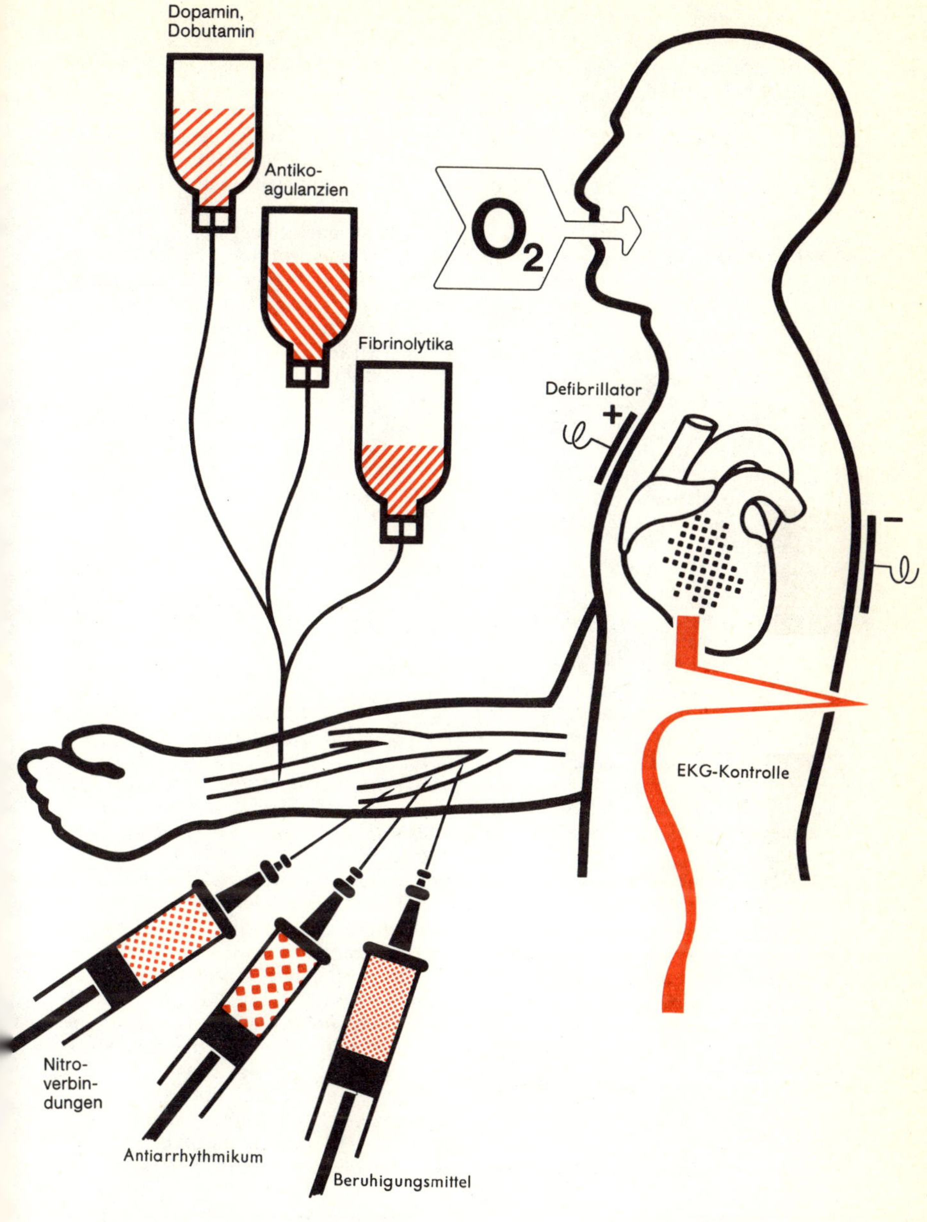

Abb. Mittel und Maßnahmen bei Herzinfarkt

Mittel zur Verbesserung der Gehirndurchblutung

Eine akute Störung der Gehirndurchblutung führt zum *Schlaganfall* (Apoplexie, Gehirnschlag, Hirnschlag). 10–20% aller Hirnschläge sind die Folge von Massenblutungen, meist auf der Grundlage von Arteriosklerose und Bluthochdruck (vgl. S. 59 und S. 66). In 5–10% der Fälle handelt es sich um eine Verschleppung von Blutpfröpfen *(Gehirnembolie)*, z. B. nach einem Herzinfarkt. 75–80% der Schlaganfälle sind die Folge von Durchblutungsstörungen durch arterielle Blutpfropfbildung auf arteriosklerotischer Grundlage.

Eine der ersten Maßnahmen zur *Behandlung einer Apoplexie* besteht darin, die begleitende Gehirnschwellung *(Gehirnödem)* durch *Flüssigkeitsausschwemmung* mit Hilfe stark diuretisch wirksamer Saluretika oder hochprozentiger Lösungen von Sorbit bzw. Mannit zu bekämpfen (vgl. S. 104). Mikrozirkulation und Durchblutung können u. a. mit niedermolekularem Dextran, das die Fließeigenschaften des Blutes ändert, verbessert werden (vgl. S. 78). Gefäßerweiternde Mittel werden wegen der Gefahr einer Umleitung des Blutstroms in gesunde Gehirnbezirke nur zurückhaltend eingesetzt. Nach überstandener Apoplexie oder bei wiederkehrenden kleinen Schlaganfällen können Aggregationshemmer (z. B. Acetylsalicylsäure) zur Verhütung einer Zusammenballung von Blutplättchen verwendet werden (vgl. S. 81).

Völlig anders zu beurteilen sind *chronische Zustände,* deren Symptome mit dem Alter zunehmen und *Anzeichen des Abbaus von Gehirnleistungen* sind. Zu diesen Anzeichen gehören schnelle geistige Ermüdbarkeit mit Nachlassen der Auffassungs-, Denk- und Konzentrationsfähigkeit, Gedächtnisstörungen, Schwindel, Gleichgewichtsstörungen und Gangunsicherheit, Störungen des Wach-Schlaf-Rhythmusses (vor allem Schlaflosigkeit), Reizbarkeit und depressive, auch psychotische Reaktionen. Solche Erscheinungen einer Gehirnleistungsstörung, die man unter der Bezeichnung *organisches Psychosyndrom (hirnorganisches Psychosyndrom)* zusammenfaßt, können recht unterschiedliche Ursachen haben (z. B. schwere Allgemeinerkrankungen, Stoffwechselstörungen, Entzündungen, Gefäßprozesse, Intoxikationen, Traumen). Die Symptome nehmen zwar mit dem Alter zu, gelten jedoch überwiegend als nicht altersbedingt.

Eine krankhafte Einschränkung der Gehirndurchblutung infolge Arteriosklerose der zuleitenden Gefäße oder Herzinsuffizienz, die sich durch wiederholte flüchtige Zunahme der Erscheinungen bemerkbar macht, liegt nur bei 10–20% der Betroffenen vor. In solchen Fällen ist es sinnvoll und geboten, Maßnahmen zur *Sicherstellung einer ausreichenden Gehirndurchblutung* zu ergreifen. Dabei spielen Mittel zur Herabsetzung der Gerinnungsfähigkeit des Blutes (vgl. S. 82ff.) sowie Stoffe zur Verhinderung einer Zusammenballung von Blutplättchen (Aggregationshemmer) eine Rolle, vor allem die Acetylsalicylsäure (vgl. S. 80). Mittel zur gezielten Erweiterung der Gehirngefäße stehen nicht zur Verfügung. Dies liegt offenbar daran, daß alle Stromgebiete des Körpers weitgehend ähnlich reagieren, so daß gefäßerweiternde Mittel, wenn sie nicht unmittelbar in eine Arterie eingespritzt werden, in der Regel blutdrucksenkend und daher gleichzeitig durchblutungsvermindernd wirken. Hinzu kommt, daß sich arteriosklerotisch starre Gefäße nicht gut erweitern lassen. Daher wird der Blutstrom durch gefäßerweiternde Stoffe oft zuungunsten der ohnehin minderdurchbluteten Organbezirke in weniger betroffene Areale mit erweiterungsfähigen Arterien umgeleitet (sog. *Stehleffekt;* Abb.).

Bei den weitaus meisten Fällen verminderter Gehirnleistung handelt es sich um *degenerative Veränderungen im Gehirngewebe,* deren Ursachen vielfältig sind. Insgesamt wird daher von vielen bezweifelt, ob Mittel zur Verbesserung der Gehirndurchblutung, des Sauerstoff- und Glucoseangebotes sowie der Energieverwertung beim hirnorganischen Psychosyndrom auf lange Sicht nützlich sein können, auch wenn manche Mittel die Ergebnisse bestimmter mentaler Leistungstests verbessern.

Hilfsmittel zur Beeinflussung einzelner Symptome richten sich gegen Schwindel, Schlafstörungen, Depressionen, psychomotorische Erregungszustände und psychotische Reaktionen.

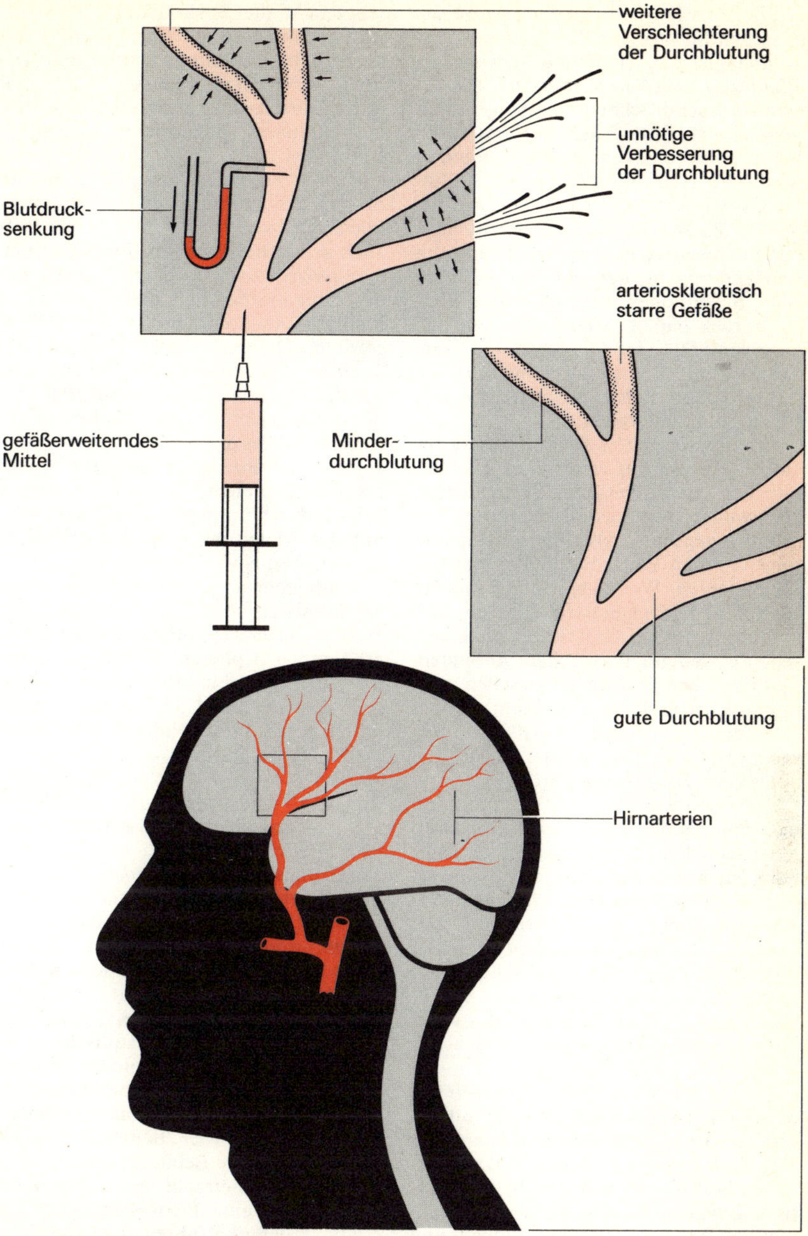

Abb. Stehleffekt infolge Umleitung des Blutstroms in ohnehin gut versorgte Hirngebiete

Die Behandlung des Bluthochdrucks

Ziel jeder Behandlung eines chronisch erhöhten Blutdrucks *(Bluthochdruck, Hypertonie)* ist die schonende *Senkung des Blutdrucks* auf Werte, bei denen das Risiko für hochdruckbedingte Folgekrankheiten (Herzinsuffizienz, Herzinfarkt, Schlaganfall u. a.) möglichst vermindert wird. Die Tragweite des Problems Bluthochdruck wird deutlich, wenn man bedenkt, daß angeblich 20% der erwachsenen Bevölkerung in den westlichen Industrieländern, in der BR Deutschland rund 6 Millionen Menschen, an Bluthochdruck leiden. Man nimmt an, daß zwar rund 50% der Betroffenen um ihre Erkrankung wissen, daß jedoch nur ein Achtel davon sich einer ausreichenden Behandlung unterzieht.

Als *normal* gelten *Blutdruckwerte* bis 140/90 mm Hg (als erster Wert wird immer der systolische oder Spitzendruck, als zweiter der diastolische oder Taldruck angegeben). Als *Grenzwerthypertonie* kann man Werte bis 160/95 mm Hg, als *Hypertonie* Werte über 160/95 mm Hg einstufen. Die „Deutsche Liga zur Bekämpfung des hohen Blutdrucks" unterscheidet lediglich zwischen normalem und erhöhtem Blutdruck (zwischen Normotonikern und Hypertonikern), wobei die Grenze systolisch bei 100 mm Hg plus Anzahl der Lebensjahre, diastolisch bei 90 mm Hg gezogen wird.

Als Leitlinien für die Therapie kann man anhand der *diastolischen Druckwerte* verschiedene Schweregrade von Bluthochdruck unterscheiden: *Schweregrad I:* 95–105 mm Hg; *Schweregrad II:* 106–115 mm Hg; *Schweregrad III:* 116–125 mm Hg; *Schweregrad IV:* höher als 125 mm Hg. Der systolische (erste) Druckwert ist vor allem aufgrund zunehmender Starre der großen Schlagadern altersabhängig unterschiedlich deutlich erhöht.

Bei *leichteren Hochdruckformen* (etwa bis 105 mm Hg diastolisch) wird oft zuerst geprüft, ob sich *ohne medikamentöse Behandlung* eine Blutdrucksenkung erzielen läßt. Dabei kommen in Betracht: psychohygienische Maßnahmen (zweckmäßige Regelung des beruflichen und privaten Lebens); Abbau von Übergewicht durch eine kalorienreduzierte Diät; Einschränkung des Kochsalzkonsums (Kochsalzaufnahme unter 3–6 g täglich durch Weglassen scharfer Speisen usw.); die Behandlung einer Fettstoffwechselstörung (Hyperlipidämie); körperliches Training. Kaffee und Tee sowie in Maßen genossener Alkohol werden meist nicht grundsätzlich verboten. Rauchen dagegen ist schädlich (Abb. 1).

Führen solche Maßnahmen, die im Prinzip Bestandteil jeder Hochdruckbehandlung sind, nicht zum Ziel, wird oft auch schon bei leichtem Bluthochdruck eine *medikamentöse Therapie* eingeleitet, besonders für den Fall, daß noch weitere Risikofaktoren vorhanden sind (Übergewicht, Diabetes, hohe Blutfettwerte, familiäre Belastung mit Bluthochdruck, Herzinfarkt oder Schlaganfall). Bei Hypertonikern jenseits des 65. Lebensjahres ist man wegen der dann oft stärker ausgeprägten Nebenwirkungen (Blutdruckabfall im Stehen, Zeichen zerebraler Minderdurchblutung) zurückhaltender mit der Einleitung einer blutdrucksenkenden Arzneimitteltherapie.

Bluthochdruck kann durch eine im Verhältnis zu hohe Auswurfleistung des Herzens (Herzzeitvolumen) oder einen erhöhten peripheren Gefäßwiderstand bzw. eine Kombination beider bedingt sein. Entsprechend greifen die Arzneimittel gegen Bluthochdruck (*Antihypertonika;* Abb. 2) direkt oder indirekt am Herzen (dessen Förderleistung vermindert wird) und/oder an den peripheren Gefäßen an (die erweitert werden). Rund 90% aller Hochdruckleiden rechnet man zur Gruppe der sog. *essentiellen Hypertonien,* deren letzte Ursache noch nicht bekannt ist. Daher ist die Hochdruckbehandlung in diesen Fällen rein symptomatisch, d. h. auf das schädliche Krankheitsmerkmal Bluthochdruck gerichtet.

Beim Bluthochdruck des *Schweregrades I* (bis 105 mm Hg diastolisch) reicht oft die Behandlung mit einem einzigen Präparat aus. Für eine solche *Monotherapie* kommen vor allem Saluretika (meist aus der Klasse der Benzothiadiazine; vgl. S. 106) oder Betarezeptorenblocker (vgl. S. 46) in Betracht, neuerdings auch die sog. Calciumantagonisten (vgl. S. 58).

Die *Saluretika* führen über die Salz- und Wasserausschwemmung zur Abnahme des extrazellulären Flüssigkeitsvolumens und dadurch zur Abnahme der Füllung und Auswurfleistung des Herzens; hinzu kommt eine Abnahme des

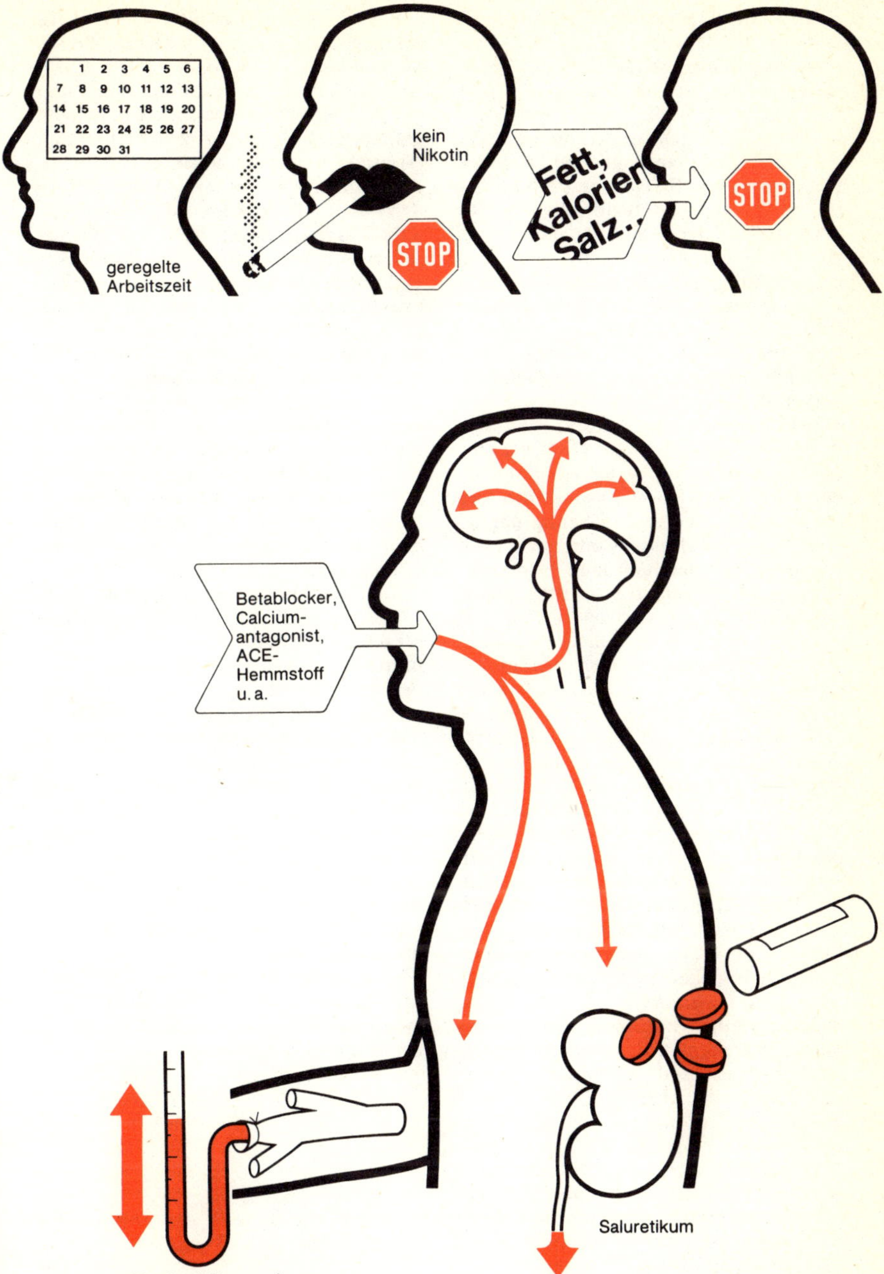

Abb. 1 Allgemeine Maßnahmen und Arzneimittel zur Behandlung des Bluthochdrucks

peripheren Gefäßwiderstandes durch leichte Gefäßerweiterung. – Die *Betarezeptorenblocker* reduzieren das Herzzeitvolumen durch Dämpfung des Sympathikus, vermindern die Reninausschüttung (s. unten) und führen mit der Zeit nach einer anfänglichen (reflektorisch bedingten) Steigerung zur Senkung des peripheren Gefäßwiderstandes. Die Wirksamkeit der Saluretika nimmt mit zunehmendem Alter zu, die der Betarezeptorenblocker dagegen ab. – Die *Calciumantagonisten,* z. B. Nifedipin, führen durch Hemmung des (langsamen) Calciumeinstroms zur Gefäßerweiterung und Senkung des peripheren Gefäßwiderstandes.

Bei der Behandlung des Bluthochdrucks der *Schweregrade II–IV* werden verschiedene *Antihypertonika* miteinander *kombiniert.* Dadurch kann die Einzeldosis – bei guter Ergänzung der erwünschten Teileffekte – und mit ihr das Ausmaß der unerwünschten Nebenwirkungen klein gehalten werden. Beim Bluthochdruck des *Schweregrades II* (106–115 mm Hg diastolisch) kommen vor allem *Zweierkombinationen* in Betracht, wobei der eine Wirkstoff in der Regel ein Saluretikum, der andere je nach den Umständen (u. a. Verträglichkeit des Mittels, Alter des Patienten, Zustand seines Herzens) ein Betarezeptorenblocker, ein Calciumantagonist, ein ACE-Hemmstoff, ein α_1-Rezeptorenblocker (z. B. Prazosin) oder ein Antisympathikotonikum (Guanfacin, Clonidin, Reserpin, Guanethidin oder Methyldopa; vgl. S. 42) sein kann. Eine Alternative ist die Zweierkombination Betarezeptorenblocker und Calciumantagonist. – Die *Hemmstoffe von ACE* (Abkürzung für engl. *a*ngiotensin-*c*onverting *e*nzyme) greifen in das *Renin-Angiotensin-System* ein und vermindern die Bereitstellung von *Angiotensin II.* Dieses aus acht Aminosäuren bestehende Effektorpeptid des Systems ist durch periphere Gefäßkontraktion und Kochsalzretention (über das Nebennierenrindenhormon Aldosteron) bei einer Reihe von Fällen mit essentieller Hypertonie für den hohen Blutdruck mitverantwortlich. Beim (selteneren) nierenbedingten Hochdruck steht Angiotensin im Mittelpunkt des Geschehens.

Bei *Blutdruckwerten über 115 mm Hg* (diastolisch) werden in der Regel *Dreierkombinationen* verordnet. Zwei Wirkstoffe davon sind oft ein Diuretikum und ein Betarezeptorenblocker, die mit einem gefäßerweiternden Antihypertonikum (Hydralazin, Dihydralazin oder Minoxidil) kombiniert werden. Dabei verhindert das Saluretikum eine eventuelle Salz-Wasser-Einlagerung durch die gefäßerweiternden Stoffe, der Betablocker verhindert die Auswirkungen der reflektorisch gesteigerten Sympathikusaktivität vor allem auf das Herz. Ein Saluretikum und ein Betarezeptorenblocker oder Antisympathikotonikum können in dieser Behandlungsstufe aber auch mit einem Calciumantagonisten, einem ACE-Hemmstoff oder einem α_1-Rezeptorenblocker kombiniert werden. – Kombinationen von Stoffen aus vier Wirkstoffklassen sind, auch bei Blutdruckwerten über 115 mm Hg (diastolisch), nur selten erforderlich.

Die vielfältigen Angriffspunkte der zur Verfügung stehenden Antihypertonika haben (anders als früher) dazu geführt, daß selbst der sog. *maligne Hochdruck* auf die Therapie mit Kombinationen von Antihypertonika anspricht (z. B. Saluretikum, Betarezeptorenblocker, direkt oder indirekt gefäßerweiternd wirkender Stoff, auch ACE-Hemmer, und Calciumantagonist).

Voraussetzung für den Erfolg der oft lebenslangen Hochdrucktherapie ist die Therapietreue *(Compliance)* des Behandelten, besonders hinsichtlich der regelmäßigen Einnahme der verordneten Medikamente. Zur lückenlosen Kontrolle der Hochdrucktherapie und besseren Motivation der Behandelten wird zunehmend häufiger auch die Selbstmessung des Blutdrucks eingesetzt.

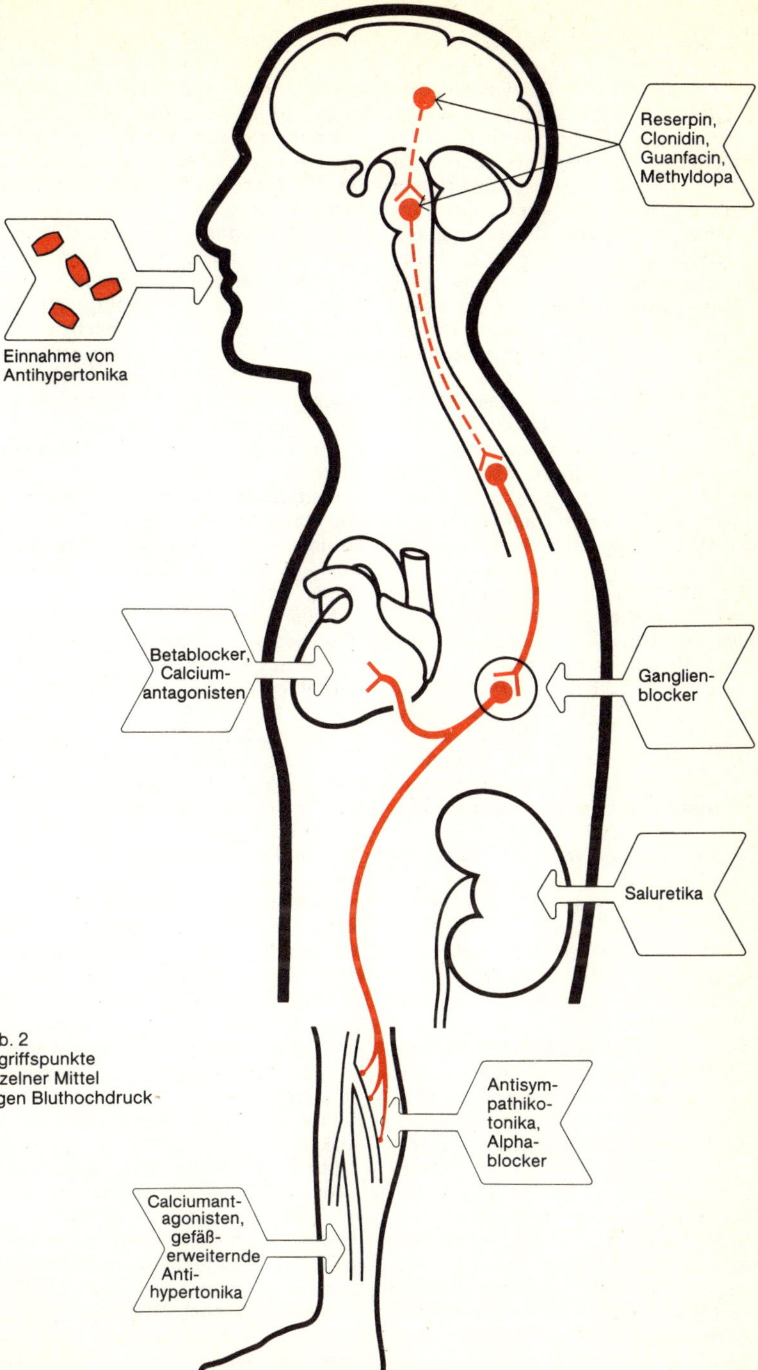

Abb. 2
Angriffspunkte
einzelner Mittel
gegen Bluthochdruck

Die Behandlung des niedrigen Blutdrucks

Der *Blutdruck* wird von zwei Größen bestimmt, vom *peripheren Gefäßwiderstand,* der vor allem im Bereich der Arteriolen (kleinste Schlagadern) lokalisiert ist, und von der Blutmenge, die pro Zeiteinheit durch das Herz gefördert wird *(Herzzeitvolumen).* Voraussetzung für ein ausreichendes Fördervolumen des Herzens ist eine adäquate Herzfüllung von der Venenseite her. Daher ist auch der Füllungszustand des Kreislaufs (das Blutvolumen) zusammen mit der Spannung (Tonus) des Venensystems für die Höhe des Blutdrucks mit entscheidend. Herzleistung und Gefäßweite werden vom vegetativen Nervensystem gesteuert, wobei der Sympathikus das Herz antreibt und die Gefäße tonisiert, der Parasympathikus dagegen die Herzleistung vermindert. Alle diese Funktionen werden von Kreislaufzentren auf verschiedenen Ebenen des Zentralnervensystems überwacht.

Wie der Bluthochdruck (Hypertonie; vgl. S. 66) wird auch der *niedrige Blutdruck* (*Hypotonie,* chronische Hypotonie) durch Grenzwerte charakterisiert. Als solche gelten – bei wiederholter Messung in Ruhe – 100 bzw. 110 mm Hg systolisch (bei Frauen bzw. Männern) und 50–60 mm Hg diastolisch. Wie beim Hochdruck spricht man auch beim niedrigen Blutdruck von einer symptomatischen und einer essentiellen Hypotonie:

Die *symptomatische* oder *sekundäre Hypotonie* ist die Folge anderweitiger Störungen oder Erkrankungen (z. B. Herzschwäche, Herzklappenfehler, Blut- oder Salz-Wasser-Verluste, Nebennierenrinden- oder Schilddrüsenunterfunktion); daher wird hier die Grundkrankheit behandelt.

Bei der *konstitutionellen* oder *essentiellen Hypotonie* handelt es sich dagegen um einen anlagebedingt niedrigen Blutdruck. Dabei ist zu unterscheiden zwischen Personen mit niedrigen Blutdruckwerten, die keine auffallenden Störungen aufweisen und (bei ausgesprochen hoher Lebenserwartung) weder krank noch behandlungsbedürftig sind, und essentiellen Hypotonikern, die Beschwerden haben, wie z. B. Leistungsschwäche (besonders morgens), kalte Gliedmaßen, Frösteln, Müdigkeit, Sehstörungen, Schwindel und Neigung zu Ohnmachtsanfällen. Vor allem sehr schlanke, asthenische Individuen, Frauen häufiger als Männer, neigen zu chronisch erniedrigten Blutdruckwerten. Die Beschwerden treten oft in Krisensituationen auf, so während der Pubertät, im Anschluß an Operationen und Infektionskrankheiten, im Klimakterium und allgemein im höheren Lebensalter.

Die *Behandlung der essentiellen Hypotonie* (Abb. 1) besteht vor allem in einer Regelung der Lebensweise (u. a. genügend Schlaf und regelmäßiger Urlaub), in der Zufuhr einer ausreichend kalorien- und kochsalzhaltigen Kost (anders als bei den Hypertonikern), in einem leistungsgerechten Ausdauertraining (Laufen, Radfahren, Schwimmen) und in hydrotherapeutischen Prozeduren (kalte Waschungen, Wechselduschen, Trokkenbürstungen, Massagen). Durch solche Maßnahmen gelingt es oft, die Regulationsmechanismen des Kreislaufsystems durch zunehmende Beanspruchung „hochzutrainieren".

Blutdrucksteigernde Mittel, wie z. B. Norfenefrin, Octopamin, Etilefrin, Ephedrin und Amezinium, die nicht selten entbehrlich sind, wirken auf den peripheren Gefäßwiderstand, manche zusätzlich auch auf das Herz; Ephedrin hat außerdem eine zentrale Wirkungskomponente. Sie werden bevorzugt für die erste Tageshälfte verschrieben. – Die Wirkung von *Koffein* (z. T. auch von Theophyllin und Theobromin) beruht auf einer Stimulierung der zentralen Kreislaufschaltstellen in Verbindung mit einer Steigerung des Herzantriebs. Obwohl Koffein den Blutdruck infolge gleichzeitiger Gefäßerweiterung in manchen Stromgebieten oft nur unwesentlich oder gar nicht erhöht, kann es gleichwohl über eine Zunahme des Herzzeitvolumens eine bessere Blutversorgung verschiedener Organe und damit auch eine Abnahme der Hypotoniebeschwerden bewirken.

Nicht nur manche Menschen mit niedrigem, sondern auch solche mit normalem oder gar erhöhtem Blutdruck verspüren verschiedene der weiter oben angeführten Erscheinungen (Gefühl der Leere im Kopf, Augenflimmern, Ohrensausen, Schwindel, Übelkeit) beim *Aufrichten des Körpers aus dem Liegen.* Nach längerem Stehen kann es sogar zu Ohnmachtsanfällen kommen. Alle diese Er-

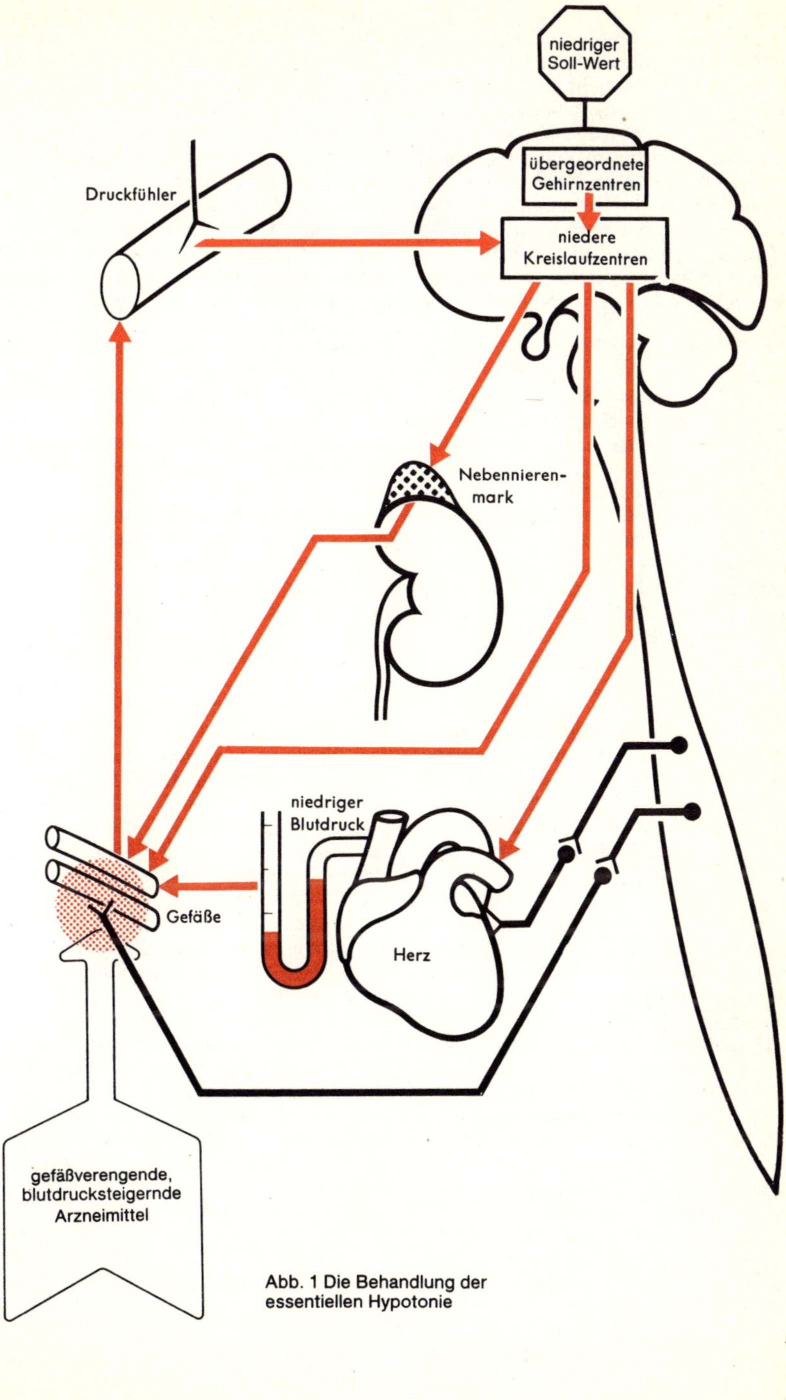

Abb. 1 Die Behandlung der essentiellen Hypotonie

scheinungen sind die Folge eines vorübergehenden Blutdruckabfalls auf Werte, die mit einer ausreichenden Hirndurchblutung nicht mehr vereinbar sind. Da es sich dabei insgesamt um eine unzureichende Anpassungsfähigkeit des Kreislaufs (Kreislaufregulationsstörung) bei aufrechtem Stehen *(Orthostase)* handelt, spricht man hier von einer *orthostatischen Hypotonie* oder *orthostatischen Insuffizienz*. Betroffen sind auch hier vorwiegend hoch aufgeschossene Individuen von asthenischem Konstitutionstyp.

Der *Blutdruckabfall beim Aufstehen* ist, wie sich leicht zeigen läßt, dadurch bedingt, daß die großen Bein- und Beckenvenen durch die zunehmende Last der im Stehen aufgerichteten Blutsäule gedehnt und erweitert werden. Infolgedessen „versacken" 0,5–0,6 Liter Blut in diesem umfangreichen und besonders nachgiebigen Abschnitt des Gefäßsystems; die Herzfüllung und das Herzzeitvolumen nehmen ab, der Blutdruck fällt. Daraus wird verständlich, daß die *orthostatischen Beschwerden* bei besonders großem Fassungsvermögen der Beinvenen (sog. Krampfadern), bei großen Menschen (hohe Blutsäule) und nach Blut- oder Flüssigkeitsverlusten besonders akzentuiert sind. Orthostatische Regulationsstörungen kommen (infolge Abnahme des extrazellulären Flüssigkeitsvolumens) auch nach längerer Bettlägrigkeit und während der Behandlung mit manchen Mitteln gegen den Bluthochdruck vor.

Der *Stehversuch nach Liegen* zeigt, daß es verschiedene vom Durchschnitt abweichende Antworten des Kreislaufsystems auf die orthostatische Belastung gibt. Ihre Unterscheidung kann für die Behandlung wichtig sein. Normalerweise nimmt die Herzfrequenz als reflektorische Antwort auf die Orthostase – bei relativ geringer Abnahme der Herzfüllung und des Schlagvolumens – nur um etwa 15 Schläge pro Minute zu (Abb. 2). Hier genügt offenbar die durch den Sympathikus vermittelte Zunahme des venösen Gefäßtonus, um das „Versacken" des Blutes in Grenzen zu halten. Bei Individuen mit orthostatischen Beschwerden nimmt das Schlagvolumen des Herzens beim Aufstehen dagegen durch umfangreiches „Versacken" von Blut in die Beinvenen deutlicher, oft auf die Hälfte des Wertes im Liegen, ab. Entsprechend stärker ist die Tendenz zum Blutdruckabfall. Unter dieser Voraussetzung sind zweierlei Reaktionen des Kreislaufs möglich: Meist steigt die Herzfrequenz – bei abnehmenden systolischen und zunehmenden diastolischen Blutdruckwerten – deutlich an. Kann diese mit Herzklopfen und verminderter Durchblutung bestimmter Organe (vor allem der Haut und der Eingeweide) einhergehende *sympathikotone Reaktion* zur Stabilisierung des Blutdrucks nicht durchgehalten werden, nehmen die Erscheinungen und Beschwerden, vor allem bei längerem Stehen, fortwährend zu, manchmal sogar bis zur Bewußtlosigkeit. Da der Sympathikus hier ohnehin schon alarmiert ist, kommt bei dieser Art von *orthostatischer Dysregulation* vor allem *Dihydroergotamin* als Arzneimittel in Betracht. Seine Wirkung beruht auf einer langanhaltenden Tonisierung des Venensystems („medikamentöser Stützstrumpf").

Bei der *asympathikotonen Reaktion* fällt der Blutdruck dagegen schon kurz nach dem Aufstehen infolge allzu geringer Reaktion des Sympathikus – bei fehlendem oder nur geringem Anstieg der Herzfrequenz – deutlich ab (Abb. 2). Zur Behandlung dieser Art von Fehlsteuerung kommen *Sympathikomimetika* (den Sympathikus nachahmende Arzneimittel) wie Norfenefrin, Etilefrin, Amezinium und Ephedrin, u. U. schon morgens 20 Minuten vor dem Aufstehen und eventuell zusammen mit Dihydroergotamin, in Betracht.

Die Behandlung der orthostatischen Hypotonie entspricht im übrigen weitgehend derjenigen der essentiellen Hypotonie (s. oben). Durch Stützstrümpfe oder eine Kompressionshose läßt sich (wie durch einen Überdruck- oder Raumanzug) das Fassungsvermögen des Venensystems vermindern. Im Gehen verbessert – vor allem bei intakten Venenklappen – die sog. „Muskelpumpe" den Rücktransport des Blutes zum Herzen.

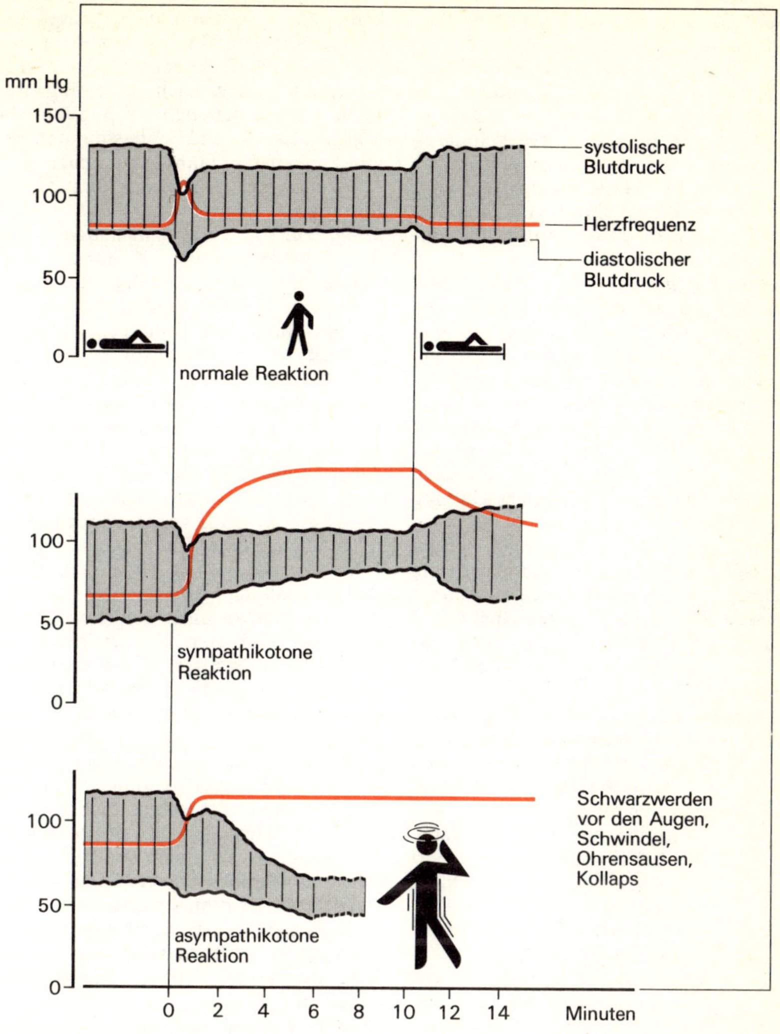

Abb. 2 Die orthostatischen Kreislaufreaktionen (nach D. Palm u.a.)

Eisenmangelanämie und Eisentherapie

Der *Körper eines gesunden Erwachsenen* enthält etwa 4–5 g *Eisen.* Davon sind rund zwei Drittel an den roten Blutfarbstoff *Hämoglobin* gebunden. Ein Viertel bis ein Fünftel des Gesamteisens befinden sich in besonderen zellulären Eisendepots, z. B. in der Leber. Der Rest ist im roten Muskelfarbstoff Myoglobin, in lebenswichtigen Enzymsystemen und (als Transportform) im Blutplasma enthalten (Abb. 1).

Hauptaufgabe des Eisens ist der Sauerstofftransport im Blut. Der eingeatmete Sauerstoff wird in der Lunge an den Eisenkern des Hämoglobinmoleküls gebunden und von dort mit den roten Blutkörperchen zu den Zellen und Organen transportiert. In der Peripherie wird der Sauerstoff schließlich von anderen, wiederum meist eisenhaltigen Systemen übernommen und zur Energiegewinnung verwendet.

Unter normalen Bedingungen beträgt der tägliche Eisenverlust, der durch die Nahrung ersetzt werden muß, und somit der *Eisenbedarf pro Tag* lediglich 0,5–2 Tausendstel Gramm. Solche Werte entsprechen etwa einem Zehntel des Nahrungseisens in unserer Durchschnittskost. Bei ausreichender Eisenzufuhr richtet sich die Eisenaufnahme im oberen Dünndarm normalerweise mehr oder weniger automatisch nach dem Eisenbedarf, was dadurch möglich ist, daß Eisen nur durch Vermittlung eines besonderen Proteins, das bei Eisenmangel vermehrt auftritt, in den Kreislauf gelangt. Durch diesen Mechanismus wird der Organismus bei einem Überangebot an Eisen vor Eisenüberschwemmung geschützt.

Zur Herauslösung des Eisens aus der Nahrung ist die Magensalzsäure erforderlich. *Eisenmangel,* also eine negative Eisenbilanz, kann durch allzu große Eisenverluste entstehen (etwa bei unbemerkten, langdauernden Sickerblutungen) oder durch vermehrten Eisenbedarf, der durch die Nahrung nicht mehr gedeckt wird. Der *Eisenbedarf* ist während der Wachstumsphase und vor allem bei Schwangeren durch die recht hohe Eisenaufnahme der Leibesfrucht erhöht. Frauen sind durch die monatliche Regelblutung, bei der jeweils 15–30 Tausendstel Gramm Eisen verlorengehen, ganz allgemein mehr von Eisenmangelzuständen bedroht als Männer. Andererseits kann die *Eisenresorption* (Eisenaufnahme) aus dem Darm geringer sein als der (normale) Eisenbedarf. Die Eisenresorption ist u. a. nach einer Magenresektion durch mangelhafte Bildung von Magensalzsäure und bei bestimmten Erkrankungen des Dünndarms reduziert.

Eisenmangel führt durch verminderte Bildung von rotem Blutfarbstoff zu *Blutarmut,* zur sog. *Eisenmangelanämie.* Erste Zeichen solcher Zustände sind Blässe, Schwäche, Müdigkeit, Kopfschmerzen, Schwarzwerden vor den Augen und Neigung zu Ohnmachtsanfällen. Geringe Anstrengungen führen schon zu Atemnot und Herzklopfen. Haut und Haare werden trocken und spröde. Der rote Blutfarbstoff, normalerweise 14–16 g pro 100 cm^3 Blut, ist vermindert; dabei ist die Zahl der roten Blutkörperchen normal *(hypochrome Anämie).* Abb. 2 gibt auch die verschiedenen anderen Ursachen einer Blutarmut wieder.

Bei der *Behandlung der Eisenmangelanämie* muß man zunächst sicherstellen, daß dem Organismus genügend Eisen zugeführt und vom Körper resorbiert wird. Da zweiwertiges Eisen im Dünndarmmilieu wesentlich besser löslich ist, verwendet man Präparate, die Ferroeisen enthalten. Wird in der Hoffnung, die Krankheit möglichst schnell zu überwinden, zu viel Eisen eingenommen, können sich Übelkeit, Erbrechen und Magenschmerzen einstellen. Vor Kindern sind Eisendragées mit einem bonbonartigen Überzug sorgfältig zu verwahren, da die unkontrollierte Einnahme zu schwersten, ja tödlichen Verätzungen des Magen-Darm-Traktes führen kann. Zur Soforthilfe bei Eisenvergiftung eignen sich Milch und Eiklar, zur komplexen Bindung von Eisen (auch von resorbiertem Eisen) Deferoxamin.

In Ausnahmefällen wird Eisen – hier in dreiwertiger Form – intramuskulär oder intravenös injiziert. Da die „Eisenträger“ im Blutplasma nicht mehr als 12 Tausendstel Gramm Eisen binden können, jeder Eisenüberschuß aber toxisch wirkt, verwendet man dabei Präparate, aus denen das Eisen nur langsam freigesetzt wird.

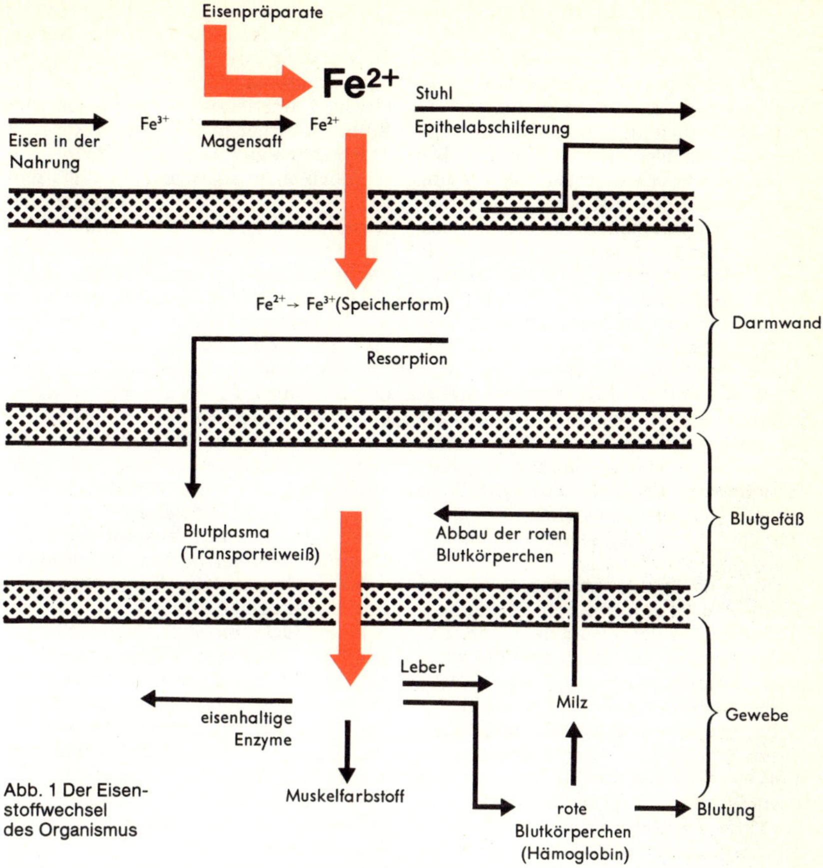

Abb. 1 Der Eisenstoffwechsel des Organismus

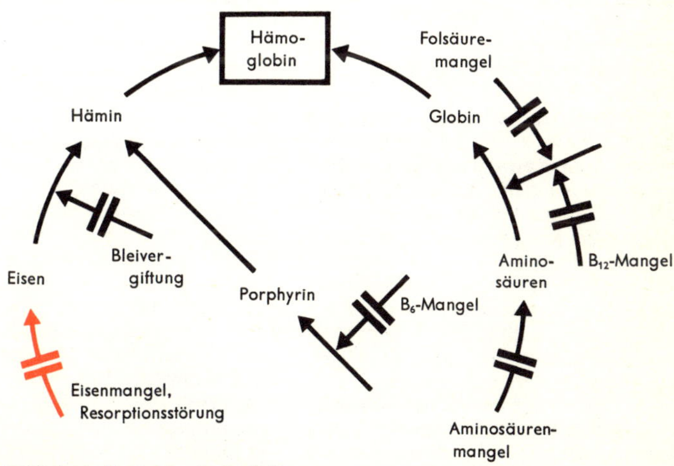

Abb. 2 Die verschiedenen Ursachen der Anämie

Vitamin B_{12} und Folsäure – Mittel gegen Blutarmut

Vitamin B_{12} (die *Cobalamine* oder *Corrinoide;* Abb. 2) gehört zu den wasserlöslichen Vitaminen. Es kann nur von Bakterien synthetisiert werden. Höhere Lebewesen sind darauf angewiesen, daß ihnen die Cobalamine als „Vitamin" mit der Nahrung zugeführt werden. Der Tagesbedarf eines Erwachsenen an Vitamin B_{12} beträgt 2–3 Millionstel Gramm. Auch Dickdarmbakterien produzieren größere Mengen Vitamin B_{12}, doch fehlt der direkte Nachweis, daß der Mensch diese nutzen kann.

Cobalamine kommen in tierischer Nahrung, in Milch, Fleisch und besonders in der Leber vor. In der Leber des Menschen sind 80–90% des Gesamtkörpervorrates von einigen Tausendstel Gramm gespeichert. – Normale Mischkost bietet genügend Vitamin B_{12}. Nur bei extremer Mangelernährung, z.B. in Hungergebieten oder (selten) bei strengen Vegetariern, kann es zum Vitamin-B_{12}-Mangel kommen.

Die Cobalamine werden aus dem Darm allerdings nur durch Vermittlung eines Glykoproteins aufgenommen, das in der Magenschleimhaut gebildet wird. Fehlt dieser sog. *Intrinsic factor* („Aufnahmefaktor"), etwa bei Magenschleimhautschwund oder nach einer operativen Entfernung des Magens (Magenresektion), so geht Vitamin B_{12} verloren, und es entwickelt sich die heute als Vitamin-B_{12}-Mangel-Krankheit erkannte *perniziöse Anämie.* Diese Krankheit, die bis in die Mitte der zwanziger Jahre noch unheilbar war, äußert sich in Blutarmut, Schleimhautveränderungen im Magen-Darm-Kanal und Störungen des Nervensystems.

Vitamin B_{12} spielt bei der DNS- und Eiweißsynthese, d.h. vor allem auch bei der normalen Kernreifung und Zellteilung, eine wichtige Rolle. Das Knochenmark eines gesunden Erwachsenen produziert in der Minute rund 200 Millionen roter Blutzellen. Daher äußert sich der Mangel an Vitamin B_{12} bei perniziöser Anämie vor allem in einer ungenügenden und fehlerhaften Blutbildung. Durch die *Reifungshemmung der roten Blutkörperchen* werden überstürzt unreife, krankhaft kernhaltige Erythrozyten ins Blut ausgeschwemmt, die überdies eine wesentlich verminderte Lebensdauer haben. Die Folge ist eine Verminderung der Erythrozytenzahl im Blut. Im Gegensatz zur Eisenmangelanämie sind die zahlenmäßig verminderten Erythrozyten bei der perniziösen Anämie jedoch mit Blutfarbstoff überladen. Insgesamt ist der Blutfarbstoffgehalt durch den Mangel an Trägerzellen allerdings erniedrigt.

Neben allen Anzeichen der Blutarmut wie Blässe, Müdigkeit, Schwäche und Herzklopfen kommt es bei *Vitamin-B_{12}*-Mangel außerdem zu nervösen Ausfallserscheinungen wie Hautkribbeln („Ameisenlaufen") oder Gefühllosigkeit in den Gliedmaßen, u.U. auch zu Lähmungen. Die blasse Haut der „Perniziosakranken" ist durch den Abbau von rotem Blutfarbstoff, der aus den zerfallenden Erythrozyten frei wird, strohgelb, die Zungenschleimhaut aufgrund der allgemeinen Zellbildungsstörung glatt und himbeerrot. Da die perniziöse Anämie meist auf einer bleibenden Resorptionsstörung beruht, muß Vitamin B_{12} fortan (anfangs häufiger, später im Abstand von 1–2 Monaten) durch Injektionen zugeführt werden (Abb. 1).

Eine andere, im Blutbild ähnliche Anämie, die bei intakter Magenschleimhaut auftritt, beruht auf einem Mangel an Folsäure. Auch *Folsäure* ist ein wasserlösliches Vitamin, das für den Aufbau der Zellkerne notwendig ist. Sie kommt v.a. in Milch, Leber und Gemüse vor. Im Unterschied zu Vitamin B_{12} kann Folsäure ohne die Mitwirkung eines Aufnahmefaktors aus dem Darm resorbiert werden. Der tägliche Bedarf liegt bei 1 Tausendstel Gramm. – Eine *Folsäuremangelanämie* tritt gelegentlich bei Schwangeren auf, sonst auch im Gefolge von Darmerkrankungen mit Resorptionsstörung, bei extremer Mangelernährung, bei der Anwendung von Folsäureantagonisten (vgl. S. 158) und (selten) nach der Einnahme von Ovulationshemmern.

Folsäure hat im Zellstoffwechsel eine ähnliche Wirkung wie Vitamin B_{12}. Daher heilt sie nicht nur Folsäuremangelzustände, sondern verbessert auch den Blutbefund bei echter perniziöser Anämie. Die nervösen Ausfallserscheinungen werden durch Folsäure dagegen nicht beeinflußt. Entsprechend kann die unkontrollierte Einnahme von Multivitaminpräparaten eine perniziöse Anämie verschleiern.

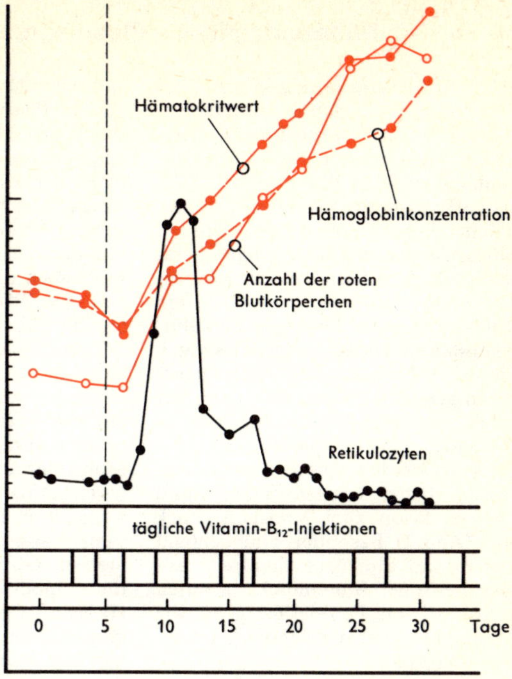

Abb. 1
B_{12}-Wirkung bei perniziöser Anämie

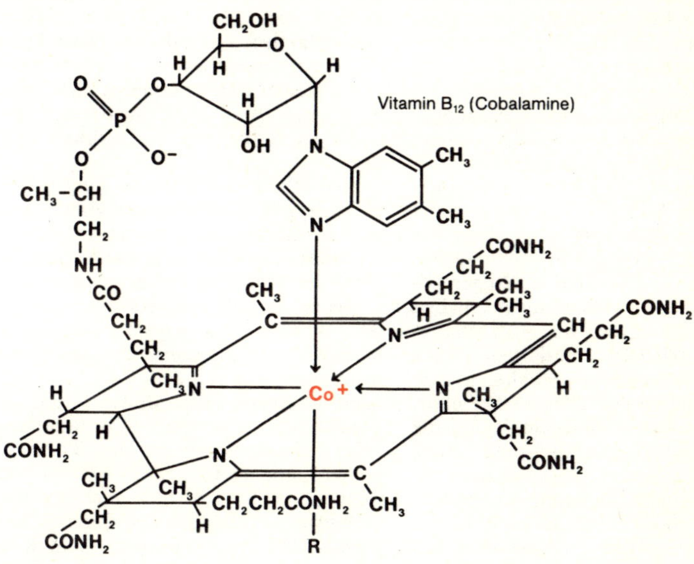

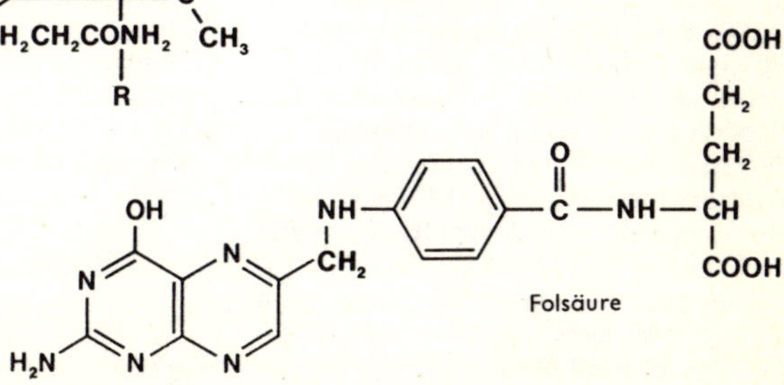

Abb. 2
Der chemische Aufbau von Vitamin B_{12} und Folsäure

Blutersatzmittel · Plasmaersatzmittel

Größere *Blutverluste,* wie sie etwa bei einer schweren Verletzung vorkommen, sind vollwertig nur durch Blut zu ersetzen. Dies liegt daran, daß nur die hämoglobinhaltigen roten Blutkörperchen die Sauerstofftransportfunktion des Blutes ausreichend zu erfüllen imstande sind.

Glücklicherweise genügt es häufig, das Blutvolumendefizit nach einem Blutverlust durch blutkörperchenfreie, dem Blutplasma ähnliche Lösungen aufzufüllen *(Plasmaersatzmittel).* Diese Lösungen sollen durch Erhöhung des Blutumlaufs dafür sorgen, daß die noch im Kreislauf verbliebenen roten Blutkörperchen im Dienste des Gastransportes möglichst voll genutzt werden, damit es nicht zu einem gefährlichen Sauerstoffmangel und als Folge davon zum Kreislaufschock kommt (Abb. 1). Besonders einleuchtend ist der Einsatz blutkörperchenfreier Lösungen bei einer Bluteindickung durch den Verlust von Plasmaflüssigkeit wie beim anaphylaktischen Schock oder bei Verbrennungen.

Als Anzeichen für die mehr oder weniger lang anhaltende Wirkung eines Plasmaersatzmittels im Dienste der intravasalen Volumenexpansion (Vergrößerung des Blutvolumens; daher auch die Bezeichnung *Plasmaexpander* = Plasmavolumenstrecker) kann u. a. die erzielte Blutdruckerhöhung gelten. *Physiologische Kochsalzlösung* (etwa 0,9% Kochsalz) vermag Blut bzw. das Blutplasma ebensowenig dauerhaft zu ersetzen wie die verbesserten physiologischen Salzlösungen (Tyrode-Lösung oder Ringer-Lösung). Solche *Elektrolytlösungen* haben v. a. aufgrund ihres Kochsalzgehaltes zwar den gleichen osmotischen Druck wie das Blutplasma, sie enthalten jedoch keine den normalen Plasmaeiweißkörpern vergleichbaren Makromoleküle, die durch ihren kolloidosmotischen Druck (d. h. durch ihre wasseranziehende Kraft) die durch Infusion eingeführte Flüssigkeit längere Zeit in der Blutbahn zurückhalten könnten. Daher sinkt der Blutdruck (und das Fördervolumen des Herzens) nach einem Blutersatz durch Elektrolytlösung infolge Flüssigkeitsabstroms in den Zwischenzellraum relativ rasch wieder ab (Abb. 2).

Brauchbare Plasmaersatzmittel sind dagegen Flüssigkeiten, die neben Kochsalz (zur Einstellung des geeigneten osmotischen Drucks) auch noch die eigentlichen Plasmaexpander, d. h. ausreichend viele Makromoleküle (zur Einstellung des erforderlichen kolloidosmotischen Drucks), enthalten. Solche Makromoleküle mit einem Molekulargewicht von 30000–60000 treten nur sehr langsam durch die Kapillarwände hindurch; sie bleiben daher für wesentlich längere Zeit als Plasmaersatzmittel volumen- und blutdruckwirksam (Abb. 3).

Drei *künstliche Plasmaersatzmittel* kommen z. Z. für therapeutische Zwecke in Frage: *Dextran* (ein biosynthetisches, mit Hilfe bestimmter Bakterien gewonnenes und dann bis auf die gewünschte Molekülgröße künstlich gespaltenes Polysaccharid); *Hydroxyäthylstärke,* die wegen ihrer Hydroxyäthylgruppen langsamer abgebaut wird als natürliche Stärke; *Gelatinederivate* (Oxypolygelatine, modifizierte flüssige Gelatine, Harnstoff-Gelatine-Polymerisat), die aus gespaltenem und gezielt wiedervernetztem tierischem Kollagen gewonnen werden. – Die Plasmaersatzmittel führen bei 3 bis 10 von 10000 Infusionen zu einer anaphylaktischen Reaktion. Diese kann bei Dextran durch die vorbeugende Infusion kleiner Dextranmoleküle (Dextran 1), d. h. durch Sättigung der dextranreaktiven Antikörper, eingedämmt werden.

Wesentliche Vorteile der künstlichen Plasmaersatzmittel sind ihre Haltbarkeit und die Möglichkeit, sie bei tragbarem Aufwand in beliebig großem Umfang herstellen und lagern zu können.

Neben künstlichen Plasmaersatzmitteln kommt selbstverständlich auch *menschliches Blutplasma* oder *gereinigtes Humanalbumin* für den Volumenersatz nach Plasma- oder Blutverlusten in Frage. Humanalbumin z. B. ist jahrelang haltbar, kann ohne vorherige Blutgruppenbestimmung verwendet werden und ist (im Gegensatz zu Blut) nicht mit der Gefahr einer Infektionsübertragung (Hepatitis, AIDS) behaftet. Ein Nachteil ist seine im Vergleich zu künstlichen Plasmaexpandern begrenzte Verfügbarkeit.

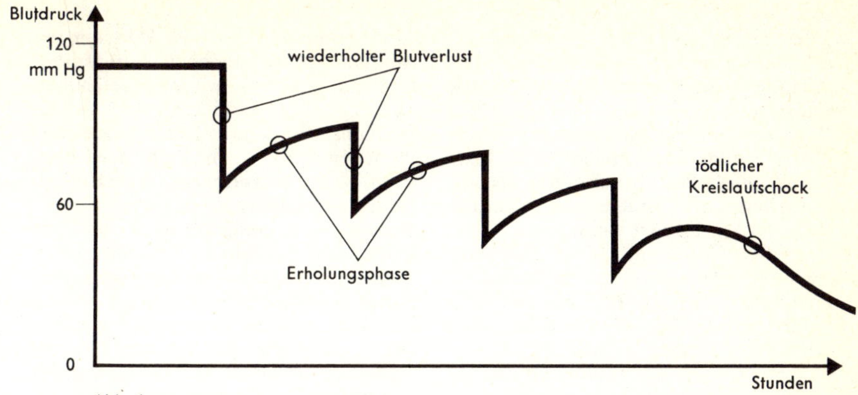

Abb. 1
Kreislaufschock nach wiederholtem Blutverlust ohne Blutersatz

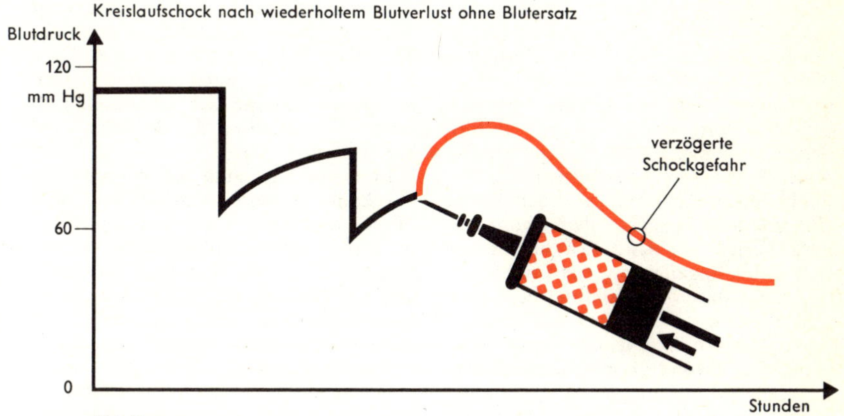

Abb. 2
Wiederholter Blutverlust mit Infusion von Kochsalzlösung

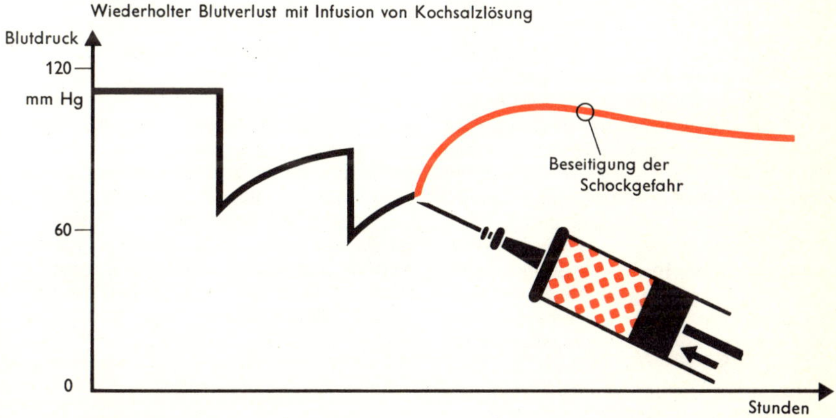

Abb. 3
Wiederholter Blutverlust mit Infusion eines Plasmaexpanders

Venen

Mittel zur Verhinderung der Blutpfropfbildung und Blutgerinnung – Übersicht

Bei der Bildung eines sog. *Blutpfropfs (Thrombus)* laufen im Inneren der Gefäßbahn Vorgänge ab, wie sie für die Blutstillung nach einer Verletzung von Gefäßen und manchmal auch für die Blutgerinnung bezeichnend sind. Insofern kann die Blutpfropfbildung als eine Blutstillung bzw. Blutgerinnung am falschen Ort bezeichnet werden:

Bei der *Blutstillung (Hämostase)* nach einer Verletzung wirken verschiedene Faktoren zusammen. Es kommt zu einer Kontraktion (Zusammenziehung) des verletzten Gefäßes, zur Haftung und Zusammenballung von Blutplättchen (primärer Wundverschluß) und schließlich zur Verfestigung des so entstandenen Blättchenpfropfes durch örtliche Gerinnung. Später wird das zur Verfestigung dienende *Fibrin* und mit ihm das Gerinnsel wieder aufgelöst oder stellenweise – zur Schließung der Gefäßlücke – in Bindegewebe umgewandelt („organisiert"). Allen diesen Vorgängen begegnet man – mit kleinen Unterschieden – auch bei der *Blutpfropfbildung (Thrombose)* ohne äußere Verletzung. Und fast alle lassen sich – zur Bekämpfung der Blutpfropfbildung – durch Arzneimittel beeinflussen.

Bei der Blutstillung haften die Blutplättchen (Thrombozyten) zuerst an Bindegewebsfasern, mit denen das an der Verletzungsstelle austretende Blut in Kontakt kommt. Bei der *Blutpfropfbildung in einer Schlagader (Arterienthrombose)* erfolgt die Haftung (Adhäsion) der Plättchen meist an der durch Arteriosklerose veränderten Innenwand der Gefäße, z. B. im Herzen (Herzinfarkt) oder im Gehirn (Hirnschlag). Die an fremden Oberflächen haftenden Thrombozyten geben u. a. Adenosindiphosphat (ADP) ab, das zur Formänderung und Zusammenballung (Aggregation) weiterer Blutplättchen führt. In diesem Stadium sind die Thrombozytenaggregate noch rückbildungsfähig. Durch die umschriebene Aktivierung von Gerinnungsvorgängen kommt es jedoch bald (wie bei der Blutstillung) zur Bildung von *Thrombin*, und zwar mit verschiedenen Konsequenzen: Thrombin wandelt Fibrinogen in Fibrin um, das die Plättchenhaufen verfestigt. Thrombin verstärkt außerdem die ADP-Abgabe und veranlaßt die Plättchen zur Bildung von Thromboxan A_2 (vgl. Prostaglandine, S. 214), wodurch deren Neigung zur Aggregatbildung noch weiter zunimmt. Verlangsamt der wachsende Plättchenpfropf schließlich den Blutstrom in der betroffenen Schlagader, so kommt es zu einer weiter ausgreifenden örtlichen Gerinnung, die auch rote Blutkörperchen einschließt: Der weiße Plättchenpfropf wird durch einen roten Blutpfropf erweitert, eingeschlossen und verfestigt (gemischter Thrombus). Das Ergebnis ist zuletzt ein *Infarkt*, d. h. ein Schlagaderverschluß mit Untergang des nun nicht mehr durchbluteten Gewebes.

Diesen Abläufen zufolge kommen zur Verhütung einer arteriellen Thrombose vor allem Aggregationshemmer (vgl. S. 81), später u. U. auch gerinnungshemmende und schließlich gerinnselauflösende Arzneimittel in Betracht (vgl. S. 82ff. und S. 86).

Im Gegensatz zum weißen und gemischten Thrombus treten *rote Blutpfröpfe* nicht in Schlagadern, sondern – bei verlangsamter Blutströmung – vor allem in den großen Blutadern der Beine und des Beckens auf *(Venenthrombose)*. Der rote Thrombus entspricht im wesentlichen einem innerhalb der Blutbahn entstehenden Gerinnsel. Er enthält – in einem engen Maschenwerk aus Fibrin – alle geformten Blutelemente, neben Blutplättchen und Leukozyten vor allem auch rote Blutkörperchen. Die Gefahr einer Venenthrombose besteht weniger in der örtlichen Behinderung der Durchblutung als vielmehr in der Verschleppung von Gerinnselanteilen in die Lungenstrombahn *(Lungenembolie)*.

Entsprechend ihrer Entstehung kann eine Venenthrombose am besten mit gerinnungshemmenden Mitteln *(Antikoagulanzien)* verhütet und eingeschränkt werden. Zur Auflösung der Blutpfröpfe kommen auch hier gerinnselauflösende Mittel *(Fibrinolytika)* in Frage.

Hemmstoffe der Blutplättchenfunktion (Aggregationshemmer)

Die Blutpfropfbildung in einer Schlagader *(arterielle Thrombose)* beginnt mit der Anlagerung von Blutplättchen (Thrombozyten) an die Innenseite der Gefäßwand (Adhäsion), gefolgt von einer Zusammenballung (Aggregation) der Thrombozyten. Daher versucht man, die Entstehung und Vergrößerung des frühen weißen Abscheidungsthrombus durch Hemmstoffe der Blutplättchen (sog. *Aggregationshemmer*) zu verhindern. Hemmstoffe der erst später einsetzenden Blutgerinnungsvorgänge *(Antikoagulanzien)* wären zu diesem frühen Zeitpunkt der arteriellen Blutpfropfbildung fehl am Platze. Die Verhütung oder frühzeitige Bekämpfung von Arterienverschlüssen ist im Bereich der Kranzgefäße des Herzens (Herzinfarkt) und – wegen der besonderen Anfälligkeit des Zentralnervensystems gegenüber Sauerstoffmangel – vor allem im Bereich der Gehirngefäße (Schlaganfall mit Gehirninfarkt) von besonderer Bedeutung. Abgesehen von arteriosklerotischen Veränderungen in den genannten Gefäßgebieten, sind auch Fremdoberflächen (künstliche Herzklappen, Gefäßtransplantate) bevorzugter Ansatzpunkt arterieller Thrombosen.

Die Zusammenballung der Blutplättchen wird in einem bestimmten Stadium der Blutpfropfbildung durch Prostaglandine beeinflußt (vgl. S. 214). Das von den Thrombozyten gebildete *Thromboxan* A_2 führt zu einer besonders nachhaltigen Verstärkung der Aggregation. Da Thromboxane ihre Entstehung der *Cyclooxygenase* verdanken, kann man die Plättchenaggregation durch Hemmung dieses Enzyms eindämmen. Zu den Hemmstoffen der Cyclooxygenase gehören verschiedene schwache Analgetika (oder nichtsteroidale entzündungswidrige Stoffe; vgl. S. 202). Für die Thromboseverhütung von praktischer Bedeutung ist vor allem die *Acetylsalicylsäure*. Sie führt zu einer chemischen Änderung (Acetylierung) und damit zu einer nicht rückbildungsfähigen Hemmung der Cyclooxygenase für die gesamte Lebensspanne der betroffenen Blutplättchen. Dies ist insofern von Bedeutung, als die Cyclooxygenase in den Blutplättchen zwar die Bildung eines aggregationsfördernden Wirkstoffs (Thromboxan A_2), in der Gefäßwand jedoch die Bildung eines Hemmstoffs der Aggregation (Prostacyclin, PGI_2) vermittelt. Acetylsalicylsäure hemmt im Prinzip auch diese antithrombotische (thromboseverhütende) Funktion des Enzyms. Dies fällt jedoch kaum ins Gewicht, da die Gefäßinnenhaut (die Endothelzellen der Gefäße) im Gegensatz zu den Blutplättchen imstande sind, ihre Cyclooxygenase zu regenerieren. Ein anderer (reversibler) Hemmstoff der Cyclooxygenase ist *Sulfinpyrazon*, das auch zur Behandlung der Gicht verwendet wird (vgl. S. 198).

Dipyridamol wirkt auf einem anderen Wege, und zwar durch Hemmung der Phosphodiesterase, wodurch es zu einem Anstieg von cAMP (cyclisches Adenosinmonophosphat) in den Thrombozyten und so zu einer Verminderung der Aggregatbildung kommt. Die Substanz wird auch in Kombination mit Acetylsalicylsäure eingesetzt.

Die Plättchenaggregationshemmer werden vor allem zur Verhütung von Thrombosen im arteriellen Gefäßbereich durch Rückführung der gesteigerten Aggregationsneigung besonders bei hohen Blutplättchenzahlen angewandt. Wie immer bei der Beurteilung prophylaktischer Maßnahmen sind die erforderlichen statistischen Untersuchungen auch in diesem Fall besonders langwierig. Daher ist die Diskussion über manche neue Indikationen der Aggregationshemmer im Rahmen der Thrombose- und Infarktverhütung z. Z. noch nicht abgeschlossen.

Niedermolekulares Dextran, das einer drohenden Bluteindickung entgegenwirkt, vermindert durch Anlagerung an die Oberflächen der Blutbestandteile nicht nur die Aggregationsneigung der Blutplättchen, sondern auch die der roten Blutkörperchen und verbessert insgesamt die Fließeigenschaften des Blutes. Zur Behandlung des Gehirninfarkts durch „Verdünnung" des Blutes unter Auffüllung des Blutvolumens *(hypervolämische Hämodilutionstherapie)* wurde außer Dextran auch *Hydroxyäthylstärke* verwendet (vgl. S. 78).

Gerinnungshemmende Arzneimittel – Heparin

Gerinnungshemmende Arzneimittel (Antikoagulanzien, Antikoagulantia) im engeren Sinn verzögern oder verhindern die Blutgerinnung; sie sind daher auch geeignet, einer Blutpfropfbildung (Thrombose und Embolie) in gewissem Umfang entgegenzuwirken (Antithrombotika; vgl. S. 80).

Da an verschiedenen Stellen des kaskadenförmig ablaufenden Gerinnungsvorgangs *Calciumionen* benötigt werden (Abb. 1), besteht die einfachste *gerinnungshemmende Maßnahme* in der Entfernung von Calciumionen aus dem Blutplasma durch Ausfällung mit Natriumoxalat oder Komplexbildung mit Natriumcitrat, EDTA oder EGTA. Calciumentzug führt allerdings am lebenden Organismus u. a. zur Übererregbarkeit der neuromuskulären Strukturen, zur sog. Tetanie. Daher sind solche Verfahren im wesentlichen nur im Reagenzglas (z. B. bei gewissen Blutuntersuchungen) im Gebrauch. Citrat dient auch zur Gerinnungshemmung von Konservenblut.

Zu den therapeutisch anwendbaren gerinnungshemmenden Mitteln gehört *Heparin,* ein körpereigener, ursprünglich in der Leber gefundener Stoff, der v. a. in den Mastzellen vorkommt. Heparin wird auch heute noch aus tierischem Gewebe extrahiert, da seine Zusammensetzung bei einer Molekülmasse von 6 000 bis 20 000 uneinheitlich und eine Synthese außerordentlich schwierig ist. Heparin ist ein saures Glykosaminoglykan (oder Mukopolysaccharid), das sich aus Doppeleinheiten von Glucosamin und Glucuronsäure zusammensetzt (Abb. 2). Vor allem die vielfache Veresterung mit Schwefelsäure verleiht Heparin den Charakter der stärksten organischen Säure im Organismus. Wahrscheinlich verdankt Heparin dieser Säurenatur seine verschiedenen spezifischen Effekte (Abb. 2).

Die gerinnungshemmende Wirkung von Heparin setzt nach intravenöser Injektion sofort ein, ist aber indirekter Natur; denn Heparin verstärkt die Aktivität von *Antithrombin III (AT III),* einem körpereigenen Hemmstoff der Blutgerinnung. Von der Hemmung durch Heparin/AT III betroffen sind u. a. die Gerinnungsfaktoren XII, XI, X, Kallikrein und Thrombin, mit dem Antithrombin einen inaktiven Komplex bildet.

Ein Vorteil bei der Anwendung von Heparin besteht darin, daß seine gerinnungshemmende Wirkung nach Belieben durch Neutralisation mit einem basischen Eiweißkörper, dem aus Fischsperma (Fischsamen) stammenden *Protamin,* wieder aufgehoben werden kann. – Heparin ist unwirksam, wenn es oral (durch den Mund) eingenommen wird; es muß daher intravenös oder subkutan injiziert werden. Da Heparin auch außerhalb des Körpers wirkt, kann es zur Gerinnungshemmung im extrakorporalen Kreislauf (bei Herzoperationen oder bei der Hämodialyse in der künstlichen Niere) verwendet werden. Zur Einschränkung von Thrombosen der großen Bein- und Beckenvenen sowie bei Lungenembolien wird wegen seines raschen Wirkungseintritts oft zuerst Heparin gegeben, gefolgt von einem der oral, aber erst nach 1–2 Tagen voll wirksamen Cumarine.

Bereits ausgesprochen kleine Heparindosen führen zu einer deutlichen Verstärkung der Hemmwirkung von Antithrombin auf den Gerinnungsfaktor X und auf Thrombin. Daher können *Minidosen von Heparin,* 10–12 Tage lang alle 8 oder 12 Stunden verabreicht, recht wirksam zur Verhütung der Bildung und Verschleppung von Blutpfröpfen (Thrombosen und Thromboembolien) eingesetzt werden. Dies ist besonders bei Operationen und Verletzungen von Personen mit erhöhtem Thromboserisiko von Bedeutung (hohes Alter, Herzinsuffizienz, Krampfadern, Fettleibigkeit, Schwangerschaft, Gebrauch östrogenhaltiger Mittel zur Empfängnisverhütung). – Abgesehen von seinen blutgerinnungshemmenden Eigenschaften, aktiviert Heparin in kleinsten Dosen die *Lipoproteinlipase,* ein Enzym, das den Blutfettspiegel bei bestimmten Formen der Blutfettschwemme als „Klärfaktor" zu senken vermag.

Durch die Injektion von Heparin kann es in seltenen Fällen zu allergischen Reaktionen, Haarausfall und bei Langzeitbehandlung zur Osteoporose (Knochengewebsschwund) kommen. Die durch Heparin bedingte erhöhte Blutungsgefahr muß als mit der therapeutisch erwünschten Gerinnungshemmung notwendigerweise verbundene Nebenwirkung in Kauf genommen werden.

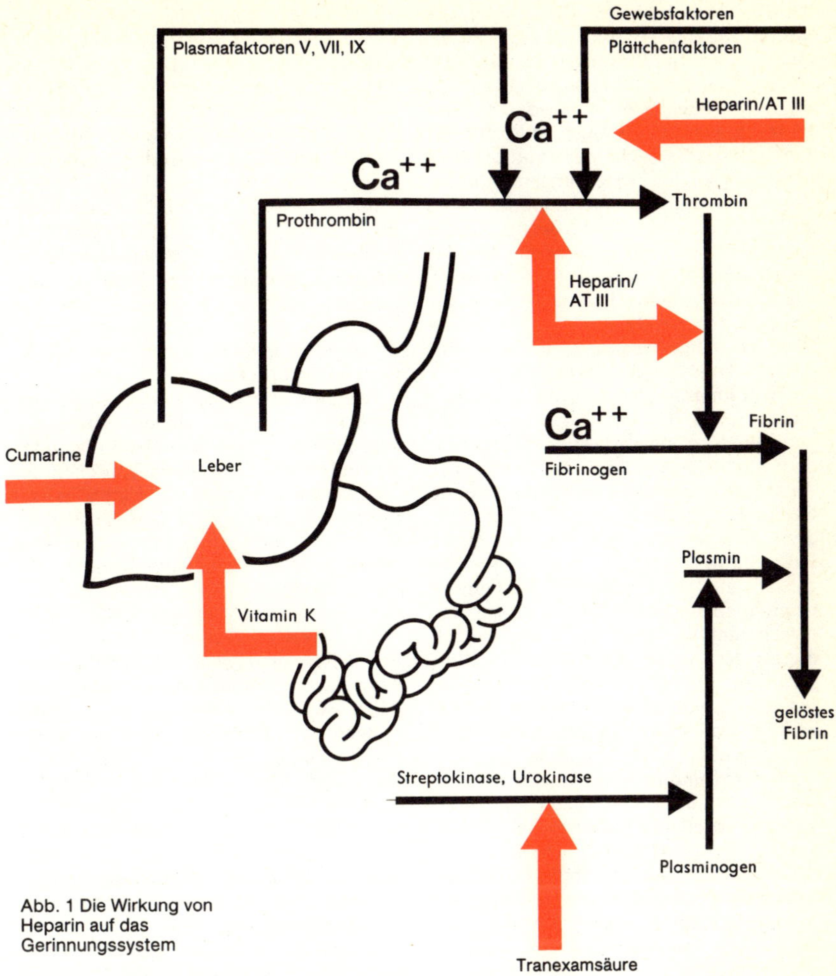

Abb. 1 Die Wirkung von Heparin auf das Gerinnungssystem

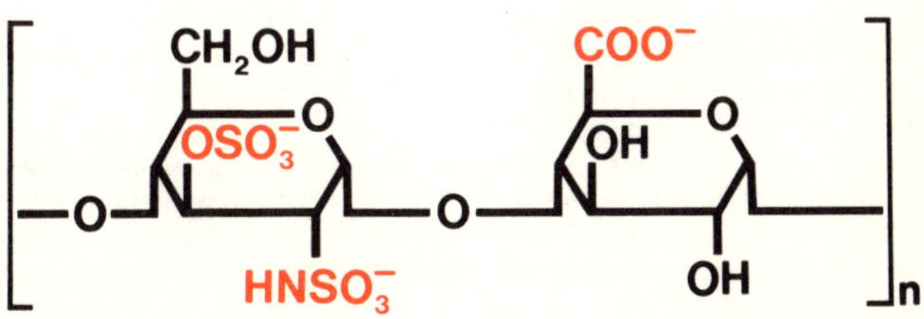

Abb. 2 Heparin

1924 wurde berichtet, daß Rinder, die faulen Süßklee gefressen hatten, an einem schweren Blutungsübel erkrankt waren. Später erkannte man, daß es sich dabei um einen Gerinnungsdefekt, und zwar v.a. um einen Mangel an Prothrombin, handelt. Ursache des Prothrombindefizits war eine Vergiftung mit Bishydroxycumarin, das im faulenden Klee aus Cumarin bzw. aus Hydroxycumarin entstanden war. Später wurden verschiedene Cumarinderivate als oral wirksame (durch den Mund einzunehmende) gerinnungshemmende Arzneimittel in die Therapie eingeführt (u.a. Phenprocoumon, Acenocoumarol, Warfarin).

Die *Cumarine* wirken (anders als Heparin; vgl. S. 82) im Reagenzglas nicht gerinnungsverzögernd. Dies erklärt sich dadurch, daß sie nicht (wie Heparin über AT III) fertige, in der Blutbahn kreisende Gerinnungsfaktoren inaktivieren, sondern die letzte Phase der Synthese dieser Faktoren in der Leber hemmen. Im Gegensatz zur ursprünglichen Vermutung ist nicht nur *Prothrombin* von dieser Synthesehemmung betroffen, sondern auch die für den Ablauf einer normalen Blutgerinnung unentbehrlichen *Plasmafaktoren* VII, IX und X. Die Folge des entstehenden Defizits an Gerinnungsenzymen ist schließlich eine Abnahme der aktivierten Thrombinmenge und damit eine *Verzögerung des eigentlichen Gerinnungsvorgangs*, der Umwandlung von Fibrinogen in Fibrin (vgl Abb. 1, S. 83).

Die nähere Analyse ihres Wirkungsmechanismus ergab, daß die Cumarine *Vitamin K* (ein Koenzym bei der Synthese von Prothrombin und anderen Gerinnungsfaktoren) aus der Leber verdrängen (Abb. 1). Dies geht u.a. daraus hervor, daß ganz ähnliche Gerinnungsdefekte wie nach Cumaringaben auch im Fall eines *Vitamin-K-Mangels* vorkommen können. Solche Mangelerscheinungen entstehen bei Störungen der Resorption des (fettlöslichen) Vitamins K aus dem Darm. Dazu gehören alle Beeinträchtigungen der Fettresorption, sei es durch eine Erkrankung der Darmschleimhaut oder eine Behinderung des für die Fettresorption unentbehrlichen Gallenflusses, etwa bei Verschluß der Gallenwege. Auch Leberzellschäden und die Abtötung der Vitamin K produzierenden Darmbakterien durch Breitbandantibiotika können die Blutgerinnung in Analogie zur Cumarinwirkung beeinträchtigen und so z.B. zur erhöhten Empfindlichkeit gegenüber oralen Antikoagulanzien führen (vgl. Abb. 2 und 3).

Die *Cumarinderivate* müssen bis zum Eintritt einer Gerinnungshemmung erst resorbiert werden und Vitamin K verdrängen; anschließend müssen noch die im Blut kreisenden Gerinnungsfaktoren verbraucht werden. Daraus wird verständlich, daß die oralen Antikoagulanzien erst nach ein bis zwei Tagen voll wirksam sind. Die Zwischenzeit wird in dringenden Fällen durch Heparininjektionen überbrückt.

Die *Anwendung der oralen Antikoagulanzien* ist v.a. in solchen Fällen angezeigt, in denen die Bildung oder Verschleppung von Blutpfröpfchen im Gefäßsystem (Thrombose, Embolie) verhindert werden soll (z.B. tiefe Venenthrombose mit der Gefahr einer Lungenembolie, Hirngefäßerkrankungen, Herzklappen- und Gefäßersatz; zur Therapie des Herzinfarkts vgl. S. 62).

Die *Nebenwirkungen der Cumarinderivate* leiten sich vor allem aus ihren erwünschten gerinnungshemmenden (und daher u.U. blutungsfördernden) Wirkungen ab. Zu fürchten sind vor allem Blutungen aus dem Magen-Darm-Kanal (besonders beim „stillen", d.h. nicht erkannten Magengeschwür), Blutungen in den ableitenden Harnwegen sowie Wundblutungen nach Operationen und Verletzungen. Zur Vermeidung solcher Zwischenfälle ist es wichtig, den *Prothrombinspiegel* im Blut während der Therapie durch den sog. *Quick-Test* routinemäßig zu überprüfen. Im Fall einer Überdosierung kann die allzu starke Wirkung der Cumarinderivate durch hohe Dosen von Vitamin K, abermals auf dem Wege einer Verdrängungsreaktion, wieder reduziert werden. Sofortigen Ersatz der fehlenden Gerinnungsfaktoren gewährleisten – ähnlich wie bei der Bluterkrankheit – in dringenden Fällen eine Bluttransfusion, die Infusion von Blutplasma oder eines Konzentrats der Vitamin-K-abhängigen Gerinnungsfaktoren. – Die Cumarine führen außerdem gelegentlich zu Übelkeit, Erbrechen, Diarrhö und Haarausfall.

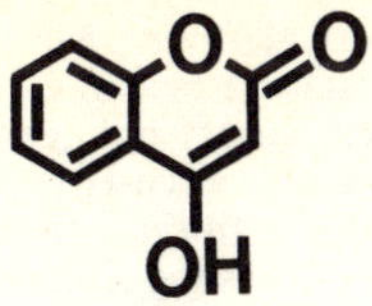

4-Hydroxycumarin

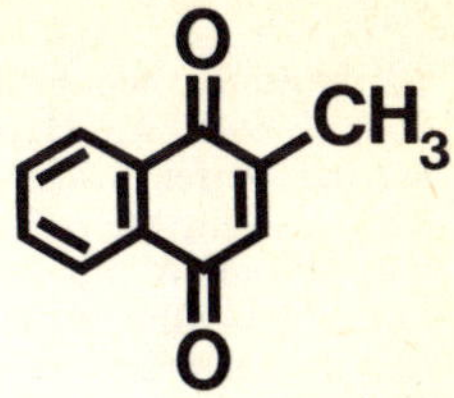

Vitamin K_3 (Menadion)

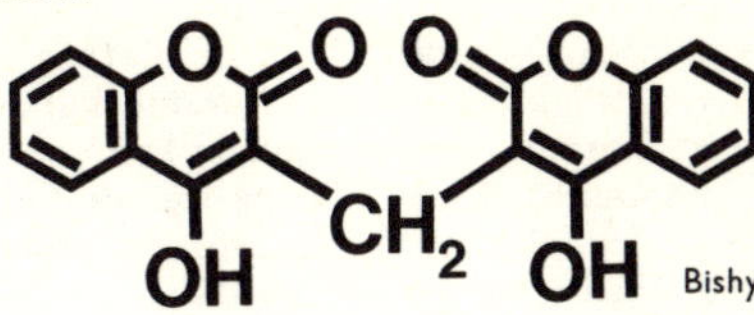

Bishydroxycumarin

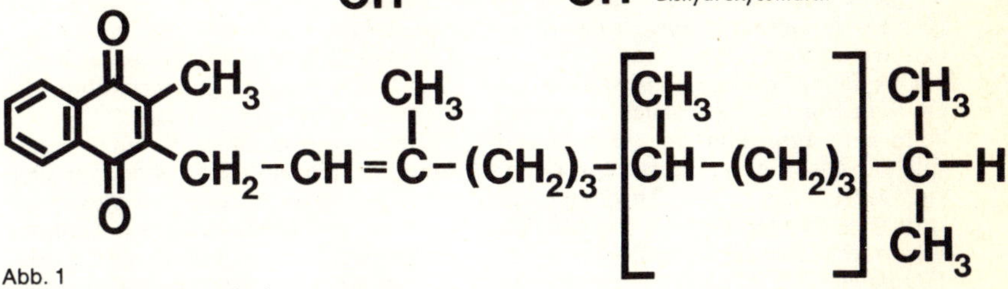

Abb. 1
Vitamin K_1 (Phytomenadion)

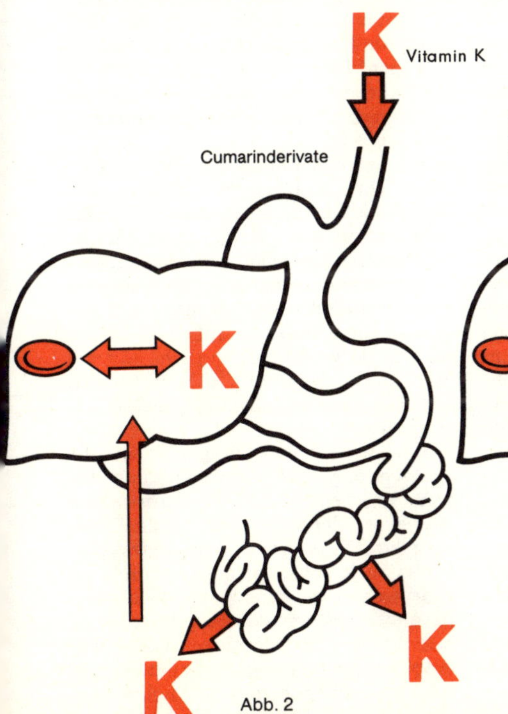

Abb. 2
Verdrängungsreaktion zwischen Cumarinderivaten und Vitamin K

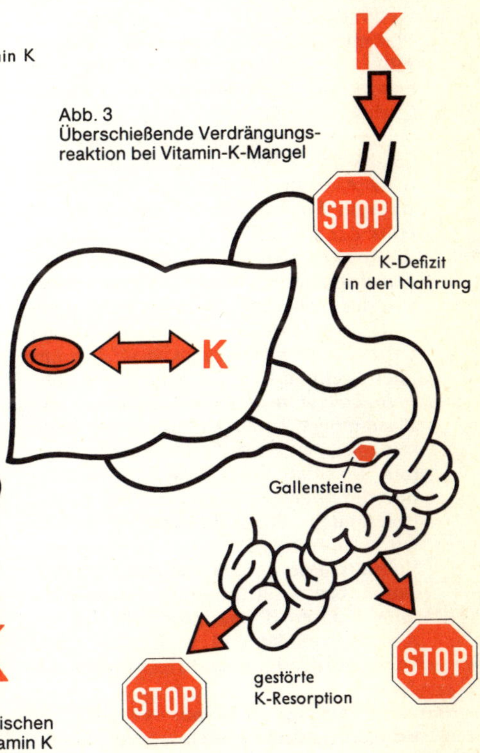

Abb. 3
Überschießende Verdrängungsreaktion bei Vitamin-K-Mangel

Gerinnselauflösende Arzneimittel (Fibrinolytika)

Gerinnungshemmende Stoffe *(Antikoagulanzien)* wie Heparin oder die Cumarine greifen in das *Gerinnungssystem des Blutes* ein; sie verhindern die Bildung von Thrombin und damit die Umwandlung von Fibrinogen in Fibrin (vgl. Abb. 1, S. 83). Ist es erst zur Ausbildung eines Gerinnsels im Blutgefäßsystem und zur Thrombose gekommen (vgl. S. 80), so können Antikoagulanzien zwar noch zur Verhütung weiterer Gerinnungsvorgänge eingesetzt werden, eine Auflösung bereits entstandener Blutpfröpfe ist mit ihrer Hilfe jedoch nicht möglich. Dazu muß das fibrinolytische (gerinnselauflösende) System des Blutes aktiviert werden:

Das *fibrinolytische System* ist nach dem gleichen Prinzip (wenn auch wesentlich einfacher) aufgebaut wie sein Gegenspieler, das Gerinnungssystem (Abb.; vgl. auch S. 83). Dem Thrombin entspricht hier als zentrales Enzym das *Plasmin* oder *Fibrinolysin.* Im Ablauf der *Fibrinolyse* kann man zwei Phasen unterscheiden: Zuerst wird das im Blut vorhandene inaktive *Plasminogen* zu Plasmin aktiviert. *Plasmin* zerlegt dann *Fibrin,* den Verfestiger des Gerinnsels, in unwirksame Spaltprodukte, worauf das Gerinnsel zerfällt.

Die *Aktivierung von Plasminogen* ist auf zweierlei Weise möglich: durch direkte Aktivatoren, die sog. *Fibrinokinasen,* und durch indirekte Aktivierung mit Hilfe der sog. *Lysokinasen. Direkte Aktivatoren* kommen in verschiedenen Organen des Körpers vor; sie können auch von den Zellen der Gefäßinnenhaut gebildet werden. Zu ihnen zählt die im Urin aufgefundene *Urokinase,* die aus Nierenzellkulturen gewonnen wird. Die *indirekten Aktivatoren* bilden zuerst mit Plasminogen einen Komplex, der dann seinerseits weiteres Plasminogen in Plasmin umwandelt. Zu diesen Stoffen gehört die *Streptokinase,* die aus betahämolysierenden Streptokokken gewonnen wird. *Fibrinolytika* wie Urokinase und Streptokinase werden v. a. zur Rekanalisation bzw. Auflösung von arteriellen oder venösen Blutgerinnseln in der unteren Extremität und im Becken sowie bei Lungenembolie und Herzinfarkt eingesetzt.

Plasmin greift nicht nur das fertige Fibringerüst, sondern auch Fibrinogen und einige andere Gerinnungsfaktoren an. Dies ist normalerweise ein Anzeichen dafür, daß sich die beiden Gegenspieler „Gerinnungssystem" und „gerinnselauflösendes System" wechselseitig kontrollieren. Wird das fibrinolytische System jedoch zur Auflösung von Gerinnseln eigens stimuliert, so kommt es als unerwünschte Nebenwirkung zu einer erhöhten Blutungsneigung, die sich z. B. bei intramuskulärer Injektion bemerkbar machen kann. – Streptokinase kann (als körperfremde Substanz) zu allergischen Reaktionen führen; bei längerer Behandlungsdauer spielen auch Antikörper, die Streptokinase inaktivieren, eine Rolle. – Die Wirkung von Urokinase kann im Blut durch einen Urokinaseinhibitor beeinträchtigt werden.

Gegen die erhöhte Blutungsneigung durch die Fibrinolytika können verschiedene *Hemmstoffe der Fibrinolyse* eingesetzt werden. Dazu gehören ε-Aminocapronsäure, Tranexamsäure und p-Aminomethylbenzoesäure als Hemmstoffe der Plasminogenaktivatoren sowie Aprotinin, das u. a. die fibrinspaltende Wirkung von Plasmin hemmt (Abb.). Es handelt sich dabei um Stoffe, die auch bei Krankheiten mit erhöhter Fibrinolyse (sog. hyperfibrinolytische Blutungen) wirksam sind.

Bei der Behandlung des Herzinfarkts steht der intravenösen Infusion von Streptokinase seit einiger Zeit die direkte Applikation in die Herzkranzgefäße *(intrakoronare Thrombolysetherapie)* gegenüber. Diese erfordert zwar hochspezialisierte technische Einrichtungen und insgesamt einen größeren Aufwand, scheint jedoch aufgrund der örtlich höheren Wirkstoffkonzentration (bei wesentlich höheren Reperfusionsraten) auch effektiver zu sein.

Eine neue Entwicklung zielt auf die gentechnologische Gewinnung und Anwendung eines *Gewebe-Plasminogen-Aktivators,* der sich bevorzugt an Fibrin anlagert. Die Konzentration dieses Aktivators wäre wegen seiner Spezifität für Fibrin dann im Bereich des Gerinnsels besonders hoch, so daß beim Herzinfarkt z. B. auch eine frühzeitige intravenöse Applikation in Frage käme; diese soll nach ersten Berichten tatsächlich effektiver sein als die intravenöse Zufuhr von Streptokinase.

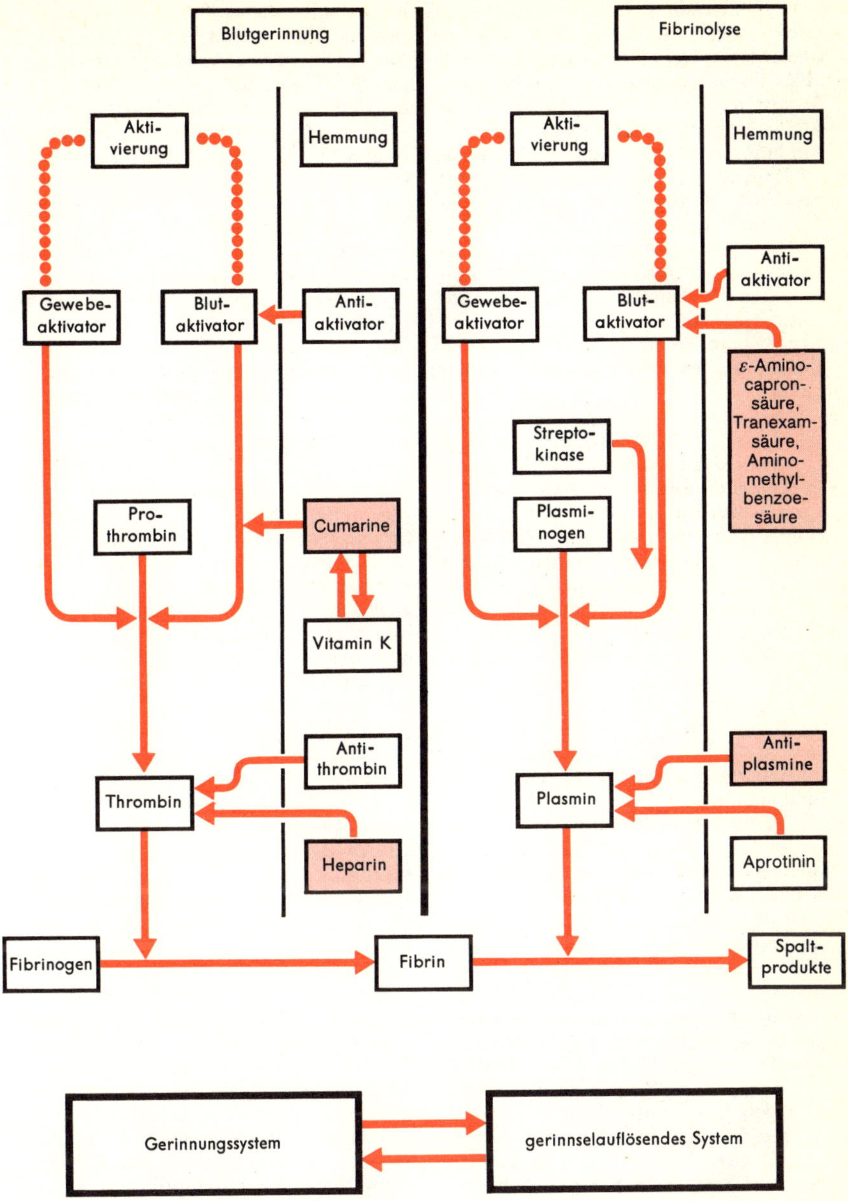

Abb. Gleichgewicht zwischen Blutgerinnungssystem und gerinnungsauflösendem System (modifiziert nach P. Matis)

Hustenreizstillende Mittel

Husten ist ein Schutzreflex des Organismus, der dazu dient, die Luftwege freizuhalten. Der einzelne Hustenstoß ist in Wirklichkeit eine explosiv verlaufende Ausatmung, die durch Reizung der Atemwegsschleimhaut ausgelöst wird. Auf besonderen Nervenbahnen wird dieser Reiz dem Hustenzentrum im Gehirn zugeleitet. Vom Hustenzentrum erfolgt dann der Befehl zu einer heftigen unwillkürlichen Kontraktion der Ausatmungsmuskulatur. Durch solche meist salvenförmigen Hustenstöße können Fremdkörper (z. B. mit der Atemluft aufgenommener Staub), Schleim und Eiter aus den großen Luftwegen herausgeschleudert werden.

Die weitaus meisten *hustenreizstillenden Mittel (Antitussiva)* greifen zentral, d. h. am Hustenzentrum im verlängerten Rückenmark, an (Abb.). Dabei wird die Ursache des Hustens, etwa eine Entzündung der Luftröhrenschleimhaut, nicht direkt beeinflußt. Doch können sie dafür sorgen, daß die entzündete Schleimhaut durch Unterdrückung der Hustenstöße zur Ruhe kommt. Die Anwendung solcher *zentral dämpfender Hustenmittel* ist oft bei „trockenem" Husten angezeigt, etwa zu Beginn einer Bronchitis, wenn vorerst nur geringe Schleimmengen produziert werden. In solchen Fällen stellt das häufige und durch die mangelnde Schleimproduktion nutzlose Husten einen zusätzlichen Reiz für die Schleimhäute dar und belastet überdies auch noch das Allgemeinbefinden und die Nachtruhe des Betroffenen.

Hustenreizstillende Mittel sind auch angezeigt, wenn andauernder Husten den Kreislauf allzu sehr belastet oder quälender Hustenreiz nicht von den „freizuhustenden" Atemwegen selbst, sondern von benachbarten Organen oder Geweben ausgeht, so z. B. von Rippenbrüchen, einer Rippenfellentzündung oder von Geschwülsten im Brustraum. Die gleichzeitige Einnahme von hustenreizstillenden Mitteln und von schleimlösenden Mitteln (Expektoranzien; vgl. S. 90) ist nicht nur widersinnig, sondern u. U. auch gefährlich, da der durch das Expektorans gelöste Schleim dann durch den Hustenreflex nicht aus den Atemwegen entfernt wird.

Zahlreiche hustenreizstillende Mittel sind *Opiumalkaloide* oder synthetisch hergestellte Verwandte des Morphins *(Opioide)*. So kommt z. B. auch *Codein (Kodein)* neben zahlreichen anderen Alkaloiden im Opium vor. Im Körper werden durch chemische Umsetzung aus Codein geringe Mengen von Morphin freigesetzt. Bei oraler Zufuhr ist die von Codein ausgehende Suchtgefahr jedoch sehr gering. Neben der hustenstillenden Wirkung, die im Vordergrund steht, hat Codein auch einen – im Vergleich zu Morphin allerdings geringen – schmerzstillenden und einen obstipierenden (stopfenden) Effekt (vgl. S. 94). – Ähnlich wie Codein wirkt *Dihydrocodein*. Beide werden – wie alle mit Morphin verwandten Stoffe – wegen ihrer atemdepressiven Wirkung bei Kleinkindern und älteren Menschen nur zurückhaltend eingesetzt.

Auch *Dextromethorphan*, das keine analgetische (schmerzstillende) Komponente aufweist, hat nur ein sehr geringes Suchtpotential. *Hydrocodon* und *Thebacon* dagegen wirken deutlich stärker analgetisch als z. B. Codein und unterliegen wegen ihres Suchtpotentials der Betäubungsmittel-Verschreibungsverordnung. Sie sind daher schwersten Fällen (insbesondere bei Tumorkranken) vorbehalten.

Suchtgefahr besteht auch bei der Anwendung von *Normethadon*, das in Kombination mit einem schleimhautabschwellenden Mittel im Handel ist.

Noscapin (Narcotin), ein weiteres Alkaloid des Opiums, ist chemisch nicht mit Morphin, sondern mit Papaverin verwandt. Es wirkt hustendämpfend, hat aber weder schmerzstillende noch atemdepressive, stopfende oder suchtauslösende Eigenschaften.

Schließlich gibt es noch eine Reihe weiterer synthetischer Antitussiva, wie z. B. *Pipazetat*, *Clobutinol* und *Pentoxyverin*, die, wenn sie wirken, u. U. den Vorteil geringerer Nebenwirkungen bieten.

Eine Sonderstellung hinsichtlich seines Angriffspunktes nimmt *Benzonatat* ein, das die Hustenstärke durch Hemmung von dehnungsempfindlichen Rezeptoren im Lungengewebe vermindern soll (Abb.).

Im Hinblick auf die aktive *Teilnahme am Straßenverkehr* ist zu beachten, daß die meisten hustenreizstillenden Mittel die Wirkung von Alkohol verstärken.

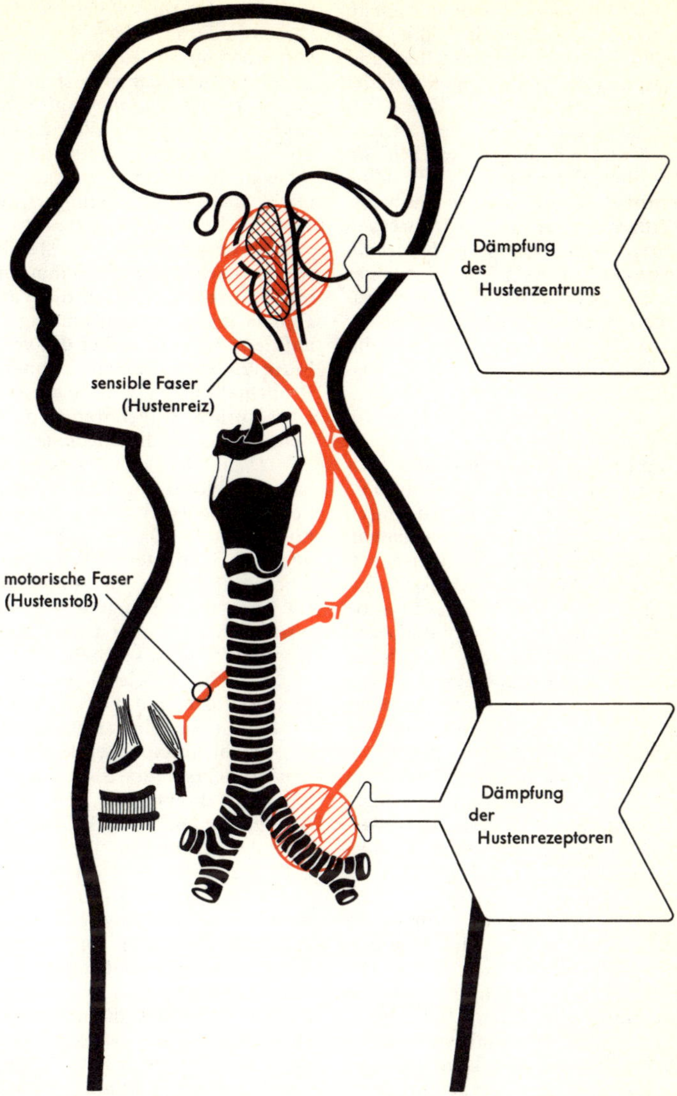

Abb. Angriffspunkte hustenreizstillender Mittel

Schleimlösende Mittel

Der *Atmungstrakt* ist mit einer dünnen *Schleimschicht* ausgekleidet, die von oberflächlichen sog. Becherzellen und von Drüsen in tieferen Zellagen gebildet wird. Andere Zellen der Bronchialschleimhaut tragen bewegliche Fortsätze (Zilien), die dazu dienen, diesen Schleim und mit ihm Fremdkörper, z. B. feine Staubpartikel, in die großen Luftwege zu befördern, wo er abgehustet werden kann (sog. *Flimmerepithel*). *Bronchialschleim* besteht aus zwei Schichten, einer unteren *Solphase*, in der die Zilien „rudern", und einer zähen oberen *Gelphase*, die mundwärts bewegt wird. Der Schleim besteht insgesamt (neben 95–98% Wasser) vor allem aus Glyko- und Mukoproteinen und enthält auch Abwehrstoffe (Immunglobuline).

Störungen des Gleichgewichtes zwischen Schleimproduktion, Schleimtransport und Abhusten können u. a. durch Änderungen der Schleimbeschaffenheit, etwa durch Zunahme der Gelschicht bei Entzündungen der Bronchialschleimhaut, und/oder durch ungenügende Flimmertätigkeit (auch bei inhalierendem Rauchen) bedingt sein. In solchen Fällen kann eine Behandlung erforderlich, ja dringend geboten sein, da dicke Schleimschichten zusammen mit der oft gleichzeitigen Anschwellung des Bronchialepithels die Lungenventilation behindern. Ziel der Behandlung ist – abgesehen von Maßnahmen gegen die jeweilige Ursache der Störung – eine Verflüssigung der zähen Schleimmassen durch *schleimlösende Mittel (Expektoranzien, Sekretolytika, Mukolytika),* womöglich bei verbesserter Tätigkeit des Flimmerepithels (*Sekretomotorika;* Abb.). Die Kombination von Expektoranzien mit hustendämpfenden Mitteln (Antitussiva) ist sinnlos, durch die damit verbundene Unterdrückung des Abhustens flüssiger Schleimmassen u. U. sogar gefährlich.

Schleimlösende Mittel erleichtern das Abhusten von zähflüssigem Schleim. Die Beschaffenheit des Bronchialschleims kann durch zweierlei Maßnahmen verbessert werden: durch vermehrte Wasserausscheidung der Drüsenzellen oder durch Verminderung des Vernetzungsgrades der im Schleim enthaltenen Glyko- und Mukoproteine. Dementsprechend wirken Sekretolytika am besten bei *reichlicher Flüssigkeitszufuhr*, die u. U. bereits in Form *heißen Bronchialtees* allein wirksam ist. Eine der ältesten Behandlungsmöglichkeiten stellt die *Inhalation von Wasserdampf salzhaltiger Lösungen* dar. Dabei ist allerdings fraglich, ob der inhalierte Wasserdampf auch schlecht belüftete Lungenpartien erreicht, wo seine schleimverflüssigende Wirkung besonders erwünscht wäre.

Manche schleimlösende Medikamente wirken nach oraler Einnahme indirekt-reflektorisch: Sie reizen die Vagusendigungen in der Magenwand und führen auf dem Reflexweg über das verlängerte Mark zu einer Sekretionszunahme der Bronchialschleimhaut. Zu dieser Art von Expektoranzien gehören u. a. *Ipecacuanha, Guajakol,* die *Saponine* und *ätherische Öle.* – *Anorganische Salze* wie Ammoniumchlorid und Kaliumjodid sollen die Bronchialsekretion – nach Resorption aus dem Darmkanal – außerdem auch auf direktem Weg stimulieren. Überhöhte Dosen von Ammoniumchlorid können allerdings – vor allem bei Nierenschäden – zur Übersäuerung des Körpers (Acidose) führen.

Ätherische Öle wie Thymianöl, Anisöl, Pfefferminzöl und Eukalyptusöl haben neben einer schleimverflüssigenden auch eine leicht krampflösende Wirkung auf den Bronchialbaum. Sie kommen bei Inhalation direkt mit der Bronchialschleimhaut in Kontakt, werden (nach Einnahme oder Einreiben in die Haut) z. T. aber auch über die Lunge ausgeschieden. Bei Säuglingen und Kleinkindern steht ihrer Anwendung das gelegentliche Auftreten von Atemnot und Erregungszuständen entgegen.

Bromhexin und *Ambroxol* steigern u. a. die Sekretion des dünnflüssigen Bronchialsekretanteils. *N-Acetylcystein, Carbocistein* und *Mesna* verflüssigen den Schleim durch Spaltung schwefelhaltiger Querbrücken. Sie können (wie Ambroxol und Bromhexin) auch inhaliert und damit direkt zur Wirkung gebracht werden.

Die Tätigkeit des Flimmerepithels wird durch zahlreiche der angeführten Expektoranzien gesteigert, so z. B. durch Guajakol, ätherische Öle, Bromhexin und Ambroxol.

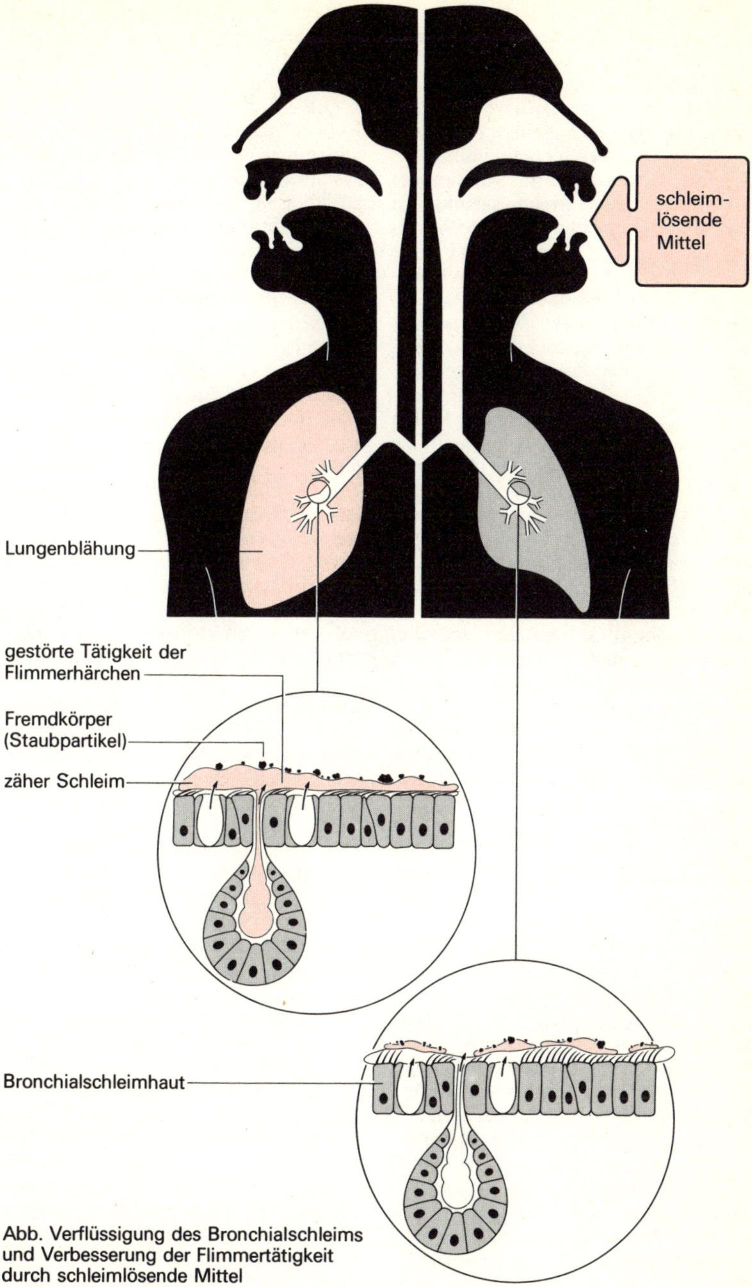

Abb. Verflüssigung des Bronchialschleims und Verbesserung der Flimmertätigkeit durch schleimlösende Mittel

Die Behandlung des Bronchialasthmas

Unter *Bronchialasthma* versteht man das anfallsartige Auftreten von Atemnot. Es beruht einerseits auf einem Krampf der Bronchialmuskulatur, vor allem im Bereich der feineren Luftröhrenverzweigungen, andererseits auf einer Verlegung der Atemwege durch Schleimhautanschwellung und vermehrte Schleimproduktion. Da die Einatmungsmuskeln stärker sind, ist in erster Linie die Ausatmung erschwert, der Brustkorb ist bis zur Lungenblähung erweitert, und die Kranken ringen keuchend nach Luft.

An der *Entstehung des Bronchialasthmas* sind zumeist mehrere Faktoren beteiligt. Oft liegt der Erkrankung ein allergisches Geschehen (Überempfindlichkeit gegen Tierhaare, Federn, Pollen blühender Gräser oder Schimmelpilze im Hausstaub) zugrunde. Auch häufig wiederkehrende Entzündungen der oberen Luftwege können eine auslösende Rolle spielen. Seelische Belastungen (Angst, Spannung und ungelöste Konflikte) verstärken vor allem die durch andere Faktoren ausgelösten Anfälle. In der Folge kommt es dann zum Überwiegen des Vagusnervs, der die Bronchien zur Kontraktion (Zusammenziehung) bringt, über den Sympathikus, der sie erweitert. Im Falle einer Allergie werden durch die Antigen-Antikörper-Reaktion bronchienverengernde Mittlersubstanzen (Mediatoren) wie Histamin, Serotonin, Leukotriene und Bradykinin freigesetzt.

Die *Behandlung des Bronchialasthmas* zielt einerseits auf die Unterbrechung des akuten Anfalls (Abb.), andererseits auf die Herabsetzung der Anfallsneigung. Im *akuten Anfall* versucht man, den Einfluß des Sympathikus gegenüber dem Vagus zu verstärken. Ein bronchienerweiternder Effekt ist von den Sympathikuswirkstoffen (*Sympathikomimetika;* vgl. S. 38) zu erwarten, die mit den β_2-Rezeptoren auf den Membranen der glatten Muskelzellen im Bronchialbaum reagieren. Dies ist u. a. bei Adrenalin, Isoprotenol und Orciprenalin der Fall, die allerdings auch auf die β_1-Rezeptoren des Herzens, Adrenalin außerdem auf die α_1-Rezeptoren der Blutgefäße einwirken. Dagegen sollen verschiedene neue „bronchoselektive" Sympathikomimetika wie Fenoterol, Salbutamol und Terbutalin bei geeigneter Anwendung fast ausschließlich auf die β_2-Rezeptoren der Bronchialmuskulatur wirken, mit relativ geringem Effekt auf die β_1-Rezeptoren des Herzens.

Die Wirkung des *Vagus* kann durch *Anticholinergika,* z. B. Ipratropiumbromid, einen Verwandten des Atropins, abgeschwächt werden (vgl. Parasympathikolytika, S. 50). Solche Stoffe wirken langsamer aber länger als die β_2-Sympathikomimetika.

Deutlich bronchialerweiternde Substanzen sind schließlich auch *Theophyllin* und seine wasserlöslichen Derivate (z. B. Theophyllin-Ethylendiamin), die den Einfluß des Sympathikus auf den Stoffwechsel der Bronchialmuskelzellen verstärken. Theophyllin und die Sympathikuswirkstoffe vermindern neben ihrer direkten Wirkung auf die Bronchialmuskulatur außerdem auch noch die Freisetzung von Mittlerstoffen aus den Mastzellen (s. unten).

Die β_2-Sympathikomimetika und auch Ipratropiumbromid können durch Inhalation (z. B. in Form eines Dosieraerosols) auch direkt in den Bronchialbaum eingebracht werden, mit dem Vorteil einer raschen und stärkeren Wirkung bei geringeren Nebenwirkungen. – Sind die übrigen Medikamente nur ungenügend wirksam, werden außerdem *Corticosteroide,* eventuell ebenfalls durch Inhalation, verabreicht. – Beim lebensbedrohlichen *Status asthmaticus,* einem stundenlang anhaltenden, schweren Asthmaanfall, kann die intravenöse Zufuhr von β_2-Sympathikomimetika, Theophyllin und Corticosteroiden lebensrettend sein. Sie wird gewöhnlich mit Sauerstoffzufuhr und – bei starker Unruhe – einem Sedativum kombiniert.

Zur *Verminderung der Anfallshäufigkeit* kommt im Falle einer *Allergie* – nach Feststellung der auslösenden Ursache durch geeignete Testmethoden – außer der Vermeidung des Allergens (Allergenkarenz) eine *Hyposensibilisierung* in Betracht (vgl. S. 218). *Cromoglicinsäure* vermindert die Freisetzung von bronchienverengernden Mittlerstoffen aus den Mastzellen, *Ketotifen* ist außerdem ein Antihistaminikum (vgl. S. 220). – Zur Behandlung mit schleimlösenden Mitteln vgl. S. 90.

Abb. Arzneimittel zur Behandlung des Bronchialasthmas

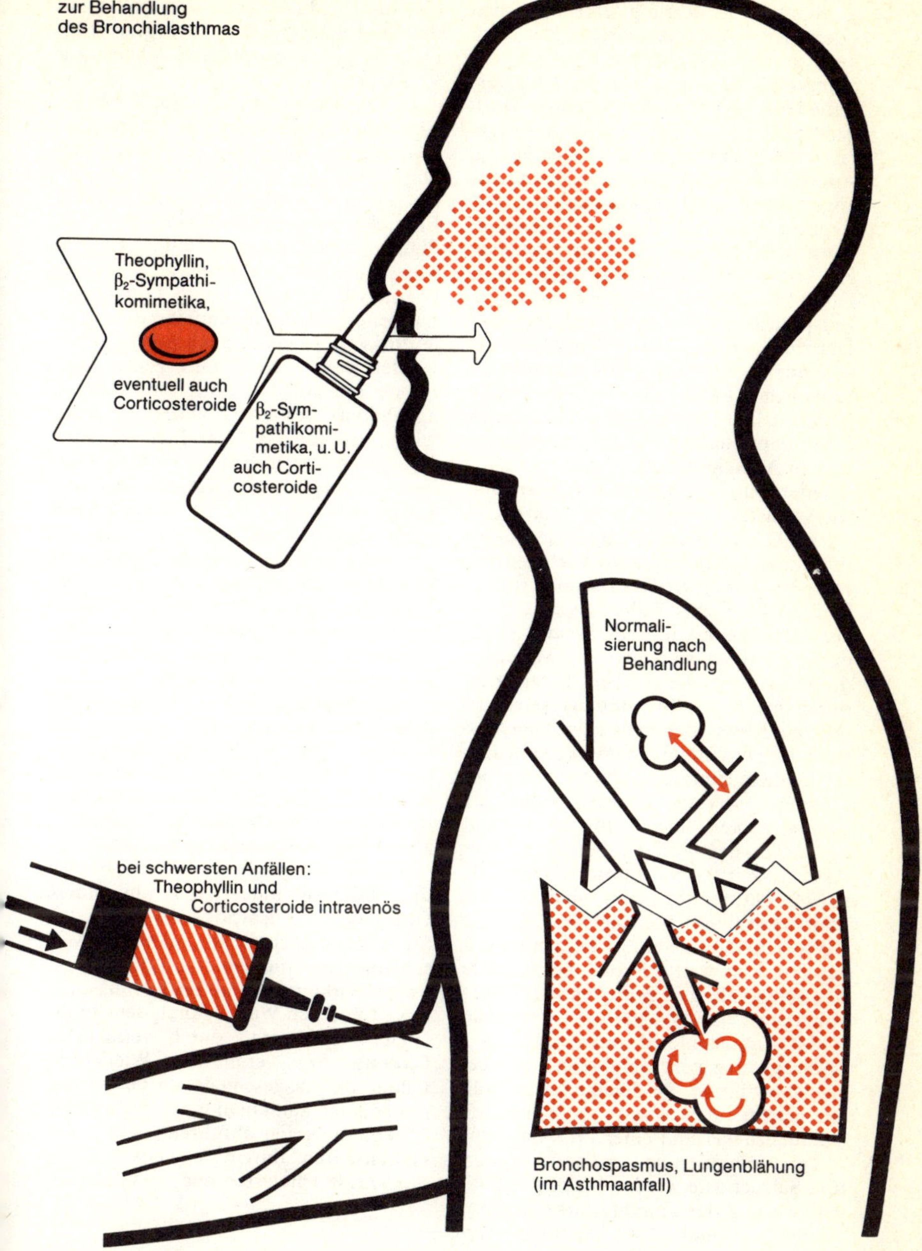

Mittel gegen Durchfall

Durchfall oder *Diarrhö* nennt man die zu häufige Entleerung eines weichen oder wäßrigen Stuhls. Durchfall ist keine eigenständige Krankheit, sondern ein Symptom (Krankheitszeichen), das verschiedene Ursachen haben kann. Dazu gehören u. a. Fehlsteuerungen des vegetativen Nervensystems infolge Erregung, Angst und Nervosität (z. B. Examensangst), bakterielle Infektionen (Cholera, Typhus, Paratyphus, Ruhr, die sog. Sommer- oder Reisediarrhö), Allergien (gegen Milch, Fisch, Obst, Pilze u. a.) sowie Hormon- und Stoffwechselstörungen. Entsprechend zielt die Behandlung einer Diarrhö in erster Linie auf die zugrundeliegende Störung oder Grundkrankheit. In manchen Fällen, so vor allem bei rein funktionellen Störungen, kommt auch eine symptomatische Therapie mit stopfenden Arzneimitteln in Betracht.

Jeder Durchfall geht mit Wasser- und Salzverlusten einher, die bei anhaltend starker Diarrhö durch mangelnde Gefäßfüllung zum Kollaps, zum Versagen der Nieren und zum Kreislaufschock führen können. In solchen Fällen ist ein ausreichender *Wasser-* und *Salzersatz* erforderlich. Früher war man der Meinung, die Flüssigkeitsverluste bei Cholera z. B. durch intravenöse Infusionen ersetzen zu müssen. Inzwischen hat sich gezeigt, daß trotz der Durchfälle *Salzlösungen* in ausreichendem Umfang auch vom Darm her resorbiert werden können, wenn sie *Traubenzucker (Glucose)* enthalten. Traubenzucker hat hier die Funktion eines Aktivators der Natriumresorption, da sowohl Natriumionen als auch Glucose über denselben Mechanismus in die Darmwanddeckzellen aufgenommen werden. Eine weltweit auch bei Cholera bewährte wäßrige Lösung enthält 0,35% Kochsalz, 0,25% Natriumbicarbonat, 0,15% Kaliumchlorid und 2% Glucose. Diese Lösung wird verabreicht, bis der Durst gestillt ist. Bei leichten Durchfällen genügt auch Wasser oder Tee mit Traubenzucker und einer Prise Salz.

Zur Verhinderung größerer Wasser- und Salzverluste werden (nach sorgfältiger Klärung der Durchfallursache) vorübergehend außerdem eventuell *stopfende Arzneimittel (Obstipanzien)* eingesetzt. Sie können (z. B. auf Reisen) auch zur Reduzierung der Stuhlgangshäufigkeit dienen. Dem steht allerdings entgegen, daß Stopfmittel gleichzeitig auch die Ausscheidung der Erreger und damit den Krankheitsverlauf verzögern können. Folgende Stopfmittel stehen zur Verfügung:

Opium und die *Opioide* (vgl. S. 208) erzielen ihren stopfenden Effekt durch ihre Wirkung auf die glatte Muskulatur des Darmrohrs. Sie verlangsamen die Darmpassage und erlauben so eine stärkere Eindickung des Darminhaltes. Zur Verfügung stehen Opiumtinktur, die 1% Morphin enthält, Codein (vgl. S. 88), Diphenoxylat, Difenoxin und Loperamid. Diphenoxylat und Difenoxin besitzen allerdings ein gewisses Suchtpotential; sie werden daher zum Schutz gegen Mißbrauch nur in Kombination mit Atropin angeboten. Besonders geringe Nebenwirkungen auf das Zentralnervensystem soll das schwerlösliche Loperamid haben. – Morphin und die mit ihm wirkungsverwandten Stoffe werden bei Kleinkindern und älteren Menschen wegen ihres atemdepressiven Effekts nur zurückhaltend eingesetzt.

Pektinhaltige Stoffe (die sog. *Muzilaginosa*) sollen im Darm eine schleimhautschützende Schicht bilden. – *Tanninpräparate* üben (aufgrund ihrer eiweißfällenden Wirkung) eine adstringierende (zusammenziehende) Wirkung aus; sie kommen daher bei entzündlich bedingten Durchfällen in Frage. Da Gerbsäure selbst die Leberzellen schädigt, werden nur schwer resorbierbare Verbindungen, z. B. Tanninalbuminat, verwendet.

Medizinische Kohle und *Kaolin* binden durchfallauslösende Toxine (und andere Gifte) durch Adsorption (Anlagerung). Sie erhöhen auch die Festigkeit der Ausscheidungen, sind jedoch oft nur von geringer Wirkung auf die Entleerungshäufigkeit und den Wassergehalt der Stühle.

Ist eine Diarrhö durch vermehrten Gallefluß bzw. verminderte Wiederaufnahme der ausgeschiedenen Gallensäuren bedingt, kann man versuchen, die im Dickdarmbereich abführend wirkenden Gallensäuren durch *Ionenaustauscherharze*, z. B. Cholestyramin, zu binden.

Abführmittel

Abführmittel (Laxanzien, Laxantia, Laxativa) regen die Darmtätigkeit an und beschleunigen sie. Die Darmtätigkeit wird normalerweise durch eine bestimmte Darmfüllung in Gang gehalten, bei der es infolge Dehnung der Darmwand zu vermehrten Darmbewegungen kommt. Zur Erzielung abführender Wirkungen wird vor allem dieser natürliche Entleerungsmechanismus nachgeahmt (Abb. 1). In diesem Sinne werden folgende *Typen von Abführmitteln* unterschieden: Füll- und Quellmittel quellen unter Aufnahme von Wasser und vermehren so den Umfang des Darminhaltes beträchtlich. Abführsalze und andere osmotisch wirksame Abführmittel halten eine entsprechende Menge Lösungswasser in der Darmlichtung zurück und regen die Darmtätigkeit daher ebenfalls durch Zunahme der Wanddehnung an. Hydragoge Abführmittel schließlich verhindern die Eindickung des Darminhaltes durch Hemmung der Salz- und Wasserresorption bzw. durch den Einstrom von Flüssigkeit und Salzen in die Darmlichtung. Hinzu kommen Gleitmittel, die den Stuhl schlüpfrig machen, d. h. die Darmentleerung als solche erleichtern:

Die *Füll- und Quellmittel* Methylcellulose, Agar-Agar und Tragant sowie Weizenkleie und auch Leinsamen sind oder enthalten schwerverdauliche Polysaccharide, die, wie bereits erwähnt, den Darminhalt dadurch stark vermehren, daß sie unter Aufnahme von Wasser quellen. Um eine „Verkleisterung" während der Darmpassage und die damit verbundene Gefahr eines Darmverschlusses zu vermeiden, müssen Quellstoffe mit reichlich Wasser eingenommen werden. Zur Verringerung der erforderlichen Quellstoffmengen setzt man Quellmitteln häufig auch noch andere Abführmittel zu. Ähnlich wie Füllmittel bewirken auch *faserreiche Diäten* eine Zunahme des Stuhlvolumens bei beschleunigter Darmpassage (s. unten).

Abführsalze und andere schwer resorbierbare *osmotisch wirksame Abführmittel* steigern dadurch, daß sie eine ihrer Dosierung entsprechende Menge Lösungs-

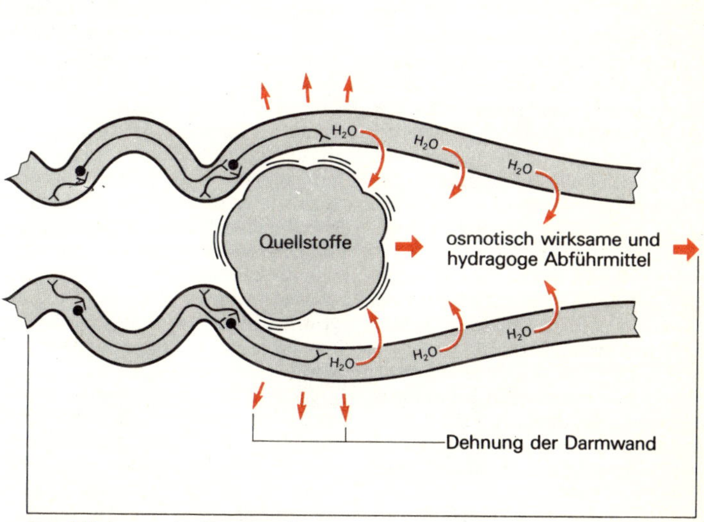

Abb. 1 Dehnung der Darmwand verstärkt die Darmtätigkeit

wasser in der Darmlichtung zurückhalten, den Füllungsdruck im Darmrohr und führen so – über die Wanddehnung – zur erwünschten Beschleunigung der Darmtätigkeit und Entleerung. Dabei ist es nicht gleichgültig, mit wieviel Wasser die Abführsalze eingenommen werden. Verabreicht man ausreichend Wasser, so braucht kein Wasser zum Ausgleich des osmotischen Drucks in die Darmlichtung verschoben zu werden. Nach Einnahme einer konzentrierten (hypertonen) Lösung, deren Gehalt an gelösten Teilchen weit über dem der Darmwandzellen und des Blutes liegt, wird nicht nur das getrunkene Wasser im Darm zurückgehalten, sondern zum Ausgleich zusätzlich auch noch Wasser in die Darmlichtung verschoben. Im ersteren Fall tritt die Abführwirkung entsprechend rascher, im zweiten langsamer ein. Auch ist u. U. der dem Körper Wasser entziehende (dehydrierende) Effekt der osmotisch wirksamen Abführmittel in Rechnung zu stellen, z. B. wegen erhöhter Thrombosegefahr.

Zu den *osmotisch wirksamen Abführmitteln* gehören *Natriumsulfat (Glaubersalz)* und *Magnesiumsulfat (Bittersalz),* beides Bestandteile von *Karlsbader Salz.* Sie wirken zuverlässig und ohne Nebenwirkungen, wenn der Darm anschließend entleert werden kann. Nach der Gabe von Natriumsulfat kann etwas Natrium, nach der Gabe von Magnesiumsulfat Magnesium resorbiert werden. Die Natriumaufnahme ist bei Herzinsuffizienz und Bluthochdruck unerwünscht. Magnesium kann bei unzureichender Nierenausscheidung zu Muskelschwäche, auch zu Muskellähmung führen (sog. Magnesiumnarkose).

Den Abführsalzen sind ihrer Wirkung nach die ebenfalls schwer resorbierbaren sechswertigen Alkohole *Sorbit* und *Mannit* recht ähnlich. *Lactulose,* ein synthetisches Disaccharid (Zweierzucker), wird im Dickdarm bakteriell u. a. zu Essigsäure und Milchsäure umgesetzt, die nur zum Teil resorbiert werden und sowohl osmotisch als auch durch ihre Säurenatur abführend wirken.

Verschiedene pflanzliche und auch synthetische Stoffe hemmen die Aufnahme von Natrium und von Flüssigkeit aus dem Darm; sie wirken antiabsorptiv. Hinzu kommt ein Einstrom von Flüssigkeit und von Salzen in die Darmlichtung; sie wirken demnach auch hydragog (oder sekretagog). Man faßt die Gruppe dieser Stoffe daher unter der Bezeichnung *hydragoge Abführmittel* zusammen. Zu dieser Abführwirkung über den Füllungs- und Dehnungszustand des Darmrohrs kommt bei manchen hydragogen Abführmitteln noch ein anregender Effekt auf die Darmmotorik hinzu. *Rizinusöl (Ricinusöl)* ist (über das Folgeprodukt *Ricinolsäure*) bereits im Dünndarm und daher relativ rasch wirksam. Wie jedes Öl regt Rizinusöl außerdem den Gallefluß und daher – über die Gallensäuren – auf einem weiteren Weg die Darmmotorik an. *Gallensäuren* selbst, die als körpereigene Abführmittel betrachtet werden könnnen, sind in verschiedenen als Digestiva empfohlenen Enzympräparaten und auch in Kombinationspräparaten mit Spasmolytika enthalten.

Im Gegensatz zur Ricinolsäure wirken die übrigen hydragogen Abführmittel erst im Bereich des Dickdarms. – Eine Reihe von Drogen, die als Abführmittel benutzt werden (Sennesblätter, Faulbaumrinde, Kreuzdornbeeren und Rhabarber), enthalten *Anthrachinonderivate* als wirksames Prinzip. Diese liegen dort an Zucker gebunden (als Glykoside) vor. Die zuckerfreien Anthrachinone, die sog. Emodine, müssen weiter durch Dickdarmbakterien erst in die eigentlich wirksamen Anthranole bzw. Anthrone umgewandelt werden. Dies alles macht verständlich, daß die Wirkung der *Anthrachinonglykoside* erst 6–10 Stunden nach der Einnahme eintritt. – Neben *pflanzlichen Extrakten* werden auch synthetische Anthrachinone verwendet, z. B. *Dantron,* das (als Nichtglykosid) etwas rascher wirkt.

Zu den *Diphenylmethanen* (oder *diphenolischen Abführmitteln*) gehören *Phenolphthalein,* das als Indikator den basischen Urin rosa oder rot färbt, und *Bisacodyl.* Solche Stoffe werden – z. T. in veränderter Form – im Dünndarm resorbiert und als gekoppelte Verbindungen mit der Galle wieder ausgeschieden, um schließlich (mikrobiell gespalten) im Dickdarm zur Wirkung zu kommen. Dieser Umweg über die Leber erklärt auch hier den um ca. 6–10 Stunden verzögerten Wirkungseintritt. – Im Unterschied dazu wird *Natriumpicosulfat,* ein Schwe-

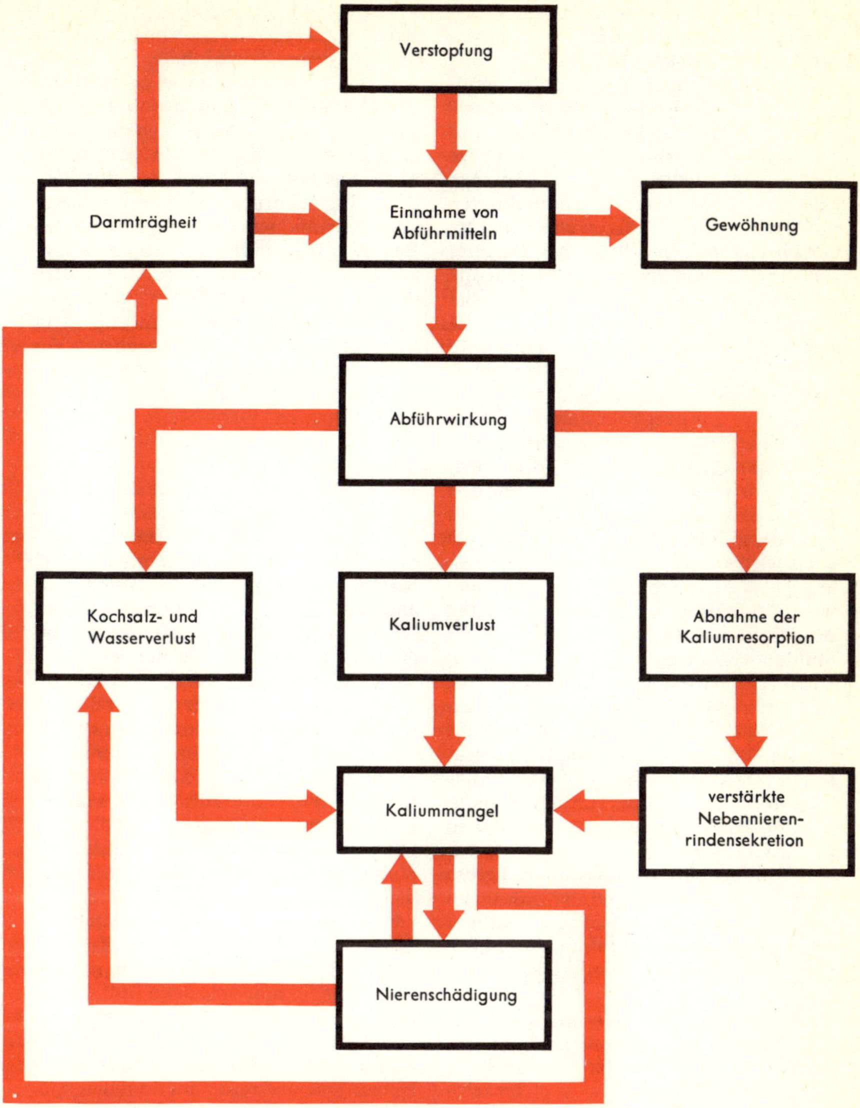

Abb. 2 Störungen des Salz-Wasser-Haushaltes
durch den Mißbrauch von Abführmitteln

felsäureester des Bisacodyls, nur in geringem Umfang resorbiert; es wirkt daher deutlich rascher abführend.

Zu den *Gleitmitteln* mit „Schmiereffekt" beim Stuhlgang gehört *Paraffinöl.* Es ist (als Mineralöl) unverdaulich und an sich nicht resorbierbar. Dennoch können feinverteilte Paraffintröpfchen durch die Darmwand hindurchtreten und (selten) Fremdkörperreaktionen im Bauchraum verursachen. Bei längerer Anwendung von Paraffinöl besteht die Gefahr von Mangelerscheinungen bezüglich der fettlöslichen Vitamine A, D, E und K, da diese, einmal in Paraffinöl gelöst, aus dem Öl nur schlecht resorbiert und in die Blutbahn überführt werden können. – *Docusat* (Natriumdioctylsulfosuccinat) ist eine nichtresorbierbare oberflächenaktive Substanz, die ebenfalls dazu verwendet werden kann, den Darminhalt weicher und gleitfähiger zu machen. – In Klistieren und Stuhlzäpfchen wird u. a. auch *Glyzerin (Glycerin)* angewendet; es regt – neben einem gewissen Schmiereffekt – durch Reizung der Mastdarmschleimhaut außerdem die Stuhlentleerung an.

Die *Nebenwirkungen der Abführmittel* sind bei richtigem Gebrauch relativ gering. Doch kann längerdauernder Mißbrauch von Laxanzien – wie jeder chronische Durchfall – zu schweren Funktionsstörungen führen, von denen manche auf den Darm zurückwirken und so zusätzliche Gründe zur fortwährenden Anwendung von Abführmitteln liefern (Abb. 2). Im Vordergrund der Störungen stehen Verluste von Natrium, Kalium und Calcium. Die Natriumverluste können – durch vermehrte Ausschüttung von Nebennierenrindenhormon – zu verstärkten Kaliumverlusten und damit zur Schwächung der Darmmuskulatur mit erneuter Darmträgheit führen. Der Kaliummangel kann vor allem bei gleichzeitiger Einnahme von Digitalispräparaten zur Behandlung einer Herzinsuffizienz gefährlich sein. Calciumverluste haben u. U. eine Entkalkung des Knochens mit Osteoporose (Schwund des festen Knochengewebes) zur Folge. Schließlich kommen bei chronischem Mißbrauch von Abführmitteln Eiweißverluste mit Abnahme der Bluteiweißwerte vor.

Abführmittel werden u. a. vor Magen- oder Darmoperationen und bestimmten Röntgenuntersuchungen angewendet. – Bei Vergiftungen werden zur Entfernung unerwünschten Darminhalts v. a. osmotisch wirkende Arzneimittel eingesetzt. – Bei Hämorrhoiden und Analfissuren sind zur Vermeidung schmerzhafter Stuhlgänge weiche Stühle erwünscht. Nach Operationen sowie bei Bruchleiden, Bluthochdruck und Arteriosklerose gilt es, die mit dem Pressen verbundenen Beschwerden bzw. Blutdruckschwankungen zu vermeiden. In solchen Fällen sind Gleit- und Füllmittel – unterstützt durch faserstoffreiche Ernährung – zur Erzielung weicher Stühle geeignet. – Vor allem osmotisch wirkende Arzneimittel werden bei Vergiftungen eingesetzt, um unerwünschten Darminhalt zu entfernen.

Ein besonderes Problem ist der *chronische Gebrauch* – besser Mißbrauch – von Abführmitteln bei „Darmträgheit". Dieser Mißbrauch ist so weit verbreitet, daß die Aufgabe des Arztes häufiger darin besteht, die Beendigung der Einnahme anzuraten als neue Abführmittel zu verschreiben. Von den Betroffenen wird oft übersehen, daß 2–3 Darmentleerungen in der Woche noch normal sein können und eine gewisse Darmträgheit in den meisten Fällen schon durch Änderung der Essens- und Lebensgewohnheiten beseitigt werden kann. Ballaststoffreiche Kost, ausreichende Zufuhr von Flüssigkeit, körperliche Tätigkeit und das Einüben bedingter Reflexe, auf die hin die Stuhlentleerung erfolgt, führen auf lange Sicht fast immer zum Erfolg. Wenn sich die Stuhlentleerung nach Absetzen der gewohnten Abführmittel nicht sofort einstellt, so liegt das daran, daß nun eine gewisse Zeit zur hinreichenden Füllung des Darms notwendig ist. Hinzu kommt, daß sich der Darm erst wieder auf den natürlichen Füllungsreiz umstellen muß. – Neben solchen rein funktionellen Störungen gibt es chronische Verstopfungen recht unterschiedlicher Ursache (z. B. bei Leber- und Gallenerkrankungen, bei Einengung des Darmrohrs durch Narben oder Tumoren, bei Verkrampfungen des Dickdarms auch die sog. spastische Obstipation), bei denen u. U. dringend andere Behandlungsmaßnahmen erforderlich sind. Daher ist ohnehin vor dem Entschluß, Abführmittel einzunehmen, ärztlicher Rat erforderlich.

Mittel zur Behandlung des Magen- und Zwölffingerdarmgeschwürs

Ursache sowohl des *Magen-* als auch des *Zwölffingerdarmgeschwürs* ist eine Störung des Gleichgewichts zwischen Schutzmechanismen auf der einen und eventuellen Schädlichkeiten der Schleimhaut auf der anderen Seite. Zu den protektiven Mechanismen gehört vor allem die von den sog. Becherzellen abgesonderte zähe *Schleimschicht,* von der anzunehmen ist, daß sie die Schleimhautoberfläche des Magens und Zwölffingerdarms vor Selbstverdauung schützt. Zu den aggressiven Faktoren zählt in erster Linie die ätzende Wirkung der Salzsäure, die von den Belegzellen abgesondert wird. Die *Magensalzsäure* dient vor allem dazu, für das eiweißverdauende Enzym des Magens, Pepsin, das von den Hauptzellen gebildet wird, optimale Säuregrade (pH-Werte von 1,5–3,0) einzustellen. Zur Behandlung des Magen- und Zwölffingerdarmgeschwürs werden dementsprechend Mittel eingesetzt, die die Salzsäuresekretion des Magens vermindern oder die Schutzmechanismen der Schleimhaut unterstützen.

Die Saft- und *Säureproduktion des Magens* steht unter dem Einfluß von Gastrin, Histamin und Acetylcholin, die sich auf eine z. Z. noch nicht völlig geklärte Weise in ihrer Wirkung gegenseitig verstärken. *Gastrin,* ein Eiweißhormon aus den sog. G-Zellen der Magen- und Zwölffingerdarmschleimhaut, wird im Anschluß an die Nahrungsaufnahme – infolge Dehnung der Magenwand und Anstiegs des pH-Wertes – und besonders nach dem Genuß von Säurelockern wie Bohnenkaffee, Alkohol oder Gewürzen vermehrt freigesetzt. *Histamin* ist das Produkt von Zellen, die in der Nachbarschaft der säureproduzierenden Belegzellen vorkommen und Mastzellen ähnlich sind (vgl. S. 220). *Acetylcholin* schließlich ist der Überträgerstoff des Parasympathikus (hier Vagus), dessen Fasern sich in der Magenwand aufzweigen (Abb. 2a). Der *Vagus* vermittelt die

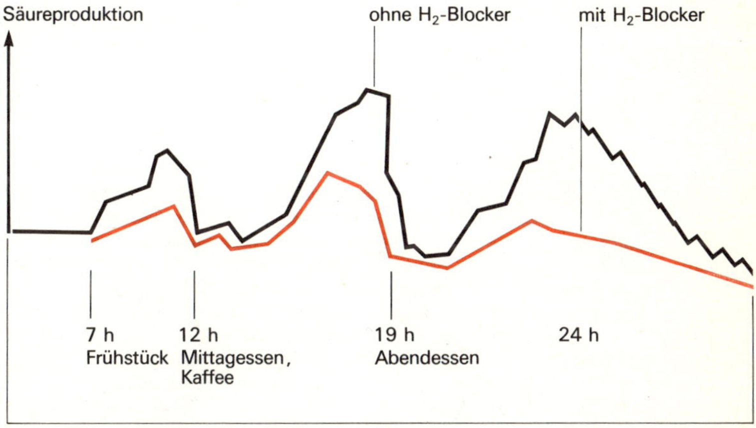

Abb. 1 Säureproduktion des Magens ohne und mit H_2-Blocker

nerval-reflektorische Aktivierung der Saft- und Säureproduktion des Magens und damit wohl auch die bestimmten psychischen Vorgängen zugeschriebenen Einflüsse auf die Entstehung von Magen- und Zwölffingerdarmgeschwüren (unstete, hektische Lebensweise, seelische Spannungen, Streß). – Gastrin, Histamin und Acetylcholin verstärken die Säureproduktion über jeweils besondere Rezeptoren in der Membran der Belegzellen (Abb. 2b). Daher können zur Verminderung der Säureproduktion und zur Behandlung des Magen- und Zwölffingerdarmgeschwürs Stoffe verwendet werden, die diese Rezeptoren blockieren. Hinzu kommt die Möglichkeit, die aggressive Salzsäure durch säureabstumpfende Mittel zu neutralisieren.

Histamin, das als Mittlerstoff (Mediator) aus Mastzellen und basophilen weißen Blutkörperchen freigesetzt wird, nimmt einerseits beim allergischen Geschehen (besonders bei der sog. Sofortreaktion und beim anaphylaktischen Schock) eine zentrale Stellung ein (vgl. S. 216). Die Substanz ist andererseits – neben bzw. mit Gastrin und Acetylcholin – für die normale und die gesteigerte Salzsäureproduktion von Bedeutung. Histamin hat auch insofern zwei Gesichter, als seine Wirkung auf manche Zielzellen (so vorwiegend bei Allergie) über *H_1-Rezeptoren*, auf andere dagegen, darunter die Belegzellen, über *H_2-Rezeptoren* vermittelt wird. Histaminwirkungen der ersten Art können durch *H_1-Blocker* (die klassischen Antihistaminika) unterdrückt werden. Gegen die durch H_2-Rezeptoren vermittelte Säuresekretion dagegen sind *H_2-Blocker* wie *Cimetidin* und *Ranitidin* wirksam, die Histamin aufgrund ihres ähnlichen Aufbaus (kompetitiv) von diesem Rezeptor verdrängen (Abb. 1). Die H_2-Blocker lindern den Ulkusschmerz und beschleunigen die Abheilung von Magen- und Zwölffingerdarmgeschwüren. Nebenwirkungen (Schwindel und andere zentrale Störungen, v. a. bei eingeschränkter Nierenfunktion; Hautausschläge; bei Männern antiandrogene Wirkungen, z. B. Gynäkomastie) traten während der Behandlung mit Cimetidin nur in 1 % der Fälle oder seltener auf. Über Ranitidin, das später eingeführt wurde, liegen z. Z. erst entsprechend weniger Erfahrungen vor.

Die peripheren Wirkungen von *Acetylcholin* können mit Hilfe von *Parasympathikolytika (Anticholinergika)* abgeschwächt werden. Im Gegensatz zu Atropin scheint *Pirenzepin* die („muscarinartigen") Acetylcholinrezeptoren in der Magenschleimhaut stärker zu blockieren als in anderen Organen, so daß seine Nebenwirkungen, z. B. auf die Speichelsekretion und die Naheinstellung des Auges, geringer sind (Mundtrockenheit, Sehstörungen). Wegen ihrer unterschiedlichen Angriffspunkte an den Belegzellen kann eine Kombination von Pirenzepin mit H_2-Blockern sinnvoll sein.

Zu einer Blockade der Gastrinrezeptoren von Belegzellen soll *Proglumid* führen. Im Stadium der Erprobung sind ferner Stoffe, die durch Hemmung des für die H-Ionen-Sekretion verantwortlichen Enzyms (K^+/H^+-ATPase) zu einer verminderten Salzsäureproduktion führen (Abb. 2).

Somatostatin, das – abgesehen vom Zwischenhirn – u. a. auch in der Wand des Magen-Darm-Kanals vorkommt, hemmt die Bewegungen und die Salzsäureprodukton des Magens. Es ist zur Stillung schwerer Ulkusblutungen mit Erfolg intravenös infundiert worden. Auch *Sekretin* kommt für eine solche Indikation in Frage.

Säureabstumpfende Mittel (Antacida) sind schwache anorganische Basen mehrwertiger Kationen (bes. von Calcium, Magnesium, Silicium und Aluminium), die sich zur Neutralisation der Magensalzsäure eignen. Wirksamkeit und Brauchbarkeit der Antacida hängen von ihrem Neutralisationsvermögen, der Geschwindigkeit ihrer Reaktion mit der Salzsäure im Verhältnis zur Verweildauer im Magen und schließlich davon ab, ob Anteile der verabreichten Stoffe aus dem Magen-Darm-Kanal resorbiert werden und dann vielleicht allgemein zur Wirkung kommen.

Bei richtiger Auswahl und Dosierung der Mittel durch Neutralisation der Magensalzsäure segensreich, können Antacida jedoch u. U. auch negativ auf den Gesamtorganismus zurückwirken. So gehen dem Organismus durch die Neutralisation der Magensalzsäure Säureäquivalente verloren; dies kann normalerweise über eine vermehrte Ausscheidung von Bicarbonatbase unter Zurückhaltung

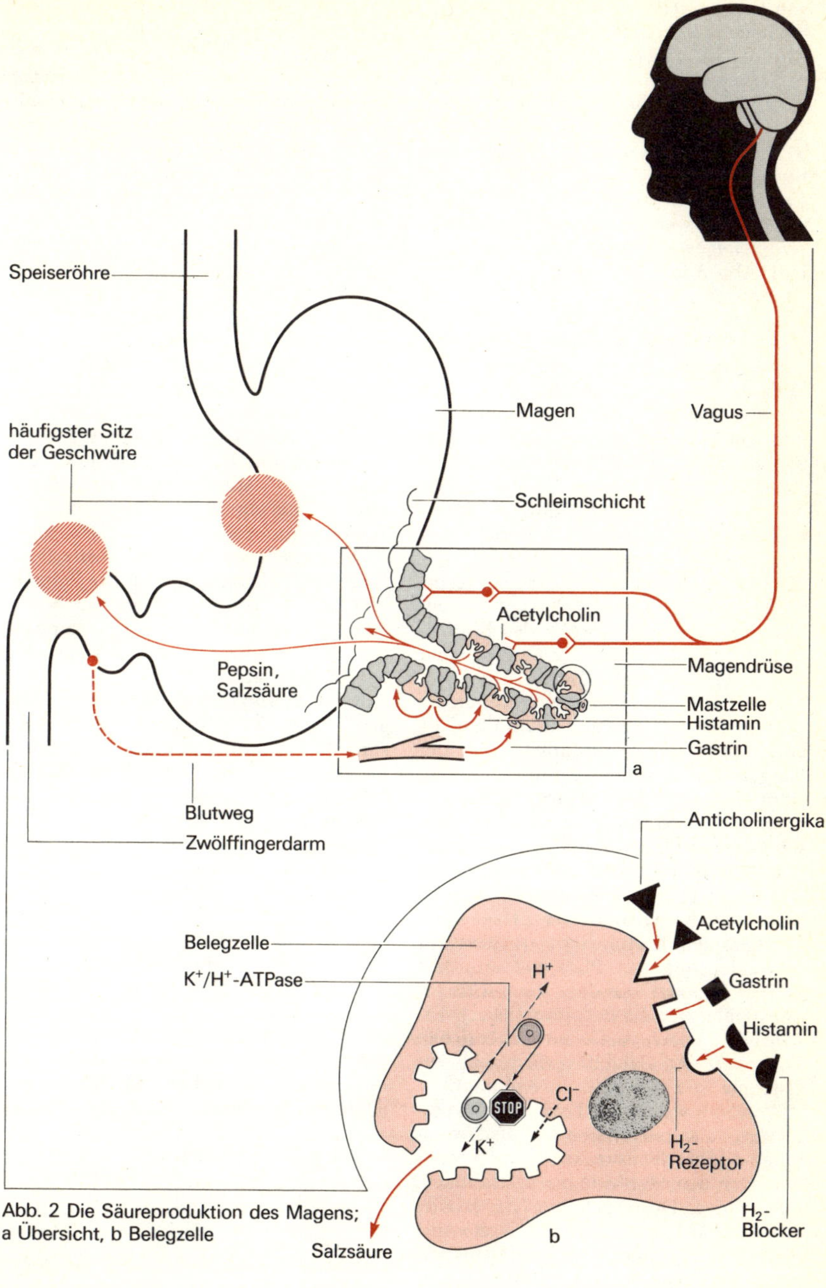

Abb. 2 Die Säureproduktion des Magens; a Übersicht, b Belegzelle

von H-Ionen (Protonen) durch die Nieren leicht ausgeglichen werden. Dagegen wird der Säure-Basen-Haushalt des Körpers wesentlich stärker belastet, wenn Anteile der (basischen) Antacida selbst aus dem Darm resorbiert werden. Dies ist bei *Natriumhydrogencarbonat* (sog. Bicarbonat, $NaHCO_3$) bis zu 100%, bei *Calcium-* und *Magnesiumverbindungen* zunehmend weniger und bei *Aluminiumverbindungen* nur noch zu etwa 1% der Fall (Abb. 3 und 4). Wegen seiner hohen Resorptionsquote, bei der auch die Kreislaufbelastung durch Natrium ins Gewicht fällt, und wegen der Freisetzung von Kohlensäure im Magen wird Natriumhydrogencarbonat kaum mehr verwendet. Weitere Folgen der Neutralisation von Magensalzsäure sind eine reaktive Zunahme der Säureproduktion bei steigendem pH-Wert des Mageninhaltes, die durch entsprechend höhere Gaben von Antacida überspielt werden kann, und eine beschleunigte Entleerung des Magens. Calcium, aus Antacida resorbiert, kann bei eingeschränkter Nierenfunktion zu einem Anstieg des Blutcalciumspiegels (u.a. mit der Gefahr einer Nierensteinbildung) führen. Die Einnahme von Magnesiumverbindungen geht mit der Neigung zu Durchfällen, die von Aluminiumverbindungen mit der Neigung zu Verstopfung einher. Magnesium kann nach der Resorption bei eingeschränkter Nierenfunktion zu Muskelschwäche und Muskellähmungen führen. Aluminium bildet mit Phosphat im Darm schwerlösliche Komplexe, die ausgeschieden werden. Dieser Effekt kann bei erhöhten Blutphosphatspiegeln zur Ausschleusung von Phosphat aus dem Körper benutzt werden. Er führt bei phosphatarmer (d.h. pflanzlicher) Ernährung jedoch u.U. zu schädlichen Phosphat- und Calciumverlusten bis zur Osteomalazie (Knochenerweichung).

Antacida werden in Form von Kautabletten, als pulverisierte Aufschwemmung oder in Gelform oft 1 und 3 Stunden nach den Mahlzeiten eingenommen. Bei richtiger Dosierung kann der zu diesem Zeitpunkt mit einem pH-Wert von 1 oft besonders saure Magensaft auf pH-Werte von etwa 3 bis 3,5 gebracht werden. Die Einnahme von Antacida ist auch vor dem Schlafengehen und dann angezeigt, wenn Ulkusschmerzen auftreten.

Zu den Stoffen, die zu einer *Verbesserung der Schleimhautschutzfunktion* führen, gehört *Carbenoxolon,* eine halbsynthetische Verbindung, deren Grundkörper aus der Süßholzwurzel (Lakritzenwurzel, Radix Liquiritiae) isoliert wurde. Carbenoxolon steigert die Schleimproduktion und hemmt außerdem den Abbau von (schleimhautschützenden) Prostaglandinen (vgl. S. 214). Carbenoxolon weist in seiner chemischen Struktur und in manchen Nebenwirkungen Ähnlichkeiten mit Aldosteron auf (Kochsalzretention, Ödeme; vgl. S. 106). – *Sucralfat,* ein basisches Aluminiumsalz von Saccharosesulfat, bildet einen gelartigen Niederschlag mit Eiweißstoffen und damit (bei Einnahme vor den Mahlzeiten) wahrscheinlich einen schützenden Überzug im Bereich geschädigter Schleimhautareale. – Seit kurzem stehen auch synthetische *Prostaglandine mit verlängerter Wirkungsdauer* für die Behandlung von Magengeschwüren zur Verfügung. Sie vermindern die Säureproduktion und verbessern die Schutzfunktion der Schleimhaut.

Bei wiederholtem Auftreten eines Magen- oder Zwölffingerdarmgeschwürs spricht man von einer *Ulkuskrankheit.* Da es sich dabei um ein schubweise verlaufendes Leiden handelt und Spontanheilungen relativ häufig vorkommen, ist die Beurteilung von Behandlungserfolgen (Schmerzlinderung, beschleunigte Abheilung, Vermeidung von Rückfällen) sehr schwierig. So ist es auch zu verstehen, daß der Einfluß spezieller Diäten auf die Ulkusheilung und die Rückfallneigung lange Zeit wesentlich überschätzt wurde und nach wie vor beträchtliche Differenzen in der Beurteilung einzelner Mittel und Verfahren der Ulkusbehandlung – neben Medikamenten auch Psychotherapie und chirurgische Verfahren, z.B. die selektive proximale Vagotomie – bestehen.

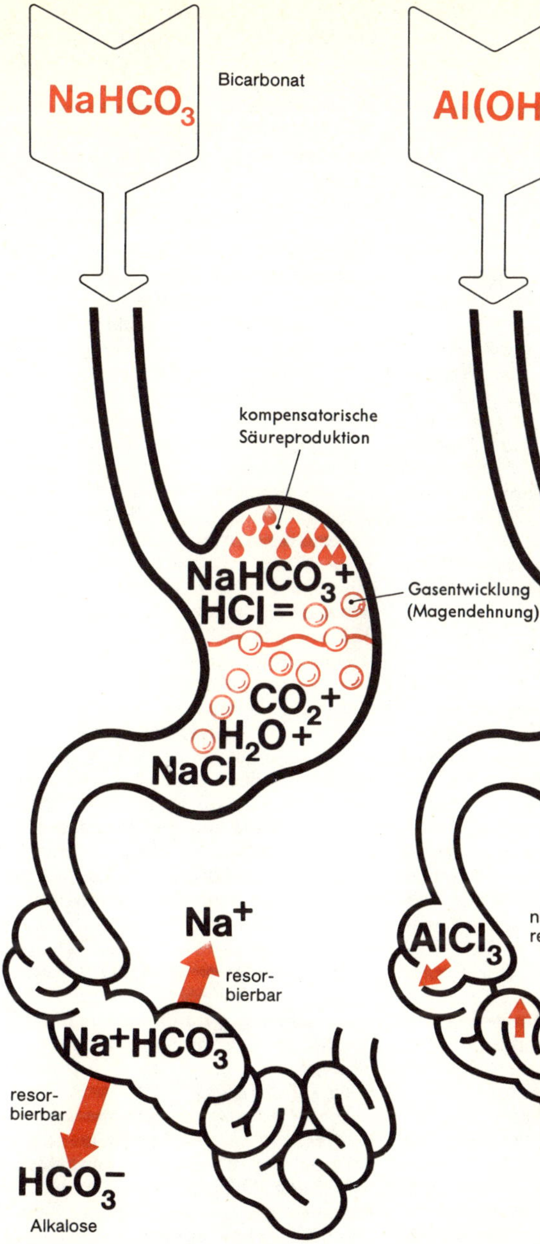

Abb. 3
Wirkung eines
resorbierbaren Antacidums

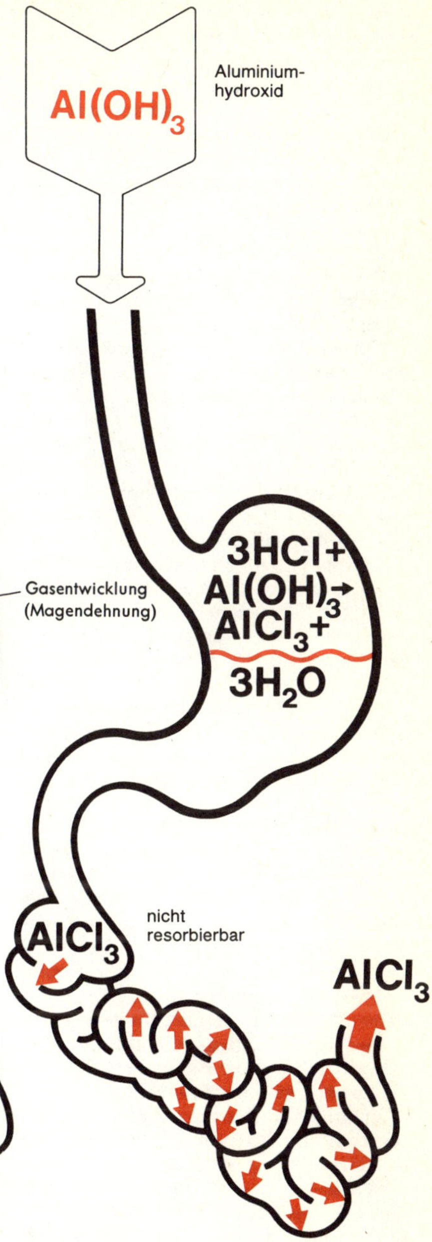

Abb. 4
Wirkung eines
nicht resorbierbaren Antacidums

Als *Diuretika (harntreibende Mittel)* bezeichnet man Arzneimittel, die durch direkte Einwirkung auf die Nieren zu einer vermehrten Urinausscheidung führen. Diuretika, die zugleich und in erster Linie eine erhöhte Kochsalzausscheidung bewirken, nennt man *Saluretika.* Sie werden u. a. zur Behandlung der Wassersucht und des Nierenversagens, aber auch zur Behandlung des Bluthochdrucks angewandt (vgl. S. 66). In allen Fällen spielt ihre kochsalz- und wasserausschwemmende Eigenschaft eine wichtige Rolle (Abb. 1–3).

Normalerweise werden von beiden Nieren täglich etwa 1–2 Liter Wasser, verschiedene Mineralsalze, darunter 7,5–15 g Kochsalz, und nicht zuletzt bestimmte Stoffwechselschlacken ausgeschieden. Die *Harnbereitung* beginnt damit, daß in beiden Nieren pro Tag rund 180 Liter Wasser und ca. 1 350 g Kochsalz aus dem Blutplasma abfiltriert werden (Abb. 1). Diese auf den ersten Blick ungeheuer groß erscheinende Flüssigkeits- und Salzmenge fließt anschließend durch ein System von rund zwei Millionen außerordentlich dünner, langgestreckter Röhrchen, die sog. *Nierenkanälchen (Nierentubuli),* die über Sammelrohre schließlich in das Nierenbecken einmünden. Im Anfangsteil der Tubuli werden normalerweise bereits nahezu 160 l Wasser mit rund 1 200 g Kochsalz, im Endteil weitere 19 l Wasser mit etwa 150 g Kochsalz wieder in die Blutbahn resorbiert. In den Sammelröhrchen schließlich wird der Harn dadurch, daß hier zwar Wasser, aber nur wenig Kochsalz zurückgewonnen wird, im Vergleich zur Ursprungsflüssigkeit Blutplasma „eingedickt" (konzentriert). Kochsalz (Natriumchlorid) zerfällt im Wasser in seine Bestandteile, in Natrium- und Chloridionen. Von diesen ist Natrium der zuerst und unter Energieaufwand ins Blut zurücktransportierte Anteil. Die Resorption von Natrium erfolgt zum Teil im Austausch gegen Kalium- und Wasserstoffionen. Die Wasserstoffionen werden vor allem aus Kohlensäure zur Verfügung gestellt, die in den Nierenzellen mit Hilfe des Enzyms Carboanhydrase aus Kohlendioxid und Wasser entsteht.

Diuretika können an jedem Punkt der Harnbereitung eine vermehrte Wasser- und Salzausschwemmung hervorrufen, im Prinzip z. B. sowohl durch gesteigerte Filtration als auch durch verminderte Resorption, letzteres wiederum in den verschiedensten Abschnitten der Nierenkanälchen. Die *gesteigerte Filtration,* wie sie z. B. durch *Koffein* und *Theophyllin* hervorgerufen werden kann (vgl. S. 266), spielt bei der Wirkung von Diuretika nur eine geringe Rolle. Auch dem „natürlichen Diuretikum" *Wasser* kommt keine große therapeutische Bedeutung zu. Der Effekt, daß es bei vermehrter Flüssigkeitszufuhr zu einer vermehrten Wasserausscheidung kommt, ist nur von Interesse, wenn es gilt, schädliche oder zur Konkrementbildung (= Nierensteinbildung) neigende Substanzen im Urin zu „verdünnen".

Osmotisch wirksame Diuretika, wie z. B. Mannit oder Sorbit, werden zwar filtriert, aber nicht resorbiert. Sie fließen daher im Inneren der Nierenkanälchen weiter und schwemmen mit dem Harn auch Wasser aus. Sie werden nur in besonderen Fällen, z. B. beim akuten Nierenversagen, angewandt, um den Harnfluß in Gang zu halten.

Die weitaus größte therapeutische Bedeutung kommt den Diuretika mit hemmendem Einfluß auf die Kochsalzresorption zu (*kochsalzausschwemmende Diuretika* oder *Saluretika*). Man unterscheidet je nach dem chemischen Aufbau, dem Angriffsort im Kanälchensystem der Niere und dem jeweiligen Wirkungsmechanismus folgende Gruppen:

Die u. a. in Kaffee und Tee enthaltenen *Purinabkömmlinge* Theophyllin und Koffein haben eine geringe diuretische Wirkung, die in den meisten Fällen nur als erwünschter Nebeneffekt in Erscheinung tritt. Sie steigern die Salz- und Wasserausscheidung durch eine mäßige Erhöhung der Filtration und Hemmung der Resorption, u. U. auch durch ihre Wirkung auf das Herz.

Die *Carboanhydrasehemmstoffe* mit dem Hauptvertreter Acetazolamid sind, chemisch gesehen, den antibakteriell wirkenden Sulfonamiden ähnlich. Sie hemmen das Enzym Carboanhydrase. Dadurch stehen weniger Wasserstoffionen zum Austausch gegen Natriumionen zur Verfügung, was eine vermehrte Ausscheidung von Natrium und Wasser bewirkt. Ein Nachteil der Carboanhydrasehemmstoffe besteht darin, daß sie

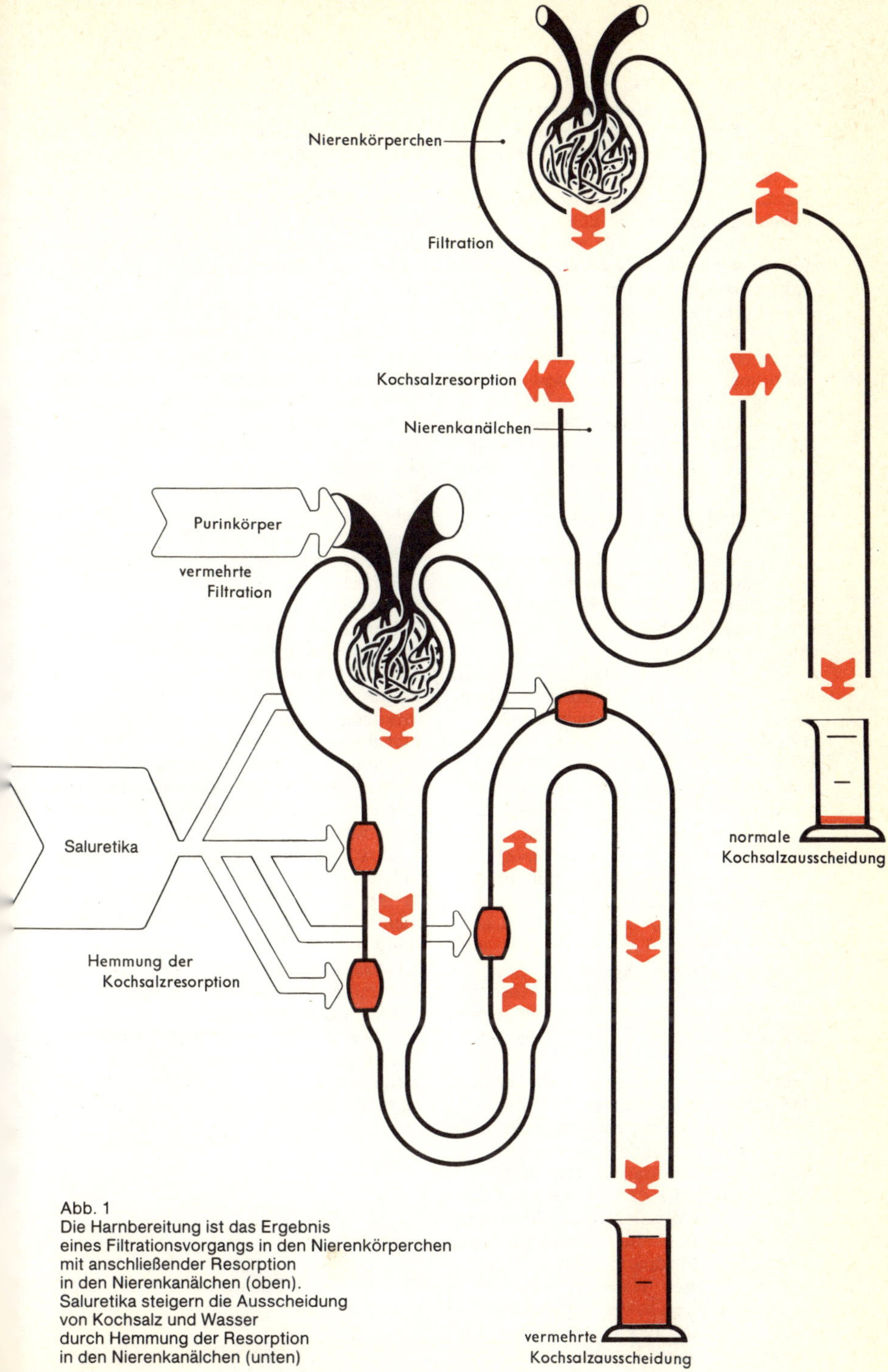

Abb. 1
Die Harnbereitung ist das Ergebnis
eines Filtrationsvorgangs in den Nierenkörperchen
mit anschließender Resorption
in den Nierenkanälchen (oben).
Saluretika steigern die Ausscheidung
von Kochsalz und Wasser
durch Hemmung der Resorption
in den Nierenkanälchen (unten)

durch Verminderung der Wasserstoffionenexkretion zur Ausscheidung eines basischen Urins und damit gleichzeitig zur Übersäuerung des Körpers führen.

Eine umfangreiche Gruppe von Saluretika bilden die *Benzothiadiazinabkömmlinge* und einige analog wirkende Verbindungen, die sich wie die Carboanhydrasehemmstoffe chemisch von den Sulfonamiden ableiten. Ihre Hauptwirkung beruht auf einer deutlichen „direkten" Hemmung der Kochsalzresorption in den Nierenkanälchen. Neben der Ausscheidung von Natrium und Chlorid nimmt auch die Kaliumausscheidung zu, während die Calcium- und Phosphatausscheidung vermindert werden. Die letztgenannten Effekte können zur Vorbeugung und Behandlung von calciumhaltigen Nierensteinen ausgenutzt werden. Die durch Diuretika der Benzothiadiazingruppe wie Hydrochlorothiazid, Cyclopenthiazid, Chlortalidon und Mefrusid erzielbare zusätzliche Natriumausscheidung liegt bei 10–15% der filtrierten Natriummenge.

Zu den *stark wirksamen Saluretika* gehören Furosemid, Etacrynsäure, Bumetanid und Etozolin. Je nach Dosis werden durch diese Stoffe beim Menschen bis zu 30–40% des kochsalzhaltigen Glomerulusfiltrats ausgeschieden, wodurch der Harnfluß u. U. auf mehr als 2 Liter pro Stunde erhöht wird. Verständlich, daß man solche Stoffe auch bei chronischer Niereninsuffizienz, bei akutem Nierenversagen und zur Erzielung einer forcierten Diurese bei Vergiftungsfällen einsetzen kann. Typisch für die stark wirksamen Saluretika ist ihr Angriffspunkt in einem besonderen Abschnitt der Nierenkanälchen, dem aufsteigenden Ast der Henle-Schleife (sog. *Schleifendiuretika*).

Eine *unerwünschte Wirkung* sowohl der starken Saluretika als auch der Benzothiadiazine ist die Zunahme der Kaliumausscheidung. Die *Kaliumverluste* beruhen vor allem darauf, daß die Natriumresorption in den Nierenkanälchen noch vor dem distalen Kanälchensystem gehemmt wird. Dadurch steigt das Natriumangebot in diesen weiter stromabwärts gelegenen Kanälchenabschnitten an und stimuliert so die Kaliumexkretion durch den Austausch von Kalium, das ausgeschieden wird, gegen Natrium, das hier zur Resorption kommt. Folgen der Kaliumverluste, wenn sie nicht ausgeglichen werden, sind Schwächegefühl, Lethargie, Brechreiz und Stuhlverstopfung. Zu den möglichen *Nebenwirkungen* der Saluretika gehört die gelegentliche Auslösung von Gichtanfällen. Allzu große Wasserverluste können mit Bluteindikkung und Thrombosegefahr einhergehen.

Eine Möglichkeit, die Kaliumverluste in Grenzen zu halten, besteht in der Verwendung der sog. *kaliumsparenden Diuretika* wie Amilorid und Triamteren. Diese Stoffe hemmen die Resorption von Natrium im distalen Kanälchensystem. Ihre saluretische Wirkung ist mit einer Ausscheidung von 2–4% des filtrierten Natriums zwar nur relativ schwach, sie geht jedoch mit einer Hemmung der Kaliumsekretion einher, wodurch der Blutkaliumspiegel ansteigt und Kaliumverluste durch andere Diuretika ausgeglichen werden können.

Den Kaliumbestand des Organismus erhöhen auch die *Aldosteronantagonisten*. Die Natriumausscheidung wird im Feintrieb normalerweise durch Aldosteron gesteuert. Unter dem Einfluß dieses Nebennierenrindenhormons wird die Natrium- und Wasserresorption v. a. im Endteil des Harnkanälchensystems gesteigert; dadurch nimmt die Natriumausscheidung ab, während gleichzeitig die Kaliumausscheidung erhöht wird. Spironolacton, das Aldosteron von seinen Wirkorten verdrängt, führt daher zur vermehrten Natrium- und Wasserausscheidung bei gleichzeitiger Einsparung von Kalium. Daraus ergibt sich die Möglichkeit, mit Spironolacton oder Kaliumcanrenoat Patienten diuretisch zu behandeln, deren Aldosteronspiegel erhöht ist, wie bei manchen Fällen von Herzinsuffizienz mit allgemeinem Ödem oder von Leberzirrhose mit Bauchwassersucht.

Spironolacton
Aldosteronspiegel
erhöht

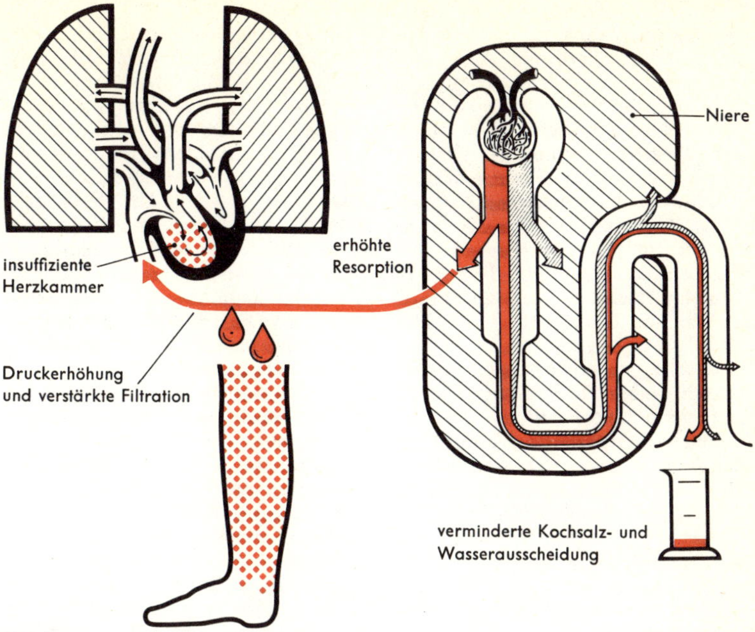

Abb. 2
Ödembildung (Wassersucht) bei Insuffizienz des rechten Herzens

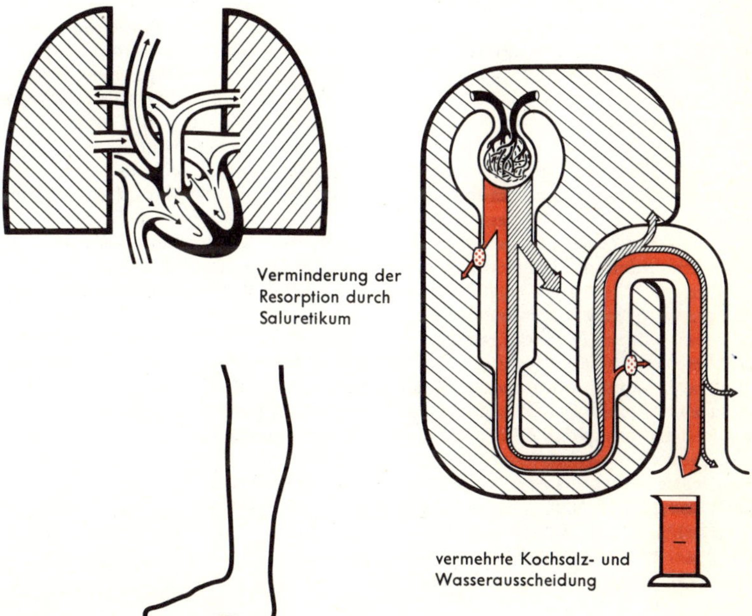

Abb. 3
Beseitigung von Ödemen durch Saluretika

Mittel zur lokalen Anwendung am Auge – Augentropfen

Augentropfen dienen zur lokalen Behandlung der zugänglichen Augenpartien. Sie enthalten die Wirkstoffe meist in relativ hoher Konzentration, weil die Gefahr, daß örtlich applizierte Arzneimittel in den allgemeinen Kreislauf gelangen und dann Allgemeinwirkungen hervorrufen, hier relativ gering ist. Dennoch sind eine Reihe allgemeiner *Nebenwirkungen* bekannt geworden, die z. T. darauf beruhen, daß ein großer Teil der in der Bindehautsack eingetropften Arzneimenge über die Tränenwege in die Nasenhöhle gelangt und dort resorbiert wird. Solche Nebenwirkungen lassen sich durch exakte Dosierung und auch dadurch vermindern, daß die Tränenwege unmittelbar nach dem Eintropfen mit den Fingern abgedrückt werden.

Zu den *Zielorganen* der lokalen Therapie mit Augentropfen gehören die für die Pupillenweite verantwortlichen glatten Muskeln der Regenbogenhaut, der die Naheinstellung des Auges vermittelnde Ziliarmuskel und v. a. die Bindehaut und Hornhaut des Auges:

Die *medikamentöse Verengerung der Pupille* und/oder die *Tonisierung des Ziliarmuskels* führen beim grünen Star (Glaukom) zum rascheren Abfluß des Kammerwassers und damit zum erwünschten Abfall des krankhaft erhöhten Drucks im Augeninnern. Da der pupillenverengernde Augenmuskel (Musculus sphincter pupillae) und der Ziliarmuskel parasympathisch innerviert sind, kann dieses Ziel mit Hilfe sog. *Parasympathikomimetika* erreicht werden (vgl. S. 48).

Eine *medikamentöse Erweiterung der Pupille* ist über den pupillenerweiternden Augenmuskel (Musculus dilatator pupillae) durch *Sympathikomimetika* (vgl. S. 38), über den „Pupillenverengerer" durch *Parasympathikolytika* (vgl. S. 50) möglich. Die Kombination beider Stoffe führt zu einer maximalen Pupillenerweiterung (mit Lähmung des Ziliarmuskels), wie sie bei entzündlichen Erkrankungen des vorderen Augapfels gelegentlich zur Ruhigstellung und zur Verhinderung bzw. Beseitigung von Verklebungen zwischen Regenbogenhaut und Linse angestrebt wird. Auch zu diagnostischen Zwecken (z. B. Augenspiegelung) kann eine Pupillenerweiterung erwünscht sein, deren Ausmaß und Dauer allerdings, besonders bei älteren Patienten, wegen der Gefahr eines Glaukomanfalls jeweils sorgfältig vorgeplant werden muß.

Unspezifische Bindehautrötungen werden gewöhnlich mit adstringierenden (zusammenziehenden) und gefäßverengernden Mitteln behandelt. – Bei *allergisch bedingter Konjunktivitis* (Frühjahrskatarrh, v. a. Heuschnupfen) werden diese Mittel u. U. mit Corticosteroiden (vgl. S. 176) und Cromoglicinsäure (vgl. S. 218) kombiniert; über Antihistaminika vgl. S. 220. Die gefäßverengernden Stoffe (z. B. Naphazolin, Xylometazolin, Tetryzolin) sollen dabei – ähnlich wie an der entzündeten Nasenschleimhaut – Schwellungen und Sekretionsvorgänge einschränken.

Spezifische (bakterielle) Bindehautentzündungen und *Hornhautgeschwüre* können lokal erfolgreich mit spezifischen Antibiotika behandelt werden. *Antibiotikahaltige Augensalben* werden auch beim *Lidabszeß* und beim *Gerstenkorn (Hordeolum),* neben desinfizierenden Salben u. U. auch bei der *Lidrandentzündung (Blepharitis)* angewandt.

Bei *Virusinfektionen* lassen sich mit lokalchemotherapeutischen Maßnahmen gewöhnlich nur die bakteriellen Sekundärinfektionen der Bindehaut verhindern. Bei der oberflächlichen Hornhauterkrankung durch Herpesviren sind häufig *Idoxuridin* und *Trifluridin* wirksam, die von den Viren mit Thymidin „verwechselt" und an dessen Stelle in die Virusnukleinsäure eingebaut werden. Beim tiefen Herpes der Hornhaut kommen u. U. *Corticosteroide* in Betracht, auch die antivirale Substanz *Vidarabin.* Seit kurzem steht schließlich auch *Interferon* zur lokalen Behandlung der Herpeskeratitis zur Verfügung (vgl. S. 144).

Das *Syndrom des trockenen Auges* wird meist durch ungenügende Tränensekretion verursacht. Dabei gehen durch Austrocknung bedingte punktförmige Hornhauttrübungen und Abschilferungen mit Brennen und Trockenheitsgefühl einher. Zur Behandlung werden *Tränenersatzpräparate* verwendet. Die Tränensekretion kann u. a. durch *Bromhexin* angeregt werden.

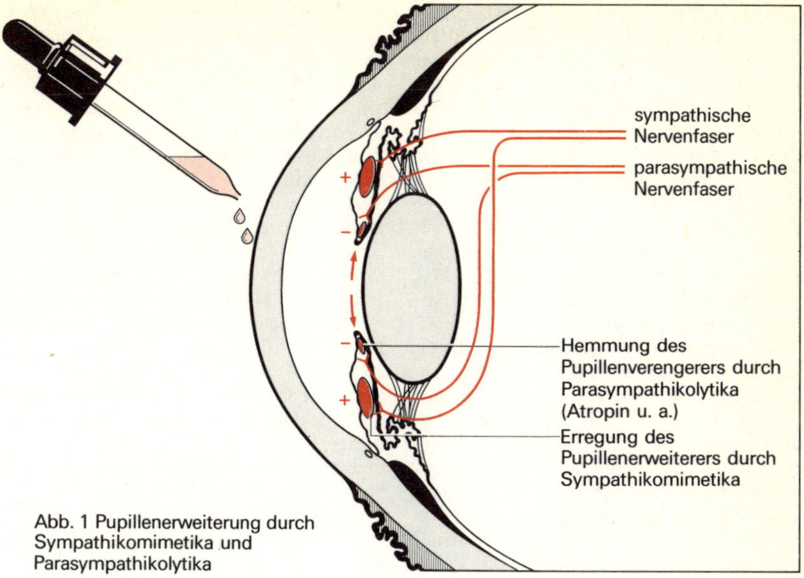

Abb. 1 Pupillenerweiterung durch Sympathikomimetika und Parasympathikolytika

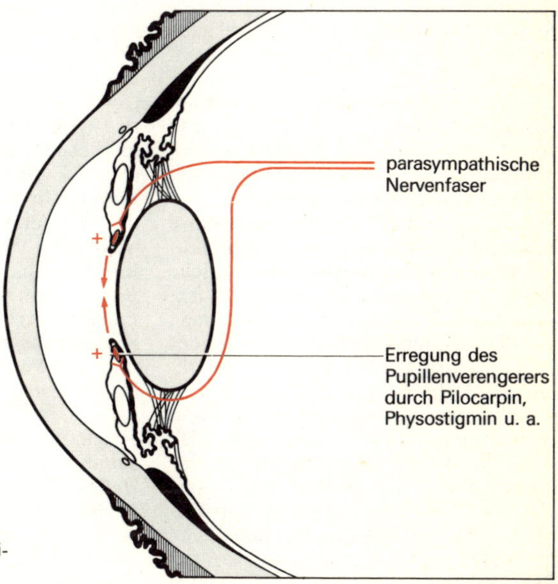

Abb. 2 Pupillenverengerung durch Parasympathikomimetika

Die Behandlung des Glaukoms

Als *Glaukom (grüner Star)* bezeichnet man alle Zustände mit krankhaft hohem Druck im Augeninneren (intraokulärer Druck). Beim (selteneren) *Sekundärglaukom* handelt es sich um eine Drucksteigerung im Gefolge anderer Augenerkrankungen. Von einem *Primärglaukom* spricht man, wenn die Erhöhung des intraokulären Drucks als selbständiges Krankheitsbild auftritt.

Im Augeninneren findet ein fortlaufender Flüssigkeitswechsel statt. Das *Kammerwasser* wird in der hinteren Augenkammer, und zwar im Bereich der Ziliarkörperfortsätze, gebildet. Es fließt von dort zwischen Augenlinse und Regenbogenhaut in Richtung Pupille und gelangt durch diese in die vordere Augenkammer. Der Abfluß des Kammerwassers erfolgt dann im sog. Kammerwinkel durch die Poren eines siebartigen Trabekelwerks in Richtung auf den Schlemm-Kanal (Abb.). Der normal niedrige Augeninnendruck ist die Folge eines wohlabgestimmten Gleichgewichts zwischen Produktion und Abfluß des Kammerwassers. Die krankhafte Steigerung dieses Drucks ist in den weitaus meisten Fällen Folge einer Abflußstörung.

Zur *Senkung des erhöhten intraokulären Drucks* stehen sowohl Medikamente zur Verminderung der Kammerwasserproduktion als auch solche zur Verbesserung des Kammerwasserabflusses zur Verfügung. Reicht die medikamentöse Behandlung nicht aus, um den intraokulären Druck andauernd auf unschädliche Werte zurückzuführen, werden drucksenkende Operationen vorgenommen, um die besonders gefährdete Stelle des Sehnerveintritts in den Augapfel zu entlasten.

Beim (wesentlich häufigeren) *einfachen chronischen Glaukom,* das sich schleichend entwickelt, handelt es sich um einen Rückstau des Kammerwassers als Folge (nicht restlos geklärter) struktureller Veränderungen im Abflußsystem. Da diese Form des grünen Stars in der Regel bei normal weitem Kammerwinkel auftritt, spricht man auch von *Weitwinkel-* oder *Offenwinkelglaukom.* Zur Behandlung des Weitwinkelglaukoms stehen verschiedene Arzneimittel zur Verfügung, die z. T. in Kombination – nach Art einer Stufenleiter – eingesetzt werden. Ziel der individuell abgestuften Therapie ist es, den Augeninnendruck dauerhaft auf unschädliche Werte zu senken (Abb.):

Die *Parasympathikomimetika* (vgl. S. 48) verbessern den Kammerwasserabfluß durch Kontraktion des Ziliarmuskels, wodurch sich das Scherengitter des Trabekelwerks im Kammerwinkel öffnet. Gleichzeitig kommt es zu einer Pupillenverengerung und, vor allem bei jüngeren Patienten, auch zu einer erzwungenen Naheinstellung (Akkomodationsspasmus) des Auges. Von direkt wirkenden Stoffen (Pilocarpin, Carbachol, Aceclidin) über reversible (Physostigmin, Neostigmin) bis zu irreversiblen Cholinesterasehemmstoffen gibt es in dieser Klasse von Arzneimitteln zunehmend stärkere, aber auch häufiger zu Nebenwirkungen führende Stoffe. Ist der Kammerwinkel eng, so kann durch die starke Pupillenverengerung und Naheinstellung z. B. ein zusätzliches Abflußhindernis mit paradoxem Druckanstieg geschaffen werden (s. unten). – Zur Erzielung einer möglichst gleichmäßigen Wirkung dienen das täglich mehrmalige Eintropfen von *Pilocarpin* oder das Einlegen von Medikamententrägern unter das Ober- oder Unterlid. – *Sympathikomimetika* (Adrenalin, Phenylephrin und das lipidlösliche und daher aus dem Bindehautsack gut aufnehmbare Dipivefrin) vermindern die Kammerwasserproduktion. Sie dürfen (wegen ihrer pupillenerweiternden Wirkung) nur bei weitem Kammerwinkel angewendet werden. – *Betarezeptorenblocker* (vgl. S. 46) und *Clonidin* (vgl. S. 44) vermindern die Kammerwasserproduktion ohne Änderung der Pupillenweite und auch ohne Beeinflussung der Akkomodation (Nah-Fern-Einstellung des Auges). – Im Gegensatz zu den übrigen genannten Arzneimittel werden *Carboanhydrasehemmstoffe* (vgl. S. 104) nicht lokal, sondern in Tablettenform, beim Glaukomanfall auch durch intravenöse Injektion angewandt.

Anders als beim chronischen Glaukom handelt es sich beim *Winkelblockglaukom* um eine akute Erhöhung des Augeninnendrucks in Form eines sehr schmerzhaften (einseitigen) Glaukomanfalls. Die plötzliche Steigerung des Augeninnendrucks betrifft Augen mit anla-

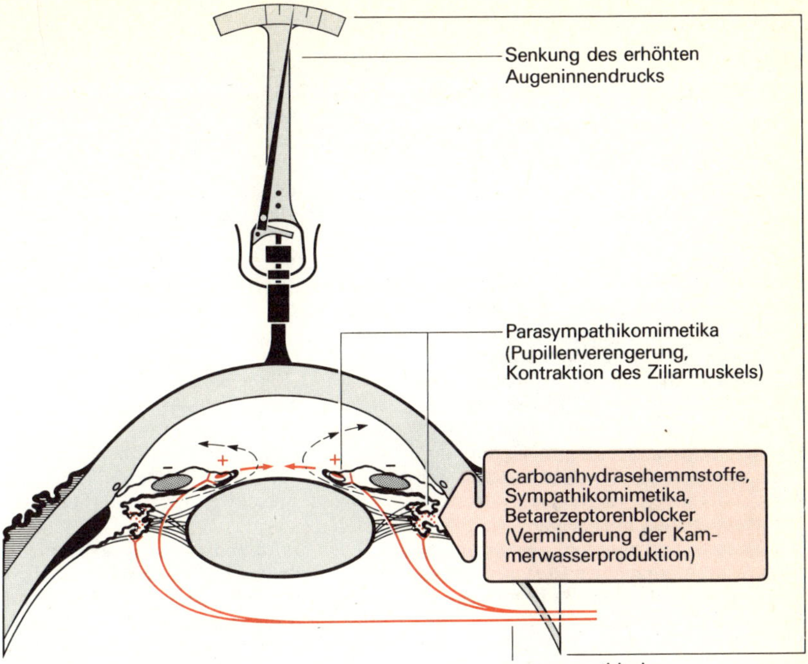

Abb. Mittel zur Behandlung des einfachen chronischen Glaukoms

gemäßig engem Kammerwinkel *(Engwinkelglaukom)*, besonders bei Kurzbau des Auges (Übersichtigkeit) und verhältnismäßig großer Linse. Der Anfall kann sowohl durch eine Pupillenerweiterung (Erregung, Schreck, Dunkelanpassung, Einwirkung von Atropin) als auch durch eine Pupillenverengerung und Naheinstellung des Auges, z. B. durch starke Parasympathikomimetika (s. o.), ausgelöst werden. Im ersteren Fall blockiert die durch Raffung verdickte Regenbogenhaut den (engen) Kammerwinkel, im anderen Fall bildet die stark gewölbte Linse mit der gespannt anliegenden Regenbogenhaut ein zusätzliches Abflußhindernis für das Kammerwasser, das hinter der Regenbogenhaut gestaut wird und deren Ansatzstelle gegen den Kammerwinkel drückt.

Die (dringend erforderliche) *medikamentöse Behandlung des Glaukomanfalls* bedient sich oft gleichzeitig verschiedener Möglichkeiten: Durch die Zufuhr *osmotisch wirksamer Substanzen* wird ein osmotisches Gefälle zwischen Blut und Auge hergestellt und der Augeninnendruck durch Flüssigkeitsentzug gesenkt. Dazu dient z. B. das Trinken von Glycerin mit etwas Zitronensaft oder die intravenöse Infusion einer hochprozentigen Mannitlösung. Mit Hilfe von *Pilocarpintropfen* versucht man die Pupille zu verengern und so den Kammerwinkel von der angeschoppten Regenbogenhaut zu befreien. Durch die lokale Applikation eines *Betablockers* und die orale oder intravenöse Gabe von *Carboanhydrasehemmstoffen* soll die Kammerwasserbildung vermindert werden. Schließlich werden zur seelischen Entspannung *Beruhigungsmittel* (u. U. auch Alkohol in konzentrierter Form) gegeben. – Da erneute Anfälle zu erwarten sind, wird nach erfolgreicher Drucksenkung durch periphere *Iridektomie* ein Kurzschlußweg zwischen hinterer und vorderer Augenkammer angelegt. Da der Kammerwinkel beider Augen eng zu sein pflegt und daher auch am zweiten Auge ein Glaukomanfall droht, ist meist auch an diesem eine Operation ratsam.

Mittel zur lokalen Anwendung am Ohr – Ohrentropfen

Im Gegensatz zur Nasenhöhle ist der *äußere Gehörgang,* in den *Ohrentropfen* eingebracht werden, nicht mit Schleimhaut, sondern mit „gewöhnlicher" Haut ausgekleidet, die nach innen zu allerdings dünner wird und an der Grenze zum Mittelohr in die nach außen gekehrte Schicht des Trommelfells übergeht. Erst die innere, mittelohrwärts gerichtete Fläche des Trommelfells ist, wie das Mittelohr selbst, von Schleimhaut bedeckt. Daher kommt es, daß Ohrentropfen das Mittelohr bei intaktem Trommelfell kaum erreichen und Antibiotika bei einer bakteriell-eitrigen Mittelohrentzündung z. B. oral (durch den Mund) gegeben oder injiziert werden müssen. Andererseits sind deshalb viele Erkrankungen des äußeren Gehörgangs und mehr noch der Ohrmuschel mit Hautkrankheiten vergleichbar bzw. als Hautkrankheiten anzusehen.

Kleinere Verletzungen, Erfrierungen und Verbrennungen der *Ohrmuschel* werden mit antibiotischen Pudern oder Salben behandelt. Auch an die Tetanusprophylaxe (Verhütung des Wundstarrkrampfs) ist in diesem Zusammenhang zu denken. – Ohrmuschelekzeme werden nach hautärztlichen Gesichtspunkten behandelt. – Ähnliches gilt für *Gehörgangsekzeme,* die ebenfalls örtlich, z. B. mit Salicylspiritus, bei bakteriellen Infektionen mit Antibiotika, bei Pilzbefall mit Antimykotika behandelt werden. Bei trockenen Ekzemen werden Salben aufgetragen oder Salbenstreifen eingelegt. – Auch beim *Gehörgangsfurunkel* kommt zunächst vor allem eine lokale Behandlung in Form antibiotikahaltiger Streifeneinlagen in Betracht.

Ohrenschmalz (Cerumen) wandert normalerweise ohne jedes Zutun mit abgeschilferten Hautdeckzellen bis zur Öffnung des Gehörgangs vor. Es kann jedoch vorkommen, daß es durch Quellen (etwa beim Baden) den Gehörgang verlegt und – vor allem durch Reinigungsversuche – in die Tiefe des Gehörgangs zurückgeschoben wird. Ist das Trommelfell intakt, wird der entstandene *Ohrenschmalzpfropf* von fachkundiger Hand mittels einer Ohrspritze durch körperwarmes Wasser herausgespült. Sitzt der Pfropf fest, kann er durch Glycerin, Paraffinöl, Salicylspiritus oder entsprechend verdünntes Wasserstoffperoxid aufgeweicht werden. – Bei *Verletzungen des Trommelfells* durch perforierende Gegenstände oder Überdruck sowie bei Verbrennungen und Verätzungen mit Trommelfelldefekt kommen Ohrspülungen und Ohrentropfen niemals in Frage.

Bei *akuter eitriger Mittelohrentzündung* ist die Behandlung mit Ohrentropfen nicht erfolgversprechend, da diese nur im Gehörgang wirksam sind (s. oben).

Die Ohrtrompete (Eustachi-Röhre) verbindet das Mittelohr mit dem Nasen-Rachen-Raum. Kommt es im Verlauf einer akuten Mittelohrentzündung zum *Verschluß der Ohrtrompete* oder besteht ein akuter *Tubenkatarrh* bzw. *Tuben-Mittelohr-Katarrh,* wendet man abschwellende Nasentropfen an (vgl. S. 114), um den normalen Druckausgleich mit der Paukenhöhle durch Beseitigung der Schleimhautschwellung wiederherzustellen.

Für die *chronische Mittelohrentzündung* ist ein auf Dauer bestehen bleibender Trommelfelldefekt bezeichnend. Hier kann die zugänglich gewordene infizierte Schleimhaut der Paukenhöhle vom Gehörgang aus gezielt mit antibiotikahaltigen Ohrentropfen behandelt werden. Zur Verhinderung neuer Infektionen wird u. a. dafür gesorgt, daß kein Wasser in das erkrankte Ohr gelangt. Ist die Entzündung abgeklungen, kann eine Trommelfellplastik vorgenommen werden.

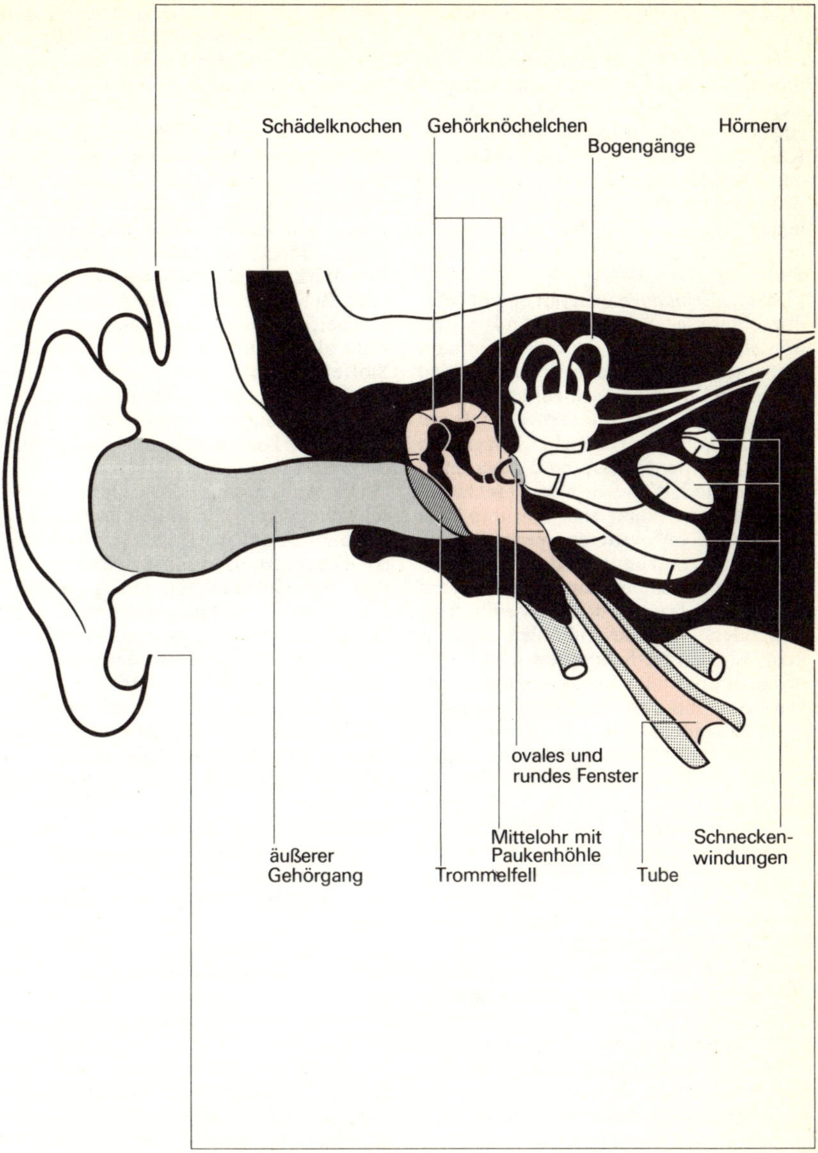

Abb. 1 Mittelohr, Innenohr
und Gleichgewichtsapparat

Schnupfen ist eine akute, virusbedingte Entzündung der Nasenschleimhaut, die entweder durch Tröpfcheninfektion (Anniesen während einer Schnupfenperiode) oder durch Herabminderung der gewebeeigenen Abwehr bei feuchter Kälte verursacht wird. Eine Sonderform des Schnupfens ist der *allergische Schnupfen,* der bei entsprechend veranlagten Menschen u. a. durch Graspollen hervorgerufen werden kann *(Heuschnupfen).*

Akuter Schnupfen geht mit einer Mehrdurchblutung, Schwellung und Sekretionssteigerung der Nasenschleimhaut einher (Abb. 1). Im weiteren Verlauf wird die entzündete Nasenschleimhaut oft mit Eitererregern superinfiziert, so daß ein *eitriger Schnupfen* entsteht. Abgesehen davon, daß der Schnupfen die Nasenatmung behindert und auch sonst recht unangenehm ist, kann sich aus ihm eine akute und im weiteren Verlauf auch chronische Entzündung des Mittelohrs oder der mit Schleimhaut ausgekleideten und mit der Nase in offener Verbindung stehenden Nasennebenhöhlen entwikkeln. Ein starker Schnupfen wird daher oft auch im Sinne einer Vorbeugung gegen Mittelohr- und Nebenhöhlenentzündung behandelt.

Das schnupfenauslösende Virus läßt sich mit chemotherapeutischen Mitteln z. Z. noch nicht zuverlässig bekämpfen. Eine solche kausale Behandlung ist erst bei bakterieller Superinfektion möglich. Die üblichen gefäßverengenden bzw. entzündungshemmenden *Nasentropfen* dagegen wirken rein *symptomatisch,* d. h., sie richten sich gegen die Symptome des Schnupfens, v. a. gegen die Schleimhautschwellung und vermehrte Schleimabsonderung, nicht aber gegen die Infektionserreger.

Das *Wirkungsprinzip* einer Gruppe von Stoffen, die in *Nasentropfen* und *Nasensprays* enthalten sind, beruht auf einer *Zusammenziehung der kleinen Schlagadern* (Arteriolen) in der Nasenschleimhaut. Die erzielte Minderdurchblutung führt zu einer *vorübergehenden Abschwellung* der Schleimhäute (Abb. 2); der Kranke bekommt wieder Luft, und der gesteigerte Sekretfluß setzt vorübergehend aus. Gefäßverengende (vasokonstriktorische) Stoffe dieser Art sind bestimmte *Sympathikomimetika,* die sich von Noradrenalin und Adrenalin, den körpereigenen Wirkstoffen des Sympathikus, herleiten (vgl. S. 38). Sie werden durch die Schleimhaut resorbiert und entfalten ihre gefäßkontrahierende Wirkung am Ort der Resorption. Zu diesem Wirkungstyp gehören neben den natürlichen Vorbildern sowie *Ephedrin* und *Phenylephrin* vor allem die *Imidazolinderivate* Naphazolin, Tetryzolin, Oxymetazolin, Tramazolin und Xylometazolin. Ihre Wirkung hält nach der Applikation etwa 20 Minuten bis 1 Stunde an. Vor allem bei Säuglingen und Kleinkindern besteht allerdings die Gefahr, daß solche Stoffe in den Kreislauf gelangen und dann verschiedene, auch schwerste Allgemeinwirkungen hervorrufen. Daher gibt es für Kinder Nasentropfen in verdünnten Lösungen.

Die Anwendung von schleimhautabschwellenden Sympathikomimetika wird gewöhnlich auf die Dauer von 1–2 Wochen begrenzt, da es sonst zu Reizzuständen der Schleimhaut mit paradoxer Schleimhautschwellung, seltener auch zu Schleimhautschäden kommen kann.

In manchen Nasentropfen und Dosieraerosolen sind *Corticosteroide* enthalten, die deutlich entzündungshemmend und antiallergisch wirken (vgl. S. 176). Auch ihre Wirkung hält etwa ½–1 Stunde an. Bei fortgesetzt wiederholtem Gebrauch, etwa bei Heuschnupfen, ist (ähnlich wie bei den Sympathikomimetika) darauf zu achten, daß nicht größere Corticoidmengen resorbiert werden und unerwünschte Allgemeinwirkungen auslösen.

Bei Heuschnupfen kommen außerdem auch *Cromoglicinsäure* und *Antihistaminika,* z. T. als Salbe, Spray oder Pulver, zur lokalen Anwendung in Frage (vgl. S. 218).

Eine weitere Gruppe von Nasentropfen und Nasensalben enthält *entzündungshemmende ätherische Öle,* z. B. Menthol, Kamillenöl oder Azulen. Sie haben nur geringe schleimhautabschwellende Wirkung, schützen u. a. aber die entzündete Haut im Bereich der Nasenlöcher und bringen dadurch Erleichterung.

Abb. 1
Schleimhautanschwellung
und Sekretionssteigerung
bei Schnupfen

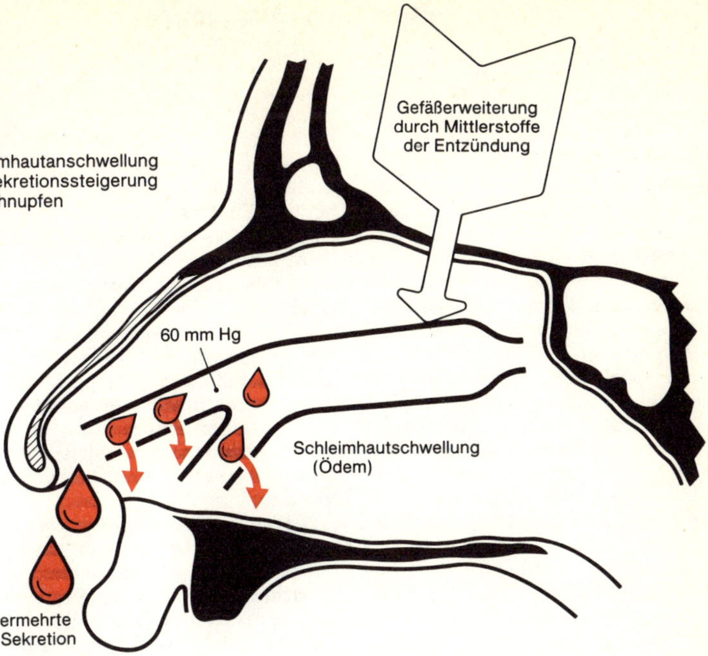

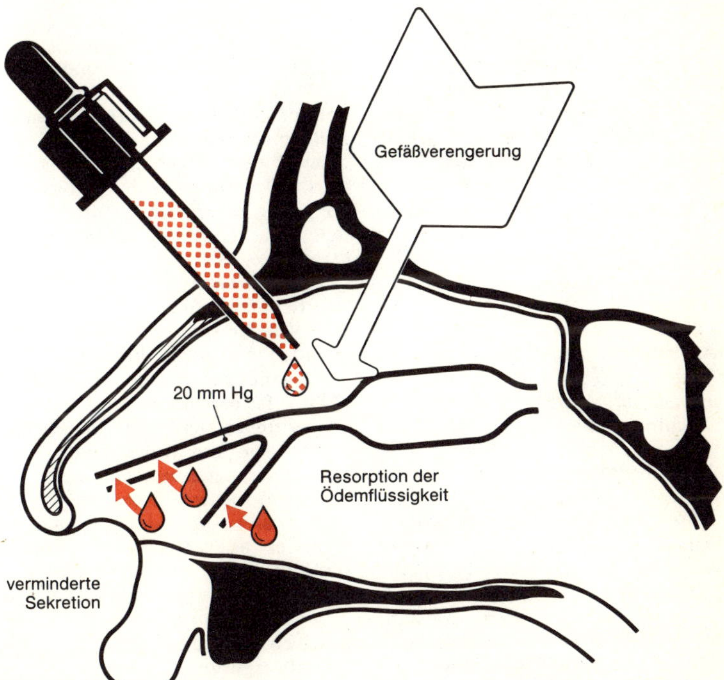

Abb. 2
Minderdurchblutung und Abschwellung der Schleimhaut
durch gefäßverengernde Nasentropfen

Impfstoffe und Schutzimpfungen

Grundlage aller Schutzimpfungen ist die *Antigen-Antikörper-Reaktion.* Sie besteht darin, daß der Körper gegen bestimmte Fremdsubstanzen bakteriellen oder viralen Ursprungs (die *Antigene*) spezifische Abwehrstoffe (die *Antikörper*) erzeugt. Diese Abwehrstoffe reagieren bei erneutem Kontakt mit den Antigenen, binden sie und machen sie dadurch unschädlich. Im Zusammenhang mit überstandenen Infektionskrankheiten spricht man beim Vorhandensein solcher Abwehreigenschaften von einer *(erworbenen) Immunität des Organismus* gegen bestimmte Erreger. Antigene sind meist Eiweißstoffe, jedoch können auch manche Fette und Polysaccharide Antigeneigenschaften haben. Die Antikörper sind zellständige oder aber Plasmaeiweißkörper, die zu den Gammaglobulinen gehören.

Bei der *aktiven Impfung (aktiven Immunisierung)* führt man dem Körper mit dem Impfstoff bestimmte Antigene zu, um die Bildung körpereigener Antikörper anzuregen. Man imitiert also auf unschädliche Weise den Vorgang der Infektion. Durch wiederholte Impfung kann schließlich gezielt die Erzeugung einer relativ großen Antikörpermenge (eines hohen *Antikörpertiters*) provoziert werden. Der dadurch erzielte Impfschutz hält dann oft jahrelang an und kann durch Auffrischungsimpfungen immer wieder voll erneuert werden. Der Nachteil einer solchen aktiven Immunisierung liegt darin, daß einige Zeit verstreicht, bis der vollständige Impfschutz erreicht ist.

Bei der aktiven Schutzimpfung unterscheidet man zwischen Lebendimpfstoffen, Totimpfstoffen und Toxoidimpfstoffen. *Lebendimpfstoffe* enthalten abgeschwächte lebende, für den Menschen ungefährliche Erreger. Die *Totimpfstoffe* enthalten abgetötete Erreger, die *Toxoidimpfstoffe* wirkungsmäßig abgeschwächte Gifte (Toxoide) von Krankheitskeimen, die antigen aber noch voll wirksam sind. Zu den Lebendimpfstoffen gehören u. a. der Gelbfieberimpfstoff, die Impfstoffe gegen Masern, Mumps und Röteln, der Polioimpfstoff nach Sabin und der Tuberkuloseimpfstoff. Der Polioimpfstoff nach Sabin dient zur Schluckimpfung gegen Kinderlähmung. Zur Tuberkuloseschutzimpfung werden lebende Rindertuberkelbakterien verwendet, die beim Menschen keine Tuberkulose auslösen. Totimpfstoffe sind u. a. der Polioimpfstoff nach Salk sowie die Impfstoffe gegen Grippe, Tollwut, Keuchhusten, Typhus, Fleckfieber und Cholera. Mit Toxoidimpfstoffen wird gegen Wundstarrkrampf und Diphtherie geimpft.

Unabhängig von der Unterteilung in Lebend-, Tot- und Toxoidimpfstoffe unterscheidet man *Fluidimpfstoffe* und *Adsorbatimpfstoffe.* Erstere enthalten außer dem Antigen keine weiteren Zusätze. Bei den letzteren ist das Antigen an ein Adsorptionsmittel, meist an Aluminiumoxid, gebunden (adsorbiert). Dadurch gelangt das Antigen nur langsam in den Kreislauf.

Bei der *passiven Impfung (passiven Immunisierung)* werden dem Organismus fertige Antikörper menschlichen oder tierischen Ursprungs zugeführt. Vorteilhaft ist dabei der rasche Wirkungseintritt. Nachteilig sind die relativ kurze Dauer des Impfschutzes und die Tatsache, daß Auffrischungsimpfungen nicht möglich sind. Die passive Schutzimpfung ist daher vor allem dann angezeigt, wenn die Zeit zwischen Infektion und voraussichtlichem Krankheitsausbruch nicht mehr ausreicht, um die körpereigene Abwehr aufzubauen. Meist wird die passive Impfung mit der aktiven kombiniert, um neben dem sofortigen zusätzlich auch einen langfristigen Schutz zu erzielen.

Zur *Gewinnung von Seren* für die passive Schutzimpfung werden u. a. Pferde oder Rinder so lange mit den entsprechenden Antigenen behandelt, bis die Tiere genügend Antikörper produzieren (Abb.). Ist ein hinreichend hoher Antikörpertiter erreicht, wird den Tieren Blut entnommen und aufgearbeitet. Die früher verwendeten unbehandelten Blutseren von solchen Tieren, die sog. *Nativseren,* waren wegen des insgesamt hohen Gehaltes an artfremdem Eiweiß nur schlecht verträglich. Heute werden selbst von Begleiteiweißen gereinigte *tierische Immunseren* nur noch selten, z. B. zur passiven Impfung gegen Diphtherie, Fleischvergiftung (Botulismus), Gasbrand und Schlangenbiß, eingesetzt. Dabei ist zur Prüfung der Verträglichkeit immer eine Vortestung erforderlich.

Abb. 1 Gewinnung und Anwendung gereinigter Antikörper zur passiven Impfung (Immunisierung)

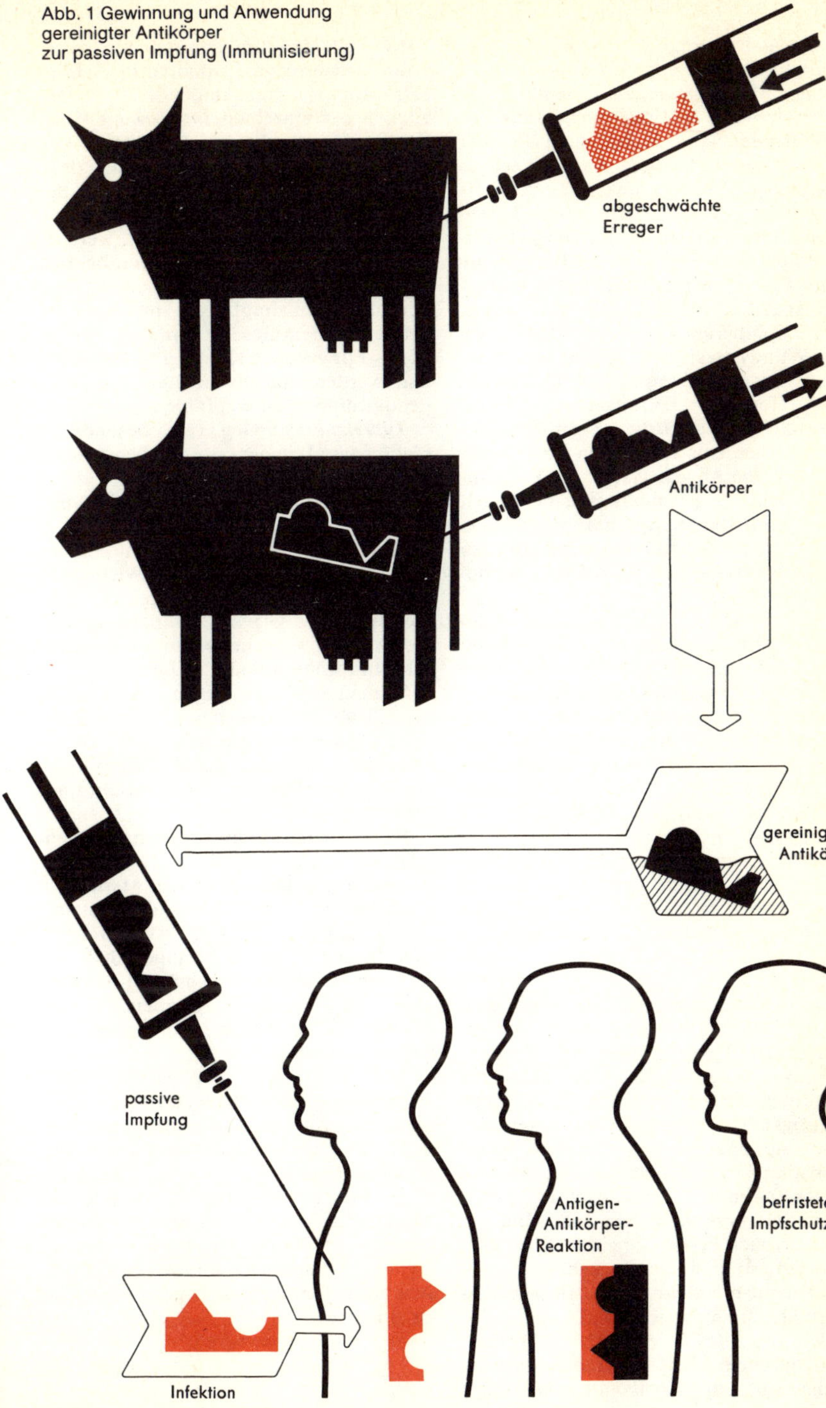

Optimal verträglich sind *humane Immunglobuline*. Sog. *Gammaglobulin (Standardimmunglobulin G)* enthält die normalerweise im Erwachsenenblut vorkommenden Schutzglobuline in 20facher Konzentration. Es dient u. a. zur Vorbeugung gegen Viruserkrankungen nach erfolgter Exposition. Die sog. *Hyperimmunseren* (spezielle Immunglobulin-G-Präparate) werden durch Immunisierung Freiwilliger gewonnen. Sie enthalten spezifische Antikörper z. B. gegen das Diphtherietoxin, gegen das Toxin des Wundstarrkrampfs, gegen Keuchhusten, Masern, Mumps, Röteln, Tollwut und Hepatitis B. Insgesamt haben menschliche Antikörper gegenüber tierischen einen entscheidenden Vorteil: Sie werden vom Abwehrsystem des Empfängers nicht als Fremdeiweiße behandelt und sind daher optimal verträglich. Menschliche Immunglobuline werden auch nicht so schnell unwirksam wie tierische.

Bei der aktiven Impfung gegen *Tetanus* (Wundstarrkrampf) wird als Antigen ein Toxoid, d. h. ein durch Formaldehydbehandlung abgeschwächtes und an Aluminiumoxid adsorbiertes Bakterientoxin, verwendet. Aufgrund der vielfältigen Infektionsmöglichkeiten und hohen Sterblichkeit bei Wundstarrkrampf kommt der Tetanusimpfung besondere Bedeutung zu.

Die *Pockenschutzimpfung* war bei uns bis 1975 als einzige Impfung gesetzlich vorgeschrieben. Damals mußte jedes Kind vor Ablauf des auf sein Geburtsjahr folgenden Kalenderjahres erstmals gegen Pocken geimpft werden. Während des zwölften Lebensjahres war eine zweite Impfung vorgeschrieben. Die gefährlichste Komplikation der Pockenschutzimpfung war eine Gehirnhautentzündung, die zwar selten auftrat, deren Häufigkeit mit steigendem Alter des Impflings aber zunahm. Um diese Komplikation sicher zu vermeiden, wurden ältere Erstimpflinge mit abgetöteten Pockenviren vorgeimpft. Seit 1980 sind die Pocken nach Feststellung der WHO ausgerottet, so daß die Pockenschutzimpfung heute nicht nur als überflüssig, sondern als unnötiges Risiko gilt.

Um die Anzahl der (aktiven) Impfungen auf ein erträgliches Maß zu reduzieren, wurden *Kombinationsimpfstoffe* entwickelt, die Antigene von mehreren Krankheitserregern enthalten (z. B. Masern-Mumps-Röteln-Impfstoff). – Bezüglich der einzelnen *Impftermine* (sog. *Impfkalender*) gibt es in Teilbereichen abweichende Meinungen, u. a. auch deshalb, weil sich die epidemiologische Situation im Laufe der Zeit ändert. Impfungen gegen Keuchhusten z. B. werden heute in der BR Deutschland nur bei besonderen Indikationen empfohlen, Tuberkuloseschutzimpfungen nur bei besonders tuberkulosegefährdeten Personen. – Für gesunde Kinder und Jugendliche werden von Fachleuten z. B. folgende Impfungen empfohlen:

Tuberkuloseimpfung (bei besonderer Gefährdung): in der ersten Lebenswoche oder sonst in jedem Lebensalter.

Kombinierte Impfung gegen *Diphtherie* und *Tetanus* (eventuell auch gegen *Keuchhusten*): ab 3. Lebensmonat, zweimal in 6wöchigem Abstand; Wiederholung 1 Jahr nach der Zweitimpfung; Auffrischimpfung gegen Diphtherie im 6., gegen Wundstarrkrampf im 10. Lebensjahr und weiterhin alle 10 Jahre.

Schluckimpfung gegen *Kinderlähmung:* ab 3. Lebensmonat; Zweitimpfung nach mindestens 6 Wochen, Drittimpfung 1 Jahr nach der Zweitimpfung; Auffrischimpfung im 10. Lebensjahr und weiterhin alle 8 Jahre.

Kombinierte Schutzimpfung gegen *Masern, Mumps* und *Röteln:* im zweiten Lebensjahr, gegen Röteln (für Mädchen) auch im 11. bis 14. Lebensjahr (Rötelnerkrankung während der ersten drei bis vier Monate einer Schwangerschaft ist mit der Gefahr einer schweren Schädigung der Frucht verbunden; dieser Gefahr soll durch die Schutzimpfung begegnet werden.)

Nach Impfungen mit abgeschwächten Erregern ist ein Zeitabstand von 4 Wochen zu anderen Impfungen erforderlich. – Bei Seuchenausbrüchen gelten besondere Regeln.

Als Impfvorbereitung für den *internationalen Reiseverkehr* wird nach einem besonderen Plan u. a. gegen Gelbfieber, Typhus/Paratyphus A und B, gegen Cholera und eventuell auch gegen Hepatitis B geimpft.

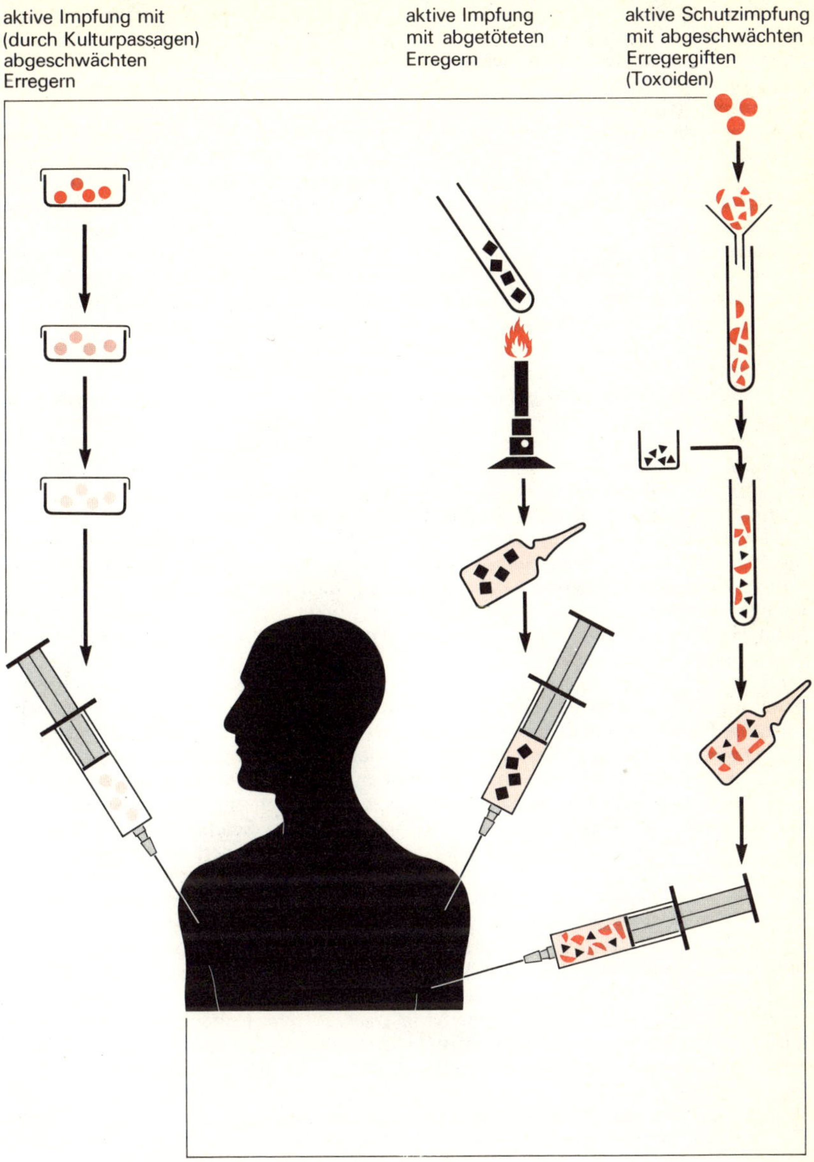

Abb. 2 Gewinnung und Anwendung
von Impfstoffen zur aktiven Immunisierung

Die Chemotherapie von Infektionskrankheiten

Unter der Bezeichnung *Chemotherapeutika* werden alle Mittel zur Behandlung von Infektionen zusammengefaßt, die im Inneren des Körpers, d. h. im Blut und in den verschiedenen Organen, zur Wirkung kommen.

Desinfektionsmittel im engeren Sinne nennt man dagegen jene Stoffe, die zur Bekämpfung von Mikroben außerhalb des Organismus (z. B. auf der Haut, auf Ausscheidungen und Gebrauchsgegenständen) eingesetzt werden, im weiteren Sinn auch Mittel gegen Erreger auf den zugänglichen Schleimhäuten (z. B. des Mundes, Rachens und der ableitenden Harnwege).

Antibiotika sind im Prinzip Arzneimittel biologischen Ursprungs (sie stammen überwiegend aus Pilzen), die weniger zur Desinfektion als vielmehr zur Chemotherapie verwendet werden. Zu den Antibiotika rechnet man auch abgewandelte Naturprodukte (sog. halbsynthetische Stoffe) und solche synthetischen Arzneimittel, die ursprünglichen Antibiotika nachgebildet wurden.

Im Hinblick auf den *Wirkungsmechanismus von Chemotherapeutika und Desinfektionsmitteln* unterscheidet man die Abtötung der schädlichen Keime (bei Pilzen z. B. die *fungizide*, bei Bakterien die *bakterizide Wirkung*) von der Hemmung ihres Wachstums und ihrer Vermehrung (bei Pilzen die *fungistatische*, bei Bakterien die *bakteriostatische Wirkung*). Die bakteriostatische Wirkung ist dadurch gekennzeichnet, daß die Vermehrung der Erreger erneut einsetzt, wenn das wirksame Mittel (z. B. durch Ausscheidung aus dem Körper des Patienten) wieder entfernt wird (Abb.).

Das *Wirkungsspektrum eines Chemotherapeutikums* gibt an, gegen welche Arten von Erregern das betreffende Mittel im Prinzip wirksam ist. Ob es im Einzelfall angewandt wird, hängt außerdem von seiner therapeutischen Breite und vom Vergleich mit anderen Chemotherapeutika ab.

Ein besonderes Problem der antiinfektiösen Therapie stellt die Resistenz von Erregern gegen Chemotherapeutika dar. *Natürliche Resistenz* nennt man die angeborene, stets vorhandene Unempfindlichkeit einer Art von Erregern für ein bestimmtes Mittel. In diesem Fall umfaßt das Wirkungsspektrum des Chemotherapeutikums den betreffenden Erreger nicht. – Problematisch und für die praktische Chemotherapie von überragender Bedeutung ist die *erworbene Resistenz*. Sie ist biochemischen Abwehrmechanismen zu verdanken, die vom Erreger beim Kontakt mit dem Chemotherapeutikum „erlernt" und dann – im Erbmaterial fixiert – an seine Nachkommen weitergegeben werden. Erreger können Chemotherapeutika durch enzymatischen Abbau (z. B. Penicillin durch Penicillinasen) inaktivieren. Sie können die Permeabilität (Durchlässigkeit) ihrer Außenhülle gegen das Chemotherapeutikum herabsetzen oder die Struktur des vom Chemotherapeutikum aufgesuchten Kontaktpunktes derart verändern, daß dieser „Rezeptor" und mit ihm auch der Erreger nicht mehr „erkannt" und so auch nicht besetzt bzw. geschädigt werden können.

Die erworbene Resistenz kann auf zwei unterschiedlichen Wegen entstehen und im Erbmaterial der Erreger verankert (genetisch fixiert) werden: In jeder Population von Erregern kommen einzelne Keime vor, die durch zufällige oder Spontanmutation gegen ein an sich wirksames Chemotherapeutikum mehr oder weniger unempfindlich sind. Wird die Vielzahl der empfindlichen Keime durch den betreffenden Wirkstoff ausgeschaltet, so vermehren sich durch diesen neu geschaffenen Selektionsvorteil die resistenten ungehindert weiter. Schließlich entsteht eine neue, gegen das ursprünglich wirksame Chemotherapeutikum resistente Erregerpopulation.

Die zweite Möglichkeit einer Entstehung resistenter Keime beruht auf dem Vorhandensein von *Plasmiden* oder *Resistenzfaktoren*. Dabei handelt es sich um Erbmaterial, das unabhängig vom klassischen Erbträger, dem Chromosom des Erregers, existiert und unabhängig von diesem vermehrt und auf andere Keime übertragen werden kann. Auf einem Plasmid sind u. U. sogar Gene (Erbmaterial) für die Resistenz gegen mehrere Chemotherapeutika lokalisiert, z. B. gegen Tetracycline, gegen Penicillin und gegen Sulfonamide. Daher kann es bei der Übertragung eines Plasmids auf Nachbarkeime zum Transfer einer Mehrfachresistenz, bei der sog. Konjugation durch Bakterienzellkontakte sogar von einer Bakterienart auf eine andere kommen. Bei der sog. Transduktion vermitteln sog. Bakteriophagen (d. h. virusähnliche Mikroorganismen) die Übertragung des Resistenzmaterials. Die Folge ist auch in diesen Fällen wie nach einer Spontanmutation schließlich die bevorzugte Vermehrung der durch die Resistenz begünstigten Erreger (Selektion).

Je öfter Chemotherapeutika mit Mikroben in Kontakt kommen, desto häufiger besteht die Möglichkeit einer Resistenzentwicklung und damit auch der Entwertung einzelner Chemotherapeutika durch zunehmende Unwirksamkeit. Daher werden bei der Anwendung von Chemotherapeutika zur *Vermeidung einer Resistenzentwicklung* bestimmte Grundregeln beachtet, u. a.: Zurückhaltung in der Anwendung; Erregernachweis und Bestimmung der Erregerempfindlichkeit; Auswahl des am besten geeigneten Mittels; Erfolgskontrolle. Glücklicherweise hat die Empfindlichkeit einer Reihe von Erregern trotz 40jähriger Anwendung von Penicillin z. B. nicht nachgelassen (Pneumokokken, Meningokokken, manche Streptokokken und Treponemen).

Das erste spezifisch wirksame Chemotherapeutikum war *Salvarsan* (Arsphenamin) gegen Treponema pallidum, den Erreger der Syphilis. Es wurde von P. Ehrlich 1909 nach langwierigen, systematischen Untersuchungen (u. a. über spezifische Färbeverfahren von Mikroorganismen) eingeführt. Als nächstes fand man Mittel gegen tropische Protozoenerkrankungen wie Schlafkrankheit und Malaria.

Als erste Mittel gegen Bakterien wurden bei der systematischen Testung von Azofarbstoffen 1935 die *Sulfonamide* durch G. Domagk gefunden. – Die Ära der *Antibiotika* begann mit der Entdeckung der Tatsache, daß Pilze Stoffwechselprodukte absondern, die auf andere Mikroben schädlich wirken. A. Fleming hatte das von Penicillium notatum abgegebene wirksame Prinzip schon 1928/29 entdeckt, welches dann von H. W. Florey, E. B. Chain u. a. 1940 aus Kulturfiltraten isoliert werden konnte. Die erstaunlich hohe Wirksamkeit und gute Verträglichkeit von *Penicillin* war schließlich der Ausgangspunkt für die folgende außerordentlich fruchtbare Suche nach weiteren Antibiotika.

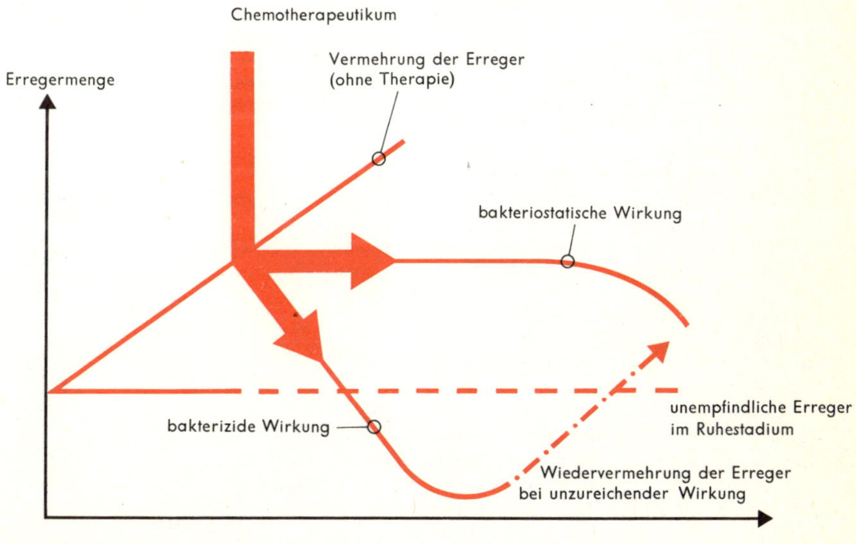

Abb.
bakteriostatische und bakterizide Wirkung von Chemotherapeutika

Antibiotika – Allgemeines

Die moderne Chemotherapie bakterieller Infektionen begann 1935 mit Einführung der Sulfonamide, ihr goldenes Zeitalter setzte während des Zweiten Weltkriegs mit der Isolierung und der großtechnischen Herstellung des ersten Antibiotikums, *Penicillin*, ein. Dabei reicht die Geschichte von Penicillin bis in die Jahre 1928/29 zurück. Damals hatte A. Fleming beobachtet, daß das Wachstum einer Staphylokokkenkultur durch Kontamination mit einem Schimmelpilz gehemmt wurde. Er stellte weiter fest, daß der so verunreinigte Nährboden für eine Reihe von Mikroorganismen schädlich war und nannte das wirksame Prinzip nach seiner Herkunft aus einem Schimmelpilz (wissenschaftliche Gattungsbezeichnung: Penicillium) Penicillin. Später bezeichnete man in Analogie dazu alle Stoffwechselprodukte von Mikroorganismen, die an das Nährmedium abgegeben werden und andere Mikroben in ihrer Vermehrung hemmen oder abtöten, als *Antibiotika*.

Die Veröffentlichung der Beobachtungen von Fleming blieb ein Jahrzehnt lang unbeachtet. Erst 1939 griffen H. W. Florey, E. B. Chain u. a. darauf zurück, denen dann bereits 1940 die Isolierung von Penicillin G (Benzylpenicillin) aus Kulturen von Penicillium notatum gelang. Nach dem Ende des Zweiten Weltkriegs stand Penicillin schließlich für therapeutische Zwecke allgemein zur Verfügung. Die Behandlungsergebnisse – anfangs vor allem bei Staphylokokken – und Streptokokkeninfektionen – waren derart überzeugend, daß die immer weiter verbesserte Produktion von Penicillin innerhalb einiger Jahre von Grammanteilen auf Hunderte von Tonnen im Monat anstieg.

Heute werden rund 30% aller Krankenhauspatienten mit Antibiotika behandelt, und Millionen sonst vermutlich tödlicher Infektionen wurden inzwischen mit Hilfe von Antibiotika geheilt. Dennoch hält die Suche nach neuen Chemotherapeutika unvermindert an. Dies hat im wesentlichen zwei Gründe: Einmal umfaßte das Wirkungsspektrum von Benzylpenicillin nur bestimmte Arten von Erregern; dies hatte die Herstellung neuer biosynthetischer bzw. halbsynthetischer Penicillinabkömmlinge zur Folge, die das Behandlungsspektrum erweiterten und/oder auch nach oraler Gabe (Einnahme durch den Mund) gut wirksam waren (vgl. S. 124 ff.). Zweitens stellte sich bald heraus, daß die Therapie mit Chemotherapeutika bei zahlreichen Erregern zum Auftreten resistenter (gegen die betreffende Substanz unempfindlicher) Stämme führt (vgl. S. 120), eine Tatsache, die zwangsläufig die Suche nach neuen Antibiotika verstärkte.

Die Auffindung und Isolierung der mit den Penicillinen verwandten Cephalosporine (vgl. S. 128) erfolgte in den Jahren 1945 bzw. 1961. Streptomycin, das erste Aminoglykosidantibiotikum (vgl. S. 132) wurde 1943 entdeckt, Chlortetracyclin, das erste Tetracyclin, und Chloramphenicol 1948 (vgl. S. 130 und S. 133). Mit ihnen und einigen weiteren Gruppen von Antibiotika (vgl. S. 134) nähert sich das gemeinsame antibakterielle Wirkungsspektrum aller Chemotherapeutika der Vollständigkeit (Abb.).

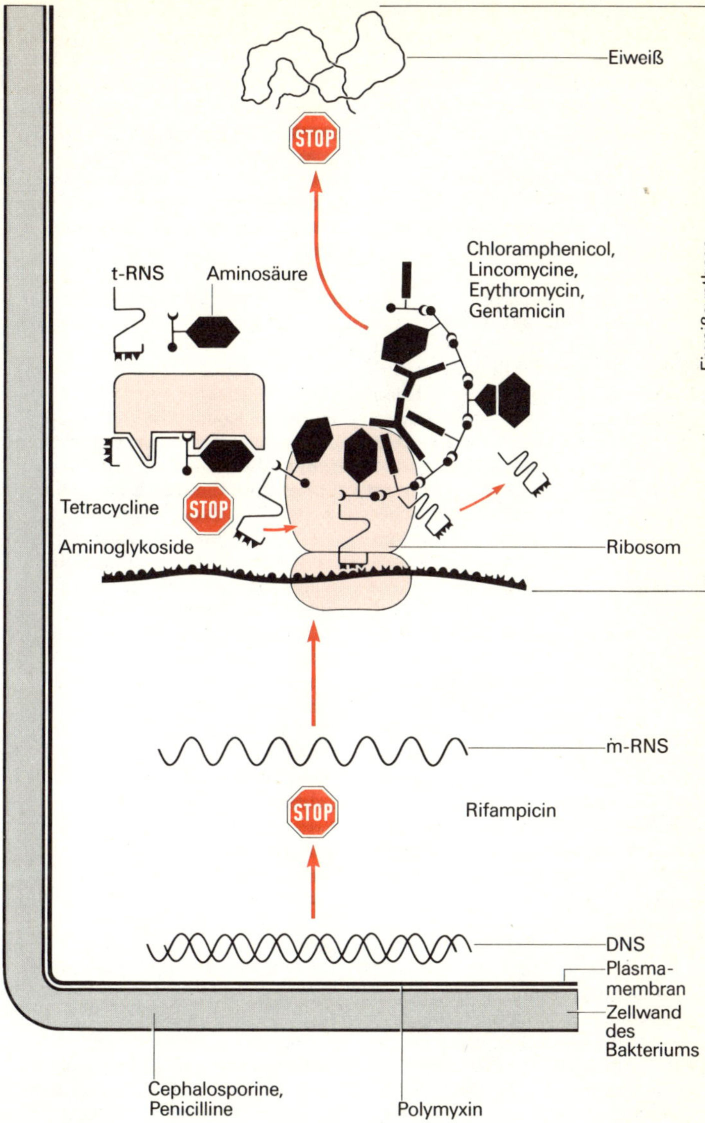

Abb. Angriffspunkte von Antibiotika

Antibiotika – Die Penicilline

1928 beobachtete der britische Bakteriologe Alexander Fleming an einer Bakterienkultur, daß Staphylokokken durch die Verunreinigung mit einem Schimmelpilz in ihrem Wachstum gehemmt werden. 1940 gelang dann H. W. Florey, E. B. Chain u. a. die Isolierung von *Penicillin G,* dem ersten Antibiotikum, aus Kulturen des Pilzes Penicillium notatum. Während des Zweiten Weltkrieges konnte schließlich auch noch das Problem der großtechnischen Herstellung von Penicillin gelöst werden.

Seither wurde eine ganze Reihe von Penicillinen bekannt, die sich von Penicillin G vor allem hinsichtlich ihrer Aufnahme aus dem Magen-Darm-Kanal und hinsichtlich ihres Wirkungsspektrums auf Bakterien unterscheiden. Obwohl Penicilline seit längerem synthetisch hergestellt werden können, erfolgt ihre Gewinnung aus wirtschaftlichen Gründen auch heute noch auf biologischem Weg mit Hilfe von Schimmelpilzen (Penicillium chrysogenium). Neue *biosynthetische Penicilline,* z. B. Penicillin V, entstanden dadurch, daß man die Richtung der natürlichen Synthesewege durch das Angebot besonderer Bausteine veränderte. Daneben wurden rund 15 *halbsynthetische Penicilline,* d. h. auf biologischem Weg gewonnene und dann nachträglich abgewandelte Verbindungen, in die Therapie eingeführt.

Der *Wirkungsmechanismus* aller Penicilline ist im Prinzip gleich: Hauptangriffspunkt ist die Zellwand der Bakterien, in der Penicillin die Synthese von *Murein* blockiert. Murein ist ein Riesenmolekül, das manche Bakterien wie ein sackartiges Gebilde umhüllt, so daß diese fest und formbeständig erscheinen. Murein besteht aus langen Strängen, in denen zwei Aminozucker miteinander abwechseln, und aus kleinen Seitenketten aus Aminosäuren. Die Querverbindung nebeneinanderliegender Stränge, d. h. die Vernetzung des Mureins, erfolgt durch Verknüpfung der Seitenketten. Dieser Vorgang, der außerhalb der Bakterienzelle erfolgt, wird durch ein Enzym, die *Mureintranspeptidase,* katalysiert. Hier nun liegt der Hauptangriffspunkt der Penicilline, die dieses Enzym – aufgrund ihrer Ähnlichkeit mit Teilen der zur Vernetzung anstehenden, aminosäurehaltigen Seitenketten – unwiderruflich blockieren und so die Verfestigung des Mureins behindern. Ruhende Keime weisen keine nennenswerte Mureinsynthese auf. Sie werden von Penicillin daher nur in diesem Zustand der *Bakteriostase* festgehalten. In der Wachstumsphase von Bakterien jedoch muß die Mureinhülle an einzelnen Stellen aufgebrochen werden, um neues Material in die entstehenden Lücken einzufügen. Penicillin verhindert den Schluß dieser Lücken, so daß die Zellwände klaffen und der wachsende Innendruck u. U. genügt, um die Bakterienzellen zu sprengen *(Bakteriolyse).* Eine weitere Annahme geht dahin, daß am bakterientötenden (bakteriziden) Effekt von Penicillin auf Keime, die sich in der Vermehrungsphase befinden, selbstschädigende (autolytische) Enzyme der Mikroben beteiligt sind, die durch Penicillin aktiviert werden.

Manche Bakterien und alle tierischen Zellen besitzen keine mureinhaltige Zellwand, sondern nur eine lipidhaltige Zellmembran. Daher ist Penicillin für solche Bakterien nicht toxisch und für den tierischen Organismus so außerordentlich gut verträglich.

Eine *Resistenz* von Bakterien gegenüber Penicillin kann durch zwei Mechanismen zustande kommen: Die Auslese (Selektion) hat Bakterienstämme hervorgebracht, die Penicillinasen bilden, d. h. Enzyme, die imstande sind, Penicillin zu inaktivieren. Nur manche (die penicillinasefesten) Penicilline werden durch solche Enzyme nicht beeinträchtigt. Daneben gibt es eine Resistenz infolge mangelnder Durchlässigkeit der Bakterienwand für Penicillin. Keime mit dieser Eigenschaft sind auch gegen penicillinasefestes Penicillin unempfindlich. Die Resistenzentwicklung ist bei verschiedenen Bakterienarten recht unterschiedlich; sie ist z. B. niedrig bei Streptokokken der Gruppe A, Pneumokokken und Meningokokken, hoch dagegen vor allem bei Staphylokokken.

Penicillin G (Benzylpenicillin) ist nach wie vor der wichtigste Vertreter der natürlich vorkommenden Penicilline, an dessen hoher Wirksamkeit und denkbar geringer Toxizität alle später entwickelten Penicilline gemessen werden. Ein Nachteil von Benzylpenicillin ist seine geringe Beständigkeit gegenüber Säuren

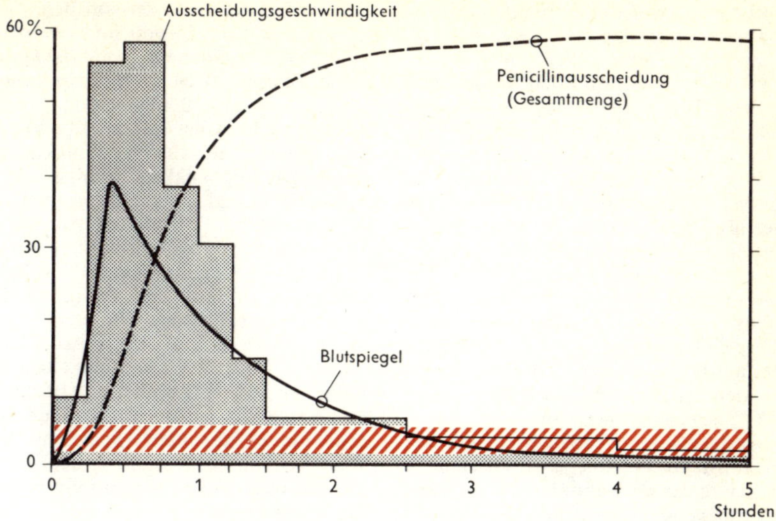

Abb. 1
Blutspiegel nach Penicillininjektion

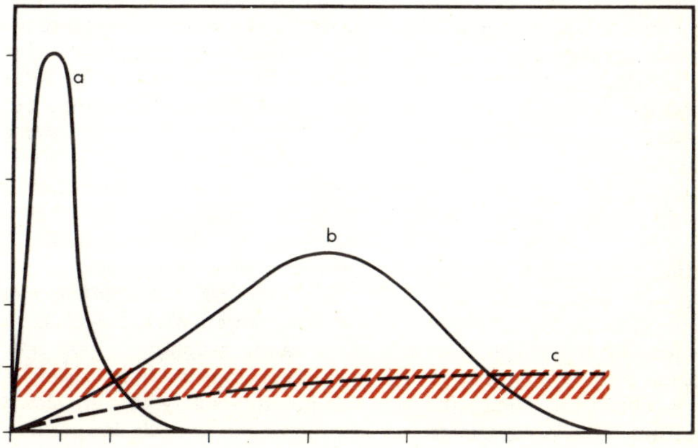

Abb. 2
Blutspiegel nach Injektion von Penicillin (a)
und von Depotpenicillin (b und c)

und die mangelhafte Aufnahme aus dem Darmkanal, so daß es als Kalium- oder Natriumsalz intramuskulär oder intravenös injiziert bzw. infundiert werden muß.

Penicillin wird bezeichnenderweise sehr rasch durch die Niere ausgeschieden. Infolgedessen sinkt der durch die Injektion denkbar rasch erhöhte *Blutspiegel* auch verhältnismäßig rasch wieder ab, innerhalb von 30 Minuten z. B. auf die Hälfte des vorhergehenden Wertes (Abb. 1). Dieser Nachteil kann – wegen der guten Verträglichkeit von Penicillin – durch Dosiserhöhung oder durch die gleichzeitige Gabe von Probenecid, das mit Penicillin um den Sekretionsweg in den Nierenkanälchen konkurriert, z. T. ausgeglichen werden.

Andere Möglichkeiten, hohe und relativ konstante Blutspiegel zu erzielen, bestehen in der Verwendung von Depotpenicillinen oder Oralpenicillinen. *Depotpenicilline* gewinnt man durch die Salzbildung des sauren Penicillins mit organischen Basen. Die entstehenden Salze sind schwer wasserlöslich und werden daher nach intramuskulärer Injektion nur langsam resorbiert. Die mit Depotpenicillinen erreichten Blutspiegel sind zwar vergleichsweise niedrig, halten dafür jedoch länger an (Abb. 2). Zu den Depotpenicillinen gehören Procain-Benzylpenicillin, Clemizol-Benzylpenicillin und Benzathin-Benzylpenicillin. *Oralpenicilline* sind z. B. das biosynthetisch gewonnene Penicillin V und das halbsynthetische Propicillin. Die Präparate werden zu annähernd 50% aus dem Darmkanal resorbiert, wobei der Blutspiegel etwa 60 Minuten nach der Einnahme Höchstwerte erreicht. – Benzylpenicillin kann durch die Penicillinase inaktiviert werden. Durch die Einführung „sperriger“ Seitenketten in das Penicillinmolekül gelingt es jedoch, dieses penicillinasefest zu machen. *Penicillinasefeste Penicilline* sind z. B. Oxacillin, Dicloxacillin und Flucloxacillin. Ihr Vorteil liegt in der guten Wirkung bei penicillinasebildenden Staphylokokken. Manche von ihnen eignen sich auch für die orale Verabreichung (Einnahme durch den Mund). Die übrigen (penicillinasenegativen) Staphylokokken sprechen jedoch auf solche Verbindungen in der Regel schlechter an als z. B. auf Benzylpenicillin.

Das *Wirkungsspektrum* von Benzylpenicillin sowie der Depot- und Oralpenicilline (also zusammenfassend *der klassischen Penicilline*) ist im Prinzip gleich. Wegen der mit Benzylpenicillin sehr rasch erreichbaren hohen Blutspiegel wird dieses bei schweren Infektionen durch Meningokokken (eitrige Hirnhautentzündung), Pneumokokken (Lungenentzündung, Hirnhautentzündung), Streptokokken (u. a. Herzklappenentzündung) und nichtresistente Staphylokokken (u. a. Haut- und Wundinfektionen) sowie bei Sepsis (Blutvergiftung) durch diese Keime eingesetzt. Auch schwere Infektionen durch anaerobe Bakterien sowie Diphtherie, Milzbrand und eine Reihe seltener Infektionen sind Indikationen für Benzylpenicillin. Vor allem bei höherer Dosierung steht dabei die intravenöse Gabe als Einzelinjektion, Kurzinfusion oder Dauertropf im Vordergrund. – Die Depotpenicilline werden besonders zur Behandlung der Syphilis und der Gonorrhö (des Trippers) eingesetzt, u. U. kombiniert mit den Kalium- oder Natriumsalzen von Benzylpenicillin (vgl. S. 140 f.). Benzathin-Benzylpenicillin dient vor allem der Langzeitbehandlung und Vorbeugung von Rückfällen bei rheumatischem Fieber, wobei monatlich nur eine Injektion erforderlich ist. – Die Oralpenicilline werden ähnlich wie Benzylpenicillin eingesetzt, jedoch bei leichteren Infektionen mit empfindlichen Erregern, besonders hämolysierenden Streptokokken (Wundrose, Angina, Scharlach und deren Nachkrankheit, rheumatisches Fieber). Auch als Ergänzung der Injektionsbehandlung mit Benzylpenicillin werden Oralpenicilline verwendet.

Die *klassischen Penicilline* haben neben ihrer guten Wirksamkeit den Vorteil einer außerordentlich *geringen Giftigkeit*. Allerdings treten bei rund 1–5% der Behandelten *allergische Reaktionen* auf, die sich dann auf alle Präparate erstrekken (vollständige Kreuzallergie). Besonders häufig betroffen sind Patienten mit allergischer Veranlagung. Am seltensten löst die orale Einnahme, am häufigsten die lokale Anwendung von Penicillin auf Haut oder Schleimhäuten eine Allergie aus.

Zur Vermeidung einer fortschreitenden Sensibilisierung der Bevölkerung sowie der Entwicklung weiterer resistenter Bakterienstämme wird insgesamt Zurückhaltung, d.h. eine strenge Indikationsstellung für die Anwendung der Penicilline, angestrebt. Als Auslösefaktoren für eine schleichende Sensibilisierung sind auch penicillinhaltige Nahrungsmittel, der Kontakt mit Schimmelpilzen und Pilzinfektionen der Haut diskutiert worden.

Nebenwirkungen: Im Vordergrund der allergischen Reaktion auf Penicillin stehen lokalisierte anaphylaktische Verlaufsformen, besonders Nesselsucht, auch Arzneimittelfieber. Allgemeine anaphylaktische Reaktionen bis hin zum lebensgefährlichen anaphylaktischen Schock sind glücklicherweise selten. Neurotoxische Reaktionen bis zu epilepsieähnlichen Krämpfen treten nur bei extrem hochdosierten intravenösen Gaben von Penicillin auf. Bei der Verabreichung großer Mengen von Penicillin G fallen u.U. auch die Begleitkationen (Natrium und besonders Kalium) ins Gewicht. Die irrtümliche Injektion von Depotpenicillinen in die Blutbahn kann zu nichtallergisch bedingten Schocksymptomen führen (Mikroembolie, v.a. Verstopfung von Hirn- und Lungenkapillaren). Bei den Oralpenicillinen, die seltener eine Sensibilisierung zur Folge haben, kann es durch Änderung der natürlichen Keimbesiedlung in geringem Umfang zu Störungen der Magen-Darm-Funktion kommen.

Während die klassischen Penicilline im wesentlichen nur gegen grampositive Kokken und Stäbchen sowie gegen Gonokokken, Meningokokken und Spirochäten wirksam sind, erstreckt sich die Wirkung der *Breitspektrumpenicilline* (in unterschiedlichem Ausmaß) auch auf gramnegative Stäbchen. – Zu den *Aminopenicillinen* gehören Ampicillin, die Ampicillinester Pivampicillin und Bacampicillin sowie Amoxicillin, Epicillin, Azidocillin und Ciclacillin. Das Wirkungsspektrum dieser oral wirksamen, penicillinaseempfindlichen Verbindungen deckt sich einerseits (bei oft etwas schwächerem Effekt) mit dem Wirkungsspektrum von Penicillin G (eine Ausnahme stellt hier z.B. die deutliche Überlegenheit von Ampicillin gegenüber Enterokokken dar, die u.a. an Harnwegsinfektionen und Herzklappenentzündungen beteiligt sein können). Das Wirkungsspektrum der Aminopenicilline geht andererseits im gramnegativen Bereich über das der klassischen Penicilline hinaus. Es umfaßt hier verschiedene Enterobakterien (neben den sog. Kolibakterien auch die Erreger von Typhus/Paratyphus und der Ruhr), die sog. Influenzabazillen (u.a. bei chronischer Bronchitis und Mittelohrentzündung) und den Erreger des Keuchhustens.

Die *Acylaminopenicilline* Mezlocillin, Azlocillin, Piperacillin und Apalcillin sind penicillinaseempfindliche Breitspektrumpenicilline zur Injektionsbehandlung. Ihre Wirkungsbreite übertrifft die der Aminopenicilline im gramnegativen Erregerbereich, z.B. gegenüber der Klebsiella-Enterobakter-Gruppe und gegenüber Pseudomonas aeruginosa („opportunistische" Keime, die vor allem bei Abwehrschwäche Infektionen der Harn-, Atem- und Gallenwege verursachen). Solche Stoffe werden daher vor allem zur klinischen Behandlung schwerer, oft auch im Krankenhaus erworbener (nosokomialer) Infektionen mit den erwähnten gramnegativen „Problemkeimen" eingesetzt. – Zu den *Carboxypenicillinen* gehören Carbenicillin, Ticarcillin und das weitgehend penicillinasestabile Temocillin. Sie werden meist zur Injektionsbehandlung von Pseudomonasinfektionen verwendet.

Zu den *Nebenwirkungen der Breitspektrumpenicilline* gehören neben allergischen Erscheinungen relativ häufig auch Hautausschläge nichtallergischer Natur (Ausnahme: Carboxypenicilline) sowie Magen-Darm-Störungen (v.a. Durchfälle) infolge Beeinträchtigung der normalen Keimbesiedlung.

Cephalosporine (Zephalosporine) sind antibiotische Produkte aus Pilzen der Deuteromyzetengattung Cephalosporium, besonders der Art Cephalosporium acremonium. Zu Behandlungszwecken werden halbsynthetische Präparate verwendet, d. h. Abwandlungen des Grundkörpers 7-Amino-Cephalosporansäure (7-ACS). Ein Vergleich mit 6-Amino-Penicillansäure (6-APS), dem Grundkörper der Penicilline, zeigt, daß beide Antibiotika chemisch miteinander verwandt sind: Sowohl 7-ACS als auch 6-APS enthalten den gleichen β-Lactam-Ring. Man faßt Penicilline und Cephalosporine daher auch unter der Bezeichnung *Betalactamantibiotika* (β-Lactam-Antibiotika) zusammen. Der β-Lactam-Ring ist jener Molekülanteil, der bei manchen Penicillinen und Cephalosporinen durch β-Lactamasen (bei Penicillin vom Typ Penicillinase, bei Cephalosporin vom Typ Cephalosporinase) gespalten werden kann (Abb.).

Die Produktion von Penicillinase und die damit einhergehende Unempfindlichkeit (Resistenz) von Bakterien gegenüber Penicillin ist vor allem bezeichnend für Staphylokokken. Die Produktion von *Cephalosporinase* und die damit verknüpfte Resistenz gegen Cephalosporine dagegen kommt vor allem bei gramnegativen Bakterien vor. Doch kennt man (wie bei den Penicillinen) auch bei den Cephalosporinen lactamasefeste Präparate. Wie dort gibt es neben dem Abbau des Arzneimittels durch Bakterienenzyme allerdings auch bei den Cephalosporinen eine zweite Art von Unempfindlichkeit der Erreger in Form einer Barriere der Zellwand gegen das Antibiotikum.

Wie die Penicilline hemmen auch Cephalosporine die Mureinsynthese der Bakterien und führen so wie jene zu Defekten in der sackartigen äußeren Hülle der im Wachsen begriffenen Bakterienwand. Das Ergebnis ist dann auch hier eine keimtötende (bakterizide) Wirkung auf proliferierende (= sich vermehrende), jedoch nicht auf ruhende Keime, die von den Cephalosporinen (wie von den Penicillinen) nur im Zustand der Bakteriostase angehalten werden.

Die *Wirkung* der Cephalosporine erstreckt sich mehr auf gramnegative als auf grampositive Keime. Im Vergleich zu vielen Penicillinen ist z. B. die Wirkung der Cephalosporine auf Klebsiellaarten bemerkenswert, „opportunistische“ Keime, die vor allem bei Abwehrschwäche zu Harn-, Atem- und Gallenwegsinfektionen, auch zur Sepsis (Blutvergiftung) führen. Im grampositiven Bereich ist vor allem die schwache Wirkung der Cephalosporine gegenüber Enterokokken (normale Darmbewohner, die gelegentlich Harnwegsinfektionen, Herzklappenentzündungen und Eiterungen verursachen) auffallend.

Einige Cephalosporine sind nicht nur säurestabil, sondern werden nach oraler Gabe (Einnahme durch den Mund) auch zuverlässig aus dem Darmkanal resorbiert. Sie sind jedoch in der Regel cephalosporinaseempfindlich und von schwächerer Wirkung. Die meisten Cephalosporine, unter ihnen auch die wirksamsten, müssen intravenös oder intramuskulär appliziert werden. Unter diesen rund 15 Cephalosporinen für die Injektionsbehandlung gibt es gegen Bakterienenzyme (Cephalosporinasen) empfindliche und unempfindliche Präparate mit bemerkenswerten Unterschieden im *Wirkungsspektrum.* Cefoxitin und Cefotaxim z. B. sind besonders cephalosporinasefest und haben ein relativ breites Spektrum, das sich bei letzterem auch auf Pseudomonas erstreckt. Cefsulodin dagegen ist ein Cephalosporin mit schmalem Spektrum, das im gramnegativen Bereich fast nur auf Pseudomonas beschränkt ist; doch wird die Substanz in ihrer Wirkung gegen diesen Erreger von keinem Penicillin oder anderem Cephalosporin übertroffen.

Wie die Penicilline werden auch die Cephalosporine relativ rasch durch die Nieren ausgeschieden, und zwar sowohl durch Filtration als auch durch (tubuläre) Sekretion.

Die Cephalosporine werden überwiegend in der Klinik eingesetzt, so z. B. bei nosokomialen (im Krankenhaus erworbenen) Infektionen durch mehrfach resistente Keime (besonders Enterobakterien und Staphylokokken). Bei Klebsiellainfektionen (s. oben) sind sie, meist in Kombination mit einem Aminoglykosidantibiotikum (vgl. S. 132), Mittel erster Wahl. Im übrigen kommen Cephalosporine generell beim Vorliegen einer Resistenz oder einer Allergie gegen Penicilline in Betracht, wobei allerdings damit zu rechnen ist, daß dann in 5–10% der Fälle auch eine Allergie gegen Cephalosporine vorliegt (sog. Kreuzallergie). Wichtig sind Cephalosporine auch für die Kurzzeitvorbeugung gegen Infektionen in der Herz- und Darmchirurgie.

Die Cephalosporine gehören (wie die Penicilline) zu den gut verträglichen Antibiotika. Als *Nebenwirkung* einzelner Präparate wurde eine bei den Penicillinen unbekannte Schädigung der Nierenkanälchen beobachtet. Daher werden Cephalosporine bei vorgeschädigter Niere nur mit besonderer Vorsicht angewandt. Außerdem kommen allergische Reaktionen und (v.a. bei oraler Anwendung) gastrointestinale Störungen (Übelkeit, Erbrechen, Durchfall) sowie lokale Unverträglichkeitserscheinungen bei der Injektion vor. Einzelne Cephalosporine führen zu Alkoholunverträglichkeit.

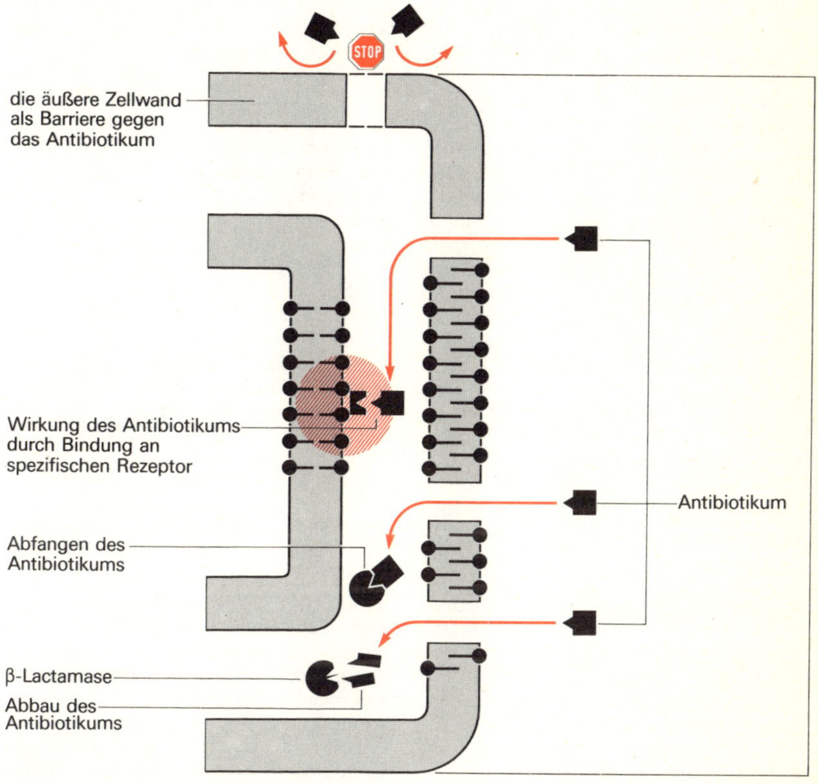

Abb. Die Resistenz gramnegativer Bakterien gegen Penicilline und Cephalosporine

Antibiotika – Die Tetracycline

Als erstes *Tetracyclin (Tetrazyklin)* wurde Chlortetracyclin (1948) aus der Bakterienart Streptomyces aureofaciens isoliert. Später wurden (fermentativ oder halbsynthetisch) weitere Tetracycline hergestellt, von denen z. Z. sechs für die innere Anwendung zur Verfügung stehen: Tetracyclin, Oxytetracyclin, Demeclocyclin, Rolitetracyclin, Doxycyclin und Minocyclin. Alle Tetracycline haben ein ähnliches, sehr breites Wirkungsspektrum, das fast alle Bakterien sowie Chlamydien und Rickettsien – wenn auch mit unterschiedlichem Effekt – umfaßt. Tetracycline sind unwirksam bei einigen gramnegativen Stäbchen, bei Viren, Einzellern (Protozoen) und Pilzen.

Das chemische Grundgerüst der Tetracycline besteht aus einem von Naphthacen (älterer Name: Tetracen) abgeleiteten viergliedrigen Kohlenwasserstoff, der von Präparat zu Präparat verschieden substituiert ist. Die orale Anwendbarkeit (Einnahme durch den Mund) war – neben dem breiten Wirkungsspektrum – von vornherein ein Vorteil der Tetracycline. Lediglich *Chlortetracyclin* wird mit 30% unzureichend aus dem Darmkanal aufgenommen und daher vorwiegend lokal angewandt. Mit mehr als 90% werden *Doxycyclin* und *Minocyclin* besonders gut resorbiert. Überwiegend an Plasmaeiweiße gebunden, bewirken solche Tetracycline nach der Einnahme daher relativ hohe, langanhaltende Blutspiegel. Tetracycline bilden mit bestimmten Metallionen wie Calcium, Magnesium oder Aluminium unlösliche Komplexe (sog. Chelate). Daher wird ihre Resorption bei der Aufnahme entsprechender Nahrungsmittel (besonders Milch und Milchprodukte) sowie durch säureabstumpfende Arzneimittel verschlechtert. Zur möglichst raschen Erzeugung hoher Blutspiegel stehen *Rolitetracyclin* sowie Injektionspräparate anderer Tetracycline zur Verfügung.

Die Tetracycline *wirken* über eine Hemmung der Proteinsynthese *bakteriostatisch.* Die „Übersetzung" der am Kernmaterial (DNS) kopierten Erbschrift (die sog. Translation) erfolgt in drei Phasen: In der Initiationsphase wird u. a. aus der Boten- oder Messenger-RNS und zwei ribosomalen Untereinheiten das Ribosom zusammengefügt. In der Elongationsphase erfolgt – durch wiederholte Verknüpfung mit je einer zusätzlichen Aminosäure, die durch die Transfer-RNS herangebracht wird – der Aufbau der Eiweißkette. In der Terminationsphase schließlich wird das fertige Protein vom Ribosom abgelöst, das seine Untereinheiten wieder freigibt. Der Angriffspunkt der Tetracycline liegt in der Elongationsphase, wo sie die Anheftung der Transfer-RNS und somit die Verlängerung (Elongation) der Peptidkette durch den Anbau weiterer Aminosäuren hemmen (Abb.).

Die *Resistenzentwicklung* der Keime gegenüber den Tetracyclinen ist sehr unterschiedlich. Bei Staphylokokken, Enterokokken und Enterobakterien liegt die Resistenzhäufigkeit zwischen 30 und 50%. Bakterienähnliche Erreger wie Chlamydien und Rickettsien dagegen sind nicht oder nur sehr wenig resistent. Die Entwicklung der Tetracyclinresistenz erfolgt in der Regel über mehrere Schritte und nur selten während der einzelnen Therapie. Sie betrifft dann aber alle Tetracycline *(komplette Parallelresistenz).*

Die Tetracycline wurden wegen ihres *breiten Wirkungsspektrums,* ihrer guten Verträglichkeit und ihrer guten Wirksamkeit bei oraler Gabe lange Zeit vielfach eingesetzt. Die daraufhin folgende Entwicklung von Erregerresistenzen und die Konkurrenz mit anderen Antibiotika, u. a. mit den oral wirksamen Penicillinen und mit Cotrimoxazol, haben das Bild dann allerdings wieder verschoben. Dennoch sind die Tetracycline bei einer Reihe von Infektionen immer noch Mittel der ersten Wahl, so u. a. bei Cholera, Pest, Tularämie, Brucellosen, Fleckfieber und Trachom. Von praktischer Bedeutung ist vor allem auch ihre Wirksamkeit bei akuten Schüben einer chronischen Bronchitis, bei Gallenwegsinfektionen und unspezifischen (nicht durch Gonokokken verursachten) Infektionen der Harnröhre. Hinzu kommt die allgemeine Reservefunktion der Tetracycline, u. a. bei Penicillinallergie.

Zu den *Nebenwirkungen* der Tetracycline gehören Unverträglichkeitserscheinungen von seiten des Magen-Darm-Kanals. Diese können durch direkte Reizung der Darmschleimhaut, durch Hemmung von Enzymen aus dem Darm- und Bauchspeicheldrüsensekret oder durch

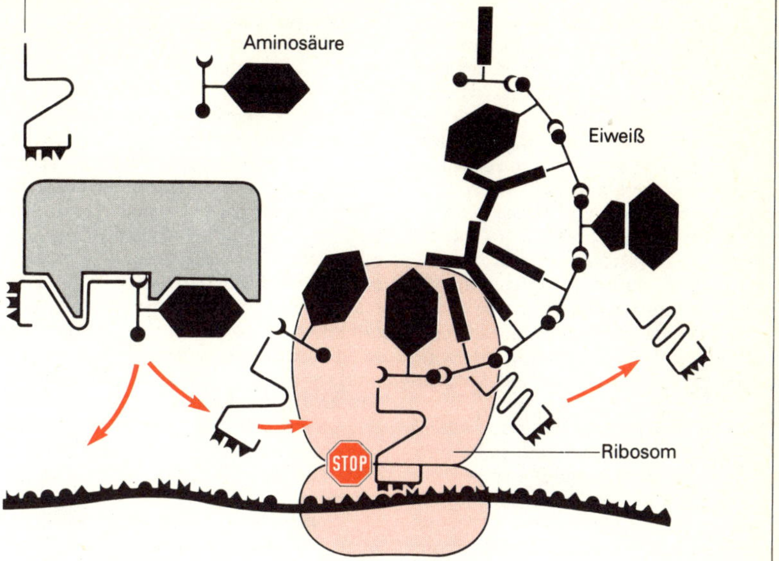

Abb. Tetracycline hemmen die Eiweißsynthese in der Elongationsphase

Beeinträchtigung der normalen Keimbesiedlung des Darms bedingt sein, worauf dann resistente Keime die Oberhand gewinnen (sog. Infektionswandel). Eine seltene, indessen bedrohliche Superinfektion dieser Art ist die pseudomembranöse Enterokolitis, die durch Clostridium difficile verursacht wird und ähnlich z. B. auch unter der Therapie mit Clindamycin und Ampicillin vorkommt. Eine leberschädigende Wirkung ist vor allem nach hohen, intravenös verabreichten Dosen von Tetracyclinen beobachtet worden, und zwar besonders bei vorgeschädigter Leber, bei Niereninsuffizienz und während der Schwangerschaft. Minocyclin kann zu einer (reversiblen) Schädigung des Gleichgewichtsapparates mit Schwindel, Übelkeit und Erbrechen führen. Allergische Reaktionen werden durch Tetracycline selten ausgelöst.

Tetracycline werden aufgrund ihrer Neigung zur Komplexbildung mit Calcium in Knochen und Zähnen eingelagert. Daher kann es u. a. zur gelbbräunlichen Verfärbung der Zähne mit erhöhter Anfälligkeit für Karies (Zahnfäule) kommen, wenn Tetracycline nach dem dritten Schwangerschaftsmonat und im Kleinkindalter (bis zum 8. Lebensjahr) gegeben werden. Tetracycline dürfen während der Schwangerschaft und während der Stillzeit sowie bei Kindern unter acht Jahren nur bei vitaler Indikation verabreicht werden.

Antibiotika – Die Aminoglykoside

Unter der Bezeichnung *Aminoglykoside (Aminoglykosidantibiotika)* wird eine Gruppe von Antibiotika zusammengefaßt, die aus einem zentralen Baustein (in der Regel Desoxystreptamin, ein sog. Aminocyclitol) und zwei mit diesem glykosidisch verknüpften Aminozuckern bestehen. Die Aminoglykoside werden aus Kulturfiltraten von Streptomyces- oder Micromonosporaarten gewonnen. Manche von ihnen sind chemisch abgewandelte (halbsynthetische) Produkte. Zu den *älteren Aminoglykosiden* gehören Streptomycin, das anstelle von Desoxystreptamin Streptidin enthält, sowie Neomycin, Kanamycin, Paromomycin und (ohne Aminozucker) Spectinomycin. Zu den *neueren Aminoglykosiden* gehören Gentamicin, Sisomicin, Tobramycin, Netilmicin, Amikacin und Dibekacin.

Die Aminoglykoside wirken *bakterizid,* und zwar vorwiegend auf in Teilung begriffene (proliferierende) Erreger. Ihr Angriffspunkt ist die Translationsphase der bakteriellen Proteinsynthese, d. h. jener Zeitabschnitt, innerhalb dessen die „Übersetzung" der am Kernmaterial (DNS) kopierten Erbschrift in Eiweißkörper erfolgt. Die Translation umfaßt drei Unterabschnitte, die Initiations-, die Elongations- und die Terminationsphase. Gentamicin z. B. wirkt auf die Elongationsphase. Es blockiert die Akzeptorstelle für die Transfer-RNS und verhindert so den Einbau weiterer Aminosäuren in die entstehende Peptidkette. Höhere Konzentrationen führen außerdem zu Übersetzungsfehlern der Erbinformation, d. h. zum Einbau falscher Aminosäuren und damit zu Nonsensproteinen. Die falschen Eiweiße werden dann in die Bakterienzellmembran eingebaut und führen so über eine Permeabilitätsstörung (Leckbildung) der Membran zur irreversiblen Schädigung der Erreger. Davon abweichend setzt die Wirkung von Streptomycin z. B. auch im Bereich der Initiationsphase an.

Die Aminoglykoside werden aus dem Magen-Darm-Kanal nicht ausreichend resorbiert. Sie müssen daher, wenn es nicht um örtliche Wirkungen geht, intramuskulär injiziert bzw. durch intravenöse Kurzinfusion zugeführt werden. Bezeichnend ist der Umstand, daß die Aminoglykoside sich zwar rasch im Körper verteilen und auch relativ rasch wieder ausgeschieden werden; ihr Übertritt in die Innenohrflüssigkeitg und besonders auch ihr Austritt aus der Endo- und Perilymphe erfolgt jedoch derart langsam, daß es dort zur Schädigung der Sinneszellen kommen kann (s. unten).

Die *Aminoglykoside* werden wegen ihrer relativ geringen therapeutischen Breite vor allem nur bei schweren, besonders im Krankenhaus erworbenen (nosokomialen) Infektionen angewandt, bei Harnwegsinfektionen wegen der dort erzielbaren hohen Konzentrationen auch allein, sonst (u. a. bei Lungen-, Herzklappen- und Hirnhautentzündung durch Infektion mit Enterobakterien und Pseudomonasarten) vor allem in Kombination mit Penicillinen, eventuell auch mit Cephalosporinen. Durch das Zusammenwirken (Synergismus) mit solchen Stoffen lassen sich u. U. überadditive Wirkungen erzielen, so auch bei Herzklappenentzündung infolge Streptokokkeninfektion.

Für die *älteren Aminoglykoside* gelten meist *Sonderindikationen,* so z. B. für Streptomycin und Kanamycin bei Tuberkulose. Neomycin und Paromomycin werden zur lokalen Behandlung von Hautinfektionen sowie zur Darmdesinfektion bei Leukämie, Leberkoma und vor Darmoperationen angewendet. Spectinomycin, das nur bakteriostatisch wirkt, ist bei Gonorrhö (Tripper) nach einmaliger Injektion in 90–95% der Fälle wirksam. Es wird hier bei Penicillinresistenz oder Penicillinallergie eingesetzt.

Das Risiko irreversibler *Nebenwirkungen* durch Aminoglykoside wird bei sachgerechter Anwendung als durchaus niedrig bezeichnet. Im Vordergrund stehen die schädlichen Wirkungen auf die Nieren und das Innenohr (Schwindel, Übelkeit, Ohrensausen, Schwerhörigkeit, u. U. sogar Taubheit). Derartige Nebenwirkungen werden vor allem bei einer Therapiedauer von mehr als 10–14 Tagen, bei überhöhten Blutspiegeln und bei vorgeschädigter Niere bzw. vorgeschädigtem Innenohr beobachtet. – Aminoglykosidantibiotika sind während der Schwangerschaft kontraindiziert.

Antibiotika – Chloramphenicol

Chloramphenicol (Chloramphenikol) ist ein oral gut wirksames Antibiotikum mit breitem Wirkungsspektrum, das dem der Tetracycline recht ähnlich ist. Wegen seiner hemmenden Wirkung auf die Blutbildung wird Chloramphenicol jedoch nur bei einigen lebensgefährlichen Infektionen eingesetzt.

Chloramphenicol wurde erstmals 1947 aus Kulturen des Pilzes Streptomyces venezuelae isoliert. Die Substanz hat eine einfache, ephedrinähnliche Struktur; sie wird daher seit längerem rein synthetisch hergestellt.

Chloramphenicol wirkt *bakteriostatisch.* Sein Angriffspunkt ist die Elongationsphase der bakteriellen Proteinsynthese, wo Chloramphenicol die Peptidyltransferase hemmt und so die Anknüpfung neuer Aminosäuren an die entstehende Peptidkette verhindert. Wie bei den anderen in der Therapie gebräuchlichen Antibiotika mit hemmender Wirkung auf die Proteinsynthese ist bei höheren Lebewesen infolge geringerer Empfindlichkeit keine Beeinträchtigung der Translationsphase („Übersetzungsphase der Erbschrift") zu erwarten (vgl. Tetracycline, S. 130, und Aminoglykoside, S. 132).

Chloramphenicol *wirkt* praktisch auf alle Anaerobier und Enterobakterien, besonders gut auch auf Salmonellen (d. h. bei Typhus/Paratyphus und bei der Salmonellengastroenteritis). Pseudomonasarten, Mykobakterien (u. a. Tuberkelbazillen), Viren, Einzeller und Pilze sind dagegen unempfindlich gegenüber Chloramphenicol.

Die *Resistenz* von Bakterien gegen Chloramphenicol entwickelt sich schrittweise. Sie besteht in einer mikrobiellen Inaktivierung des Antibiotikums durch Veresterung mit Essigsäure. Im Vergleich zur Resistenz gegen Tetracycline wird die Situation beim seltener angewandten Chloramphenicol insgesamt jedoch eher günstig beurteilt.

Bei der Therapie bakterieller Infektionen steht Chloramphenicol mit den Aminopenicillinen, den Tetracyclinen und Cotrimoxazol in Konkurrenz. Es wird allerdings wegen seiner gefährlichen *Nebenwirkungen* auf das blutbildende System im Knochenmark im wesentlichen nur als Reserveantibiotikum eingesetzt.

Bei einer von rund 30000 mit Chloramphenicol behandelten Personen kommt es zu einer dann oft irreversiblen, tödlichen Aplasie (Schwund) des Knochenmarks mit Verminderung der roten und weißen Blutkörperchen sowie der Blutplättchen. Diese oft wochenlang nach Beendigung der Behandlung auftretende Knochenmarksschädigung ist weder streng dosisabhängig noch eindeutig allergischer Natur, sondern wahrscheinlich auf einen erblich verankerten Defekt der DNS-Synthese zurückzuführen, aufgrund dessen die Stammzellen des Knochenmarks besonders chloramphenicolempfindlich sind. Häufiger ist eine dosisabhängige, rückbildungsfähige Hemmung der Bildung vor allem von roten Blutkörperchen, die während der Therapie oder im Anschluß an die Therapie auftritt und auf einer Störung der Proteinsynthese in den Mitochondrien von Knochenmarkszellen beruhen soll.

Chloramphenicol wird in der Leber an Glucuronsäure gekoppelt und dann in dieser (glucuronidierten) Form über den Urin und die Galle ausgeschieden. Bei Neu- und Frühgeborenen ist das für die Glucuronidierung erforderliche Enzym noch nicht in ausreichender Menge vorhanden. Daher kann es bei ihnen durch die Kumulation (Anhäufung) von falsch dosiertem Chloramphenicol zu toxischen Erscheinungen kommen (sog. Grau-Syndrom; mit Erbrechen, Auftreibung, Ateminsuffizienz, grauer Verfärbung der Haut und Kreislaufkollaps, u. U. mit tödlichem Ausgang). Aus solchen Gründen soll Chloramphenicol vor bzw. während der Geburt nicht gegeben werden. – Allergische Reaktionen und Magen-Darm-Störungen treten unter der Chloramphenicolbehandlung nur relativ selten auf.

Thiamphenicol ist sowohl chemisch als auch wirkungsmäßig nah mit Chloramphenicol verwandt. Fälle von irreversibler Knochenmarksschädigung durch Thiamphenicol sind bisher nicht bekannt geworden; doch soll es häufiger als Chloramphenicol zu einer (rückbildungsfähigen) Störung der Bildung von roten Blutkörperchen führen.

Verschiedene andere Antibiotika

Als Alternativen zu den Penicillinen und den mit diesen verwandten Cephalosporinen kommt für die Chemotherapie von Infektionskrankheiten eine Reihe weiterer Antibiotika in Betracht, die v. a. gegen grampositive Bakterien wirksam sind (vgl. Abb.):

Erythromycin (Erythromyzin) wird aus dem Strahlenpilz Streptomyces erythreus isoliert. Es gehört zu den sog. *Makrolidantibiotika,* die durch einen vielgliedrigen Lactonring charakterisiert sind. Das Wirkungsspektrum von Erythromycin ist dem von Penicillin G ähnlich, doch kommen u. a. Enterokokken, Mykoplasmen und Legionella pneumophila (der Erreger der Legionärskrankheit) hinzu. Erythromycin ist z. Z. bei der Behandlung der Legionärskrankheit unübertroffen. An zweiter Stelle ist diesbezüglich Rifampicin zu nennen, das in schweren Fällen dieser Krankheit zusätzlich verwendet wird. Da Erythromycin auch gegen andere Erreger einer Lungenentzündung wie Pneumokokken und Mycoplasma pneumoniae wirksam ist, gilt die Substanz gegenwärtig als Mittel der Wahl bei Pneumonien mit unbekanntem Erreger. Erythromycin kommt außerdem bei Penicillinallergie im Falle von Infektionen in Frage, die sonst mit Penicillin behandelt würden. Nebenwirkungen von Erythromycin, das v. a. oral angewandt wird, sind u. a. gastrointestinale Störungen, Übelkeit und Durchfälle.

Lincomycin (Linkomyzin) wird aus dem Strahlenpilz Streptomyces lincolnensis isoliert. *Clindamycin* (Klindamyzin) ist ein chemisch nah verwandtes halbsynthetisches Derivat von Lincomycin. Man faßt beide daher auch unter der Bezeichnung *Lincosamide* zusammen. Das Wirkungsspektrum der Lincosamide stimmt im Bereich der grampositiven Erreger weitgehend mit dem von Penicillin überein. Sie sind unwirksam bei allen aeroben gramnegativen Bakterien. Praktisch von besonderer Bedeutung ist die Wirkung der Lincosamide auf gramnegative anaerobe Bakterien, bes. auf Bacteroides fragilis, einen Problemkeim, der an nahezu 50% aller Infektionen mit Anaerobiern beteiligt ist (bes. Bauchfellentzündung und gynäkologische Infektionen, auch Blutvergiftungen mit Anaerobiern). Die Lincosamide spielen außerdem als Reserveantibiotika gegen penicillinresistente Staphylokokken oder bei Penicillinallergie eine gewisse Rolle. Zu den Nebenwirkungen der Lincosamide gehören Störungen im Bereich des Magen-Darm-Kanals, besonders Diarrhöen. Gefährlich sind während der Therapie auftretende Superinfektionen mit resistenten Stämmen von Clostridium difficile, das ein Toxin mit nekrotisierender Wirkung auf die Darmschleimhaut produziert. Die Folge sind schwerste wäßrige oder blutig-schleimige Durchfälle (pseudomembranöse Enterokolitis). Solche Erscheinungen treten auch dann auf, wenn die normale Keimbesiedlung des Darms durch andere Antibiotika (z. B. Ampicillin oder Tetracycline) beeinträchtigt wird.

Fusidinsäure wird aus dem Deuteromyzeten Fusidium coccineum gewonnen. Die Substanz enthält (als einziges Antibiotikum) ein Steroidgerüst; sie ist mit den Nebennierenrinden- und Sexualhormonen jedoch nur chemisch, aber nicht wirkungsmäßig verwandt. Fusidinsäure ist vor allem gegen Staphylokokken wirksam. Die Substanz wird dementsprechend als Reservemittel bei schweren Staphylokokkeninfektionen (z. B. bei Osteomyelitis oder Lungenentzündung) eingesetzt, wenn die Erreger gegen Penicillin und Cephalosporine resistent sind oder eine Penicillinallergie vorliegt. Zu den Nebenwirkungen gehören Magenbeschwerden bei oraler Einnahme.

Vancomycin (Vankomyzin) wird aus dem Strahlenpilz Streptomyces orientalis isoliert. Es wird als Reservemittel bei schweren Staphylokokken- und Streptokokkeninfektionen eingesetzt. Da die Substanz vom Darmkanal aus schlecht resorbiert wird und Injektionen lokal nicht gut verträglich sind, wird Vancomycin (außer bei Darmentzündungen) meist intravenös infundiert. Vancomycin kann zu toxischen Symptomen im Bereich des Innenohrs (Gleichgewichtsorgan) und der Niere führen.

Fosfomycin (Fosfomyzin), eine Substanz mit relativ einfacher Struktur, wird von mehreren Streptomycesarten produziert. Das Wirkungsspektrum von Fosfomycin ist dem von Ampicillin ähnlich. Der therapeutsche Wert und mögliche Nebenwirkungen dieses erst kürzlich eingeführten Antibiotikums sind derzeit erst in Umrissen bekannt.

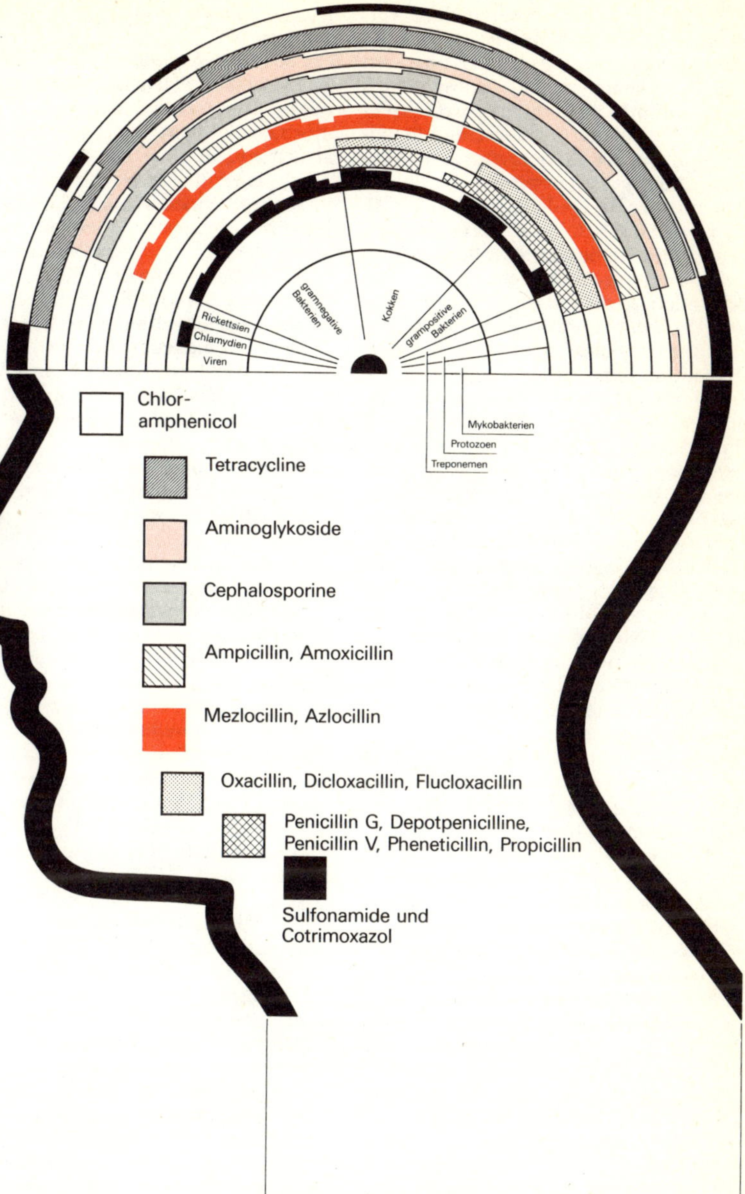

Abb. Wirkungsspektrum der
Antibiotika und Sulfonamide

Sulfonamide

Sulfonamide sind schwefelhaltige Verbindungen, die das Wachstum und die Vermehrung einer ganzen Reihe von Bakterien hemmen, diese selbst jedoch nicht abtöten *(bakteriostatische Wirkung)*. Die Wirksamkeit der Sulfonamide resultiert aus ihrer chemischen Ähnlichkeit mit *p-Aminobenzoesäure*, die ein wesentlicher Bestandteil der *Folsäure* ist. Dringen Sulfonamide in Bakterien ein, verdrängen sie dort aufgrund ihrer Ähnlichkeit die p-Aminobenzoesäure und verhindern so die Folsäuresynthese. Fehlen die wachstumsfördernden Eigenschaften der Folsäure, so wird die Bakterienteilung gehemmt.

Sulfonamide wirken demgemäß nur auf solche Erreger bakteriostatisch, die ihren Bedarf an Folsäure durch Eigenherstellung decken müssen. Dazu gehören u. a. die gewöhnlichen Eitererreger, die Erreger der Lungenentzündung, der bakteriellen Hirnhautentzündung, der Gonorrhö (Tripper), manche Darmbakterien und auch einige Einzeller (Protozoen), wie z. B. die Erreger der Malaria und der Toxoplasmose. Die Zellteilung anderer Mikroben und vor allem die höherer Lebewesen, die Folsäure als fertigen Wachstumsfaktor, d. h. als Vitamin, aufnehmen, wird durch Sulfonamide nicht beeinflußt. – Nach ihrem Verhalten bei der Aufnahme und Ausscheidung aus dem Körper unterscheidet man vier Klassen von Sulfonamiden:

Die sog. *Kurzzeitsulfonamide* werden schnell aus dem Darm aufgenommen; sie erreichen rasch einen ausreichend hohen Blutspiegel und werden ebenso schnell durch die Nieren ausgeschieden (zu dieser Klasse gehören z. B. Sulfisomidin und Sulfacarbamid). Sie müssen demzufolge alle 4 Stunden eingenommen werden. Im Ausscheidungsorgan Niere werden die Kurzzeitsulfonamide je nach der Harneindickung verschieden stark konzentriert. Darauf beruht einerseits ihre hohe Wirksamkeit bei Harnwegsinfektionen; andererseits besteht u. U. die Gefahr, daß bei entsprechend hoher Harnkonzentration und saurem Urin Sulfonamidkristalle ausgefällt werden und die Harnkanälchen verstopfen. Diese ernste Komplikation kann durch die Verwendung verhältnismäßig gut wasserlöslicher Präparate, auch durch die Zufuhr reichlicher Flüssigkeitsmengen zur Harnverdünnung vermieden werden.

Langzeitsulfonamide werden im Blut zu 75–90% an Plasmaeiweiße gebunden. Diese eiweißgebundene Form ist zwar unwirksam, dient aber gewissermaßen als Depot, das bei sinkendem Sulfonamidspiegel für den Nachschub an ungebundenem Wirkstoff sorgt. Manche Sulfonamide gelangen außerdem aus den Nierenkanälchen in die Blutbahn zurück. Sulfadimethoxin, Sulfamethoxydiazin und Sulfamethoxypyridazin sind solche Langzeitsulfonamide, die nur alle 24 Stunden eingenommen werden müssen. Diesem Vorteil steht allerdings der Nachteil gegenüber, daß es auch beim Auftreten von Unverträglichkeitserscheinungen (z. B. Arzneimittelfieber) einige Zeit dauert, bis das Medikament vollständig aus dem Körper entfernt ist.

Die *Mittelzeitsulfonamide* (z. B. Sulfadiazin und Sulfamethoxazol) nehmen eine Zwischenstellung zwischen Kurzzeit- und Langzeitsulfonamiden ein.

Die *darmwirksamen Sulfonamide* (z. B. Sulfaguanidin) sind so wenig löslich, daß sie während der Darmpassage weitgehend im Darm verbleiben und so im wesentlichen nur dort zur Wirkung kommen (z. B. Darmdesinfektion, Sommerdiarrhö). Eine Sonderstellung nimmt Salazosulfapyridin ein, das durch die Freisetzung von 5-Aminosalicylsäure bei bestimmten Erkrankungen der unteren Darmabschnitte entzündungshemmend wirken soll.

Durch die Einführung der Antibiotika haben die Sulfonamide an Bedeutung verloren (Abb. 1–3; vgl. jedoch S. 138). Die meisten Indikationen betreffen Erkrankungen, die in Mitteleuropa selten sind. Dazu gehören u. a.: Nocardiose, Trachom, Einschlußkonjunktivitis, Toxoplasmose (zusammen mit Pyrimethamin), tropische Malaria (bei Resistenz gegen Chloroquin; zusammen mit Pyrimethamin) und Ulcus molle (weicher Schanker; zusammen mit Tetracyclin). Bei Penicillinallergie werden Sulfonamide u. U. auch zur Langzeitvorbeugung des rheumatischen Fiebers, bei gesicherter Erregerempfindlichkeit auch zur Vorbeugung der durch Meningokokken verursachten Hirnhautentzündung verwendet.

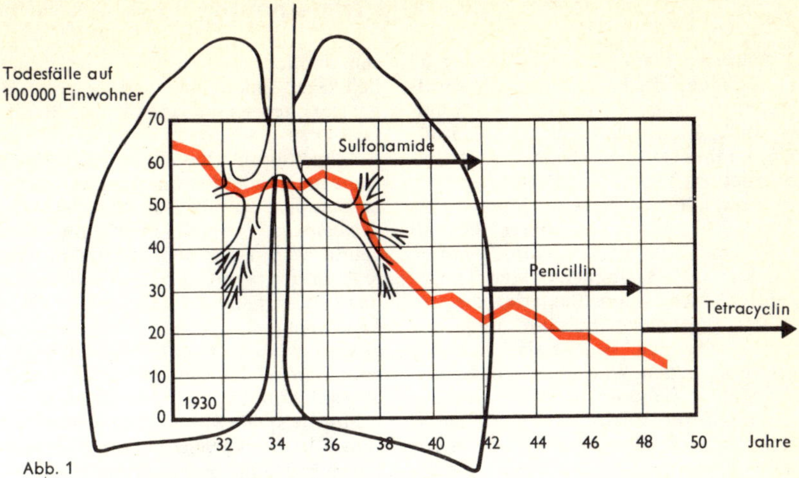

Abb. 1
Chemotherapie und Sterblichkeit bei Lungenentzündung

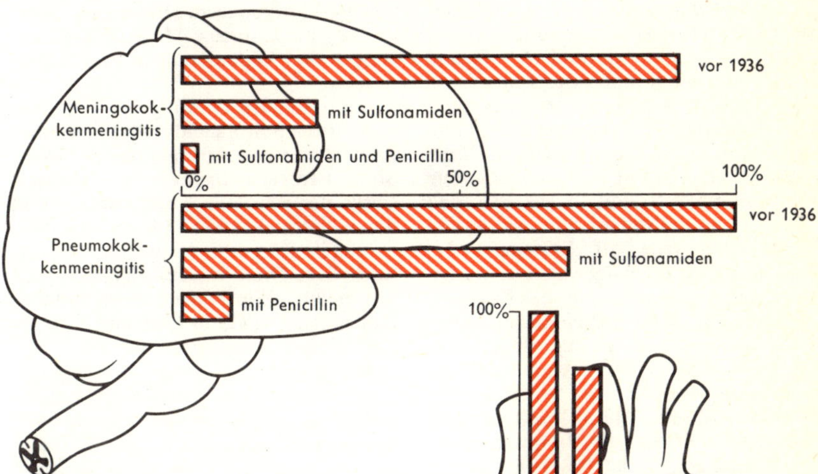

Abb. 2
Chemotherapie und Sterblichkeit bei Meningokokken- und Pneumokokken-meningitis

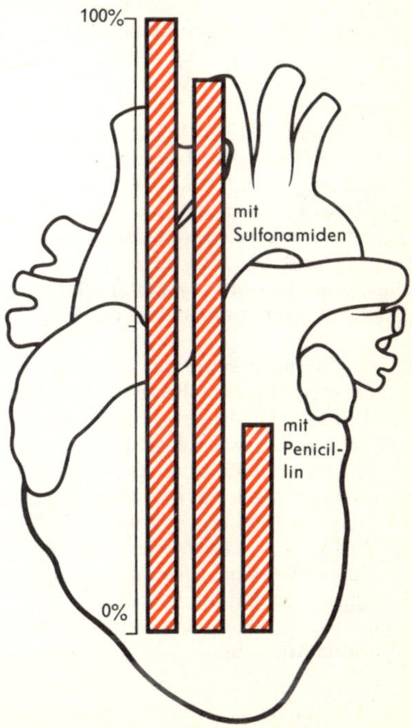

Abb. 3
Chemotherapie und Sterblichkeit bei subakuter bakterieller Endokarditis

Sulfonamide und Trimethoprim

Folsäure ist im Zellstoffwechsel für die Übertragung der kürzesten Kohlenstoffeinheiten (sog. C_1-Einheiten) verantwortlich, ein Vorgang, der vor allem für die Synthese von Nukleinsäuren unentbehrlich ist. Manche Bakterien und (besonders) höhere Lebewesen können Folsäure nicht selbst synthetisieren. Sie muß bei ihnen von außen zugeführt werden, hat hier also Vitamincharakter. Umgekehrt können andere Bakterien die von außen angebotene Folsäure nicht für sich nutzbar machen. Sie sind vielmehr gezwungen, den Wachstums- bzw. Teilungsfaktor Folsäure selbst zu synthetisieren. Solche Bakterien weisen damit eine Schwachstelle auf, die man bei der Behandlung von Infektionen nutzen kann, indem man die Synthese von Folsäure und damit die Teilung und Vermehrung der Erreger unterbindet:

Die *Sulfonamide* verhindern aufgrund ihrer ähnlichen Struktur den Einbau von p-Aminobenzoesäure in das zur Synthese anstehende Folsäuremolekül und wirken dadurch bakteriostatisch. Eine weitere Möglichkeit zur Ausschaltung der Folsäure ist dadurch gegeben, daß Folsäure im Zellstoffwechsel erst in den eigentlichen Wirkstoff *Folinsäure* (Tetrahydrofolsäure) umgewandelt werden muß. *Trimethoprim* hemmt das dafür zuständige Enzym (eine Reduktase) und ist dadurch imstande, die am Beginn der Folsäuresynthese angreifenden Sulfonamide hier, am Ende des Synthesewegs, zu unterstützen (Abb.) Folsäure muß zwar auch bei höheren Lebewesen erst in Folinsäure umgewandelt werden, die zuständige Reduktase ist bei diesen jedoch wesentlich weniger trimethoprimempfindlich, so daß die Substanz hier nur nach längerer Anwendung zur (rückbildungsfähigen) Hemmung der Zellteilung führt.

Die Kombination eines Sulfonamides mit Trimethoprim hat mehrere Vorteile: Für sich allein ist jede der beiden Substanzen nur bakteriostatisch wirksam. Im Zusammenspiel jedoch potenzieren sich ihre Effekte bis zum bakteriziden Wirkungstyp (vgl. S. 120). Hinzu kommt, daß beide Wirkstoffe wahrscheinlich imstande sind, sich wechselseitig vor der Ausbildung einer Bakterienresistenz zu schützen. Im Wirkungsspektrum sind sich Sulfonamide und Trimethoprim sehr ähnlich. Trimethoprim wirkt zusätzlich gegen Enterokokken, dagegen weniger stark gegen Gonokokken und Meningokokken.

Trimethoprim (das auch als Einzelsubstanz im Handel ist) wurde unter der Bezeichnung Cotrimoxazol zuerst mit *Sulfamethoxazol* kombiniert. *Cotrimoxazol* gehört wegen der obenerwähnten Vorteile zu den wenigen fixen Kombinationen von Arzneimitteln, die in der WHO-Liste unentbehrlicher Medikamente aufgeführt werden. Cotrimoxazol hat sich vor allem bei der Behandlung von Harnwegsinfektionen und von Typhus bewährt. Beispiele für andere Indikationen sind – in Konkurrenz mit Antibiotika – Paratyphus, Bakterienruhr und chronische Bronchitis. – Zu den Nebenwirkungen von Cotrimoxazol gehören u. a. allergische Reaktionen, Magen-Darm-Störungen und Veränderungen des Blutbildes.

Zur optimalen Wirkung der Kombination eines Sulfonamids mit Trimethoprim ist eine gute Abstimmung der Dosis unter Berücksichtigung der Wirkungsstärke der einzelnen Komponenten und deren Pharmakokinetik (Aufnahme, Verteilung im Körper und Ausscheidung) erforderlich. Diese Voraussetzungen sind z. B. erfüllt, wenn Trimethoprim und Sulfamethoxazol (wie in Cotrimoxazol) im Verhältnis 1 : 5 dosiert werden.

Die im Cotrimoxazol vorhandene Kombination hat Nachfolgepräparate gefunden. So sind als Sulfonamide auch Sulfametrol, Sulfamoxol und Sulfadiazin zusammen mit Trimethoprim sowie Sulfadiazin anstelle von Trimethoprim auch mit einem anderen Diaminopyrimidinderivat, Tetroxoprim, kombiniert worden (Cosoltrim, Cotrifamol, Cotrimoxazin, Cotetroxazin). Bei gleichem Wirkungsprinzip unterscheiden sich diese Kombinationen auch sonst nur wenig von Cotrimoxazol.

Die Indikationen von Trimethoprim bei der Monotherapie werden unterschiedlich beurteilt. Pauschal kann man sagen, daß geringeren Nebenwirkungen die Möglichkeit einer Resistenzentwicklung während der Therapie gegenübersteht.

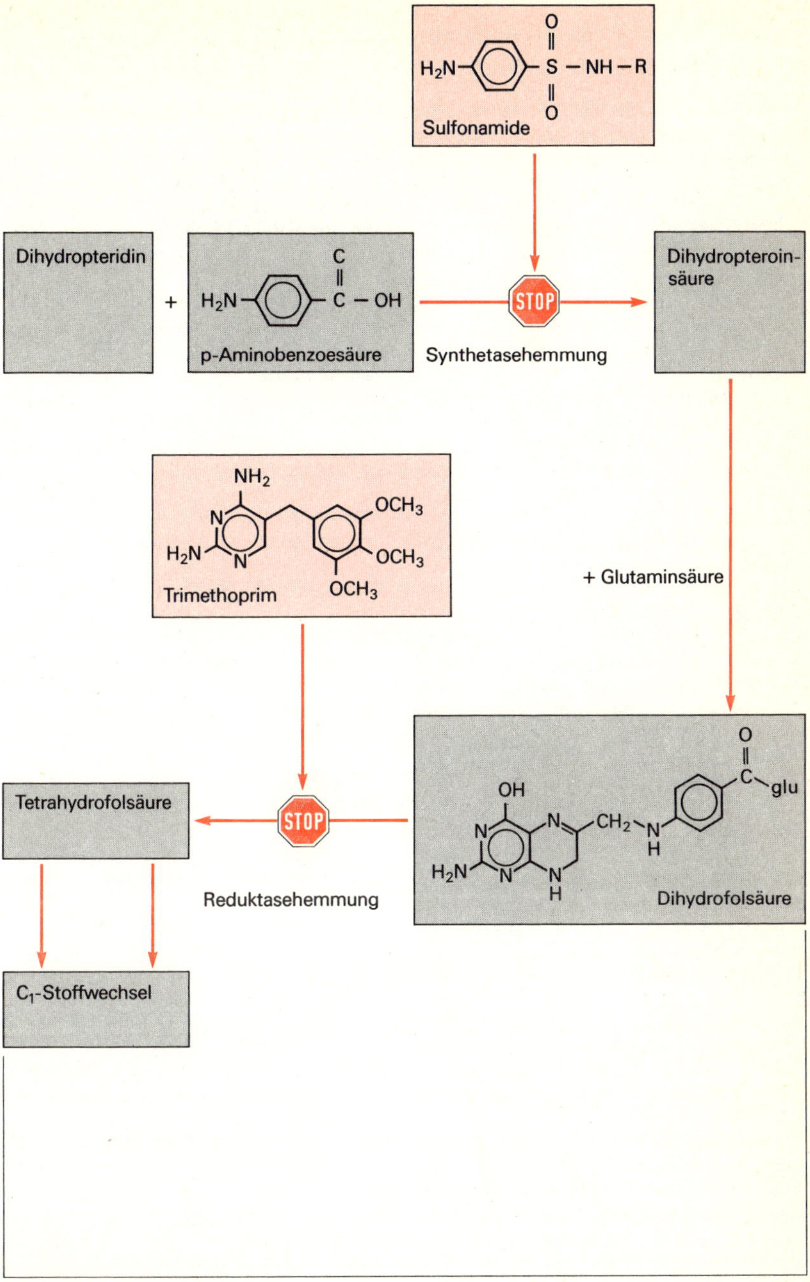

Abb. Wirkungsmechanismus von Sulfonamiden und Trimethoprim

Die Behandlung der Gonorrhö

Bis 1976 konnte man sich – bei ausreichender Dosierung – fest darauf verlassen, daß *Penicillin* die Erreger der *Gonorrhö* (des *Trippers*) vernichtet. Nur im Fall einer Penicillinallergie mußte man ein anderes Chemotherapeutikum anwenden. 1976 wurden dann zum ersten Mal im Fernen Osten, in den USA und dann vereinzelt auch in Europa *penicillinresistente Gonokokkenstämme* nachgewiesen. Dabei handelt es sich überwiegend um Erreger, die „gelernt" haben, Penicillinase zu produzieren, ein Enzym, das Penicillin inaktiviert (vgl. S. 124). Bei der Infektion mit solchen resistenten Erregern ist Penicillin auch in höchsten Dosen unwirksam. In Mitteleuropa weisen die Gonokokken zwar immer noch eine erstaunliche Empfindlichkeit gegenüber Penicillin auf, doch müssen höhere Dosen als früher verabreicht werden. Außerdem sind wegen der Zunahme resistenter Gonokokkenstämme sorgfältige Nachkontrollen, auch beim Sexualpartner, erforderlich. – Bei Penicillinallergie oder zur Behandlung von Infektionen mit resistenten Stämmen stehen andere Antibiotika zur Verfügung (s. unten).

Die Behandlung (vor allem die Dauer der Therapie) ist bei akuter, chronischer und komplizierter Gonorrhö unterschiedlich: Bei *akuter Gonorrhö* ist eine *Mehrzeitbehandlung* die Regel. Dabei wird an drei, bei Frauen auch an sechs bis zehn aufeinanderfolgenden Tagen je einmal ein Depot- oder ein Mischpräparat intramuskulär injiziert, das *Benzylpenicillin* und ein *Depotpenicillin* enthält (vgl. S. 124 und S. 126). Im letzteren Fall wird Benzylpenicillin rasch, das Depotpräparat degegen langsam von der Injektionsstelle aus ins Blut aufgenommen. Dadurch wird umgehend ein hoher Wirkspiegel, außerdem aber auch eine langanhaltende Wirkung erzielt. Diese Art der Behandlung ist in 98–99% der Fälle effektiv.

Unter besonderen Umständen kommt auch eine *Einzeitbehandlung* in Frage: Eine Möglichkeit besteht darin, eines der erwähnten Präparate intramuskulär zu injizieren. Diese (einmalige) Injektion wird hier jedoch mit der Gabe von *Probenecid* in Tablettenform kombiniert. Probenecid blockiert die rasche (tubuläre) Komponente der Nierenausscheidung von Penicillin und bewirkt so einen starken, nachhaltigen Anstieg des Blutpenicillinspiegels. – Die zweite Möglichkeit der Einzeitbehandlung besteht in der Einnahme eines hochdosierten, oral wirksamen *Aminopenicillinpräparates,* z. B. Ampicillin oder Amoxicillin (vgl. S. 127), auch hier mit Probenecid kombiniert. Schließlich kann (besonders bei Penicillinallergie und penicillinresistenter Gonorrhö) *Spectinomycin,* ein Antibiotikum aus der Klasse der Aminoglykosidantibiotika (vgl. S. 132), intramuskulär injiziert werden.

Bei der *chronischen Gonorrhö* werden drei bis fünf oder acht Tage lang *hohe Penicillindosen* und gleichzeitig auch *Probenecid* gegeben. Als Ersatzpräparat kommt hier ebenfalls *Spectinomycin* in Frage. – Handelt es sich um eine *komplizierte Gonorrhö* (bei der Frau z. B. mit einer Eileiter-Eierstocks-Entzündung, beim Mann mit einer gonorrhoischen Entzündung des Nebenhodens), wird Penicillin u. U. sogar 10–14 Tage lang in hohen Dosen intramuskulär injiziert oder intravenös infundiert. Zur Vermeidung von entzündlichen Verklebungen, die eine Unfruchtbarkeit zur Folge haben könnten, werden u. U. zusätzlich die entzündlichen Erscheinungen durch Corticosteroide (vgl. S. 176) zurückgedrängt.

Besteht eine *Penicillinallergie* oder sind die *Gonokokken penicillinresistent,* kommen zur Behandlung der Gonorrhö außer Spectinomycin auch Cephalosporine, Tetracycline, Thiamphenicol oder Cotrimoxazol in Frage, während der Schwangerschaft neben Cephalosporinen auch Erythromycin.

Die Gonorrhö ist eine meldepflichtige Erkrankung. Zur Feststellung des Behandlungserfolgs sind *Kontrolluntersuchungen* vorgeschrieben, wobei mindestens ein gefärbter Abstrich angefertigt und mikroskopisch auf das Vorhandensein von Erregern durchgesehen wird. Die Kontrolluntersuchungen finden beim Mann 3–7 (zusätzlich eventuell 14), bei der Frau 7 Tage nach dem Ende der Behandlung und im Anschluß an die nächste Regelblutung statt. Geschlechtsverkehr ist bis zur Feststellung der Heilung nicht zulässig.

Die Behandlung der Syphilis

Die Entdeckung von Paul Ehrlich, daß *Arsenpräparate* (darunter Salvarsan) zur wirksamen Behandlung der Syphilis geeignet sind, war eine der ersten Großtaten auf dem Gebiet der modernen Chemotherapie. Die Syphilisbehandlung blieb gleichwohl problematisch, weil selbst die später eingeführten verbesserten Arsenpräparate ebenso wie die *Wismutverbindungen* häufig z.T. recht schwere Nebenwirkungen (ausgebreitete Hautentzündungen, Leberschäden, Hemmung der Blutbildung) erzeugten.

1943 wurde erstmals über die erfolgreiche Behandlung der Syphilis mit *Penicillin* berichtet. Innerhalb kurzer Zeit wurde dieses erste Antibiotikum (vgl. S. 124) dann zum nahezu „narrensicheren" und konkurrenzlosen *Antisyphilitikum* erster Wahl. An dieser Einstufung hat sich bis heute nicht viel geändert. Gegen Penicillin, das an sich eines der am besten verträglichen Arzneimittel ist, spricht lediglich die bei wiederholter Anwendung zunehmende Gefahr der Penicillinallergie. Glücklicherweise stehen mit den Tetracyclinen und dem Erythromycin weitere Antibiotika als Penicillinersatz zur Syphilisbehandlung bereit.

Die im Zusammenhang mit der *chemotherapeutischen Syphilisbehandlung* anfangs meist auftretenden heftigen (aber im Grunde harmlosen) Erscheinungen, wie rascher Fieberanstieg mit Schüttelfrost, Kopfschmerzen, Gelenk- und Muskelschmerzen, gelegentlich auch verstärktes Hervortreten syphilitischer Hauterscheinungen, sind als positive Anzeichen für den schnell einsetzenden therapeutischen Erfolg zu werten. Sie werden als Reaktion des Organismus auf Erregergiftstoffe (Toxine) erklärt, die aus den massenhaft zugrunde gehenden Erregern frei werden *(Jarisch-Herxheimer-Reaktion).* Bei Verdacht auf Aortensyphilis und auch bei Neurosyphilis (syphilitische Prozesse im Nervensystem) kann diese Reaktion durch Corticosteroidgaben und anfänglich niedrigere Dosierung abgeschwächt werden.

Daß die Syphilis (wie auch andere Geschlechtskrankheiten) in letzter Zeit trotz Einführung der Antibiotika wieder zunimmt, ist nicht etwa auf das Nachlassen der Penicillinwirkung infolge zunehmender Unempfindlichkeit (Resistenz) der Syphiliserreger zurückzuführen (vgl. S. 120). Eher scheint umgekehrt gerade die Zuverlässigkeit der Syphilistherapie zu dieser weltweiten Entwicklung beigetragen zu haben, weil sie die Betroffenen zu einer gewissen Sorglosigkeit gegenüber einer eventuellen Ansteckung verleitet.

Für den Behandlungseffekt ist entscheidend, sicher wirksame Penicillinblutspiegel möglichst gleichmäßig für ausreichend lange Zeit, z.B. für 2 oder 4 Wochen, einzustellen. Dies ist mit Hilfe der Depotpenicilline möglich. Zur Bestätigung des Behandlungserfolgs müssen die *serologischen Reaktionen,* die auch bei der Diagnose der Syphilis eine große Rolle spielen und die im Vergleich zu den klinischen Erscheinungen nur verhältnismäßig langsam zurückgehen, wiederholt kontrolliert werden. Serologische Reaktionen dieser Art sind die klassischen Komplementablenkungsreaktionen (z.B. Wassermann-Reaktion), der Treponema-Immobilisationstest und auch bestimmte hochempfindliche Immunofluoreszenz- und Hämagglutinationstests. Mit ihrer Hilfe kann festgestellt werden, ob der Organismus einige Zeit nach Abtötung der Syphiliserreger die Produktion spezifischer Abwehrstoffe (sog. Antikörper) einstellt. Besonders bei chronischer Syphilis ist die Wirksamkeit der Behandlung oft nur am allmählichen (Monate dauernden) Abfall des Antikörpertiters zu erkennen. Wiederansteigen des Titers kündigt eine neue Infektion oder einen der seltenen Rückfälle an, die eine Wiederholung der Penicillinkur erfordern. Besonders bei Neurosyphilis wird auch die Beschaffenheit des Liquors (Gehirn-Rückenmarks-Flüssigkeit) zur Beurteilung des Behandlungserfolgs herangezogen.

Die Behandlung der Tuberkulose

Die Behandlung der Tuberkulose weist eine Reihe von Besonderheiten auf, die auf Eigenheiten des Erregers (Mycobacterium tuberculosis, „Tuberkelbazillus“) und den meist chronischen Verlauf der Erkrankung zurückzuführen sind: *Tuberkelbazillen* sind gegen äußere Einflüsse außerordentlich widerstandsfähig. Hinzu kommt, daß sie in der Regel inmitten eines spezifischen gefäßlosen Granulationsgewebes (im Tuberkel) existieren und so für antibakterielle Arzneimittel schlecht zugänglich sind. Schließlich sind Tuberkelbazillen auch unter der Behandlung zu einer raschen Resistenzentwicklung gegen Chemotherapeutika fähig.

Die *Behandlung* der Tuberkulose wird mit einer *kombinierten Gabe von drei oder gar vier Tuberkulostatika* eingeleitet. Ziel dieses Vorgehens ist zunächst einmal die Vermeidung einer Selektion (Auslese) resistenter Erreger. Zweitens ist bei der Kombinationsbehandlung mit einer Addition der günstigen chemotherapeutischen Effekte, kaum jedoch mit der Addition von Nebenwirkungen der einzelnen Komponenten zu rechnen.

Das erste Tuberkulostatikum war das 1943 aus Streptomyces griseus isolierte, zu den Aminoglykosidantibiotika zählende *Streptomycin* (vgl. S. 132). 1946 wurde die *p-Aminosalicylsäure (PAS)* als tuberkulostatisch wirksam erkannt.

Mittel erster Wahl sind z. Z. das 1952 eingeführte Isoniazid und Rifampicin, die u. a. mit Ethambutol, auch mit Streptomycin oder Pyrazinamid kombiniert werden (vgl. Abb.):

Isoniazid (Isonicotinsäurehydrazid, INH), eine synthetische Verbindung, vereinigt hohe bakterizide Wirkungsintensität mit guter Verträglichkeit. Die relativ seltenen Nebenwirkungen von Isoniazid erstrecken sich vor allem auf das zentrale und periphere Nervensystem (Schwindel, Kopfschmerzen, erhöhte Krampfbereitschaft, Gedächtnisstörungen, Polyneuritis); gleichzeitige Gaben von Pyridoxin (Vitamin B_6) vermindern die Neurotoxizität. Auch Magen-Darm-Beschwerden und allergische Reaktionen kommen während der Isoniazidtherapie vor.

Rifampicin ist ein halbsynthetisches Antibiotikum aus der *Rifamycingruppe* (komplexe makrocyclische Verbindungen aus Streptomyces mediterranei). Die Substanz hat ein breites Wirkungsspektrum, besonders im grampositiven Bereich. Zu den insgesamt seltenen Nebenwirkungen von Rifampicin gehören Leberfunktionsstörungen, Magen-Darm-Beschwerden, allergische Reaktionen und zentralnervöse Symptome. Mißbildungen sind bisher nur im Tierversuch beobachtet worden, doch wird die Substanz während der ersten drei Schwangerschaftsmonate nicht verordnet.

Ethambutol, eine synthetische Substanz, wirkt wahrscheinlich über eine Hemmung der Nukleinsäuresynthese bakteriostatisch. Die relativ seltenen Nebenwirkungen bestehen vor allem in einer Schädigung des Sehnervs mit Sehschwäche, Gesichtsfeldausfällen und Störungen des Rotgrünsehens. Auch Magen-Darm-Beschwerden und allergische Reaktionen kommen vor.

Pyrazinamid, eine synthetische Verbindung, hat in jüngster Zeit eine Aufwertung vom Reservemittel zum tuberkulostatischen Basistherapeutikum erfahren. Die Substanz wirkt bakterizid auch auf Erreger, die sich innerhalb der Zellen des erkrankten Organismus befinden. Zu den Nebenwirkungen gehören Leberschäden, Magen-Darm-Beschwerden und Störungen der Blutbildung. Wie Isoniazid, Rifampicin und Ethambutol kann auch Pyrazinamid oral (durch den Mund) verabreicht werden.

Die Behandlung der Tuberkulose erstreckte sich bis vor kurzem als *Langzeittherapie* über $1\frac{1}{2}$ bis 2 Jahre. In einer *Initialphase* wurde eine Dreierkombination, in einer *Stabilisierungsphase* eine Zweierkombination und schließlich in einer *Sicherungsphase* zur Verhütung von Rückfällen eine einzige Substanz, meist Isoniazid, verabreicht. Zur Zeit ist man bestrebt, diese vom Patienten außerordentlich viel Einsicht und Geduld erfordernde Therapie auf 9–12, u. U. sogar auf 6 Monate zu verkürzen. Dabei werden anfangs ebenfalls drei, bei kurzer Gesamtdauer sogar vier Mittel (Isoniazid, Rifampicin, Pyrazinamid und Streptomycin oder Ethambutol) gegeben. Zur Fortsetzung und Beendigung der Behandlung wird dann die Zweierkombination Isoniazid und Rifampicin verabreicht.

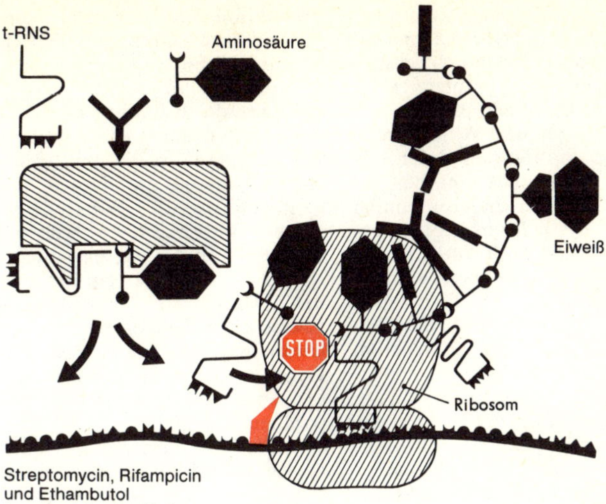

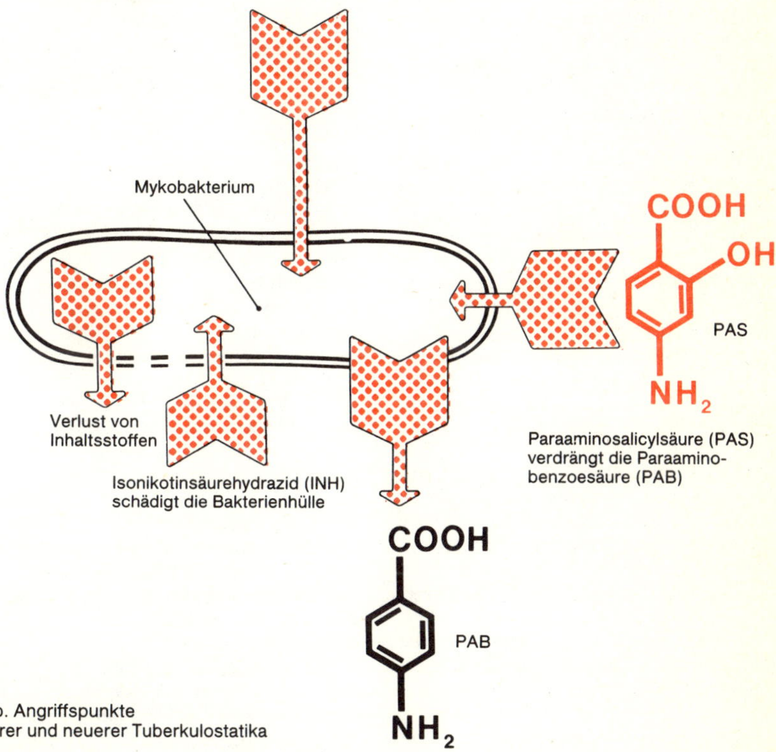

Abb. Angriffspunkte
älterer und neuerer Tuberkulostatika

Mittel gegen Viruserkrankungen

Die Entwicklung von Chemotherapeutika gegen Viren *(antivirale Arzneimittel)* hat sich als außerordentlich schwierig und bisher als wenig erfolgreich erwiesen. Dies liegt einmal daran, daß Viren in die Zellen des Wirtsorganismus eindringen und mit diesen denkbar enge Wechselbeziehungen eingehen. In der Folge ist es dann außerordentlich schwierig, die Vermehrung der eingedrungenen Viren mit Hilfe von Chemotherapeutika gezielt und ohne schwerwiegende Schäden für ihre Wirtszellen zu unterbinden. Hinzu kommt, daß Chemotherapeutika, die Viren attackieren, bevor sie Kontakt mit den Wirtszellen aufnehmen, noch nicht zur Verfügung stehen und Virusinfektionen sich oft erst dann bemerkbar machen, wenn zahlreiche Wirtszellen unumkehrbar geschädigt sind. Daher liegt der Schwerpunkt bei der Bekämpfung von Virusinfektionen z. Z. immer noch eindeutig bei deren Verhütung durch *aktive,* auch *passive Immunisierung* (vgl. S. 116).

Die möglichen Angriffspunkte antiviraler Chemotherapeutika ergeben sich aus den einzelnen Abschnitten der Wechselwirkung zwischen Virus und Wirtszelle. *Viren* sind 0,03–0,3 µm (dreißig bis dreihundert millionstel Millimeter) große Gebilde knapp diesseits der Grenze zwischen Unbelebtem und Belebtem. Sie bestehen nur aus Erbsubstanz (DNS; bei manchen Viren auch RNS) und einer Eiweißhülle (Kapsid), zu der eine weitere Hülle (Peplos) aus Fett-Eiweiß-Stoffen hinzukommen kann. Außerhalb von Wirtszellen existierende Viren nennt man *Virionen*. Sie werden durch den Kontakt mit passenden Rezeptoren an die Zelloberfläche gebunden und dann über einen spezifischen Mechanismus (die *rezeptorvermittelte Endozytose*) in die Wirtszelle eingeschleust. Die Bindung mancher Viren kann für bestimmte Zelltypen spezifisch sein, z. B. die von Myxoviren an Zellen der Atemwege, so daß eine Virusgrippe entsteht.

In der Zelle wird die Erbsubstanz (das Genom) der Viren aus der Eiweißhülle befreit (sog. *Uncoating*); sie sucht sich einen Partner, der zur Synthese von neuem Virusmaterial programmiert werden kann und veranlaßt schließlich den genetischen und eiweißproduzierenden Apparat der Wirtszelle zur wiederholten Reproduktion von Virusprotein und Virusnukleinsäure (DNS oder RNS), wozu spezifische Enzyme (sog. Polymerasen) erforderlich sind *(Synthesephase)*. Da Viren zwar die Erbinformation, aber keinen eigenen Stoffwechsel haben, diese Information zu realisieren, sind sie auf solche Umwege angewiesen. Die stellvertretend von der Wirtszelle synthetisierten Virusbausteine werden dann schließlich in der Reifungsphase zu Virionen zusammengesetzt. Manche Virionen verlassen die Wirtszelle unter Mitnahme eines Fett-Eiweiß-Mantels (z. B. Myxoviren). In anderen Zellen wird soviel Virusmaterial angesammelt, daß sie platzen und so die Virionen freigeben (Abb.; z. B. Polioviren).

Antikörper (Immunglobuline) können diesen Ablauf an verschiedenen Stellen blockieren, so die Bindung von Virionen an die Zellmembran, ihre Aufnahme in die Wirtszelle und auch das Uncoating. Hinzu kommt die Inaktivierung von Virionen, die sich im Blutplasma befinden, durch *zirkulierende Antikörper*. – Neben solchen Reaktionen des Immunapparats gibt es auch nichtimmunologische Abwehrvorgänge, z. B. die Bildung von Interferon (s. u.).

Manche *antiviralen Chemotherapeutika* wirken auf eine frühe Phase der Virusentwicklung, besonders auf die Entfernung der Eiweißhülle (Uncoating), z. B. Arildon und wahrscheinlich auch Amantadin und seine Verwandten. Andere hemmen die virale Nukleinsäuresynthese. Eine Möglichkeit stellt die Hemmung der DNS-Polymerase dar; sie ist bei Aciclovir und bei Vidarabin realisiert. Eine zweite Möglichkeit besteht darin, (antivirale) Substanzen anzubieten, die aufgrund ihrer Ähnlichkeit mit Nukleinsäurebausteinen „irrtümlich" in die wachsende DNS eingebaut werden, worauf es entweder zum Abbruch der DNS-Synthese oder zu Ablesefehlern an der Erbschrift und damit zur Produktion von Nonsensproteinen kommt (Idoxuridin, vielleicht auch Vidarabin; Abb. 1).

Die Wirkung der antiviralen Chemotherapeutika erstreckt sich bisher im wesentlichen nur auf *Influenzaviren vom Typ A* und auf *Herpesviren,* und zwar auf *Herpes-simplex-Viren,* welche die Hornhaut des Auges (in Form von Fieberbläschen), die Haut und die Geschlechtsteile

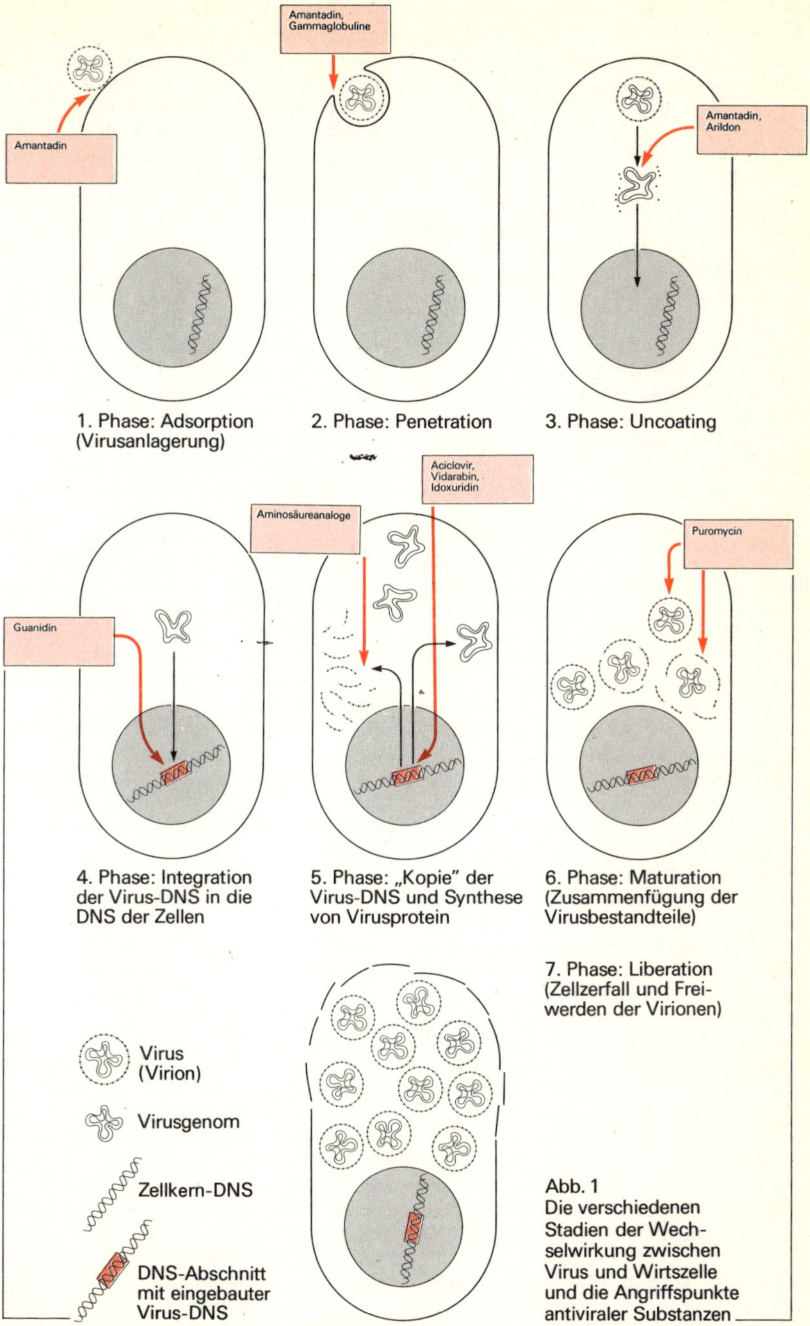

Abb. 1
Die verschiedenen Stadien der Wechselwirkung zwischen Virus und Wirtszelle und die Angriffspunkte antiviraler Substanzen

befallen, sowie auf *Varizella-zoster-Viren*, die Erreger der Windpocken und der Gürtelrose. Gegen Influenzaviren gerichtet sind Amantadin und Rimantadin, gegen Herpesviren Idoxuridin und seine Verwandten sowie Vidarabin, Aciclovir, Arildon und Tromantadin.

Der Einsatz antiviraler Chemotherapeutika zur *Vorbeugung gegen Virusgrippe* und auch kurz nach Beginn der Erkrankung kommt vor allem bei älteren und durch eine Vorkrankheit geschwächten Personen in Betracht. Dabei spielt eine Rolle, daß Influenzaviren vom Typ A (gegen welche die derzeit verfügbaren antiviralen Substanzen gerichtet sind) sich durch Mutation nicht selten der Wirkung einer vorbeugenden Grippeimpfung entziehen. Gegen *Herpesviren*, die vor allem bei geschwächtem Immunsystem, so z. B. nach der Gabe von Immunsuppressiva oder von Antikrebsmitteln (vgl. S. 226 bzw. S. 158), zu schweren Erscheinungen führen, liegen z. Z. noch keine wirksamen Impfstoffe vor. Daher werden manche der gegen Herpesviren gerichteten Chemotherapeutika nicht nur lokal (z. B. gegen Herpeseruptionen an der Hornhaut des Auges), sondern, bei schweren Verlaufsformen einer Virusinfektion, auch innerlich verabreicht. Andere Mittel, z. B. Idoxuridin und seine Verwandten (s. o.), werden nur zur lokalen Behandlung, besonders am Auge, eingesetzt.

Aufgrund der eingangs angeführten engen Wechselbeziehungen zwischen Virus und Wirtszelle ist es außerordentlich schwierig, das Virusmaterial spezifisch, d. h. ohne Beeinträchtigung der Wirtszellen im besonderen und des infizierten Organismus im allgemeinen, zu schädigen. Abgesehen von anderen Nebenwirkungen (z. B. allergische Reaktionen), ist bei verschiedenen antiviralen Substanzen auch mit mutagenen oder teratogenen (keimschädigenden) Effekten zu rechnen. Daher verbietet sich deren Anwendung u. a. während einer Schwangerschaft. Resistenzentwicklung ist wie gegenüber antibakteriellen so auch gegenüber antiviralen Substanzen beobachtet worden.

Die *Interferone* gehören zu den *nichtimmunologischen Abwehrstoffen* des Organismus. Werden Zellen – z. B. weiße Blutkörperchen oder Bindegewebszellen (Fibroblasten) – von Viren infiziert, so beginnen sie binnen kurzem mit der Produktion und Abgabe von Interferon, Vorgänge, die dann viele Stunden lang weiterlaufen können. Die Interferone – Glykoproteine mit einer Molekülmasse von rund 30000 – werden dann von Nachbarzellen aufgenommen, in denen sie ebenfalls verschiedene, z. Z. noch nicht völlig verstandene Schutzwirkungen auslösen: Unter anderem regt Interferon in diesen Zellen die Synthese eines anderen Proteins an, das seinerseits die „Übersetzung" von Virusnukleinsäure in Virusbausteine und damit die Vermehrung der Viren verhindert (Abb. 2).

Interferone sind artspezifisch, d. h., beim Menschen sind nur menschliche Interferone wirksam; sie haben jedoch ein denkbar breites Wirkungsspektrum, d. h., die verschiedenen Interferone sind gegen zahlreiche Viren wirksam. Dies ist, abgesehen von der Bildungsstätte und dem Aufbau, ein weiterer Unterschied zwischen Interferonen und Antikörpern, die nur auf bestimmte Viren oder Bakterien wirken. Die Bildung von Interferonen wird auch nicht nur durch Viren, sondern außerdem durch zahlreiche andere Einwirkungen auf die oben angeführten Zellen ausgelöst. Interferone sind zuletzt auch nicht ausschließlich antiviral wirksam; denn sie hemmen auch die Teilung von Tumorzellen, sind also potentielle Antikrebsmittel, und beeinflussen Immunreaktionen.

Die zur Behandlung benötigten großen Mengen von Interferonen werden schon seit einiger Zeit aus Kulturen menschlicher Zellen (vor allem Bindegewebszellen) gewonnen. *Humaninterferon* kann aber auch auf gentechnologischem Weg produziert werden, indem man die entsprechende Erbinformation z. B. auf gezüchtete Kolibakterien überträgt. U. a. können Infektionen durch Herpesviren, z. B. schwere Erkrankungen an Gürtelrose, sowie schwere Fälle von Virusenzephalitis (Gehirnentzündung) mit Interferonen behandelt werden. Erfolgsversprechende Ergebnisse liegen u. a. auch bei Nierenkarzinom und verschiedenen Formen der Leukämie vor. Auch bei (vermutlichen) Autoimmunkrankheiten wie der multiplen Sklerose und der Crohn-Krankheit sollen Interferone den Krankheitsverlauf günstig beeinflussen.

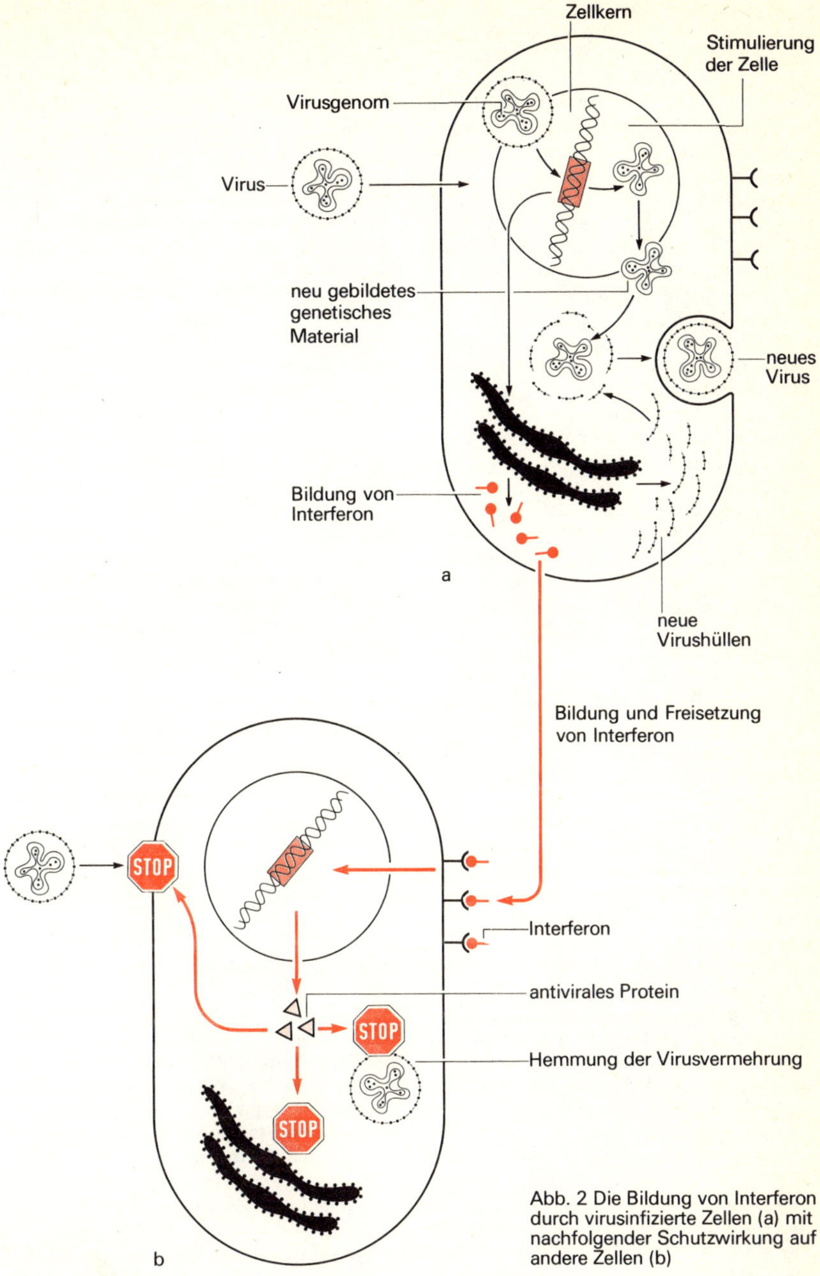

Abb. 2 Die Bildung von Interferon durch virusinfizierte Zellen (a) mit nachfolgender Schutzwirkung auf andere Zellen (b)

Die Behandlung der Malaria

Malaria ist mit jährlich über 200 Millionen Infektionen eine außerordentlich weit verbreitete Krankheit. Das Krankheitsbild ist durch rhythmische Fieberanfälle, Milzschwellung und Blutarmut infolge Zerstörung der roten Blutkörperchen charakterisiert. Malaria wird durch *Malariaplasmodien* (einzellige tierische Lebewesen) hervorgerufen, die durch den *Stich der Anophelesmücke* übertragen werden. Mit dem Speichel der Mücke gelangen die noch unreifen Sporenformen *(Sporozoiten)* in den menschlichen Körper und reifen hauptsächlich in der Leber heran. Während dieser Phase (Inkubation) der Malariainfektion, die etwa 1–5 Wochen dauert, treten noch keine Krankheitserscheinungen auf. Die ausgereiften Malariaerreger *(Schizonten)* teilen sich ungeschlechtlich in *Merozoiten*. Diese werden in die Blutbahn ausgeschwemmt und befallen die roten Blutkörperchen, in denen sich eine weitere Phase ihrer Entwicklung abspielt. Ein Teil der Parasiten unterhält in den Leberzellen ein Erregerreservoir (sog. *Gewebsformen*), das für spätere Malariarückfälle verantwortlich ist. In den roten Blutkörperchen wachsen die Merozoiten wieder zu *Schizonten* heran, die sich auch hier durch ungeschlechtliche Teilung vermehren. Schließlich kommt es zum Platzen der befallenen roten Blutkörperchen und zum Fieberanfall. Die frei gewordenen Merozoiten befallen neue Erythrozyten, in denen sich die Entwicklung wiederholt. Einige Merozoiten werden in den roten Blutzellen zu Geschlechtsformen *(Gametozyten)* umgebildet, die sich im menschlichen Körper nicht weiter vermehren können. Gelangen die Gameten jedoch in den Magen der Anophelesmücke, findet dort ihre geschlechtliche Vermehrung und die Umwandlung in Sporozoiten statt. Die Sporozoiten werden mit dem Stich der weiblichen Mücke schließlich wieder auf den Menschen übertragen (Abb.).

Ein zuverlässiges Medikament zur Abtötung der Sporozoiten, bevor diese sich im Gewebe entwickeln können, steht leider noch nicht zur Verfügung. Die Behandlung der Malaria zielt daher darauf ab, möglichst sowohl die ungeschlechtlichen Teilungsformen (Schizonten) in den roten Blutkörperchen zu hemmen und so die Fieberanfälle zu verhindern *(Suppressionstherapie)* als auch die für Rückfälle bei manchen Formen der Malaria (Malaria tertiana und Malaria quartana) verantwortlichen Gewebsformen der Erreger abzutöten *(Radikalkur)*. Wichtig ist auch eine Schädigung oder Vernichtung der für die Übertragung maßgeblichen Gametozyten; sie spielt neben der Malariaprophylaxe und der Ausrottung der Anophelesmücken durch Insektizide die Hauptrolle bei der Eindämmung der Erkrankung.

Die *gebräuchlichen Malariamittel* haben *unterschiedliche Angriffspunkte:* Auf die Gewebsschizonten in der Leber wirken Primaquin und Pyrimethamin, auf die Blutschizonten in den Erythrozyten Chloroquin und Chinin, auf die Gametozyten vor allem Primaquin und Pyrimethamin (Abb.). Von den letzteren vernichtet Primaquin die noch im menschlichen Blut kreisenden Gametozyten. Pyrimethamin verhindert ihre spätere Reifung und Vermehrung in der Anophelesmücke und eignet sich daher ebenfalls zur Unterbrechung der Infektionskette Mensch–Mücke. Von den auf die Gewebsformen wirkenden Mitteln trifft Pyrimethamin nur jene, die sich gleich nach der Infektion in der Leber entwickeln. Primaquin dagegen ist auch gegen Gewebsformen wirksam, die von der Leber aus zu Rückfällen führen (Radikalkur). Solche *Rückfälle* kommen bei *Malaria tertiana* und *Malaria quartana,* jedoch nicht bei der gefährlicheren *Malaria tropica* vor. Daher kann eine rückfallfreie Ausheilung bei Malaria tropica auch ohne Primaquin, z. B. allein mit Chloroquin, erreicht werden. Chloroquin gilt, falls keine Resistenz vorliegt, als Mittel der Wahl gegen Blutschizonten. Es eignet sich daher nicht nur zur Behandlung einer manifesten Malaria tropica, sondern auch zur Unterdrückung der Fieberanfälle (sog. *klinische Heilung*) bei Malaria tertiana und Malaria quartana. Die Entwicklung resistenter Malariastämme hat dazu geführt, daß auch Chinin, das wegen seiner Nebenwirkungen kaum mehr verwendet worden war, wieder in den Blickpunkt geraten ist.

Da Mittel gegen die von der Mücke übertragenen Sporozoiten fehlen, können die Erreger frühestens bekämpft werden, wenn sie in der Leber Fuß gefaßt haben. Entsprechend ist die *Mala-*

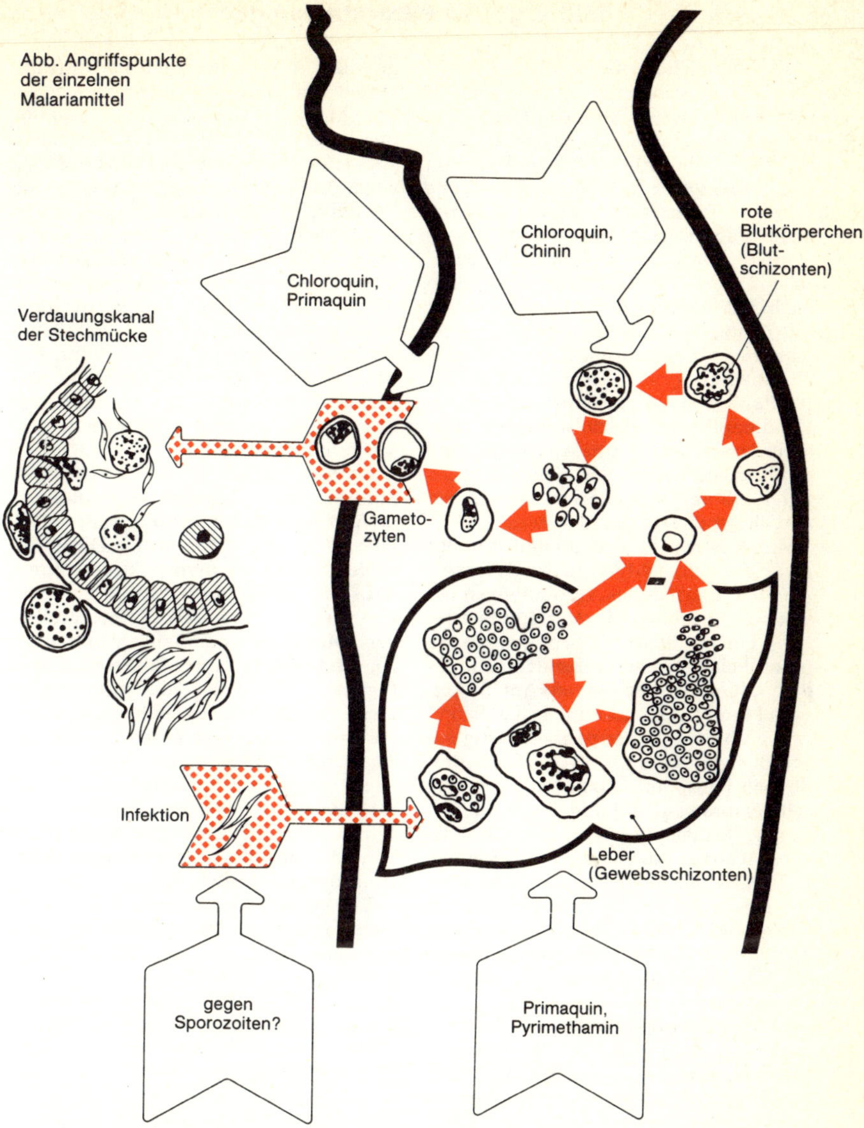

Abb. Angriffspunkte der einzelnen Malariamittel

riaprophylaxe im Grunde eine Malariabehandlung mit niedrigen Dosen. Sie zielt (als kausale Verhütung) auf eine Verhinderung der Blutinfektion durch Abtötung der primären Gewebsschizonten in der Leber mit Hilfe von Pyrimethamin, auch von Primaquin oder (wie z. Z. gebräuchlich) auf die Beseitigung der anschließend in die Blutbahn eindringenden Erreger *(klinische Prophylaxe)* durch Chloroquin. Vor allem bei Reisen in Gebiete mit resistenten Erregern der Malaria tropica wird Chloroquin zusammen mit Pyrimethamin (das letztere meist in Kombination mit einem Sulfonamid) gegeben. Zur Vorbeugung ist es wichtig, die ärztlicherseits empfohlenen Mittel regelmäßig ohne Unterbrechung und auch noch einige Wochen nach Verlassen des Malariagebietes einzunehmen.

Mittel gegen Pilzerkrankungen

Im Vergleich zur Chemotherapie bakterieller Infektionen sind die Möglichkeiten einer Behandlung von Pilzerkrankungen zur Zeit noch begrenzt. Zwar stehen für die örtliche Behandlung von *Pilzerkrankungen der Haut, Haare und Nägel* – Trichophytie, Epidermophytie (z.B. Fußpilzerkrankung) und Mikrosporie – sowie der Schleimhäute inzwischen spezifisch wirksame und meist auch gut verträgliche Arzneimittel zur Verfügung (sog. *Antimykotika*), problematisch ist jedoch oft noch die Therapie allgemeiner Pilzinfektionen (sog. *Systemmykosen*), die bei uns meist durch Candidapilze verursacht werden. Es gibt antimykotisch wirksame Antibiotika und synthetische Stoffe, von denen manche nur lokal aufgetragen, andere auch innerlich verabreicht werden:

Amphotericin B, Nystatin und *Natamycin* (Pimaricin) gehören zu den *Polyenantibiotika*. Es sind dies Verbindungen mit einem hydrophilen (wasserfreundlichen) und einem hydrophoben (wasserunfreundlichen, mehrere Kohlenstoffdoppelbindungen enthaltenden) Anteil. Aufgrund dieser Struktur reihen sich die Polyenantibiotika in die palisadenartig angeordneten, ebenfalls hydrophil/hydrophoben Phospholipidbausteine der Pilzzellmembran ein und bilden dort wassergängige Kanäle, durch die den Pilzen lebenswichtige Stoffe ans Außenmilieu verlorengehen. *Nystatin* und *Natamycin* werden meist zur lokalen Behandlung von *Candidainfektionen (Soor)* der Haut und der zugänglichen Schleimhäute (Mund, Rachen, Magen-Darm-Kanal, Geschlechtsorgane) angewendet. *Amphotericin B* wird, abgesehen von der lokalen Applikation (Haut, Schleimhäute und Darm), zur Behandlung einer Reihe *schwerer Allgemeininfektionen mit Pilzen* auch intravenös infundiert. Diese Art von Behandlung wird in der Klinik durchgeführt, da sie langwierig und nicht frei von Nebenwirkungen ist.

Auch *Griseofulvin*, ein Benzofuranderivat, ist ein Antibiotikum. Seine Wirkung bei der Mikrosporie, Trichophytie und Epidermophytie beruht eigenartigerweise darauf, daß die Substanz von den in Verhornung begriffenen Zellen der Haut, Haarwurzeln und Nägel aufgenommen und gebunden wird. Während die infizierten oberen Zellschichten abgestoßen werden, wachsen bei fortwährender Einnahme im Laufe von Wochen und Monaten von unten her gesunde, durch ihre Beladung mit Griseofulvin vor einer Infektion geschützte Zellen nach. Auch kranke Nägel werden so mit der Zeit durch gesunde Hornsubstanz ersetzt. Diese Wirkung von Griseofulvin kann noch verstärkt und die Behandlungsdauer abgekürzt werden, wenn man durch lokal-chemische oder mechanische Behandlung so viel befallenes Hornmaterial wie möglich entfernt. Nebenwirkungen sollen selten, leicht und rückbildungsfähig sein. Kontraindikationen sind u.a. Schwangerschaft und schwere Leberschäden.

Zu den synthetischen Mitteln gegen Pilzerkrankungen gehören die *Imidazolderivate Clotrimazol, Miconazol, Econazol, Isoconazol* und *Ketoconazol*. Die Imidazolderivate sind Breitspektrumantimykotika. Sie hemmen die Umwandlung von Lanosterol in Ergosterol, einen wichtigen Membranbestandteil, wodurch es zur Leckbildung in der Pilzzellmembran kommt. Die Imidazolderivate werden meist nur zu lokalen Behandlung von Haut- und Genitalmykosen angewandt. Im letzteren Fall ist es vorteilhaft, daß sie auch gegen Trichomonaden wirksam sind. Bei einer Allgemeininfektion durch Pilze kommt auch die innere Anwendung von Miconazol (intravenös) und Ketoconazol (oral) in Betracht.

Ein synthetisches Antimykotikum ist auch *Flucytosin* (5-Fluorcytosin). Die Substanz wird in den Pilzzellen zu 5-Fluoruracil umgewandelt. Dieses bewirkt dann eine Hemmung der Proteinsynthese und damit auch eine Wachstumshemmung der betroffenen Pilze. Flucytosin ist in erster Linie bei Candidainfektionen wirksam. Die aus dem Magen-Darm-Kanal gut resorbierbare Substanz kann in diesem Rahmen jedoch (bei relativ seltenen Nebenwirkungen) auch zur Behandlung von Allgemeininfektionen eingesetzt werden. Ein Nachteil ist das Vorkommen resistenter Pilzstämme. – Bei schweren Candidainfektionen hat sich die überadditiv wirkende Kombination von Flucytosin mit Amphotericin B als günstig erwiesen.

Desinfektionsmittel

Desinfektionsmittel dienen zur Bekämpfung von Krankheitserregern außerhalb des menschlichen Körpers. Sie werden zur *Entkeimung* der Haut und der von außen frei zugänglichen Schleimhäute, zur Behandlung von Wunden sowie bei der *Desinfektion* von ärztlichen Instrumenten, Kleidungsstükken, Ausscheidungen, Räumlichkeiten und Wasser verwendet.

Gute Desinfektionsmittel sollen einerseits eine stark bakterientötende Wirkung haben, andererseits aber für Haut und Schleimhäute gut verträglich sein. Außerdem sollen Desinfektionsmittel, falls sie etwa durch die unverletzte Haut oder von Wundrändern aus in die Blutbahn gelangen, keine giftige Allgemeinwirkung entfalten. Ideale Desinfektionsmittel sollen schließlich schnell und möglichst gegen alle Krankheitserreger wirksam und außerdem gut löslich und haltbar, farblos und wirtschaftlich sein.

Die Desinfektionsmittel werden nach ihrem chemischen Aufbau in folgende Gruppen eingeteilt:

Phenol, schon vor mehr als hundert Jahren verwendet, ist im wesentlichen nur noch von historischem Interesse, weil es erst in relativ hohen Konzentrationen wirkt und bei Aufnahme durch die Haut sehr giftig sein kann. Dagegen sind verschiedene *Phenolderivate* (u.a. chlorierte Phenole und Kresole, Thymol und Phenylphenol) allein oder in Kombination auch heute noch wichtige Desinfektionsmittel. – Ein bewährtes Haut- und Schleimhautdesinfektionsmittel ist das *Guanidinderivat Chlorhexidin.*

Von den *Alkoholen* sind als Desinfektionsmittel nur der Äthyl- und der Propylalkohol von Bedeutung. Zur Desinfektion der Hände wird z.B. 80%iger *Äthylalkohol* bzw. 70%iger Propylalkohol verwendet. Solche Lösungen töten jedoch nicht alle Krankheitskeime ab.

Von den *Aldehyden* wird vor allem *Formaldehyd,* und zwar zur Flächen-, Raum- und Wäschedesinfektion, verwendet. In geeigneter Verdünnung wirkt die gewebsreizende Substanz adstringierend und hemmend auf die Schweißsekretion.

Oxidationsmittel zeichnen sich dadurch aus, daß sie atomaren Sauerstoff freisetzen, der für den Bakterienstoffwechsel giftig ist. Die bekanntesten Oxidationsmittel sind Wasserstoffsuperoxid und Kaliumpermanganat. Sie werden gelegentlich noch zur Spülung von Wunden und Schleimhäuten eingesetzt.

Die Halogene *Jod* und *Chlor* besitzen eine starke keimtötende Wirkung. Die bekannte *Jodtinktur* wird bei der Desinfektion von Wunden und bei der Vorbereitung des Operationsfeldes wirkungsmäßig von kaum einem anderen Desinfektionsmittel übertroffen. *Jodophore* (z.B. Polyvidon-Jod) sind großmolekulare Trägerstoffe, die nach der Applikation ständig Jod nachliefern. Sie dienen u.a. zur Hautdesinfektion vor Inzisionen (operativen Einschnitten) und Punktionen. Bei der Resorption größerer Jodmengen kann es zu Störungen der Schilddrüsenfunktion kommen. – *Chlorgas* wirkt auf viele Bakterien noch in einer Verdünnung von 1:1000000 binnen 30 Sekunden bakterizid (abtötend). Da es jedoch in größerer Konzentration auch die Körpereiweiße angreift, eignet es sich nur zur Wasserentkeimung. *Chloramine* dagegen setzen Chlor in wirksamen Mengen nur langsam frei.

Die seifenähnlichen *oberflächenaktiven Desinfektionsmittel (Detergenzien)* bestehen aus Molekülen mit einem wasserlöslichen und einem fettlöslichen Anteil. Da die Hüllmembran der Bakterien aus Fett und (wasserlöslichem) Eiweiß aufgebaut ist, können die oberflächenaktiven Substanzen gewissermaßen ein „Leck" in das Membrangerüst schlagen, aus dem dann lebenswichtige Bakterienwuchsstoffe verlorengehen. Indessen ist die Wirksamkeit der oberflächenaktiven Stoffe stark milieuabhängig; positiv geladene Mittel z.B. können durch die negativ geladenen Seifen neutralisiert und unwirksam gemacht werden. Der Vorteil solcher oberflächenaktiver Stoffe, die v.a. zur Desinfektion der Hände benutzt werden, liegt in ihrer auffallend geringen Giftigkeit.

Auch die Abkömmlinge des gelben Farbstoffs Acridin zeigen bei geringer Giftigkeit eine gute keimtötende Wirkung. Da sie v.a. gegen eitererregende Kokken wirksam sind, eignen sich *Acridine* wie Aethacridin u.a. auch zur Behandlung eitriger Wunden.

Mittel gegen Wurmkrankheiten

Würmer sind im Vergleich zu anderen Parasiten (z. B. Bakterien) relativ hoch entwickelte, vielzellige Lebewesen. Sie machen eine komplizierte Entwicklung durch, den sog. *Generationswechsel,* im Verlauf dessen der Mensch den Parasiten als Einzel-, Zwischen- oder auch Endwirt dient. Geschlechtsreife Würmer, die sich im menschlichen Darmkanal aufhalten, kommen nach oraler Einnahme von *Wurmmitteln (Anthelmintika)* mit relativ hohen Wirkstoffkonzentrationen in Kontakt. Werden diese Mittel vom Magen-Darm-Kanal aus nicht resorbiert, ist die Chance, die im Darm lebenden Parasiten ohne Nachteil für den Wirt zu vernichten, besonders groß. Dagegen wird weit eher mit Nebenwirkungen zu rechnen sein, wenn Würmer bzw. Wurmlarven (Finnen) sich in irgendeinem Gewebe außerhalb des Darmkanals angesiedelt haben; denn nun müssen die eingesetzten Arzneimittel, um die Parasiten zu erreichen, resorbiert und auf dem Blutweg im Körper verteilt werden. Heute stehen Wurmmittel zur Verfügung, die bei den meisten Parasiten in mehr als 90% der Fälle zur Heilung führen. Eine Resistenzentwicklung der Würmer gegen diese Mittel ist bisher nicht beobachtet worden.

In Mitteleuropa ist der Befall mit *Bandwürmern (Zestoden)* und *Fadenwürmern (Nematoden)* weitaus häufiger als der mit *Saugwürmern (Trematoden).* Zu den Zestoden gehören der *Fisch-,* der *Rinder-* und der *Schweinebandwurm,* die durch den Genuß von rohem Fleisch der Zwischenwirte (Süßwasserfische, Rind und Schwein) übertragen werden. Wirksame Zestodenmittel sind *Niclosamid* und *Praziquantel,* die zur Abtötung der im menschlichen Darmkanal lebenden Parasiten führen (*vermizide Wirkung;* Abb. 1). Niclosamid, das nicht resorbiert wird, scheint als einzige Nebenwirkung zu einer Schleimhautreizung des Magen-Darm-Kanals mit Übelkeit und Bauchschmerzen zu führen. Auch Praziquantel, das rasch resorbiert, aber auch rasch wieder ausgeschieden wird, soll nur leichte, flüchtige Nebenwirkungen mit Übelkeit, Kopfschmerzen, Schwindel und Müdigkeit erzeugen.

Der *Mensch* kann nun nicht nur Endwirt, sondern auch *Zwischenwirt* im Generationszyklus von Bandwürmern sein. Dies ist z. B. der Fall, wenn nicht Larven, sondern Eier des Schweinebandwurms in den menschlichen Darm gelangen. In solchen Fällen können sich anschließend in den verschiedensten Organen, so auch im Gehirn und im Auge, Finnenbläschen entwickeln *(Zystizerkose).*

Auch für den *Hunde-* und *Fuchsbandwurm* (Echinococcus granulosus bzw. Echinococcus multilocularis) ist der Mensch in seltenen Fällen Zwischenwirt. Die Larven befallen dann verschiedene Organe, vor allem die Leber, und führen dort zu Finnenblasen bzw. tumorartigen Wucherungen *(Echinokokkose).*

Zystizerkose und Echinokokkose sind gefährliche Wurmerkrankungen, die bisher nur chirurgisch oder durch Bestrahlung behandelt werden konnten, nun aber durch *Praziquantel* bzw. *Mebendazol* erstmals einer medikamentösen Therapie zugänglich sind (Abb. 1).

Von den *Fadenwürmern* kommen in Mitteleuropa bei Erwachsenen vor allem der *Spulwurm* (Ascaris lumbricoides) und bei Kindern der *Madenwurm* (Enterobius vermicularis) als Parasiten im Dünn- und Dickdarm vor. Von den außerhalb des Darmkanals lebenden Nematoden hat bei uns nur die *Trichine* eine gewisse Bedeutung. Die vom Menschen ausgeschiedenen Eier des Spulwurms müssen, um infektiös zu werden, im Freien einen Reifungsprozeß durchmachen. Beim Madenwurm ist eine direkte Selbstinfektion durch die im Bereich der Afterregion abgelegten Eier möglich. *Mebendazol,* das aus dem Magen-Darm-Kanal nur zum geringen Teil resorbiert wird, tötet die im Verdauungstrakt lebenden Spul- und Madenwürmer ab. Nebenwirkungen wie Bauchschmerzen und Durchfälle sind selten und flüchtig. Gegen Trichinen soll *Tiabendazol* besser wirksam, allerdings auch weniger gut verträglich sein. Andere Mittel gegen Spul- und Madenwürmer sind *Pyrantel,* auch *Piperazin,* gegen Madenwürmer *Pyrvinium* (Abb. 2).

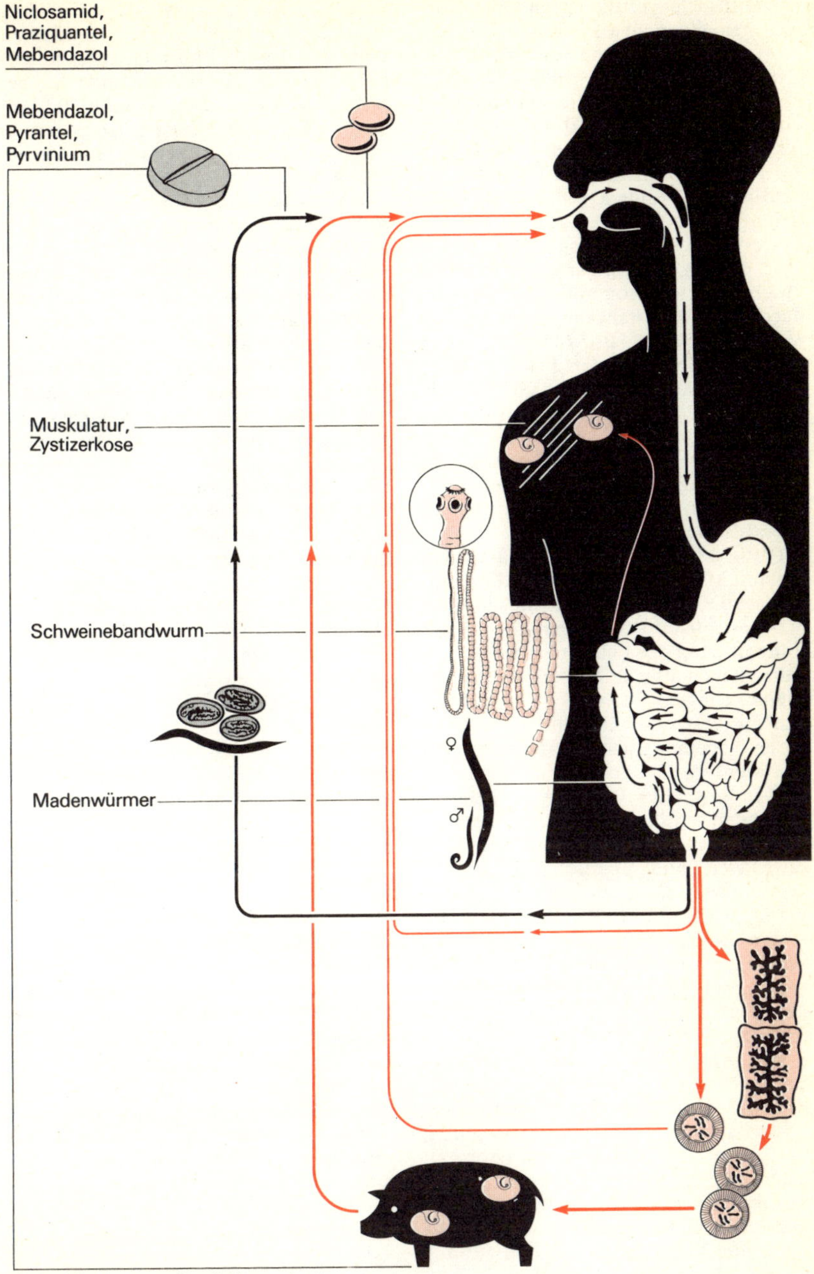

Abb. Mittel gegen Bandwürmer (rot) und Madenwürmer (schwarz)

Insektenvertilgungsmittel

Die Insektenvertilgungsmittel *(Insektizide)* gehören zu den *Pestiziden*. Das sind Stoffe zur Bekämpfung von Organismen (Nagetiere, Insekten, Milben, Würmer, Mollusken und Pilze), die den Menschen und seine Lebensgüter direkt oder indirekt schädigen. Unter den Pestiziden wird von den Insektiziden weitaus am häufigsten Gebrauch gemacht. Dies ist darauf zurückzuführen, daß die meisten Erkrankungen und Todesfälle immer noch auf die Übertragung von Erregern durch Insekten (vor allem der Malaria durch Anophelesmücken) zurückzuführen sind (Abb. 1). Hinzu kommt, daß in manchen Gebieten der Erde Insekten (wie auch Nagetiere) einen Großteil der Ernte vernichten. Folglich wird die Anwendung von Pestiziden zur Verhütung von Krankheiten und zur Bereitstellung von Nahrungsmitteln für die wachsende Erdbevölkerung z. Z. jedenfalls noch als unentbehrlich angesehen.

Pestizide sind (anders als Chemotherapeutika) gegen solche Schadorganismen außerhalb des menschlichen Körpers gerichtet, die dem Menschen in der Rangordnung der Lebewesen wesentlich näher stehen als z. B. Bakterien. Entsprechend geringer ist daher die Wahrscheinlichkeit, Pestizide aufzufinden, die etwa gegen Nagetiere oder Insekten giftig, für den Menschen jedoch harmlos sind. Die Anwendung aller Pestizide ist dementsprechend mit zwei Gefahren verbunden: Unsachgemäße Handhabung kann zur Einverleibung überhöhter Dosen seitens des Menschen und damit zu akuten Vergiftungen führen. Zweitens kann der weitverbreitete unbedachte Einsatz von Pestiziden eine Schädigung verschiedener Ökosysteme und damit schließlich – direkt oder indirekt – auch des Menschen zur Folge haben.

Wie bei den Pestiziden unterscheidet man auch bei den Insektiziden nach der Art, wie das betreffende Mittel aufgenommen wird, zwischen Atemgiften, Fraßgiften und Kontaktgiften (Abb. 2):

Die *Atemgifte* wie Blausäure, Tetrachlorkohlenstoff, Schwefelwasserstoff und Schwefelkohlenstoff werden als Gase oder Nebel angewandt. Da sie auch für den Menschen und alle Haustiere gefährlich sind, können Atemgifte nur in unbewohnten Räumen oder Gebieten angewandt werden. – Für pestizide *Fraßgifte* (wie z. B. Arsenik) gilt Ähnliches. – Eine gewisse Rolle spielen manche zu den organischen Phosphaten (s. unten) zählende sog. *Systeminsektizide*. Sie gelangen aus dem Erdreich in die Pflanzen und werden so von fressenden oder saugenden Insekten aufgenommen. Sie gehören daher zu den Fraßgiften.

Die meisten Insektizide sind *Kontaktgifte*. Diese gehören zwei chemischen Stoffklassen, den ringförmigen *Chlorverbindungen* (DDT und Verwandte) und den *Phosphorsäureestern* (E 605 und Verwandte), an. Für beide ist bezeichnend, daß sie allein schon beim Kontakt über die äußere Chitinhülle in die Insekten eindringen, um dann (über unterschiedliche Mechanismen) deren Nervensystem zu lähmen. Die Phosphorsäureester haben den Vorteil, daß sie im Freien relativ rasch biologisch abgebaut werden und nicht (wie die Chlorverbindungen) über längere Zeit beständig sind und daher in der Umwelt und im menschlichen Organismus angereichert werden können. Ein Nachteil der Phosphorsäureester gegenüber den Chlorverbindungen ist dagegen ihre meist wesentlich größere Giftigkeit für höhere Lebewesen.

Von den *Chlorverbindungen (chlorierte cyclische Kohlenwasserstoffe)* ist die insektizide Wirkung von *Chlorphenotan* oder *DDT* (Dichlordiphenyltrichloräthan) seit 1939 bekannt. Schon 10^{-11}g (1 hundertmilliardstel Gramm) der Substanz reichen zur Tötung einer Fliege aus. Besprüht man Wandflächen mit DDT, so genügt bereits ein millionstel Gramm pro Quadratzentimeter zur wirksamen Insektenbekämpfung. Durch Chlorphenotan werden u. a. Fliegen, Mücken, Läuse, Flöhe und Wanzen (mit Einschränkung auch Krätzemilben) vernichtet. Die zunächst zur Übererregbarkeit bis hin zu Krämpfen und dann schließlich zur Lähmung führende Nervengiftwirkung von Chlorphenotan und seinen Verwandten soll durch Beeinflussung des für die Entstehung und Fortleitung von Nervenerregungen entscheidenden Natriumkanals in der Nervenzellmembran zustande kommen.

DDT ist in reiner Form wegen seiner geringen Wasserlöslichkeit für Menschen und Säugetiere verhältnismäßig wenig giftig. Daher treten akute Vergiftungserscheinungen wie Unruhe, Reiz-

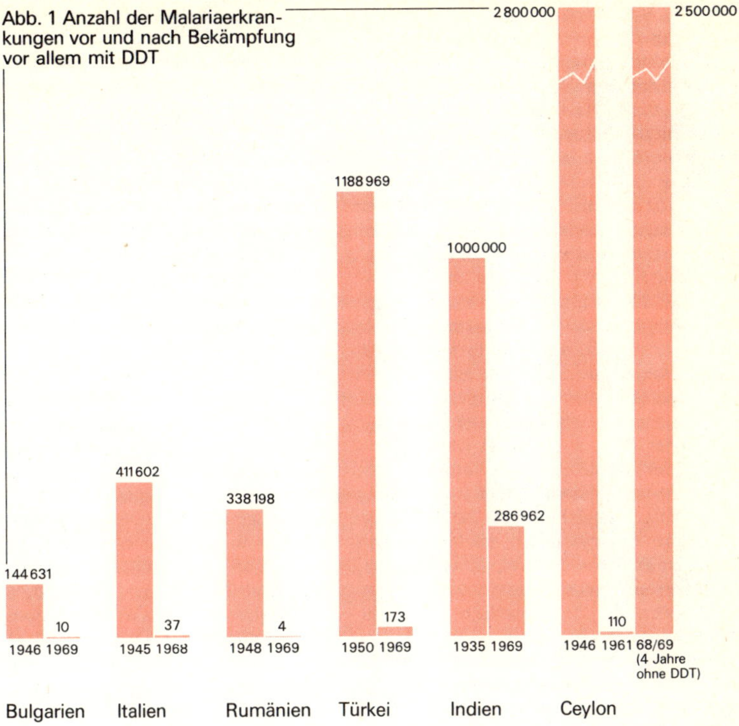

Abb. 1 Anzahl der Malariaerkrankungen vor und nach Bekämpfung vor allem mit DDT

Abb. 2 Eintrittspforten der Insektenvertilgungsmittel

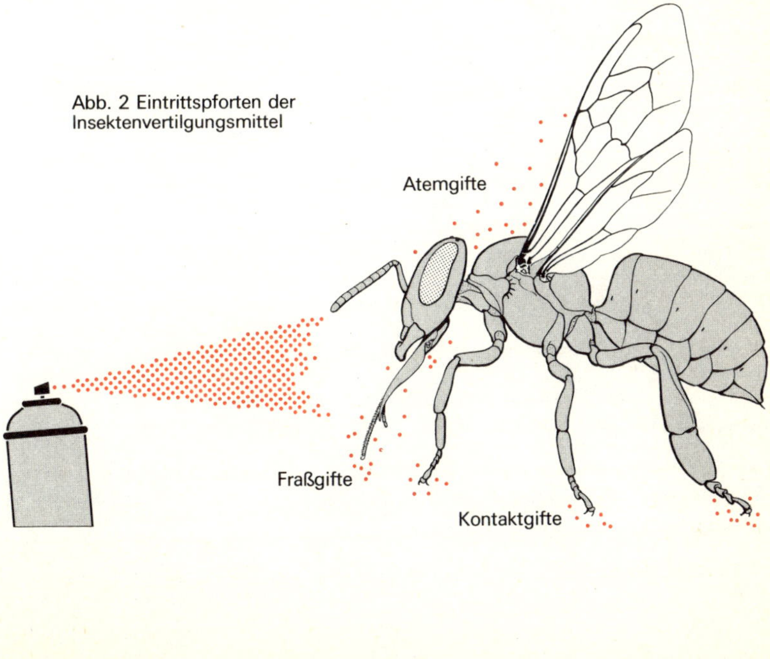

barkeit, Schwindel, Sprachstörungen, Zittern und Krämpfe erst nach der Einnahme relativ hoher Dosen auf. Der Tod erfolgt unter Atemlähmung und Herzversagen in tiefer Bewußtlosigkeit (Koma). Die tödliche Dosis für Erwachsene liegt zwischen 10 und 30 Gramm. DDT wird jedoch in der handelsüblichen (gelösten) Form auch über die äußere Haut und aus dem Magen-Darm-Kanal gut resorbiert. – Aufgrund seiner hohen Fettlöslichkeit wird DDT nicht nur in Nervenzell- und Nervenfasermembranen, sondern auch im Fettgewebe des Menschen gespeichert und dann – beim Fettabbau durch Hunger oder zehrende Erkrankungen – eventuell wieder freigesetzt, wodurch es zur Umverteilung der Substanz im Körper (u. a. auch in Richtung Zentralnervensystem) kommen kann.

Die Verbreitung von DDT in der Umwelt infolge großflächiger Anwendung und seine Einschleusung in Nahrungsketten ist in Abb. 3 dargestellt. Zu den am stärksten verunreinigten Gewässern zählt neben den kanadischen Seen die Ostsee.

In einem Jahr wird nur etwa die Hälfte des in den Körpern aufgenommenen Chlorphenotans wieder ausgeschieden. Entscheidend ist daher die Frage nach eventuellen chronischen Vergiftungserscheinungen durch Chlorphenotan und durch die anderen Organochlorverbindungen. Doch sind trotz der z. T. recht hohen Anreicherungen im Organismus bisher chronische Vergiftungen durch chemisch reines DDT beim Menschen nicht mit Sicherheit nachgewiesen; auch brachten epidemiologische Erhebungen keinen Hinweis auf erhöhte Krebsrisiken durch Chlorphenotan. *Dieldrin* und *Aldrin* dagegen weisen bei Dauerzufuhr eine erhebliche Lebergiftigkeit auf. – Wegen der zunehmenden Umweltverseuchung und der Tatsache, daß unter normalen Bedingungen innerhalb von 10 Jahren wahrscheinlich kaum die Hälfte der weltweit verteilten Chlorverbindungen chemisch abgebaut werden kann, wurde die Anwendung von Dieldrin, Aldrin und DDT in manchen Ländern, so auch bei uns, wesentlich eingeschränkt oder verboten. Bei der Malariabekämpfung gilt DDT jedoch – trotz Resistenzentwicklung bei manchen Stämmen von Anophelesmücken – immer noch als unentbehrlich (Abb. 1).

Hexachlorcyclohexan (HCH) existiert in Form von acht Isomeren. Das γ-Isomere wird als *Lindan* in der Landwirtschaft, im Gartenbau und im Haushalt zur Vernichtung von Schadinsekten eingesetzt. Es kann (äußerlich) auch zur Behandlung der Krätze verwendet werden. Lindan wirkt bei Insekten ebenso stark wie DDT, jedoch schneller als dieses. Seine Giftigkeit für höhere Lebewesen ist etwas größer als die von DDT, seine Neigung zur Speicherung im Fettgewebe und seine Verweildauer in der Umwelt dagegen geringer.

Die *organischen Phosphorsäureester* dienen v. a. als Pflanzenschutzmittel. Auch sie wirken bei Insekten überwiegend als Kontaktgifte, sind aber auch für Menschen und Säugetiere meist äußerst gefährlich. Ihre Giftigkeit ist unterschiedlich groß, da manche Alkylphosphate von Warmblütern rascher abgebaut werden als von Insekten. Sowohl die pestizide Wirkung der organischen Phosphorsäureester als auch ihre Giftigkeit beruht auf einer langdauernden Hemmung des Enzyms Acetylcholinesterase, das den Nervenüberträgerstoff Acetylcholin normalerweise durch Spaltung in Cholin und Essigsäure unwirksam macht. Die Hemmung des Enzyms durch die Phosphorsäureester hat eine Anhäufung von Acetylcholin und damit schließlich eine andauernd überschießende Nerven- und Muskelerregung bis hin zu Krampfanfällen zur Folge. Auf der anderen Seite können die organischen Phosphorsäureester, wenn auch mit unterschiedlicher Geschwindigkeit, biologisch abgebaut werden, so daß es weder im Organismus noch in der Umwelt zu einer Anreicherung der betreffenden Verbindungen kommt. Die bekanntesten Stoffe dieser Gruppe sind *E 600* und *E 605 (Parathion)*, von denen das letztere – wie einige andere Alkylphosphate – im Körper erst in das wirksame Nervengift umgewandelt wird (sog. Giftung). – Weitere organische Phosphorsäureester sind *Bromophos, Dichlorvos, Dimethoat* und *Demeton*, das auch als Systeminsektizid (Fraßgift) dient.

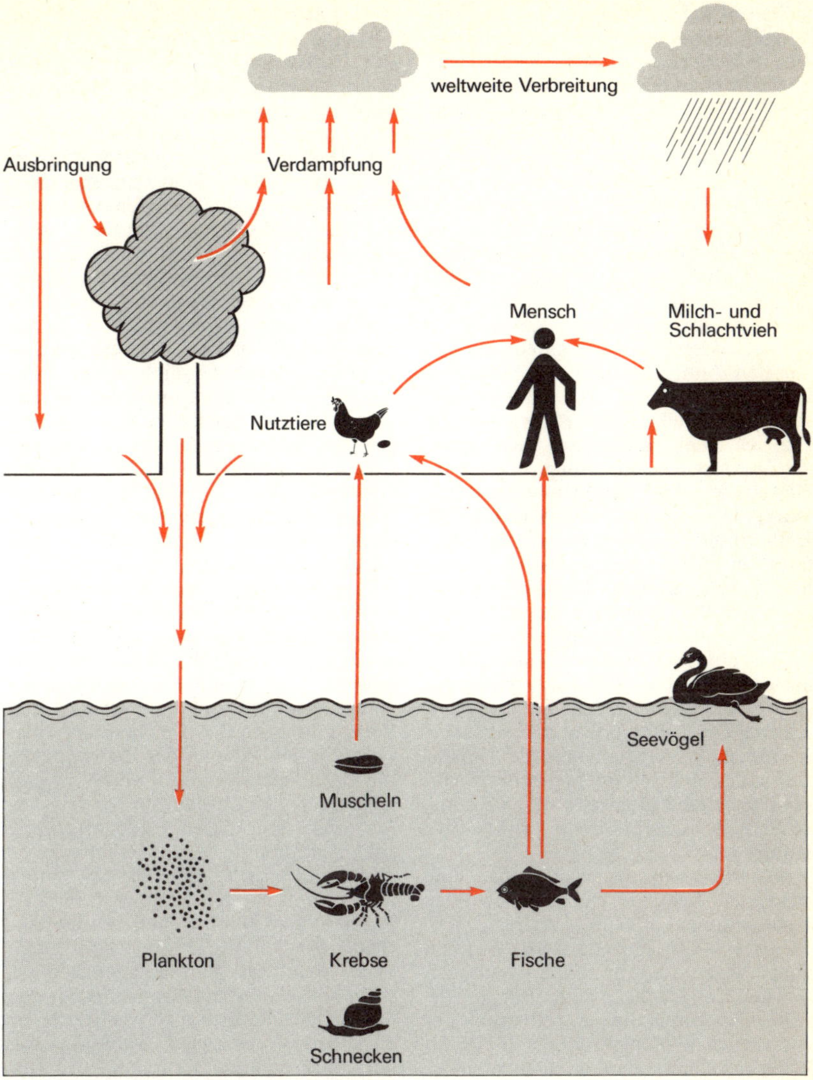

Abb. 3 Die Verbreitung von DDT in der Umwelt durch großflächige Anwendung und die Einschleusung von DDT in die Nahrungsketten

Antikrebsmittel – Zytostatika

Die zur Behandlung von Krebserkrankungen verwendeten Arzneimittel *(Antikrebsmittel)* sollen die Entwicklung und Vermehrung von Krebszellen hemmen *(Zytostatika, Tumorhemmstoffe)*. Trotz aller Bemühungen wirken jedoch alle bisher bekannten Zytostatika (ähnlich wie auch die Strahlenbehandlung) nicht streng krebsspezifisch. Dies beruht offenbar darauf, daß sich die Krebszellen in ihrer Zusammensetzung und Funktion im Hinblick auf mögliche Angriffspunkte hemmender Arzneistoffe nicht ausreichend von gesunden Körperzellen unterscheiden. Zwar hemmen alle bekannten Antikrebsmittel die besonders für Krebszellen charakteristische schnelle Zellteilung und Zellwucherung, zugleich jedoch greifen sie auch gesundes, in rascher Zellteilung begriffenes Gewebe wie das blutbildende Knochenmark, die Darmschleimhaut, Haarbälge, Keimdrüsen sowie embryonales und fetales Gewebe an und schwächen in erheblichem Umfang die körpereigene Abwehr. Die Wirkungsweise der Antikrebsmittel bringt es schließlich mit sich, daß sie als potentiell mutagen (Mutationen auslösend) und karzinogen (krebserzeugend) angesehen werden. Zu den Antikrebsmitteln gehören u. a. die sog. alkylierenden Substanzen, manche Hemmstoffe des Zellstoffwechsels (Antimetaboliten), einige Hormone und Enzyme, schließlich auch bestimmte radioaktive Isotope:

Als *Alkylierung* bezeichnet man eine chemische Reaktion, bei der einwertige Kohlenwasserstoffreste (Alkylreste; z. B. Methyl-: $-CH_3$, Äthyl-: $-CH_2CH_3$) von einer Substanz auf die andere übertragen werden. Entsprechend verändern *alkylierende Substanzen* die zur Zellteilung unentbehrlichen Nukleinsäuren durch Alkylierung derart, daß diese nicht mehr funktionsfähig sind. Eine besonders große Affinität besteht z. B. zwischen den alkylierenden Substanzen und dem DNS-Bestandteil Guanin (Abb. 1). Eine von verschiedenen Folgen der Alkylierung ist die Quervernetzung zweier DNS-Ketten, die dann nicht mehr für eine Kopie der Erbinformation zur Verfügung gestellt werden können. Alkylierende Substanzen sind z. B. der im Ersten Weltkrieg als Kampfgas entwickelte Lost (Senfgas) und dessen Abkömmling, der Stickstofflost. Sie üben u. a. eine Reizwirkung auf den Magen-Darm-Kanal aus. Inzwischen hat man jedoch Arzneimittel mit einer dem Stickstofflost ähnlichen Wirkung hergestellt, die nur noch eine geringe örtliche Reizwirkung besitzen. Dadurch können diese Mittel nun auch in Tablettenform eingenommen werden. Zu den alkylierenden Antikrebsmitteln gehören Medikamente wie Chlorambucil, Cyclophosphamid, Ifosfamid, Melphalan, Trofosfamid, Busulfan, Thiotepa, Lomustin und Carmustin.

Die *Antimetaboliten* wirken nach einem Prinzip, das dem Wirkungsmechanismus mancher Antibiotika und Chemotherapeutika nicht unähnlich ist. Sie sind in ihrem chemischen Aufbau einigen für die Zellteilung und Zellvermehrung unentbehrlichen Stoffen „zum Verwechseln" ähnlich. Daher sind Antimetaboliten imstande, normale Zellwuchsstoffe von ihrem Wirkort zu verdrängen und so z. B. den Aufbau der für die Zellteilung unentbehrlichen Nukleinsäuren zu hemmen. Zur Wirkstoffgruppe der Antimetaboliten gehören die Folsäureantagonisten sowie die Purin- und Pyrimidinantagonisten. *Folsäureantagonisten* verhindern aufgrund ihrer chemischen Verwandtschaft die Umwandlung von Folsäure (ein Vitamin der B-Gruppe) in die eigentlich wirksame Folinsäure und hemmen so den Aufbau von Nukleinsäuren. Vertreter dieser Wirkstoffgruppe sind Aminopterin und Methotrexat. – *Purinantagonisten* zeichnen sich durch nahe chemische Verwandtschaft mit den Purinen aus (Purine sind Grundbausteine der Nukleinsäuren). Führt man dem Organismus Purinantagonisten zu, so werden sie im Zellchemismus mit den natürlichen Purinen „verwechselt"; es entstehen falsche Zwischenprodukte, die auch hier zu einer Hemmung der Nukleinsäuresynthese führen. Zu den Purinantagonisten gehören Arzneimittel wie Mercaptopurin, Azathioprin und Thioguanin. – Auch *Pyrimidinantagonisten* wie Fluorouracil und Cytarabin werden nach chemischer Umwandlung im Zellstoffwechsel mit Nukleinsäurebausteinen verwechselt und wirken so zytostatisch.

Verschiedentlich hat man versucht, krebsartige Wucherungen durch den Entzug von Stoffen zu behandeln, die für

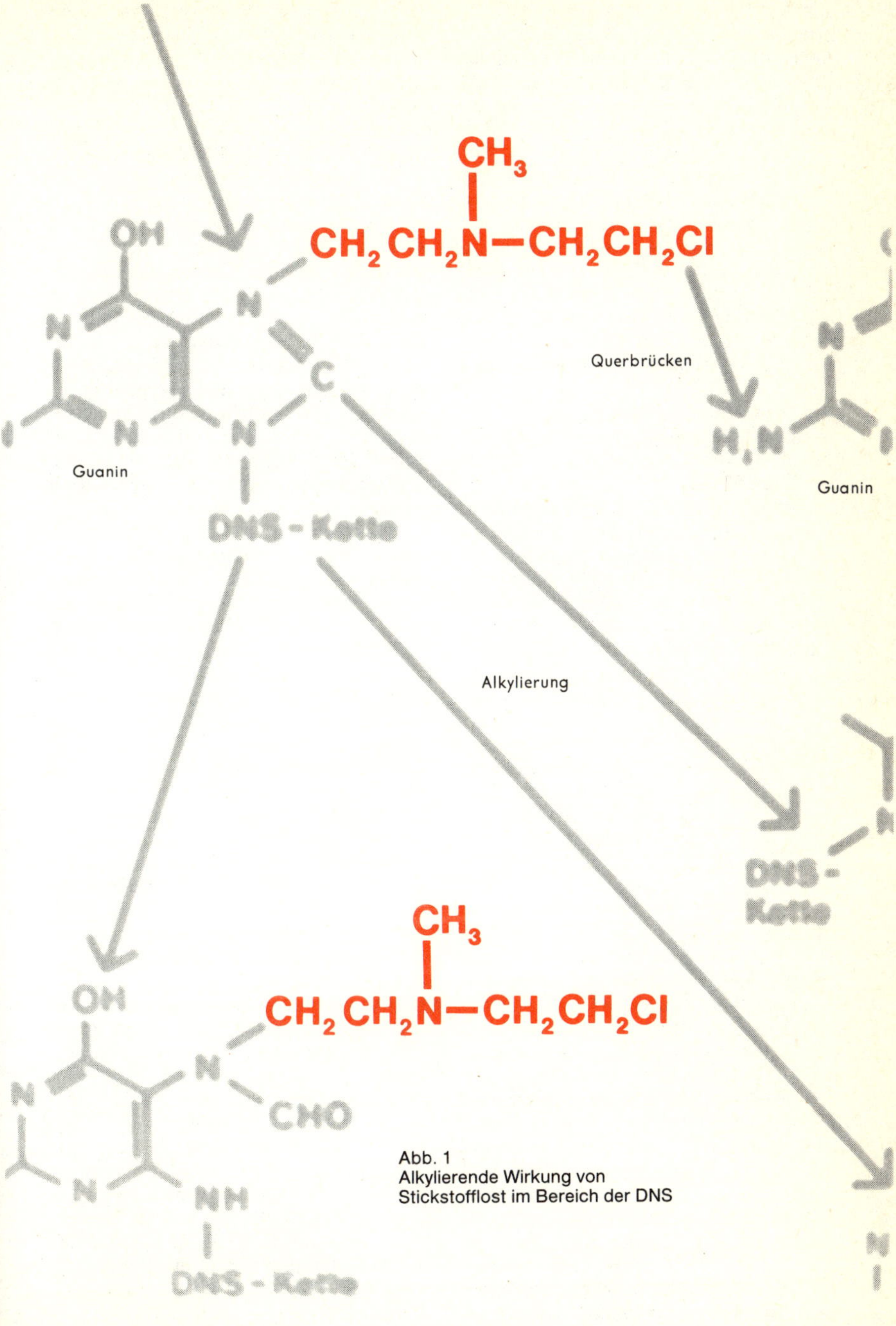

Abb. 1
Alkylierende Wirkung von Stickstofflost im Bereich der DNS

den Aufbau von Krebszellen unentbehrlich sind. Zu diesem Zweck wurden z. B. *Enzyme* verabreicht, die den Abbau solcher Zellbausteine beschleunigen. Bei lymphatischer Leukämie etwa benötigen die entarteten Zellen zu ihrem Aufbau die Aminosäure Asparagin, die im Blutplasma vorkommt. Durch Zufuhr des Enzyms Asparaginase wird Asparagin in Asparaginsäure umgewandelt. Der künstlich bewirkte Asparaginmangel führt dann u. a. zu einer Hemmung der Zellwucherung. Die Behandlung mit *Asparaginase* ist jedoch ebenfalls nicht frei von Nebenwirkungen (u. a. Leber- und Pankreasschäden, allergische Reaktionen).

Neben den genannten Zytostatika gibt es eine Reihe *pflanzlicher Wirkstoffe,* die (ebenfalls durch Hemmung der Zellteilung) das Wachstum von Tumoren einzuschränken imstande sind. Dazu gehören bestimmte *Mitosegifte,* die zur Hemmung der Mitose (Zellteilung) in der Metaphase führen, wie Vincristin, Vinblastin und Vindesin aus der Immergrünpflanze Vinca rosea.

Manche Formen von *Prostatakrebs* (des Mannes) und *Brustdrüsenkrebs* (der Frau) können gezielt durch *Kastration* und *Geschlechtshormone* (beim Mann Östrogene, bei der Frau Androgene) bzw. *Hormonantagonisten (Antihormone)* behandelt werden (vgl. S. 178 und 180). Beim hormonabhängigen Brustdrüsenkrebs wird als Hormonantagonist z. B. Tamoxifen eingesetzt, beim Prostatakarzinom Cyproteronacetat. Neuerdings hat sich beim Prostatakrebs *Buserelin* als wirksam erwiesen. Diese synthetische Substanz ahmt die Wirkung von Gonadorelin nach, das beim Mann auf dem Umweg über die gonadotropen Hormone der vorderen Hirnanhangdrüse (vgl. S. 178) den Spiegel des Geschlechtshormons Testosteron kontrolliert. Höhere Dosen von Buserelin führen nach vorübergehender Stimulation zu einer verminderten Gonadotropinfreisetzung, worauf der Testosteronspiegel drastisch abfällt. Nach einer Injektionsbehandlung kann auf die Zufuhr mittels Nasenspray umgestellt werden. Eine Substanz mit ähnlicher Wirkung ist Leuprorelin. – Estramustin, ein Doppelester aus Stickstofflost und einem natürlichen Östrogen, wird beim Prostatakarzinom als spezifisches Zytostatikum eingesetzt.

Radioaktive Isotope hemmen Zellteilungsvorgänge durch ihre energiereiche Strahlung. Ihr Vorteil liegt u. a. darin, daß sie in Form von kleinen Stiften oder Kugeln direkt an das Krebsgewebe herangebracht werden können, wodurch die Streuwirkung auf das umgebende gesunde Gewebe wesentlich geringer ist. Gezielte Wirkungen lassen sich besonders dann erreichen, wenn das radioaktive Material nach einer Einspritzung selektiv im erkrankten Gewebe angereichert wird. So wird z. B. radioaktives Jod von der Schilddrüse und ihren Tochtergeschwülsten besonders nachhaltig gespeichert. Das solchermaßen hochkonzentrierte radioaktive Jod vermag dann durch seine Strahlung das gewucherte Drüsengewebe auch selektiv zu zerstören (Abb. 2).

Bei zunächst noch abgegrenzten bösartigen Tumoren stehen die *chirurgische Entfernung* und die *Tumorbestrahlung* immer noch eindeutig im Vordergrund der Behandlung. Bei zytostatikaempfindlichen und besonders bei generalisierten (weit gestreuten) Tumoren räumt man jedoch der *Chemotherapie* immer mehr Raum ein. Rund 10–15% aller bösartigen Geschwülste können durch die Chemotherapie völlig geheilt werden. Bei 25–40% wird die Lebenserwartung wesentlich verlängert, so u. a. bei verschiedenen akuten Leukämien, beim Eierstocks-, Brustdrüsen- und Prostatakarzinom. Dabei und in vielen anderen Fällen wird die Chemotherapie in Kombination mit einer Operation und/oder Strahlenbehandlung eingesetzt.

Der in letzter Zeit erzielte Fortschritt beruht vor allem darauf, daß man verschiedene Zytostatika, die unterschiedliche Angriffspunkte im Verlauf des Zellzyklus haben, miteinander kombiniert *(Polychemotherapie).* Dabei kann man auch versuchen, die Tumorzellen zur gezielten Beeinträchtigung in möglichst empfindlichen Phasen des Teilungsvorgangs zu synchronisieren. Insgesamt sind so oft wesentlich bessere Ergebnisse bei überadditiver Wirkung und geringeren Nebenwirkungen zu erzielen.

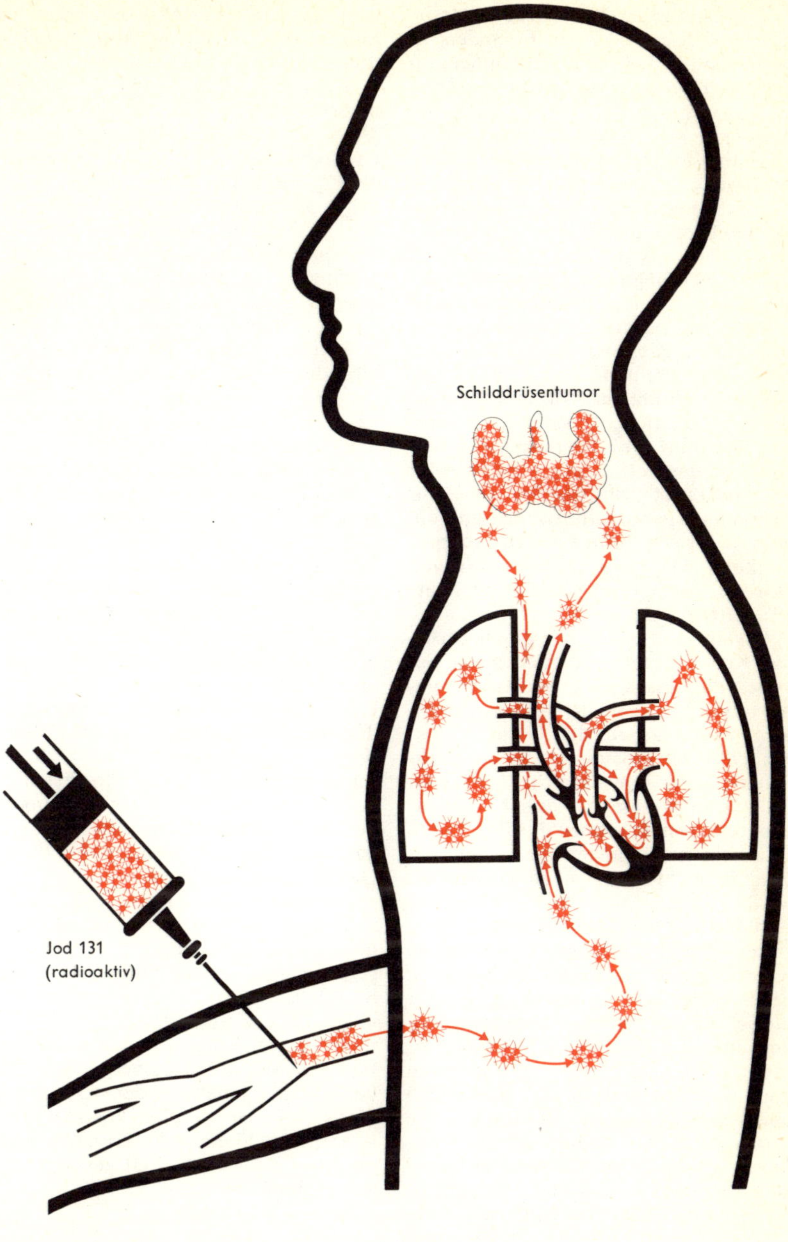

Abb. 2
Speicherung von radioaktivem Jod
in der Schilddrüse

Vitamin A

Vitamin A ist ein fettlösliches Vitamin, das in tierischen Fetten, besonders in Butter und in Lebertran, zusammen mit Vitamin D vorkommt. Pflanzen enthalten vor allem die Vorstufe von Vitamin A, das sog. *β-Carotin,* das in der Leber in Vitamin A umgewandelt und dort gespeichert wird. Die Leber eines gesunden Erwachsenen enthält genügend Vitamin A, um den Bedarf für 200–300 Tage zu dekken. Vitamin A und β-Carotin werden aus der Nahrung unter den gleichen Bedingungen und zusammen mit Fett aufgenommen. Aus dem Darm gelangen sie über den Lymphweg ins Pfortaderblut und mit diesem in die Leber.

Vitamin A übt im Körper zahlreiche wichtige Funktionen aus. Es ist u. a. Ausgangssubstanz des Sehpurpurs in der Netzhaut des Auges. Außerdem ist es für den Glykoproteinstoffwechsel sowie für bestimmte Membranfunktionen und damit u. a. für den Aufbau und die normale Funktion von Drüsenzellen sowie von Deckzellen der Haut und Schleimhäute erforderlich (Abb.).

Vitamin-A-Mangel kann durch einseitige Kost bedingt sein, die arm an Gemüse und tierischen Fetten ist. Vitamin-A-Mangel tritt aber auch bei ausreichendem Vitamingehalt der Nahrung auf, wenn die Fettverdauung, etwa durch Erkrankung der Bauchspeicheldrüse oder Gallenstau, gestört ist. Ähnliches gilt für Leberschäden, bei denen das Provitamin β-Carotin nicht umgewandelt und das Vitamin nicht ausreichend gespeichert werden können, wie z. B. bei Leberentzündung und bei Schrumpfleber.

Bei Vitamin-A-Mangel kommt es zu Anpassungsstörungen an das Sehen in der Dämmerung *(Nachtblindheit, Hemeralopie)* und zu erhöhter Blendempfindlichkeit. Die Haut ist bei Vitamin-A-Mangel trocken, rauh, schlaff gefältelt und grau überpigmentiert. Schließlich bilden sich im Bereich der Haarwurzeln verhornende Papeln, die sich beim Kratzen abschuppen. Bei Kleinkindern kann länger anhaltender schwerer Vitamin-A-Mangel durch Austrocknung der Deckzellschicht zu Hornhautgeschwüren und zur Erblindung führen. Bei Jugendlichen stehen Störungen der Knochenbildung und des Wachstums im Vordergrund. Ähnlich wie die Deckzellen an Auge und Haut werden auch die Epithelzellen der Atemwege und des Magen-Darm-Traktes geschädigt, so daß es häufig zu Erkältungen und Durchfällen kommt.

Nach dem Verzehr größerer Mengen carotinhaltiger Pflanzen wird *Carotin (Karotin)* in der Haut abgelagert, die sich dadurch gelbrot verfärbt („Karottenbaby"). Solche Carotineinlagerungen gelten als harmlos; sie sind nicht von einer Hypervitaminose gefolgt und verschwinden nach entsprechender Reduzierung der Mohrrübenkost wieder. Dagegen kann es nach längerer Einnahme von Canthaxanthin aus kosmetischen oder (wie früher) aus medizinischen Gründen (Bräunung bzw. Beeinflussung der Lichtempfindlichkeit der Haut) zu kristallinen Einlagerungen in der Netzhaut kommen.

Werden überhöhte Dosen von Vitamin A über längere Zeit eingenommen, kann sich eine *Vitamin-A-Vergiftung* entwikkeln. Diese äußert sich in Reizbarkeit, Appetitlosigkeit, Schlaflosigkeit, Haarausfall und Juckreiz. Später entstehen schmerzhafte Knochenwucherungen unter der Knochenhaut; hinzu kommen u. a. Störungen der Leberfunktion und eine Herabsetzung der Blutgerinnbarkeit. – Im übrigen gehört Vitamin A zu den wenigen Vitaminen, die *akute Überdosierungserscheinungen* wie Kopfschmerz, Übelkeit und Erbrechen hervorrufen können. Auch die seit langem bekannte Giftigkeit der Leber von Eisbären und Robben soll auf ihrem hohen Gehalt an Vitamin A beruhen.

Während der Schwangerschaft und der *Stillzeit* ist der Bedarf an Vitamin A erhöht. Vitamin-A-Mangel in der Schwangerschaft kann zu Mißbildungen der Leibesfrucht führen. Andererseits ist die übermäßige Zufuhr des Vitamins während der Schwangerschaft mit der Gefahr von Mißbildungen verbunden. Daher ist die Einhaltung der verordneten Dosis bei der prophylaktischen Einnahme von Vitamin A besonders während der Schwangerschaft geboten (vgl. auch Vitamin D, S. 168).

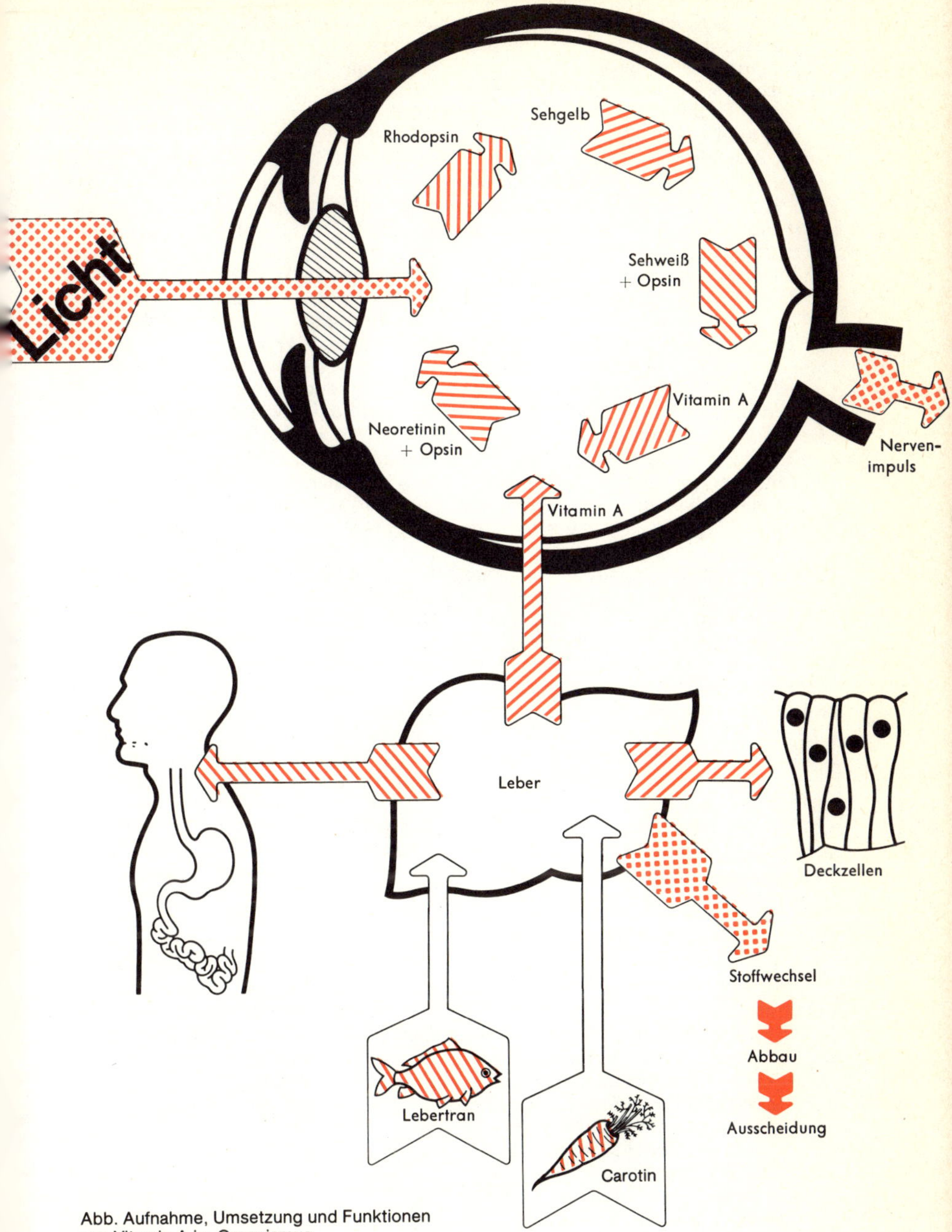

Abb. Aufnahme, Umsetzung und Funktionen von Vitamin A im Organismus

Bei den B-Vitaminen handelt es sich um wasserlösliche Substanzen, die als Wirkgruppen (prosthetische Gruppen) von Enzymen lebenswichtige Soffwechselschritte katalysieren. Dazu gehören Vitamin B_1 (Thiamin), Vitamin B_2 (Riboflavin), Vitamin B_6, Nikotinsäure (Niacin) und Nikotinsäureamid sowie Vitamin B_{12} (Cobalamin) und Folsäure, die in die Blutbildung eingreifen. Im einzelnen ist folgendes zu sagen (Abb.):

Vitamin B_1 (Thiamin) ist als Koenzym an der Umsetzung von α-Ketosäuren sowie am Traubenzuckerabbau über den sog. Hexosemonophosphatweg beteiligt. Das voll ausgebildete Krankheitsbild des *Vitamin-B_1-Mangels (Beriberi)* ist u.a. durch Muskelschwäche und teilweisen Muskelschwund, abnormale Körperempfindungen (Parästhesien) und Lähmungen gekennzeichnet, Erscheinungen, die auf eine Schädigung von peripheren Nerven und Nervenschaltstellen (Synapsen) zum Muskel zurückzuführen sind. Weiterhin treten Herzmuskelschwäche und Herzrhythmusstörungen sowie psychische Veränderungen (z.B. Vergeßlichkeit, Verwirrtheit und Depressionen) auf. – Der *tägliche Bedarf* an Vitamin B_1 liegt bei 1–2 mg. Stellen reine Kohlenhydrate und Alkohol die vornehmliche Energiequelle dar, erhöht sich der Thiaminbedarf. Abgesehen davon, daß „leere" Kalorien keine Vitamine enthalten, wird unter solchen Bedingungen im Stoffwechsel mehr Thiamin umgesetzt. – *Vorkommen:* Vitamin B_1 ist u.a. in Hefe und Vollkornprodukten, aber auch in Schweinefleisch und Innereien enthalten.

Vitamin B_2 (Riboflavin) ist als Koenzym an verschiedenen Schritten der Zellatmung beteiligt. Dieser vielfältigen Funktion entsprechend gibt es bei einem *Vitamin-B_2-Mangel* eher allgemeine als eng umgrenzte Ausfallserscheinungen. Dazu gehören Mundwinkelrisse (Rhagaden), entzündliche Veränderungen an der Zunge und an der Hornhaut des Auges sowie verschiedene weitere Haut- und Schleimhautveränderungen. – Der *tägliche Bedarf* an Vitamin B_2 liegt bei etwa 2 mg. – *Vorkommen:* Vitamin B_2 ist besonders in Milch, Leber, Niere, Eiklar sowie in frischem Blattgemüse enthalten.

Die *B_6-Vitamine* (Pyridoxin, Pyridoxamin und Pyridoxal), zusammenfassend als *Pyridoxingruppe* bezeichnet, sind Vorstufen von Pyridoxal-5-phosphat, das als Koenzym verschiedener Stoffwechselschritte im Eiweißumsatz eine Rolle spielt. Entsprechend führt *Vitamin-B_6-Mangel* auch nicht zu einem eng umschriebenen Krankheitsbild, sondern zu vielfältigen Ausfallserscheinungen wie Hautveränderungen, Blutarmut (hypochrome Anämie) und Neuritiden (Nervenentzündungen). – Während der Schwangerschaft ist der *tägliche Bedarf* an Vitamin B_6 (beim Erwachsenen sonst etwa 2 mg pro Tag) auf rund das Doppelte erhöht. – *Vorkommen:* B_6-Vitamine sind u.a. vor allem in Hefe, Leber und Vollkornprodukten enthalten.

Nikotinsäure (Niacin) bzw. *Nikotinsäureamid (Niacinamid)* sind in Form der Pyridinnukleotide NAD und NADP, die man als Energieüberträger im Rahmen von Stoffwechselreaktionen bezeichnen kann, Bestandteil einer Vielzahl von Enzymen. Der Bedarf an Niacinamid wird zu zwei Dritteln durch Abbau der Aminosäure Tryptophan gedeckt, nur ein Drittel muß dem Körper zugeführt werden. Zu einer sog. *Pellagra,* dem voll ausgebildeten Krankheitsbild des *entsprechenden Vitaminmangels,* kommt es daher v.a. durch das Zusammenwirken von Vitaminmangel und unzureichender Tryptophanzufuhr, d.h. hauptsächlich in Ländern, wo Mais als Hauptnahrungsmittel dient. Das Vitamindefizit ist anfangs durch Appetitlosigkeit, Gewichtsabnahme, Schwindelanfälle und Depressionen gekennzeichnet. Anschließend kommen erhöhte Sonnenempfindlichkeit, Hautentzündungen, Durchfälle und Demenz hinzu. – In höheren Dosen wirkt Niacin gefäßerweiternd und als Lipidsenker (vgl. S. 194). – Der *tägliche Bedarf* an Nikotinsäure liegt bei 20 mg. – *Vorkommen:* Niacin und Niacinamid sind u.a. besonders in Hülsenfrüchten, Hefe und Leber enthalten.

Über *Vitamin B_{12}* und *Folsäure* vgl. S. 76.

Name	Vorkommen	Mangelsymptome, Mangelkrankheiten	Tagesbedarf (mg)
Vitamin A (Retinol)	Lebertran, Säugetierleber, Milch; als Vorstufe (Carotin) u. a. in Karotten und Tomaten	Nachtblindheit; Austrocknung, Verhärtung und Abschuppung der Haut bzw. Schleimhäute	0,9
Vitamin B_1 (Thiamin)	Hefe, Getreide, Leber, Herz	Beriberi, Neuritis	1,4 – 1,6
Vitamin B_2 (Riboflavin)	Hefe, Getreide, Gemüse, Fisch, Fleisch, Leber, Milch	Wachstumsstillstand; Veränderungen an Augen, Haut und Schleimhäuten	1,8 – 2,0
Vitamin B_6 (Pyridoxin)	Hefe, Getreide, Sojabohnen, Leber, Niere	Hautveränderungen; Überregbarkeit; Krämpfe	1,6 – 1,8
Vitamin B_{12} (Cobalamin)	Leber, Fleisch, Eier, Milch	perniziöse Anämie	0,005
Vitamin D_2 und D_3 (Calciferole)	Lebertran, Säugetierleber, Milch, tier. Fette	Rachitis, Osteomalazie	0,0025
Vitamin C (Ascorbinsäure)	Zitrusfrüchte, Paprika Hagebutten, grünes Blattgemüse, Kartoffeln	Skorbut	75
Folsäure	Kartoffeln, Blattgemüse, Hefe, Leber, Milch	Sprue; Anämie	0,4
Niacin (Nikotinsäureamid)	Hefe, Getreide, Leber, Milch	Pellagra	9 – 15

Abb. Verschiedene Vitamine:
Vorkommen, Bedarf und Mangelerscheinungen

Vitamin C

Vitamin C *(Ascorbinsäure)* kommt in der Natur v. a. in frischem Obst und Gemüse vor. Besonders reich an Vitamin C sind Zitrusfrüchte (Zitronen, Apfelsinen und Grapefruits). Auch Paprikaschoten haben einen hohen Vitamin-C-Gehalt. Bei der Lagerung und beim Kochen der pflanzlichen Nahrungsmittel nimmt deren Vitamingehalt ab. Der menschliche Organismus produziert kein Vitamin C; es muß dem Körper deshalb mit der Nahrung zugeführt werden.

Der *tägliche Bedarf* an Vitamin C beträgt etwa 0,05 g. Der Tagesbedarf ist bei fieberhaften Erkrankungen und während der Schwangerschaft erhöht. Gleichwohl ist die Schutzwirkung überhöhter Vitamin-C-Dosen, wie sie häufig zur Vorbeugung gegen Erkältungskrankheiten eingenommen werden, umstritten.

Ascorbinsäure hat die besondere Eigenschaft, Wasserstoffteilchen leicht abzugeben (Oxidation) und wieder aufzunehmen (Reduktion). Im Körper „pendelt" Ascorbinsäure bezeichnenderweise ständig zwischen dem reduzierten und oxidierten Zustand. Man nennt solche Einrichtungen des Zellstoffwechsels *Redoxsysteme*. Sie dienen u. a. dazu, leicht oxidierbare Verbindungen im Körper vor der Oxidation zu schützen, indem sie ihre eigenen Wasserstoffteilchen zur Reduktion anbieten. Wahrscheinlich spielt Ascorbinsäure, deren Wirkungsmechanismus nur z. T. bekannt ist, aufgrund dieser Fähigkeiten v. a. eine wichtige Rolle bei den komplizierten Oxidations- und Reduktionsvorgängen der Zellatmung (Abb.).

Ascorbinsäure ist u. a. für den Aufbau und die Erhaltung des Bindegewebes und der Zwischenzellsubstanz erforderlich. Fehlt Vitamin C *(Vitamin-C-Mangel)*, so leidet die Synthese der für die Beschaffenheit der Zwischenzellsubstanz wichtigen Proteoglykane und besonders die Oxidation der Aminosäure Prolin zu Hydroxyprolin, das den Hauptanteil des kollagenen Bindegewebes ausmacht. Da aber das Stützwerk aller Organe aus Bindegewebe besteht, kann sich ein Ascorbinsäuremangel praktisch auf den gesamten Körper auswirken.

Das erste Anzeichen einer voll ausgebildeten *Vitamin-C-Mangel-Erkrankung (Skorbut)* ist häufig Zahnfleischbluten. Das Zahnfleisch schmerzt, wird schwammig aufgetrieben und kann die Zähne u. U. überlappen. Das Zahnbein wird zurückgebildet, ebenso die Knochenfächer des Kiefers, in denen die Zähne verankert sind; schließlich fallen die Zähne aus. Im Bereich der feinsten Blutkapillaren (Haargefäße) verändert sich die Kittsubstanz zwischen den einzelnen Zellen; daher kommt es zu einer erhöhten Zerbrechlichkeit der Kapillaren und als Folge davon schon bei geringfügiger Gewalteinwirkung zu ausgedehnten Blutergüssen unter die Haut oder in die Muskeln (blaue Flecke). Besonders betroffen sind die Beine. Menschen, die an Vitamin-C-Mangel leiden, fühlen sich abgeschlagen und leistungsunfähig. Sie haben weniger weiße Blutkörperchen und erkranken besonders leicht an den verschiedensten Infekten. – In diesem Zusammenhang ist bemerkenswert, daß Vitamin C als Redoxsystem auch für die Synthese der Corticosteroide und die Umwandlung von Dopamin in Noradrenalin sowie von Folsäure in Tetrahydrofolsäure und damit für die Blutbildung von Bedeutung ist (Abb.).

Bei *Kindern* wirkt sich Vitamin-C-Mangel (die sog. *Möller-Barlow-Krankheit*) besonders schwerwiegend im Bereich der Knochenwachstumszonen aus. Bezeichnend sind dann Schäden im Bereich der Wachstumslinien zwischen Schaft und Gelenkteil des kindlichen Knochens. Sie führen zur Lockerung dieser zunächst knorpeligen Verbindung und eventuell auch zur Ablösung der Knochenteile voneinander. Dann können schon geringfügige Gewalteinwirkungen (Fall oder Stoß) Knochenbrüche verursachen oder zu massiven Blutungen unter die Knochenhaut führen. Schließlich werden beim kindlichen Vitamin-C-Mangel auch der Zahndurchbruch verzögert und die Form der Zähne verändert.

Als erste Anzeichen eines Ascorbinsäuremangels gelten u. a. Abgeschlagenheit und Muskelschwäche. Ob während des Frühjahrs gehäuft latente Vitamin-C-Mangelzustände mit solchen uncharakteristischen Symptomen auftreten, ist nicht eindeutig geklärt.

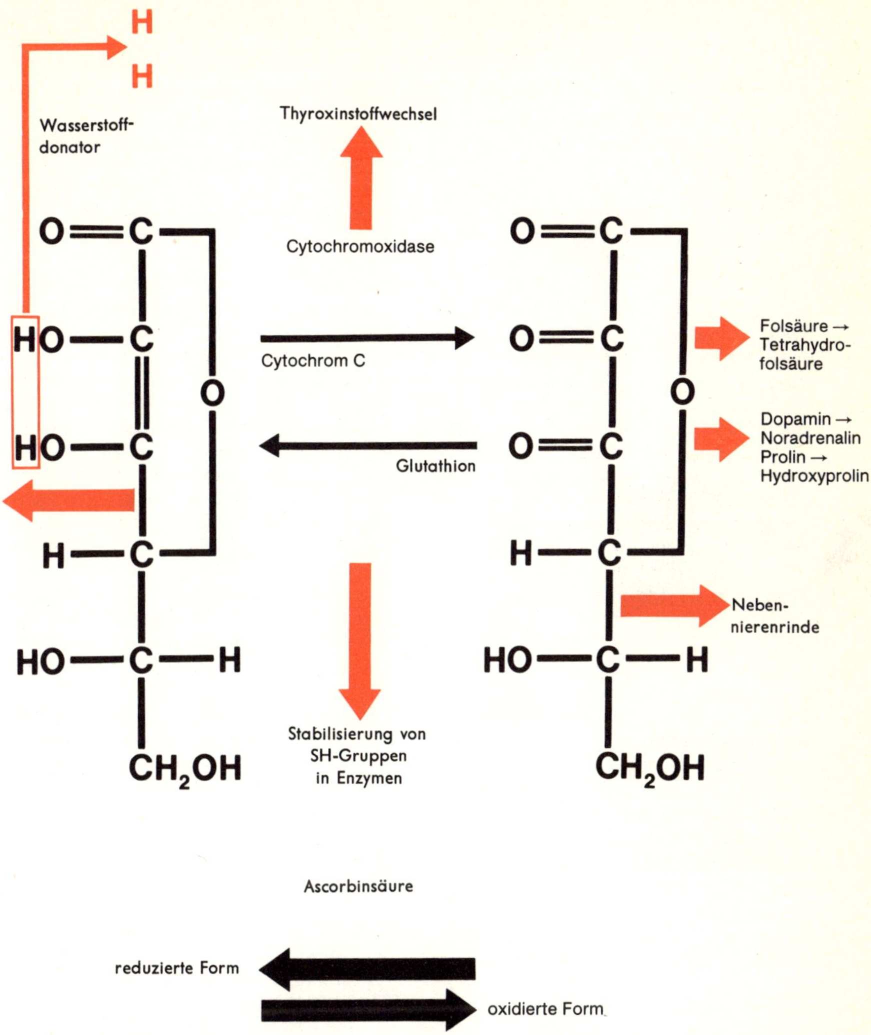

Abb. Vitamin C (Ascorbinsäure)
als Redoxsystem im Zellstoffwechsel

Vitamin D

Unter der Bezeichnung Vitamin D faßt man nah miteinander verwandte fettlösliche Verbindungen zusammen, die auf den Calciumstoffwechsel einwirken und mit der Nahrung aufgenommen, aber auch durch Sonneneinstrahlung aus ihren Vorstufen in der Haut gebildet werden können:

Vitamin D_3 (Cholecalciferol) ist tierischen Ursprungs und kommt u. a. vor allem im Lebertran und im Eidotter vor. Es kann aber auch durch die Einwirkung ultravioletter Strahlen in der menschlichen Haut aus *7-Dehydrocholesterin,* einer Vorstufe, die im Cholesterinstoffwechsel der Leber entsteht, gebildet werden. Im menschlichen Körper kann Vitamin D_3 in zwei Stufen in jeweils noch wesentlich wirksamere Verbindungen umgewandelt werden: abermals in der Leber in *25-Hydroxycholecalciferol (Calcifediol)* und schließlich in der Niere in *Calcitriol.* Die Bildung der Endstufe Calcitriol erfolgt unter dem Einfluß von Parathormon aus der Nebenschilddrüse. Die Gruppe der Calciferole nimmt diesen Gegebenheiten zufolge eine Sonderstellung zwischen den (mit der Nahrung zugeführten) Vitaminen und den (je nach Bedarf gebildeten) Hormonen ein. – Das aus einer anderen Vorstufe durch UV-Bestrahlung entstehende *Vitamin D_2* oder *Ergocalciferol* ist im Unterschied zu Vitamin D_3 pflanzlichen Ursprungs und vor allem in Brot und Hefe enthalten.

Vitamin D spielt, wie bereits gesagt, eine entscheidende Rolle im *Calciumstoffwechsel.* Der menschliche Körper enthält 1,2–1,5 kg *Calcium.* 99 % des Minerals sind als Calciumphosphat im Knochensystem zu finden. Der Rest des Körpercalciums ist für den Ablauf einer ganzen Reihe lebenswichtiger Prozesse notwendig. Calciumionen spielen u. a. eine Rolle bei der Blutgerinnung, bei der Übertragung von Nervenimpulsen und bei der Muskelkontraktion. Sie sind auch wichtig für die Abdichtung der Blutgefäßwände. Ein konstanter Plasmaspiegel von 2,45 mM (früher: 10 mg-%) Calcium wird durch das Zusammenspiel von Vitamin D mit *Parathormon,* dem Hormon der Nebenschilddrüse, eingestellt. Ihr Gegenspieler ist *Calcitonin,* das Hormon der parafollikulären Zellen der Schilddrüse. Vitamin D fördert zusammen mit Parathormon die Aufnahme von Calcium und Phosphat aus dem Darm und vermindert die Calciumausscheidung durch die Nieren. Parathormon, bei vermindertem Calciumspiegel aus der Nebenschilddrüse freigesetzt, löst zusammen mit Vitamin D außerdem Calcium aus der bereits mineralisierten Knochensubstanz und stellt es im strömenden Blut zur Verfügung. Bei ausreichender Verfügbarkeit in den Körperflüssigkeiten kann Calcium dann unter dem Schutz von Vitamin D in den zunächst noch knorpeligen Wachstumszonen der kindlichen Knochen abgelagert werden.

Vitamin-D-Mangel, z. B. infolge allzu geringer Sonneneinwirkung in Industriestädten, führt zu *Rachitis* (englische Krankheit). Trotz ausreichenden Kalkangebotes ist hier die Kalkaufnahme durch den Darm so vermindert, daß für den Knochenaufbau nicht genügend Material zur Verfügung steht. Hinzu kommt, daß der niedrige Blutcalciumspiegel zu einer vermehrten Ausschüttung von Parathormon führt, das dem Knochen nun noch zusätzlich Kalk entzieht. Besonders Säuglinge und Kleinkinder sind durch die Rachitis bedroht. Die rachitischen Knochen bleiben weich und verformen sich unter dem Einfluß von Körpergewicht und Muskelzug. O-Beine, Verformungen des Brustkorbs, des Beckens und Schädels sind die Folgen. Auch das Gebiß wird durch den Kalkmangel geschädigt. – In der *Schwangerschaft* und während der *Stillperiode* ist der Calciumbedarf ebenfalls erhöht. Daher kann es unter Vitamin-D-Mangel auch bei Schwangeren und Wöchnerinnen zu Knochenerweichung (Osteomalazie) kommen (Abb.). – Zur *Vorbeugung gegen Rachitis* werden z. B. je 5 mg Cholecalciferol nach 1, 4, 12 und 20 Lebenswochen verabreicht, u. U. auch 15 mg auf einmal als „Stoßtherapie".

Bei längerdauernder *Überdosierung von Vitamin D* sind Vergiftungen und Todesfälle vorgekommen. Sie sind auf überhöhte Blutcalciumspiegel mit Ablagerung von Calcium in weichen Geweben, v. a. in der Niere, zurückzuführen. Die mißbräuchliche Anwendung weit überhöhter, toxischer Dosen von Vitamin D durch werdende Mütter kann zu Mißbildungen der Leibesfrucht führen.

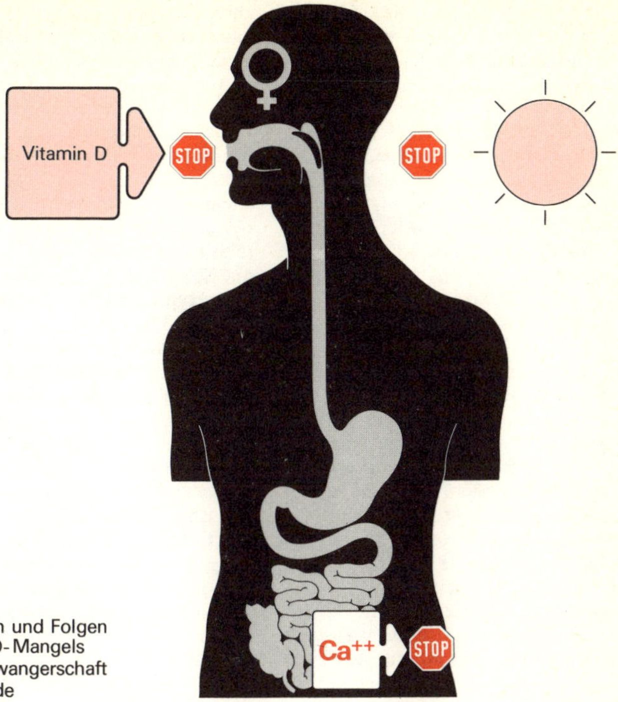

Abb. Ursachen und Folgen des Vitamin-D-Mangels während Schwangerschaft und Stillperiode

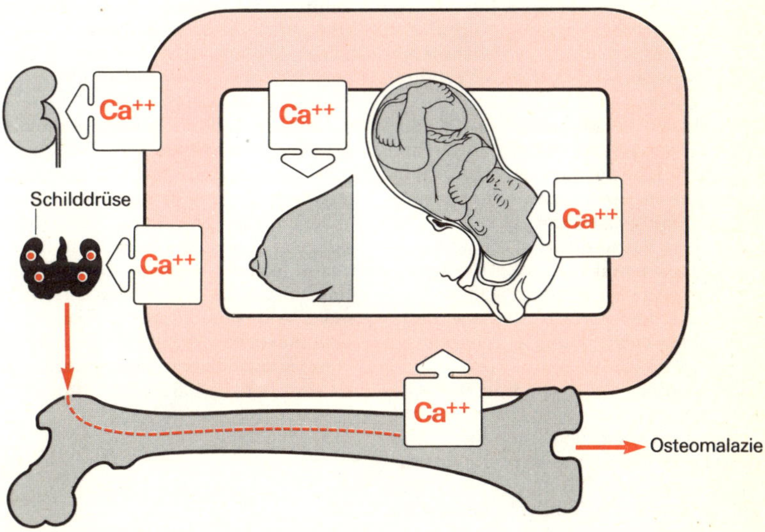

Hormone als Arzneimittel – Allgemeines

Hormone sind Botenstoffe, die von spezifischen Geweben, den endokrinen Drüsen, abgesondert werden und auf dem Blutweg entfernt gelegene Gewebe und Organe steuern. Die Unterfunktion oder gar das Versagen von Hormondrüsen führt zu schwerwiegenden, u. U. lebensgefährlichen Mangelzuständen. Ersetzt man in solchen Fällen das fehlende Hormon durch gereinigte oder chemisch synthetisierte Substanzen, so verabreicht man Hormone zweifellos als Arzneimittel, die auf dem richtigen Weg zugeführt und richtig dosiert werden müssen (Abb. 1).

Die Arzneimittelfunktion der Hormone ist mit dieser Art von *Substitutionstherapie* unter Verwendung des natürlichen Wirkstoffs jedoch keineswegs erschöpft. Zunächst sind synthetische, halbsynthetische oder sonst *abgewandelte Derivate des Ursprungshormons* für die Substitution oft besser geeignet als dieses selbst (Abb. 2). In anderen Fällen gelangt man durch *Änderung der chemischen Struktur* zu Stoffen, die im Gegensatz zur natürlichen Ausgangssubstanz auch oral (durch Einnahme) wirksam sind. So basieren z. B. zahlreiche, z. T. in Tablettenform verwendbare sympathikuserregende Wirkstoffe (sog. *Sympathikomimetika;* vgl. S. 38) auf *Adrenalin* und *Noradrenalin* als Ausgangsstoffen, den beiden Hormonen des Nebennierenmarks. Man hat durch dieses Verfahren Arzneimittel entwickelt, die von der ursprünglichen Mustervorlage auch sonst in ihrer Wirkung wesentlich abweichen, wie z. B. Stoffe, die nur noch auf die sog. β-Rezeptoren wirken und sich daher als Asthmamittel besonders gut eignen (vgl. S. 92), oder Verbindungen, die auch oral wirksam sind und nach der Resorption die Wirkung des körpereigenen Noradrenalins im Bereich der sympathischen Nervenendigungen unterstützen (Abb. 3; vgl. auch S. 38).

Im Komplex der Nebennierenrindenhormone, speziell der *Glucocorticoide* vom Typ *Cortisol,* ist es gelungen, Substanzen mit geringerer Wirkung auf den Salz-Wasser-Haushalt zu synthetisieren, z. B. *Triamcinolon* und *Dexamethason.* Dadurch wurde es möglich, die antirheumatische und antiallergische Wirkkomponente, auch den immunsuppressiven Effekt dieser Hormongruppe bei geringerer Nebenwirkung auf den Mineralhaushalt besser zur Entfaltung zu bringen (Abb. 4; vgl. auch S. 222 und S. 218).

Ähnliches gilt für die eiweißaufbauende (anabole) Wirkung der *männlichen Geschlechtshormone* (vgl. S. 178). Zur Empfängnisverhütung und allgemein zur Unterdrückung des Eisprungs werden chemische Abkömmlinge der *weiblichen Geschlechtshormone* verwendet, die bei relativ geringen Nebenwirkungen v. a. die Sekretion von Gonadotropinen aus dem Hypophysenvorderlappen hemmen (vgl. S. 182).

Auch manche natürliche (d. h. chemisch unveränderte) Hormone werden nicht nur zu Substitutionszwecken bei Hormonmangel verwendet. Dabei handelt es sich um Hormone, die in hohen Dosen zusätzlich neue, nun eigentlich nicht mehr „physiologische", sondern „pharmakologische" Wirkungen entfalten. Ein Beispiel hierfür ist *Adiuretin,* das „physiologisch" vor allem zu einer vermehrten Wasserrückresorption und zur Eindickung des Urins führt; in höheren Dosen wirkt das gleiche Hormon außerdem gefäßverengend und blutdrucksteigernd (daher sein zweiter Name *Vasopressin*).

Als Beispiel für den Übergang von den natürlichen Wirkstoffen zu mehr oder weniger hormonähnlichen, synthetischen Arzneimitteln sind auf S. 176 neben *Nebennierenrindenhormonen* einige ihrer Derivate dargestellt.

Eine besondere Stellung nehmen die *Hormonantagonisten* ein, die entweder die Hormonsynthese (z. B. die Thyreostatika; vgl. S. 174) oder die periphere Wirkung der zirkulierenden Hormone hemmen (z. B. das Diuretikum Spironolacton, das die Wirkung des kochsalzzurückhaltenden Nebennierenrindenhormons Aldosteron unterdrückt, oder die Antiandrogene, die gegen das männliche Geschlechtshormon Testosteron gerichtet sind; vgl. S. 106 und S. 178).

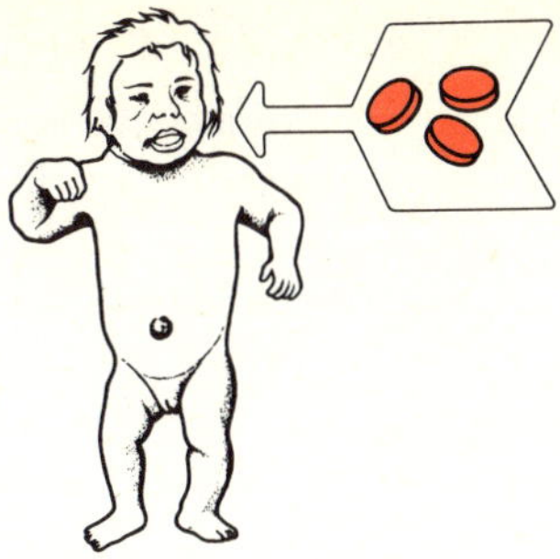

Abb. 1
Behandlung des Kretinismus mit Schilddrüsenhormon (Substitutionstherapie)

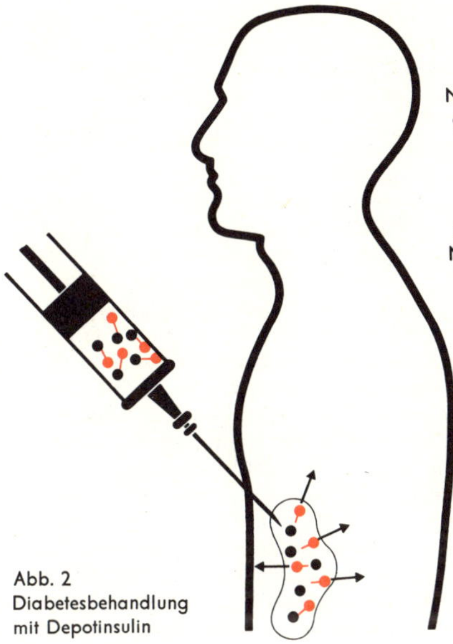

Abb. 2
Diabetesbehandlung mit Depotinsulin

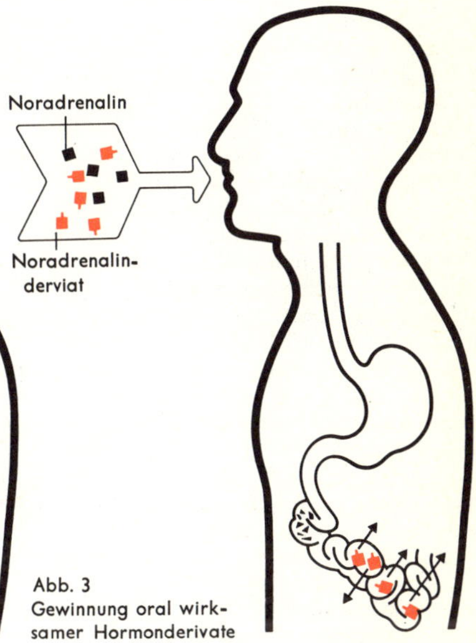

Abb. 3
Gewinnung oral wirksamer Hormonderivate

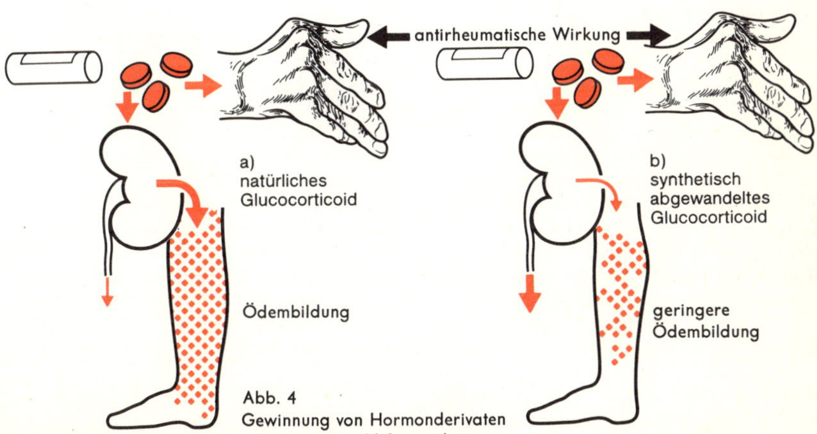

Abb. 4
Gewinnung von Hormonderivaten mit geringeren Nebenwirkungen

Schilddrüsenhormone und die Behandlung der Schilddrüsenunterfunktion

Die Wirkung der Schilddrüsenhormone *Thyroxin (Tetrajodthyronin, T_4, Levothyronin)* und *Trijodthyronin (T_3, Liothyronin)* läßt sich aus den pathologischen Vorgängen bei *Schilddrüsenunterfunktion (Hypothyreose)* und ihrer Beseitigung durch eine Substitutionstherapie ableiten. Beim *Kretinismus* (angeborene Schilddrüsenunterentwicklung) beschleunigt und normalisiert Thyroxin nicht nur das verlangsamte körperliche Wachstum, sondern es verbessert auch die körperliche und seelische Differenzierung. Hinzu kommen Wirkungen, wie sie etwa beim *Myxödem* (Schilddrüsenunterfunktion des Erwachsenen) nach der Gabe von Schilddrüsenhormon zu beobachten sind: Der Stoffwechsel, meßbar an der Größe des Sauerstoffverbrauchs, wird erhöht, die Herztätigkeit wird beschleunigt, und die Menge der Blut- und Depotfette (ablesbar am Körpergewicht) wird vermindert. Wird zuviel Schilddrüsenhormon gegeben, treten Symptome der Schilddrüsenüberfunktion (Hyperthyreose, Thyreotoxikose) auf.

Der genaue *biochemische Wirkungsmechanismus* der Schilddrüsenhormone ist nicht sicher bekannt. Längere Zeit hatte man sich mit der Feststellung begnügt, daß Thyroxin den Sauerstoffverbrauch durch Steigerung des Eiweiß-, Fett- und Kohlenhydratstoffwechsels erhöht. Diese Wirkung sollte durch *Entkopplung der Atmungskettenphosphorylierung* zustande kommen, wie sie vom giftigen 2,4-Dinitrophenol her bekannt war. Normalerweise besteht die Tätigkeit der *Atmungskette* in den Mitochondrien darin, aus der sog. Endoxidation, dem Elektronentransport von den Zellbrennstoffen hinüber zum Sauerstoff, Energie zu gewinnen und diese für die Zelle in Form von energiereichen Phosphaten (v. a. Adenosintriphosphat = ATP) zum Betrieb ihrer Stoffwechsel- und Transportvorgänge bereitzustellen. Thyroxin verhindert wie Dinitrophenol diese Auffüllung des ATP-Depots, so daß die chemische Maschinerie der Mitochondrien, der Motor der Endoxidation, gewissermaßen „im Leerlauf überdreht“: Es kommt zu einer sinnlosen Umsatzerhöhung bei gleichzeitiger Muskelschwäche und verschiedenen Stoffwechselstörungen (Abb. 1).

Diese Deutung der Thyroxinwirkung kann indessen nur bestimmte „Vergiftungserscheinungen“ bei Thyreotoxikose erklären. So werden z. B. manche Differenzierungsvorgänge durch wesentlich kleinere, den allgemeinen Stoffwechsel kaum steigernde Hormongaben nachhaltig beeinflußt. Hinzu kommt, daß Dinitrophenol die Schilddrüsenhormone hinsichtlich Wachstum und Differenzierung keinesfalls ersetzen kann. Dennoch muß angenommen werden, daß Thyroxin an der Wurzel des Zellchemismus zur Wirkung gelangt. Tatsächlich sind rund 100 Enzyme bekannt, die (mehr oder weniger direkt) von der Schilddrüse beeinflußt werden. Eine recht plausible Annahme geht davon aus, daß die eigentliche, gleichzeitig fundamentale Wirkung von Thyroxin und Trijodthyronin in einer *Steigerung der Eiweiß- und daher auch der Enzymsynthese* besteht. Damit stimmt überein, daß einerseits die Schilddrüsenhormone den Einbau von Aminosäuren erhöhen, andererseits die stoffwechselsteigernde Wirkung von Thyroxin durch Puromycin, einen Hemmstoff der Eiweißsynthese, verhindert werden kann. Der letztlich recht vielfältige Hormoneffekt könnte dann damit erklärt werden, daß Thyroxin die genetische Information in verschiedenen Geweben jeweils spezifisch in Richtung „Stoffwechselsteigerung“ oder in Richtung „Differenzierung“ aktiviert und so über die Bildung der betreffenden Messenger-RNS-Fraktionen auch die Eiweiß- und Enzymsynthese in die jeweils spezifische Richtung lenkt (Abb. 2).

Schilddrüsenhormone werden einerseits v. a. zur *Substitutionstherapie* von Unterfunktionszuständen sowie andererseits zur Ruhigstellung des Organs, z. B. bei manchen Formen des Kropfes gegeben *(Suppressionstherapie)*. Thyroxin, das in der Peripherie in Trijodthyronin umgewandelt wird, hat eine längere Wirkung; Trijodthyronin wirkt 3- bis 4mal kürzer, aber stärker.

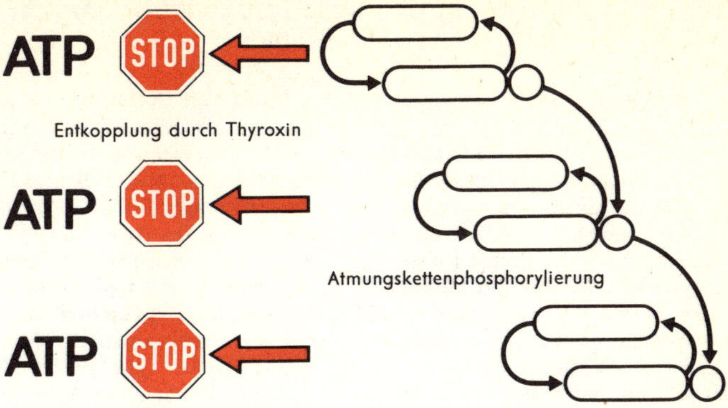

Abb. 1 Entkopplung der Atmungskettenphosphorylierung
durch hohe Thyroxindosen

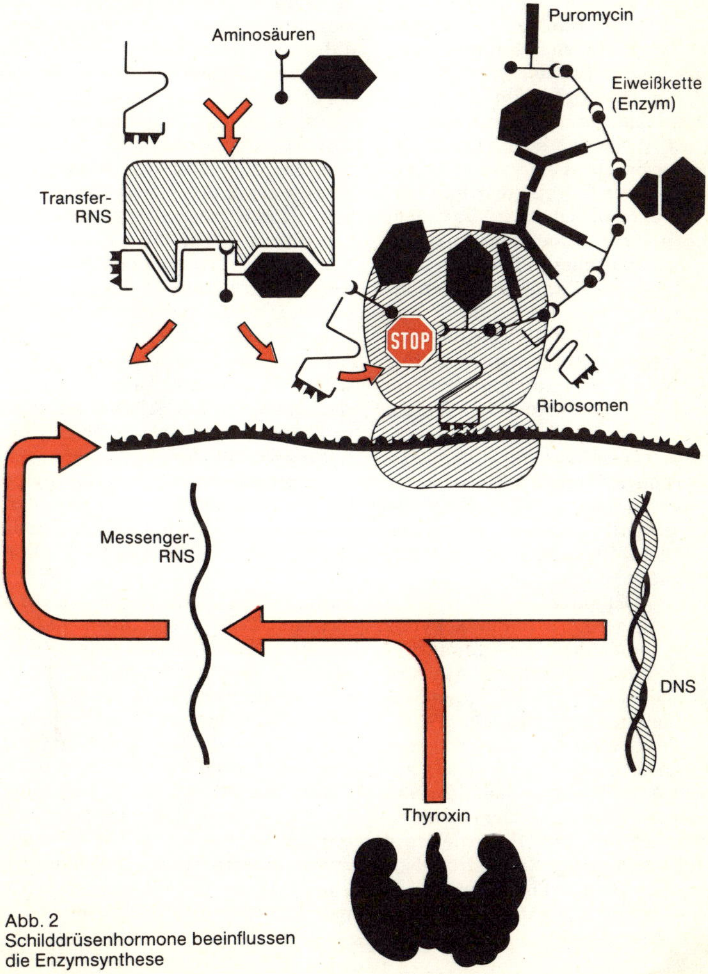

Abb. 2
Schilddrüsenhormone beeinflussen
die Enzymsynthese

Die Behandlung der Schilddrüsenüberfunktion Thyreostatika

Die Produktion und Abgabe der Schilddrüsenhormone *Thyroxin (Tetrajodthyronin)* und *Trijodthyronin* kann auf jeder Stufe durch sog. *Thyreostatika* gehemmt werden. Zur *Hormonsynthese* benötigt die normal funktionierende Schilddrüse, die unter dem Einfluß des Hypophysenvorderlappenhormons Thyreotropin steht, anorganisches *Jodid.* Dieses wird durch aktive Transportleistungen in der Schilddrüse angereichert („Jodfalle") und anschließend durch die enzymatische Tätigkeit von Peroxidasen zu elementarem Jod oxidiert. Das so entstandene *Jod* verbindet sich mit der Aminosäure Tyrosin zu Mono- und Dijodtyrosin. Diese „Jodisation" erfolgt im Verband des spezifischen Schilddrüseneiweißstoffs *Thyreoglobulin.* Ebenfalls im Verband von Thyreoglobulin, das somit als großmolekulares Hormondepot anzusehen ist, verbinden sich zwei Moleküle Jodtyrosin (je nach ihrem Jodgehalt) zu Tri- oder Tetrajodthyronin. Erhöhte Thyreotropinsekretion aus dem Hypophysenvorderlappen führt zum vermehrten enzymatischen Abbau von Jodthyreoglobulin und dadurch zur erhöhten Abgabe von Schilddrüsenhormonen ins Blut (Abb. 1). Die übliche negative Rückkopplung sorgt schließlich dafür, daß die erhöhte Thyreotropinsekretion aus dem Hypophysenvorderlappen nicht überhand nimmt.

Als erstes *Thyreostatikum* wurden *Jodionen* verwendet, deren Wirkungsmechanismus allerdings auch heute noch nicht endgültig geklärt ist. Obwohl Jod selbst ein wesentlicher Bestandteil der Schilddrüsenhormone ist und Jodmangel zu einer Schilddrüsenunterfunktion (Hypothyreose) führt, gelingt es paradoxerweise durch hohe Jodidgaben, die Bildung und Abgabe von Schilddrüsenhormon zu vermindern. Die naheliegende Annahme, Jodid würde (stellvertretend für Thyroxin) die Produktion von Thyreotropin hemmen, hat sich nicht voll bestätigt, zumal Jodid bei normaler Schilddrüsenfunktion meist so gut wie unwirksam ist und Thyreotropin bei Hyperthyreose keinesfalls als einziger Schilddrüsenstimulator gelten kann. Wahrscheinlich hat Jodid einen direkten hemmenden Effekt auf die Schilddrüse.

Einwertige Anionen, die sich im hydrierten Zustand physikalisch-chemisch wie Jodid verhalten, hemmen die Jodidspeicherung in der Schilddrüse durch Verdrängung und führen so zu einer Verminderung der Hormonproduktion. Zu diesen *anionischen Schilddrüsenhemmstoffen* gehören Perchlorat, Nitrat und Thiocyanat. Ein Nachteil des rasch, aber nur kurz wirksamen Perchlorats ist neben möglichen allergischen Reaktionen u. a. die Gefahr einer Agranulozytose.

Bestimmte *synthetisch hergestellte Schwefelverbindungen* (v. a. *Thioamide*), darunter Stoffe wie Methylthiouracil, Propylthiouracil, Thiamazol und Carbimazol, vermögen die Oxidation von Jodid zu elementarem Jod und dadurch auch die Jodisation und die Kopplung der Jodtyrosine zu Tri- bzw. Tetrajodthyronin, somit also insgesamt die Synthese von Schilddrüsenhormon zu hemmen. Hauptangriffspunkt für solche Effekte sind die erwähnten Peroxidasen. Abgesehen von möglichen allergischen Reaktionen, führen Methylthiouracil und seine Verwandten als unerwünschte Nebenwirkung zur Kropfbildung. Dieser Effekt tritt auch bei der Behandlung mit einwertigen Anionen auf; er ist wahrscheinlich Ausdruck der beabsichtigten thyreostatischen Wirkung und kann durch die zusätzliche Gabe von Schilddrüsenhormon verhindert werden, was auch zur Stabilisierung des Stoffwechsels dient.

Da es nach Beendigung der thyreostatischen Therapie bei rund 50% der Patienten zu Rückfällen kommt, steht die medikamentöse Therapie in Konkurrenz mit der *Thyreoidektomie* (operative Entfernung der Schilddrüse) und mehr noch mit der *Behandlung durch radioaktive Strahlen* (Abb. 2). Diese radikaleren Verfahren haben allerdings den Nachteil, daß sie (überschießend) zu einer irreversiblen Schilddrüsenunterfunktion und damit zum Myxödem führen können, die Operation außerdem auch zu einer Schädigung der Nebenschilddrüsen und zur Verletzung eines Kehlkopfnervs. – Neuerdings werden zur raschen Dämpfung der peripheren Schilddrüsenhormonwirkungen auch die *Betablocker* des Sympathikus eingesetzt (vgl. S. 46).

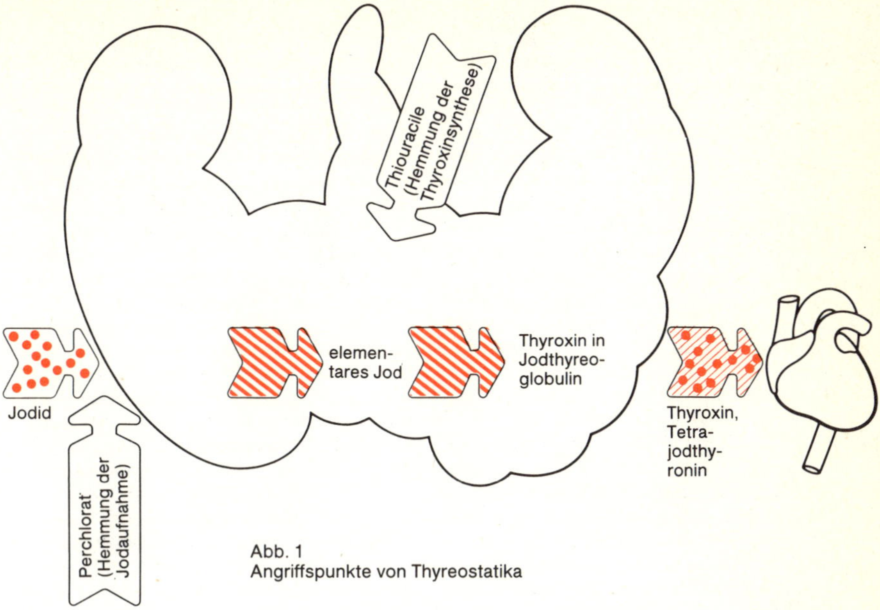

Abb. 1
Angriffspunkte von Thyreostatika

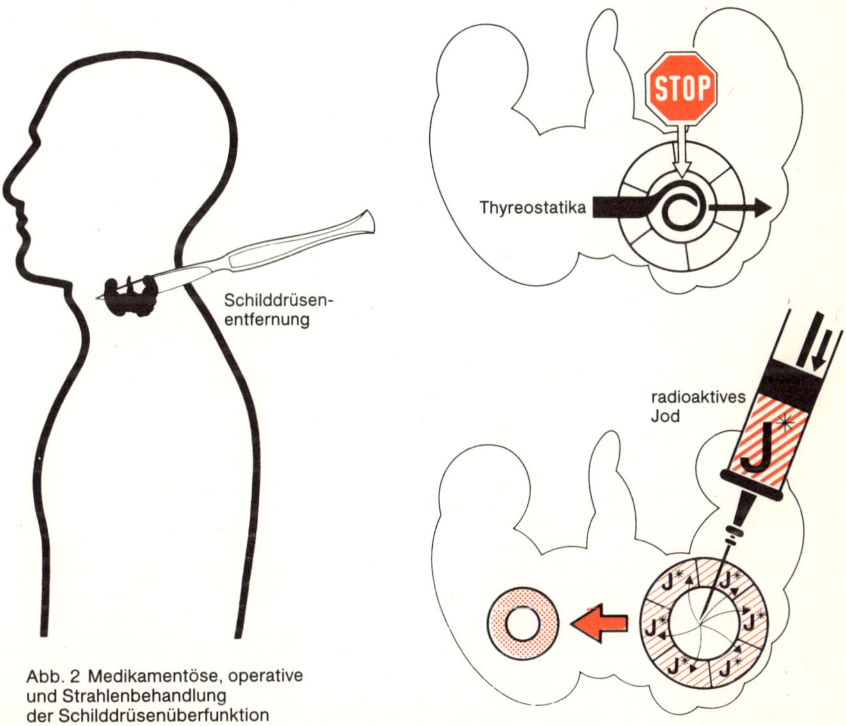

Abb. 2 Medikamentöse, operative und Strahlenbehandlung der Schilddrüsenüberfunktion

Nebennierenrindenhormone als Arzneimittel

Die *Nebennierenrinde* produziert drei Hauptgruppen von Hormonen, die chemisch alle Steroide sind und unter der Bezeichnung *Corticoide* (Kortikoide) oder *Corticosteroide* (Kortikosteroide) zusammengefaßt werden (Abb.): 1. *Glucocorticoide* (Glukokortikoide) mit dem Haupthormon *Cortisol* oder *Hydrocortison;* sie beeinflussen den Kohlenhydrat-, Eiweiß- und Fettstoffwechsel. 2. *Mineralocorticoide* (Mineralokortikoide) mit dem Haupthormon *Aldosteron;* sie steuern den Elektrolyt- und Wasserhaushalt des Körpers. 3. *Geschlechtshormone,* v. a. Androgene; diese haben unabhängig vom Entstehungsort die typischen Wirkungen der sonst in den Gonaden produzierten „Botenstoffe" (vgl. S. 178).

Die Hormonproduktion der Nebennierenrinde wird durch ein übergeordnetes Steuerhormon des Hypophysenvorderlappens, das *adrenokortikotrope Hormon (ACTH),* angeregt. Besonders physische und psychische Belastungen (Streßsituationen) führen zur vermehrten Ausschüttung von ACTH und über dieses zur erhöhten Sekretion von Nebennierenrindenhormonen, v. a. von Glucocorticoiden.

Abgesehen von den verschiedenartigen Stoffwechselwirkungen, beruht die Bedeutung der *Glucocorticoide als Arzneimittel* auf ihrer Fähigkeit, in höheren Dosen verschiedene mehr oder weniger spezifische Abwehrmechanismen des Organismus blockieren zu können. Dies ist deshalb von besonderer therapeutischer Bedeutung, weil zahlreiche Krankheiten durch überschießende Abwehrmaßnahmen aufrechterhalten oder gar hervorgerufen werden. Solche Abwehrvorgänge äußern sich u. U. in einer überschießenden Entzündung, die dann nicht mehr als sinnvolle Krankheitsabwehr, sondern als schädliche Krankheitsfolge zu bewerten ist. Die Glucocorticoide haben nun eine starke *entzündungshemmende (antiinflammatorische) Wirkung.* Sie verhindern zwar nicht das Wachstum von Bakterien und die Zirkulation von Bakterientoxinen im Körper, sie vermindern oder unterdrücken jedoch die entzündlichen Begleitreaktionen akuter oder chronischer Art. – Die Glucocorticoide haben außerdem *antiallergische Eigenschaften* (vgl. S. 218). Im Falle des lebensgefährlichen anaphylaktischen Schocks z. B. (mit Blutdruckabfall, Kreislaufschock und Atemlähmung) kann die Gabe von Glucocorticoiden zusammen mit Adrenalin lebensrettend wirken. – Durch Beeinflussung des lymphatischen Systems wirken die *Glucocorticoide* darüber hinaus *immunsuppressiv;* sie werden daher (zusammen mit anderen Mitteln) in hohen Dosen auch zur Vermeidung der Abstoßung von Transplantaten und bei Autoimmunkrankheiten eingesetzt (vgl. S. 216). Ein anderer unzweckmäßiger Abwehrmechanismus des Körpers kann eine überschießende Bindegewebsreaktion mit vermehrter Narbenbildung sein. Glucocorticoide haben hier auch eine hemmende Wirkung auf das narbenbildende Gewebe *(antiproliferative Wirkung).* – Alle bisher aufgeführten Effekte können schließlich an der *antirheumatischen Wirkung* der Glucocorticoide beteiligt sein.

Nebenwirkungen der Glucocorticoide: Unter der Glucocorticoidtherapie muß mit dem Wiederaufflackern alter Infekte (so z. B. auch einer Tuberkulose) gerechnet werden. Andere Nebenwirkungen einer allzu langen oder allzu hoch dosierten Glucocorticoidtherapie sind die Entstehung oder Aktivierung von Magengeschwüren, Calciumverluste mit Osteomalazie und Osteoporose (Knochenerweichung bzw. Knocheneinschmelzung), Kochsalzretention, Gewichtszunahme, Ödembildung, Blutdrucksteigerung und Kaliumverluste (sog. Cushing-Syndrom). Daher wird jeder Einsatz der oft unentbehrlichen Corticoide sorgfältig geplant und überwacht.

Durch *chemische Veränderung der natürlichen Wirkstoffe* ist es vor allem gelungen, die Nebenwirkungen der Glucocorticoide auf den Salz-Wasser-Haushalt zu reduzieren. Beispiele für solche verbesserten Glucocorticoide sind: Prednison, Prednisolon, Methylprednisolon und besonders Betamethason, Dexamethason, Fluocortolon, Paramethason, Triamcinolon.

Zur *Substitutionstherapie bei Nebennierenversagen* werden vor allem die natürlichen Hormone Cortisol und Cortison, u. U. zusammen mit einem Mineralocorticoid (Aldosteron oder Fludrocortison), verwendet.

S. 216 + 218

Abb. Hormone des Nebennierenmarks und der Nebennierenrinde und von diesen Hormonen abgeleitete Verbindungen

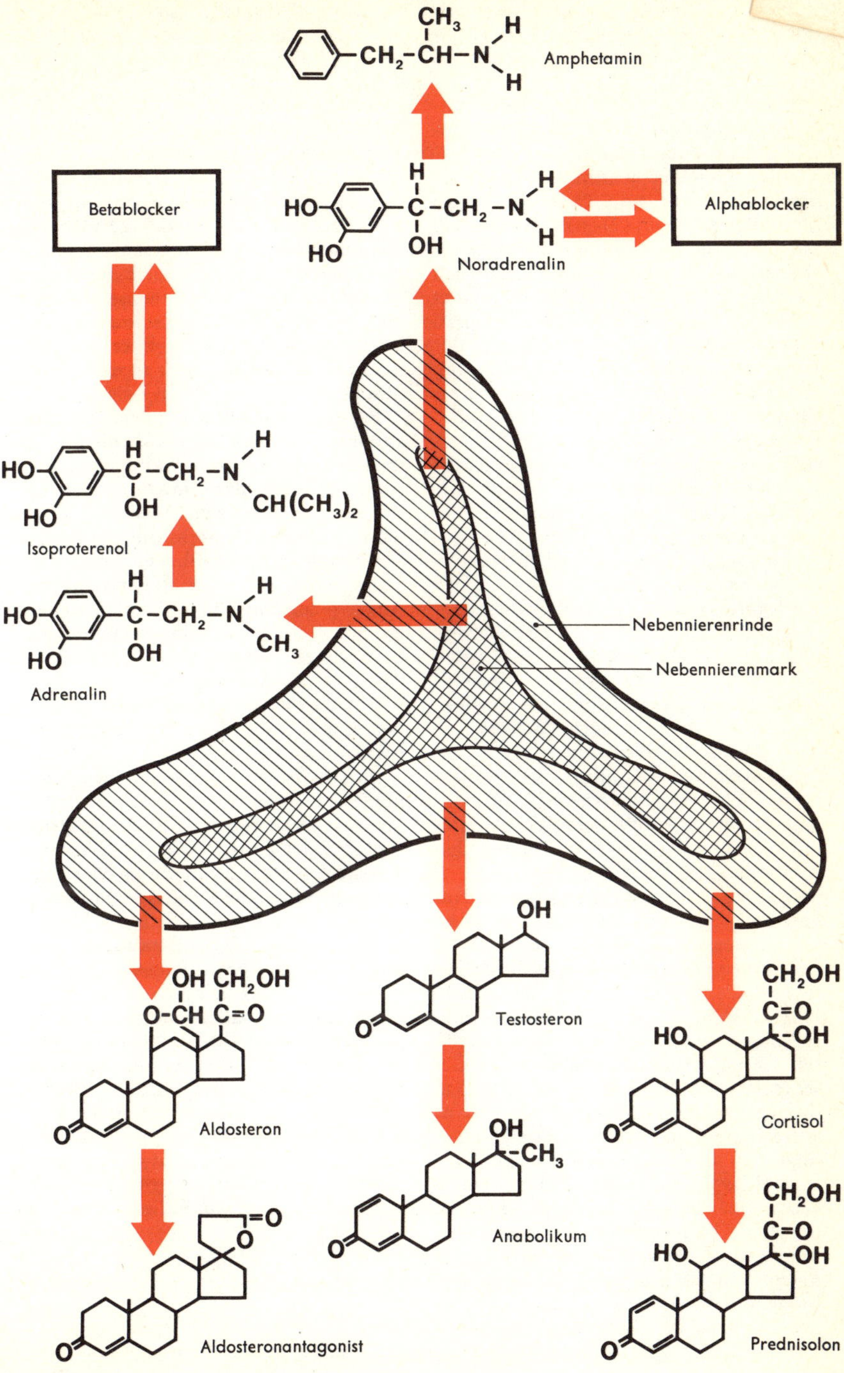

Männliche Geschlechtshormone als Arzneimittel

Die *männlichen Geschlechtshormone* oder *Androgene* (überwiegend Testosteron) werden in bestimmten Zellen des Hodens, den Leydig-Zwischenzellen, gebildet. Geringe Mengen Androgene entstehen außerdem in der Nebennierenrinde, bei Frauen auch im Eierstock.

Alle Geschlechtshormone (Androgene, Gestagene und Östrogene) sind Steroidhormone und als solche chemisch mit Cholesterin verwandt, aus dem sie entstehen. Die *Androgensynthese* in den Leydig-Zwischenzellen des Hodens steht unter der Kontrolle des *Luteinisierungshormons (LH)* aus dem Vorderlappen der Hirnanhangsdrüse. Die Ausschüttung von LH wiederum wird durch das Releasinghormon (Freisetzerhormon) *GnRH (Gonadorelin)* aus dem Zwischenhirn gesteuert. Insgesamt ist ein negativer Rückkopplungsmechanismus etabliert: Erhöhte Androgenspiegel hemmen die Sekretion von GnRH und LH (Abb.).

Androgene bewirken die *Ausprägung der sekundären männlichen Geschlechtsmerkmale* (Achsel- und Schambehaarung, Bartwuchs, Kehlkopfvergrößerung und Stimmbruch). Auch die *Glatzenbildung* wird (je nach erblicher Veranlagung) durch die Androgene gefördert. Androgene wirken weiterhin auf die *Reifung der Samenzellen* und steigern den *Geschlechtstrieb* (Libido). Sie wirken schließlich *eiweißaufbauend* (proteinanabol); dieser Effekt wird bei bestimmten Abkömmlingen der Androgene, den Anabolika, therapeutisch genutzt.

Androgene werden *therapeutisch* eingesetzt, wenn die Hormonproduktion der Hoden unzureichend ist, so nach Zerstörung von Hodengewebe durch Tumoren oder Verletzungen. Eine *Hodenunterfunktion* kann auch angeboren sein. In solchen Fällen können die sekundären Geschlechtsmerkmale und der Geschlechtstrieb durch hoch dosierte Androgene zur Ausbildung gebracht bzw. aufrechterhalten werden. Schließlich gelingt es in manchen Fällen, eine allzu geringe Bildung von Samenzellen *(Oligozoospermie)* durch Androgengaben zu beheben. Man macht sich bei dieser Therapie den sog. Rebound-Effekt zunutze. Wie oben angeführt, führen Androgene dabei jeweils auch zu vermehrtem Eiweißansatz, außerdem zur Anreicherung wichtiger Mineralstoffe (wie Calcium, Phosphat, Natrium und Kalium) und zur vermehrten Bildung von roten Blutkörperchen. Zur Frage von Testosterongaben beim alternden Menschen vgl. S. 188.

Durch chemische Veränderungen des Testosterons ist man zu den *Anabolika* gelangt, d.h. zu Substanzen, bei denen die eiweißaufbauende Wirkung im Vordergrund steht. Anabolika können bei auszehrenden Krankheiten zum Ausgleich großer Eiweißverluste verwendet werden, so nach schwierigen Operationen, bei Blutarmut, Osteoporose und bei Krebs (besonders nach einer Behandlung mit Zytostatika oder ionisierenden Strahlen).

Prostatahypertrophie oder Prostatakarzinom sind *Kontraindikationen* für die Anwendung von Androgenen und Anabolika. Bei der Einnahme von androgenen Substanzen während einer Schwangerschaft besteht die Gefahr der Vermännlichung weiblicher Feten. Bei Frauen, die sich einer Behandlung mit Androgenen und Anabolika unterziehen, ist mit Vermännlichungserscheinungen zu rechnen (Akne, männlicher Haarwuchs u.a.). Manche Androgene (z.B. Methyltestosteron) und Anabolika können eine Störung der Leberfunktion bewirken.

Antiandrogene heben als Gegenhormone die Wirkung von Androgenen auf. Sie lagern sich dabei an die Androgenrezeptoren der Zielzellen an und verdrängen die Androgene von ihrem Wirkungsort, ohne selbst die Wirkung von Androgenen zu entfalten (kompetitiver Antagonismus; vgl. S. 22). Antiandrogene werden im Sinne einer chemischen Kastration bei Prostatakarzinom und bei männlicher Hypersexualität und Sexualdeviationen eingesetzt. Sie kommen u. U. auch bei Frauen mit Hirsutismus (abnormer Haarwuchs) sowie bei schweren Formen von Akne und Seborrhö infolge überhöhter Androgenproduktion zur Anwendung. *Cyproteronacetat* ist neben seiner antiandrogenen Wirkung gleichzeitig ein starkes Gestagen (vgl. S. 180).

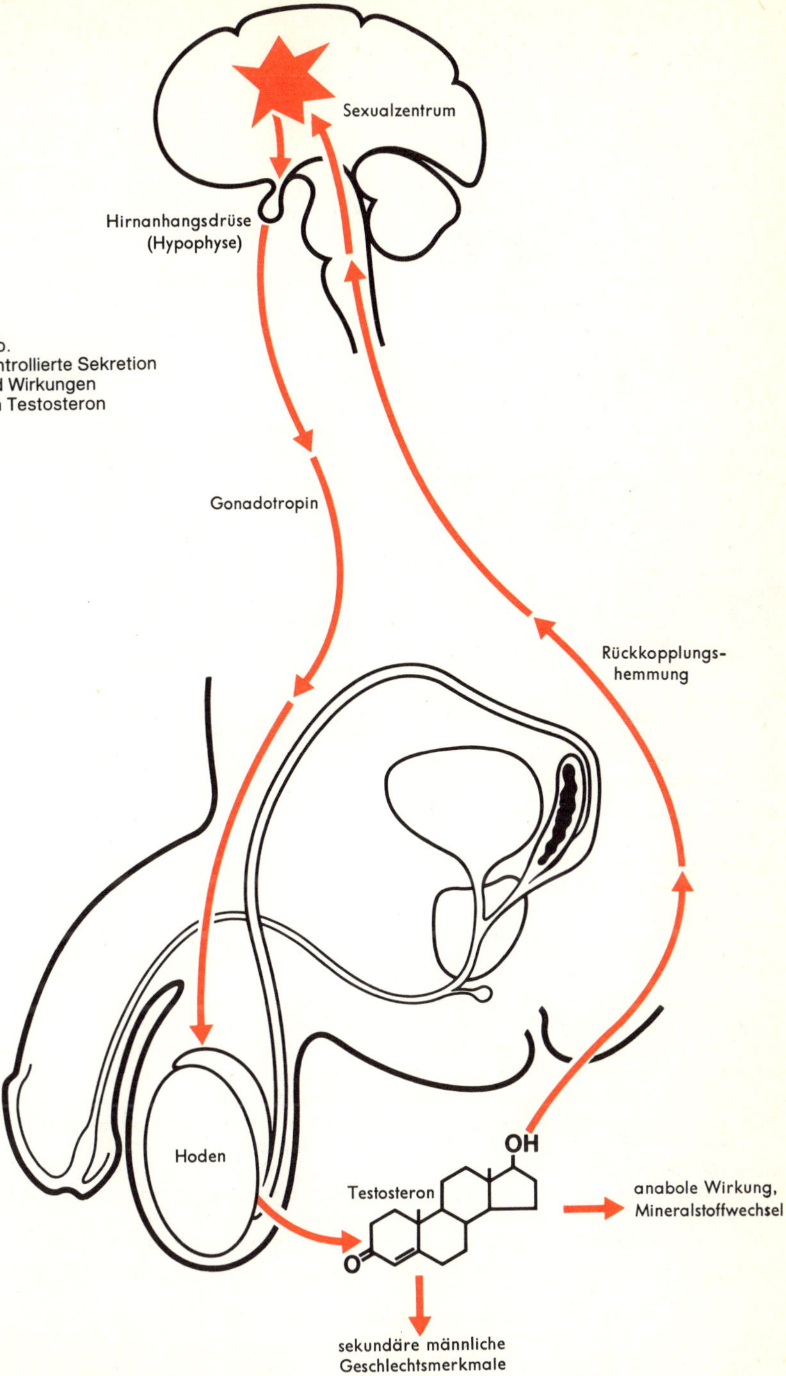

Abb.
Kontrollierte Sekretion
und Wirkungen
von Testosteron

Weibliche Geschlechtshormone als Arzneimittel

Die weiblichen Geschlechtshormone gehören wie die Hormone der Nebennierenrinde zu den Steroiden. Sie werden in den Eierstöcken gebildet, *Östradiol* im Eifollikel, *Progesteron* im Gelbkörper (s. unten). Während der Schwangerschaft ist auch die Plazenta Hormonbildungsstätte. Man bezeichnet Östradiol und östradiolähnliche Verbindungen als *Östrogene,* Progesteron und progesteronähnliche synthetische Stoffe als *Gestagene*.

Die Ausschüttung der weiblichen Geschlechtshormone wird durch zwei übergeordnete Hormone aus dem Vorderlappen der Hirnanhangsdrüse gesteuert: *FSH (follikelstimulierendes Hormon)* steigert die Östrogensekretion, während *LH (luteinisierendes Hormon)* die Gestagenausschüttung anregt. Diese beiden *Gonadotropine* unterliegen ihrerseits der Kontrolle des Zwischenhirns. Dort, im Hypothalamus, werden sog. *Releasinghormone (Releaserfaktoren)* zur Anregung der Gonadotropinfreisetzung gebildet. Solchen positiven Einflüssen steht eine negative Rückkopplung vom Eierstock aus entgegen: Ein Anstieg des Östradiolspiegels hemmt die Ausschüttung von FSH, ein Anstieg des Progesteronspiegels hemmt die Freisetzung von LH (Abb.). Im Blut sind Östrogene und Gestagene an ein spezifisches Transporteiweiß (sexualhormonbindendes Globulin, Abk.: *SHBG*) gebunden.

Erfolgsorgane der *Östrogene* sind vor allem die Gebärmutter und die Brustdrüse. Zusammen mit Progesteron garantieren sie die Erhaltung einer Schwangerschaft. Im Laufe des monatlichen Zyklus wird unter der Einwirkung von Östradiol die Gebärmutterschleimhaut für die Einnistung eines befruchteten Eies vorbereitet (sog. Wachstums- oder Proliferationsphase). Weiterhin ändert sich unter dem Einfluß von Östradiol der Schleimpfropf im Gebärmutterhals: Es wird vermehrt dünnflüssiger, fadenziehender, klarer Schleim gebildet. Diese Änderung erleichtert das Vordringen der Spermien zum befruchtungsfähigen Ei. Östrogene haben eiweißaufbauende (proteinanabole) Eigenschaften, vermehren die Aufnahme von Calcium aus dem Darm und die Calciumeinlagerung in das Knochensystem. Hinzu kommt eine gewisse positive Wirkung auf den Salz-Wasser-Haushalt des weiblichen Körpers. Die Funktion der Talgdrüsen wird durch Östradiol gehemmt.

Östrogene dienen im weiblichen Klimakterium zur Behandlung von Beschwerden, die durch den absinkenden Hormonspiegel verursacht werden. Östrogene werden auch bei Unterfunktion der Eierstöcke bzw. Unterentwicklung der Gebärmutter eingesetzt. Beim Ausbleiben der Ovulation kann durch die gezielte Gabe von Östrogenen ein Eisprung ausgelöst werden. Östrogene wurden schließlich auch zum Abstillen eingesetzt. Bei drohendem oder habituellem Abort können sie die Schwangerschaft erhalten, sofern die Abortneigung auf einem Hormonmangel beruht. Ein anderes Anwendungsgebiet der Östrogene ist u. U. das Prostatakarzinom.

Zu den *unerwünschten Wirkungen der Östrogene* gehört das erhöhte Risiko einer Blutpfropfbildung (Thrombose). Bei der Östrogenbehandlung des Prostatakarzinoms ist mit einem Wachstum der männlichen Brustdrüse (Gynäkomastie) und mit Hemmung der Spermienbildung zu rechnen.

Mittel, die den Östrogenen entgegenwirken, bezeichnet man als *Antiöstrogene*. Sie werden vor allem zur Behandlung von (hormonabhängigen) Brustdrüsenkrebsfällen mit Tochtergeschwülsten eingesetzt.

Progesteron und die anderen *Gestagene* entfalten ihre biologische Wirksamkeit zumeist im Zusammenspiel mit Östrogenen. An der Gebärmutterschleimhaut lösen sie die Absonderungsphase aus. Der Gebärmutterhalsschleim wird unter ihrem Einfluß zähflüssiger, die Gebärmuttermuskulatur wird ruhiggestellt. Gestagene werden bei abnorm langdauernden Monatsblutungen ohne Eisprung sowie bei ausgeprägten menstruellen Beschwerden eingesetzt. Auch kann mit Hilfe von Östrogen-Gestagen-Kombinationen die Regelblutung verschoben werden. Bei drohendem Abort wirken Gestagene allein oder in Kombination mit Östrogenen u. U. schwangerschaftserhaltend. – Zur hormonellen Empfängnisverhütung vgl. S. 182.

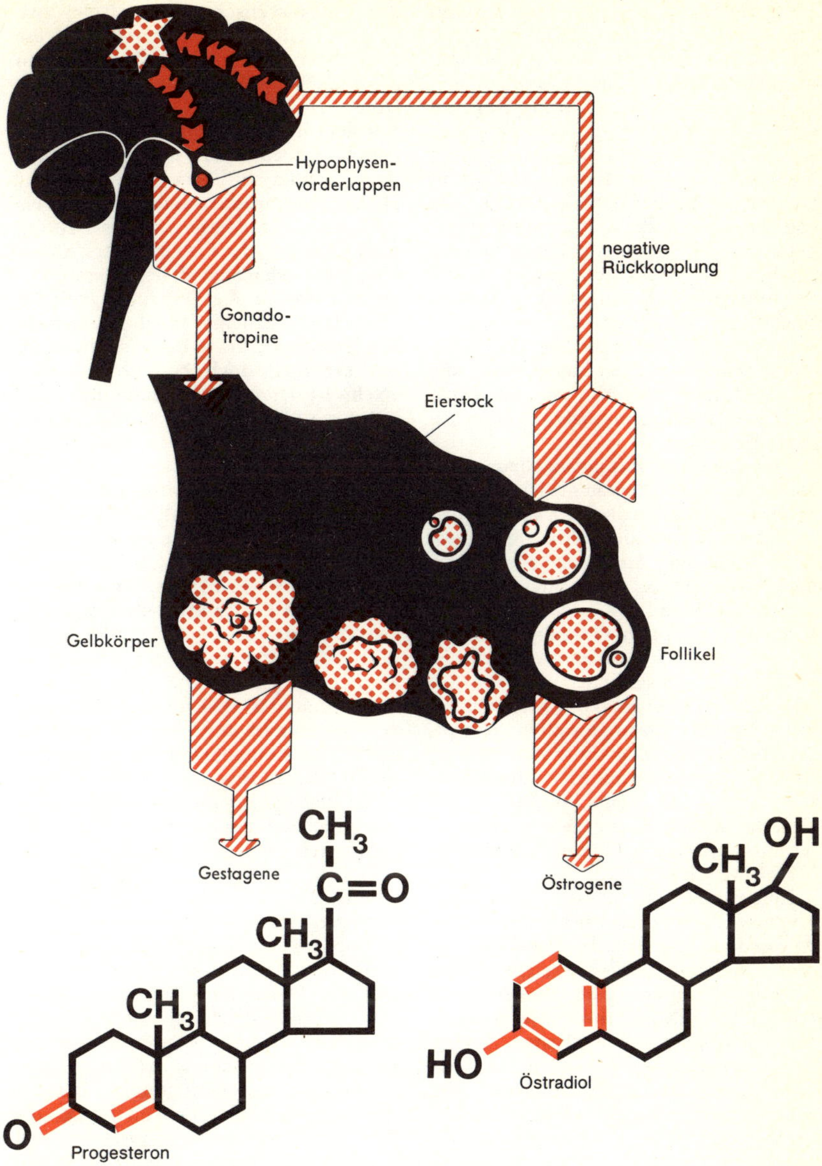

Abb.
Die weiblichen Geschlechtshormone
und ihre vom Zwischenhirn kontrollierte
Sekretion aus dem Eierstock

Empfängnisverhütung mit chemischen Mitteln

Unter *Empfängnisverhütung* versteht man Maßnahmen, die die Entstehung einer Schwangerschaft verhindern sollen; im Gegensatz zur *Schwangerschaftsunterbrechung,* bei der eine bereits eingetretene Schwangerschaft unterbrochen wird. Eine *Schwangerschaft* liegt nach medizinischem Sprachgebrauch vor, wenn sich die befruchtete Eizelle, das sog. Samenei, in der Gebärmutter eingebettet hat. Die Einnistung des Sameneies erfolgt etwa eine Woche nach der Befruchtung. – Die Zuverlässigkeit der verschiedenen Methoden zur Empfängnisverhütung wird durch die Zahl ungewollter Schwangerschaften ausgedrückt, die während 100 Anwendungsjahren (bzw. 1200 Anwendungsmonaten) eintreten (sog. *Pearl-Index*).

Empfängnisverhütung mit chemischen Mitteln ist mit Hilfe von örtlich oder allgemein wirkenden sog. *Kontrazeptiva* möglich. Lokal (örtlich) wirksam sind *samenschädigende Stoffe* in Form von Cremes, Gelees, Scheidentabletten, Schaumsprays oder Zäpfchen, die kurz vor dem Verkehr in die Scheide eingeführt werden. Sie sollen den äußeren Muttermund verschließen und die Samenzellen unbeweglich machen oder abtöten. Die Zahl der ungewollten Schwangerschaften bei alleiniger Anwendung solcher Präparate wird sehr unterschiedlich, nämlich zwischen 0,7 und 10 auf 100 Anwendungsjahre, angegeben, bei Verwendung mancher älterer chemischer Mittel sogar bis 25.

Eine wesentlich zuverlässigere Empfängnisverhütung wird bei sachgemäßer Anwendung durch die *hormonellen Empfängnisverhütungsmittel* erreicht. Diese ursprünglich unter dem Namen *Antibabypillen* (orale Kontrazeptiva) bekannt gewordenen hormonähnlichen Präparate, die Gestagene oder Gemische von Östrogenen und Gestagenen enthalten, führen eine funktionelle Unfruchtbarkeit herbei, die nach dem Absetzen des Mittels wieder verschwindet. Die beiden ältesten Verfahren, die *Kombinationsmethode* und die *Zweiphasenmethode,* sowie auch die *Zwei-* und *Dreistufenmethode* bedienen sich des Kunstgriffs, den Eierstock – vergleichbar den natürlichen Vorgängen bei einer Schwangerschaft – hormonell ruhigzustellen *(Ovulationshemmer):* Der fällige Eisprung, der durch das zyklische Wechselspiel zwischen Eierstock und Hirnanhangsdrüse zustandekommt, wird durch die Zufuhr synthetischer Hormone unterdrückt (Abb. 1). Die empfängnisverhütende Wirkung der Östrogene und Gestagene beruht jedoch nicht nur auf solchen Rückkopplungseffekten in Richtung Hirnanhangsdrüse, sondern außerdem auch auf Veränderungen des Muttermundschleims, der Gebärmutterschleimhaut und vielleicht auch der Eileiter. Dadurch wird u.a. die Durchlässigkeit des Muttermundschleims für die Samenzellen vermindert sowie die Einnistung eines eventuell doch befruchteten Eies erschwert (Einnistungshemmung), und selbst die für eine Befruchtung notwendige Nachreifung der Spermien soll u.U. unterbleiben.

Bei der *Kombinationsmethode* wird vom 5. Tag nach Eintritt der Regelblutung an täglich eine Pille eingenommen. Nach Einnahme der letzten Pille am 24. oder 25. Tag des künstlich gesteuerten Zyklus wird der Eintritt einer regelartigen Blutung abgewartet *(Abbruchblutung).* Vom ersten Tag der Blutung an wird erneut gezählt, und am 5. Tag wird wieder mit der Pilleneinnahme begonnen. Wichtig ist dabei vor allem die regelmäßige Einnahme, je nach Schema für 20 oder 21 Tage.

Bei der *Zweiphasenmethode* werden (entsprechend der unbeeinflußten körpereigenen Hormonproduktion) z.B. vom 1. bis 7. Zyklustag reine Östrogenpillen, dann 15 Tage lang kombinierte Östrogen-Gestagen-Pillen eingenommen *(normophasische Sequenzmethode).*

Bei der *Zweistufenmethode* steht für eine erste Phase von 11 Tagen eine Östrogen-Gestagen-Mischung mit geringeren und dann in einer zweiten Phase von 10 Tagen eine Mischung mit höheren Gestagendosen zur Verfügung. – Bei der *Dreistufenmethode* versucht man, die Östrogen- und Gestagendosen in drei Abschnitten an die normalen Schwankungen der Hormonsekretion anzugleichen (Abb. 2). – Unter der Bezeichnung *Mikropille* faßt man Präparate mit niedrigem Östrogengehalt zusammen. Mikropillen gelten zur Zeit in vielen Fällen als Mittel der ersten Wahl.

Obwohl die Wirkstoffanteile in den Antibabypillen so niedrig wie möglich

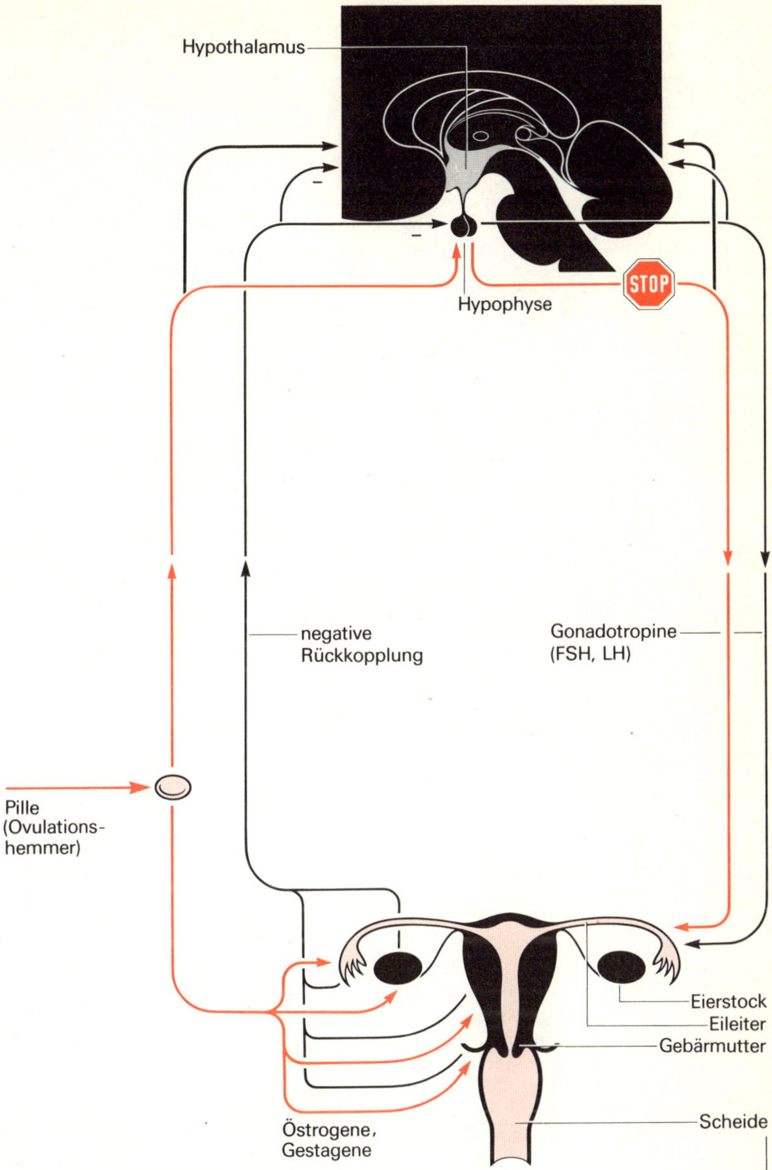

Abb. 1 Die verschiedenen Wirkungen der Ovulationshemmer

gehalten werden, zeigen die zahlreichen auf dem Markt befindlichen Ovulationshemmer doch verschiedene *Nebenwirkungen.* Ein Teil der Nebenwirkungen erinnert an die typischen Anzeichen einer beginnenden Schwangerschaft wie Gewichtszunahme, Übelkeit, Kopfschmerzen und Spannungsgefühl in den Brüsten. Diese Beschwerden nehmen im Laufe der Zeit meist ab. Da die Geschlechtshormone (und auch die hormonellen Verhütungsmittel) in der Leber abgebaut werden, ist bei bestehenden Leberschäden mit der Einnahme oraler Kontrazeptiva Vorsicht geboten. Das gleiche gilt u.a. für drohende Venenverstopfungen und Gefäßverschlüsse (Thrombosen und Thromboembolien). Die Gefahr einer Krebserkrankung durch die langdauernde Anwendung der hormonellen Empfängnisverhütung ist dagegen wahrscheinlich nicht gegeben. – Zu den *erwünschten Nebenwirkungen* zählen die eventuelle Beseitigung von Menstruationsbeschwerden und die Besserung einer Blutarmut, die durch allzu starke Monatsblutung (Hypermenorrhö) bedingt ist.

Zu den *Kontraindikationen* der hormonellen Verhütungsmittel gehören u.a.: Schwangerschaft, vorangegangene Thrombosen und Embolien, Bluthochdruck, schwere Zuckerkrankheit, möglicherweise hormonabhängige Tumoren (z.B. Brustdrüsenkrebs) und bestimmte Leberleiden. Besondere Überwachung ist u.a. angezeigt bei ausgeprägten Krampfadern, Fettsucht und Fettstoffwechselstörungen, Migräne, zerebralen Anfallsleiden und Otosklerose. Mit zunehmendem Alter fallen die erwähnten Risikofaktoren immer mehr ins Gewicht. Daher wird vom 35. Lebensjahr an zu anderen Methoden der Empfängnisverhütung geraten (Intrauterinpessar, Tubensterilisation). – Weniger zurückhaltend wird inzwischen die Anwendung von Ovulationshemmern, vor allem der Mikropille, bei Jugendlichen beurteilt. Auf alle Fälle sollte hier wie auch sonst mit der Einnahme hormoneller Verhütungsmittel nur nach ärztlicher Beratung begonnen und die weitere Einnahme regelmäßig, in mindestens einjährigen Abständen, ärztlich überwacht werden.

Unter *Minipille* versteht man Präparate, die nur Gestagene enthalten, und zwar in relativ geringen Dosen, die den Ablauf des weiblichen Zyklus wesentlich weniger beeinflussen, also auch den Eisprung nur in einem Teil der Fälle verhindern, aber dennoch empfängnisverhütend wirken. Ein Vorteil der Minipille ist der Wegfall der Östrogene und damit zahlreicher Nebenwirkungen. Nachteile sind die Erfordernis, die Minipille immer zur gleichen Tageszeit einnehmen zu müssen, ferner die geringere Sicherheit (Pearl-Index 0,8–2,5; vgl. Abb. 3).

Vor allem zur Vermeidung von Einnahmefehlern wurden *hormonelle Depotpräparate* zur Injektion (*Einmonatsspritze* und *Dreimonatsspritze*) entwikkelt. Nachteile sind hier u.a. Blutungsanomalien und eventuell das längere Ausbleiben der Monatsblutung nach Absetzen der Behandlung. Der Pearl-Index wird bei der Dreimonatsspritze mit 0,24–0,5 angegeben.

Im Stadium der Erprobung befinden sich die *Einmonatspille,* deren Östrogenkomponente im Fettgewebe gespeichert und von dort langsam abgegeben wird, und *Implantate,* d.h. Präparate mit Depotwirkung zur Einpflanzung unter die Haut, deren empfängnisverhütende Wirkung über Jahre anhalten würde.

Unter *Pille danach* versteht man einerseits hohe Östrogendosen, die spätestens 72 Stunden nach dem Geschlechtsverkehr und dann 3–5 Tage lang weiter verabreicht werden. Aufgrund verschiedener Nebenwirkungen (u.a. Übelkeit und Erbrechen) handelt es sich dabei von vornherein nur um eine Notlösung. – Besonderen Notlagen vorbehalten ist auch die zweimalige Gabe eines vergleichsweise hochdosierten Östrogen-Gestagen-Gemisches spätestens 48 und 60 Stunden nach dem ungeschützten Verkehr.

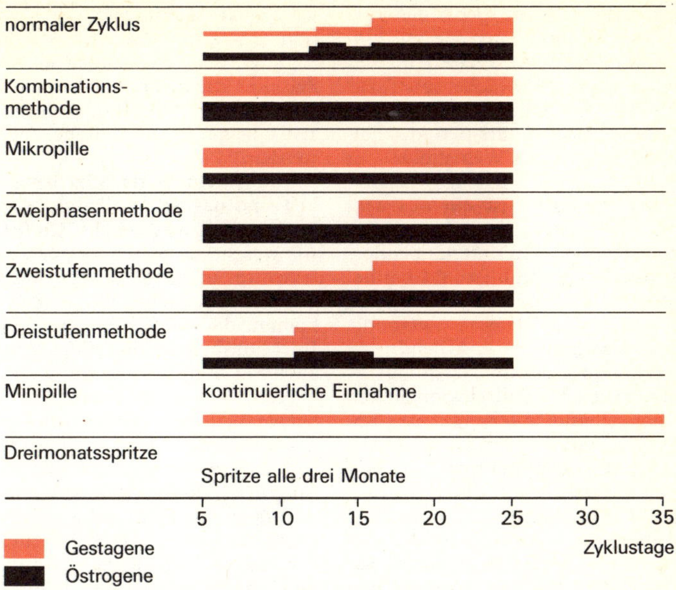

Abb. 2 Verschiedene Pillentypen mit ihrem Gehalt an Gestagenen und Östrogenen im Vergleich zum typischen Hormonspiegel beim Normalzyklus; Dreimonatsspritze

Gruppe	Methode	Pearl-Index
zuverlässige Methoden	hormonelle Empfängnisverhütung	0–0,5
	Dreimonatsspritze	0,24 – 0,5
relativ zuverlässige Methoden	Intrauterinpessar	0,3–2,5
	Minipille	0,8 – 2,5
	Temperaturmethode:	
	a) weniger kritisch angewandt	bis 10
	b) exakte Anwendung	1
	Kondom	3 (–6?)
Methoden mittlerer Zuverlässigkeit	Schaumzäpfchen	5–10
	Scheidendiaphragma	5–8
	Scheidendiaphragma + Creme	4
	Schaumspray	bis 10
unzuverlässige Methoden	Kalendermethode	15–35
	alte chemische Mittel	15–25
	Coitus interruptus	15–38
ohne Empfängnisverhütung		80

Abb. 3 Die Zuverlässigkeit verschiedener Methoden der Empfängnisverhütung (modifiziert nach Döring)

Wehenmittel

Wehenmittel (besser: *gebärmutteranregende Substanzen*) dienen u. a. zur Einleitung der Geburt, zur Verstärkung der Wehen bei Wehenschwäche sowie zur Vermeidung oder Behandlung von Blutungen in der Nachgeburtsperiode. Folgende Stoffe stehen als Wehenmittel zur Verfügung:

Oxytocin (Oxytozin) ist ein aus acht Aminosäuren bestehendes Peptid, das mit dem Hypophysenhinterlappenhormon Adiuretin verwandt ist und synthetisch gewonnen werden kann. Oxytocin bringt außer dem Uterus auch die Ausführungsgänge der Milchdrüsen zur Kontraktion (Zusammenziehung); es wird daher auch bei Stillschwierigkeiten durch mangelhafte Milchentleerung angewandt. Die Stärke der Oxytocinwirkung auf die Gebärmutter nimmt im Verlauf der Schwangerschaft durch die hormonellen Umstellungen fortlaufend zu. Beim Fehlen von Oxytocin ist der Geburtsablauf verzögert. Mit Hilfe von Injektionen oder Dauerinfusionen von Oxytocin ist es möglich, die physiologische Wirkung der Substanz weitgehend nachzuahmen (Abb.). Dabei ist es wichtig, daß Oxytocin bei geeigneter Dosierung nur verstärkte Kontraktionswellen und keine Dauerkontraktion der Gebärmutter (sog. Tetanus uteri) erzeugt. Oxytocin kann daher z. B. zur Einleitung der Geburt bei Erkrankungen von Mutter und Kind sowie bei übertragener Schwangerschaft verwendet werden, außerdem auch zur Blutstillung am operativ behandelten oder allzu schlaffen Uterus im Anschluß an die Geburt. Oxytocin wirkt direkt, d. h. über Rezeptoren in der Membran der glatten Muskelzellen, und nicht durch nervöse Vermittlung auf die Gebärmutter.

Die *Sekalealkaloide,* im Myzel (Pilzgeflecht) des Getreidepilzes Claviceps purpurea enthalten, sind Lysergsäurederivate (vgl. LSD, S. 282). Unter den Sekalealkaloiden hemmen *Ergotamin* und die Vertreter der *Ergotoxingruppe* die Wirkung von Noradrenalin und blockieren so die über sympathische Nervenendigungen ablaufenden vegetativen Erregungen. Sie haben dementsprechend (als sog. α_1-Blocker) gefäßerweiternde Eigenschaften. Andererseits bringen Ergotamin und Ergotoxin die Gebärmutter (und andere glattmuskelige Organe, so u. U. auch die Blutgefäße) zur Kontraktion. Der Grund dafür ist, daß die α-Rezeptoren der betreffenden glatten Muskelzellen durch Ergotamin bzw. Ergotoxin nicht nur blockiert, sondern gleichzeitig in gewissem Umfang auch erregt werden.

Zur Anregung der Gebärmuttertätigkeit sind das Sekalealkaloid *Ergometrin* und das halbsynthetische *Methylergometrin* wesentlich besser geeignet, da sie selektiv auf die Gebärmutter und nur wenig auf die Blutgefäße wirken. Hinzu kommt, daß die Ergometrine bei einer Injektionsbehandlung ohne Verzug und auch bei oraler Anwendung zuverlässig wirken. Dies ist um so wichtiger, als die Sekalealkaloide besonders in der Nachgeburtsperiode, u. U. auch im Wochenbett zu einer langanhaltenden Tonisierung des schlaffen (blutenden oder sich nur langsam zurückbildenden) Uterus gegeben werden. Ohne vorausgehende Schwangerschaft eignen sich Ergometrin und Methylergometrin nicht zur Behandlung von Gebärmutterblutungen, weil die erzielbare Uteruskontraktion ganz wesentlich von der hormonellen Konstellation abhängt. Bei der Einleitung und v. a. im Verlauf einer Geburt würden die Sekalealkaloide umgekehrt u. U. allzu heftig oder gar gefährlich stark und langanhaltend wirken.

Prostaglandine werden von einer Vielzahl von Zellen unter Abbau von Phospholipiden der eigenen Zellmembran synthetisiert. Dabei spielen als Zwischenprodukt die *Arachidonsäure* und das Enzym *Cyclooxygenase* eine zentrale Rolle (vgl. S. 214). Neben vielen anderen Organen ist auch die Gebärmutter (durch das Vorhandensein entsprechender Rezeptoren) prostaglandinempfindlich. Daher können bestimmte Prostaglandine (PGE_2, $PGF_{2\alpha}$ und ihre Derivate) zur Unterbrechung einer Schwangerschaft (vor allem im zweiten Trimenon) und eventuell auch zur Einleitung der Geburt sowie zur Bekämpfung von Nachblutungen eingesetzt werden. Häufige Nebenwirkungen der Prostaglandine sind Übelkeit und Durchfall mit kolikartigen Schmerzen.

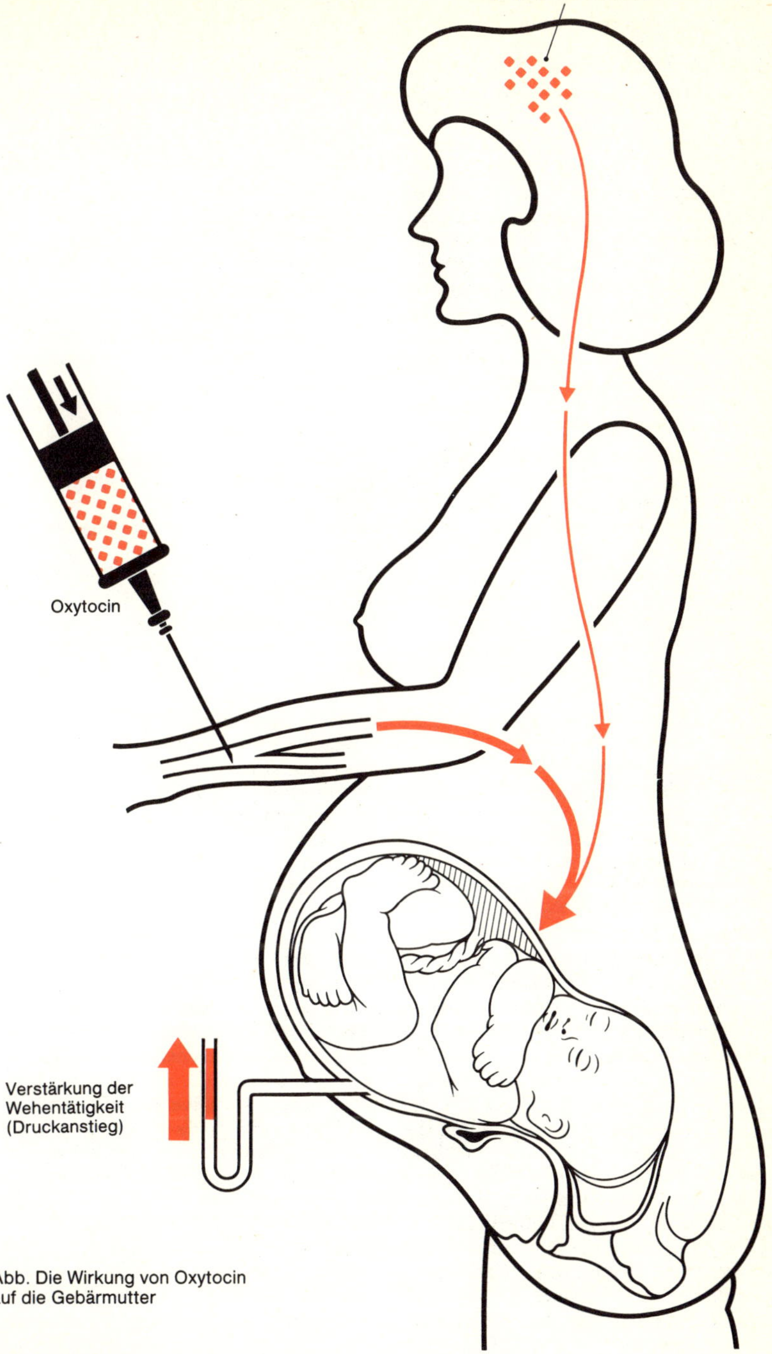

Abb. Die Wirkung von Oxytocin
auf die Gebärmutter

Arzneimittel gegen Altersleiden

Arzneimittel gegen Altersleiden *(Geriatrika)* könnten mit der Zielvorstellung entwickelt und angewandt werden, den Altersvorgang zu verzögern, zu verhindern oder gar (durch „Revitalisierung") umzukehren. Wunschvorstellungen, die über ein langes Leben in voller Gesundheit hinaus auf die Erhaltung einer möglichst jugendlichen Leistungsfähigkeit oder gar auf Verjüngung abzielen, sind uralt und wurden immer wieder auch in ausgefallene, ja exotische Wundermittel projiziert. Bis heute gibt es jedoch *keine verbindliche Theorie des Alterns* als Grundlage für die gezielte Entwicklung solcher Mittel. Und es gibt auch keine gesicherten klinischen Hinweise auf die Existenz von Mitteln zur Verzögerung des Alternsvorgangs.

Die Länge der natürlichen Lebensspanne ist erbmäßig verankert, das *Altern* ist naturnotwendig und unumkehrbar. Da zudem das grundlegende Prinzip vieler altersbegleitender Beschwerden ebensowenig bekannt ist wie die letzte Ursache des Alterungsprozesses selbst, wird bezweifelt, daß z. Z. ein rationales Konzept zur Behandlung allgemeiner Altersbeschwerden oder vermeintlich vorzeitiger Aufbrauchs- und Abnutzungserscheinungen möglich ist. Ganz anders ist die Situation bei bestimmten, im Alter häufiger auftretenden Krankheiten, gegen die spezifisch wirksame Arzneimittel zur Verfügung stehen (etwa Mittel zur Behandlung von Herzinsuffizienz, Diabetes, Arteriosklerose und Störungen der Hirndurchblutung).

Obwohl der Bedarf an manchen *Vitaminen* im Alter erhöht ist, hat die experimentelle Alternsforschung bisher keine Fakten aufgedeckt, die Vitaminmangelzustände zwingend mit den natürlichen Alterungsvorgängen in Verbindung bringen könnten. Dasselbe gilt wohl für Mangelzustände in bezug auf Mineralstoffe und Spurenelemente. Es ist deshalb sicher besser, Fehl- und Mangelernährung bei alten Menschen (vor allem in Alters- und Pflegeheimen) zu vermeiden bzw. zu korrigieren, als z. B. unkritisch mit Vitaminen zu „behandeln".

Obwohl die Theorie, nach der Altern eine Folge der Keimdrüsenrückbildung sei, widerlegt ist, wird auch heute immer noch die Meinung vertreten, daß der altersbegleitende körperliche Abbau durch *Sexualhormone* verhindert werden könnte. Dem wird von Fachleuten entgegengehalten, daß z. B. der Testosteronspiegel beim alternden Mann nur allmählich und in beschränktem Ausmaß abnimmt, so daß es keine generelle Indikation für die Gabe männlicher Sexualhormone beim Alternden geben könne, auch nicht zur Steigerung der Libido (des sexuellen Verlangens). Hinzu kommt die eventuelle Wachstumsförderung eines Karzinoms der Vorsteherdrüse (Prostatakarzinom) durch Testosteron.

Ähnliche Bedenken werden wegen deren androgener Restwirkung gegen die *Anabolika* erhoben, die jedoch zur Verbesserung des Eiweißansatzes und der Stickstoffbilanz vor allem bei chronisch zehrenden Erkrankungen angezeigt sind. Ihrer ungezielten Anwendung beim Alternden steht indes u. a. auch die eventuelle Leberschädigung, bei der Frau schließlich die vermännlichende Wirkung entgegen.

Selbst wenn es beim Alternden gelänge, die Muskelmasse durch Testosteron oder Anabolika zu vermehren, müßte man die Frage stellen, ob die Leistungsfähigkeit des Kreislaufs und die Stabilität von Sehnen, Bändern und Knochen einem solchen unnatürlichen Eingriff gewachsen wären. Dagegen können manche klimakterischen Beschwerden der Frau durch gezielte Gabe von Östrogenen gemildert werden. Um jedem zusätzlichen Krebsrisiko vorzubeugen, werden dabei kleine Östrogendosen nach Möglichkeit zyklisch in Kombination mit einem Gestagen gegeben.

Insgesamt wäre es nach alledem vordringlich, ein *vorzeitiges Altern* möglichst *zu verhindern,* z. B. durch die Vermeidung exogener Schädlichkeiten, durch die rechtzeitige Erkennung und Behandlung von Stoffwechselkrankheiten und besonders durch die Verzögerung sklerotisierender Gefäßveränderungen. Wesentliche Beiträge dazu können u. a. eine kalorienbewußte Ernährung, körperliche Bewegung, rege geistige Betätigung und die Kontrolle von Streß bei seelischer Entspannung sein. Heute gilt als gesichert, daß sich nicht zuletzt auch das Altern des Kreislaufapparats, der oft das Tempo des gesamten Alternsvorgangs bestimmt, durch *geeignete Lebensführung* zeitlich hinausschieben läßt.

Die Zuckerkrankheit – Insulinbehandlung

Das blutzuckersenkende Hormon *Insulin* wird in bestimmten Inselzellen der Bauchspeicheldrüse, den sog. B-Zellen, produziert. Es handelt sich um ein Eiweißhormon, das aus 51 Aminosäuren besteht. Menschliches und tierisches Insulin haben die gleiche Wirkung, doch ist ihr chemischer Aufbau geringfügig verschieden. *Schweineinsulin* z. B. unterscheidet sich von menschlichem Insulin nur in einer einzigen Aminosäure; etwas größere Unterschiede bestehen bei *Rinderinsulin.* Solche Unterschiede spielen u. U. bei der Antikörperbildung gegen das injizierte Insulin eine Rolle, durch die der Insulinbedarf erhöht wird (sog. Insulinresistenz). Die Entstehung einer Allergie gegen Insulin hängt daneben aber wesentlich auch vom Reinheitsgrad der verwendeten Präparate ab. Neuere Entwicklungen haben zum halbsynthetisch (Austausch der endständigen Aminosäure von Schweineinsulin) oder gentechnologisch gewonnenen (und daher unabhängig von tierischem Material uneingeschränkt herstellbaren) *Humaninsulin* geführt, das nach den ersten Erfahrungen besonders gut verträglich ist.

Unter dem Einfluß von Insulin wird der Blutzuckerspiegel gesenkt, der Glykogenaufbau in den Muskeln und in der Leber gesteigert sowie die Eiweiß- und Fettbildung gefördert. Die Wirkung auf den Blutzuckerspiegel kommt u. a. auch dadurch zustande, daß Insulin (z. B. in der Muskulatur) die Durchlässigkeit der Zellmembranen für Zucker erhöht (Abb. 1). *Insulinmangel* führt zur *Zuckerkrankheit* (*Diabetes mellitus,* kurz: *Diabetes*). Für diese ist diagnostisch v. a. der erhöhte Blutzuckerspiegel kennzeichnend. Als Folge des erhöhten Blutzukkers kann – nach Überschreiten der „Nierenschwelle" – Zucker auch im Harn nachgewiesen werden (Abb. 2). Durch den gesteigerten Fettabbau bei verminderter Zuckerverwertung kommt es zur Bildung und Anhäufung von Ketonkörpern im Blut und damit zu einer Ansäuerung (Acidose), im Extremfall schließlich zum *diabetischen Koma* (tiefe Bewußtlosigkeit bei schwerem, unbehandeltem Diabetes).

Die im Handel befindlichen *Insulinpräparate* enthalten jeweils nur Insulin einer Tiergattung (vom Schwein oder Rind) bzw. Humaninsulin. Die Herstellung dieser Präparate unterliegt staatlicher Kontrolle. Die Stärke der verschiedenen Insuline wird in Internationalen Einheiten (I.E.) angegeben.

Insulin muß subkutan (unter die Haut) *eingespritzt* werden, weil es als Eiweißhormon im Magen-Darm-Kanal zu unwirksamen Bruchstücken „verdaut" würde.

Für die Insulinbehandlung des Diabetes stehen sog. Alt- und Depotinsuline (oder Normal- und Verzögerungsinsuline) sowie Gemische beider (Kombinationsinsuline) zur Verfügung. *Altinsulin,* das nicht an Depotstoffe gebunden ist, senkt den Blutzucker schnell und intensiv, aber nur für kürzere Zeit. Die stärkste Wirkung von Altinsulin wird innerhalb von 1–2 Stunden erreicht und rasch überschritten. Aufgrund dieser Eigenschaften wird Altinsulin v. a. zur Bekämpfung des diabetischen Komas und zur Neueinstellung von Diabetikern angewandt. Zur Komabehandlung gehört daneben u. a. auch noch die Gabe einer Zuckerlösung, um einen allzu starken Blutzuckerabfall zu verhindern und den Abbau der Ketonkörper zu beschleunigen. In den meisten übrigen Fällen ist eine Langzeit- oder Depotwirkung des Insulins schon deshalb erwünscht, weil *Depotinsuline* nur selten injiziert (eingespritzt) werden müssen. Die Depotwirkung besteht gewöhnlich in einer Resorptionsverzögerung; sie kann u. a. durch Kombination von Insulin mit Eiweißkörpern (wie Protamin bzw. Globin) oder Zink erreicht werden. Depotinsuline werden vor allem zur Behandlung des sog. *jugendlichen Diabetes* (Diabetes vom Typ I, insulinabhängiger Diabetes) verwendet. Beim Diabetes vom Erwachsenentyp (Diabetes vom Typ II, sog. *Altersdiabetes*) ist Insulin bei Unverträglichkeit oder fehlender bzw. nachlassender Wirkung der Tablettenbehandlung erforderlich. Auch bei Infekten, operativen Eingriffen, Verletzungen und anderen Notfall- bzw. Streßsituationen von Typ-II-Diabetikern wird vorübergehend Insulin gegeben; das gilt auch während einer Schwangerschaft, wenn diätetische Maßnahmen nicht ausreichen.

Lange Wirkungsdauer verbürgt allerdings keine optimale Anpassung der resorbierten Insulinmenge an den z. B. in Abhängigkeit von Nahrungsaufnahme oder körperlicher Betätigung eventuell von Stunde zu Stunde wechselnden Hormonbedarf. Aus diesem Grund sind z. Z. externe und implantierte *Insulininfusionsgeräte* in Erprobung, die Insulin entweder nach einem programmierten Tagesschema abgeben oder – unter Berücksichtigung der Mahlzeiten bzw. je nach dem Ergebnis der selbst durchgeführten Blutzuckerbestimmung – von den Betroffenen selbst gesteuert werden können *(Insulinpumpe).* In diesen Geräten werden „pumpenstabile" Insuline verwendet. Für die Zukunft wird an ein implantierbares künstliches Inselorgan gedacht, das Insulin je nach Höhe des Blutzuckerspiegels abgibt. Andererseits sind die Möglichkeiten einer Selbsthilfe für Diabetiker im Rahmen der herkömmlichen Behandlung noch verbesserungsfähig. Zur optimalen Einstellung des diabetischen Stoffwechsels kann die Urin- oder Blutzuckerselbstkontrolle durch den Zuckerkranken beitragen.

Bei jeder Insulinbehandlung besteht die Gefahr einer allzu starken Senkung des Blutzuckerspiegels *(Hypoglykämie).* Dieser Zustand kündigt sich durch Schwächegefühl, Heißhunger, Kopfschmerzen und Schweißausbrüche an; er steigert sich dann bis zu Verwirrtheitszuständen, Krämpfen und Bewußtlosigkeit. Bei rechtzeitiger Erkennung des gefürchteten Blutzuckerabfalls kann die Überdosierung von Insulin durch rasche Einnahme zuckerhaltiger Nahrungsmittel, notfalls auch durch Traubenzuckerinjektionen ausgeglichen werden. Als Gegenspieler von Insulin steht in solchen Fällen auch *Glucagon,* das Hormon der A-Zellen des Inselorgans, zur Verfügung.

Die Zuckerkrankheit – Tablettenbehandlung

Beim *jugendlichen Diabetes* handelt es sich um einen relativ frühen Schwund der B-Zellen im Inselorgan der Bauchspeicheldrüse mit weitgehendem oder gar völligem Erlöschen der Insulinproduktion. Da die Betroffenen auf die Dauer Insulininjektionen benötigen, spricht man auch von *insulinpflichtigem Diabetes* (Abb. 4). Dagegen nimmt die Insulinsekretion beim *Erwachsenendiabetes* später und nur allmählich ab. Daher genügen hier oft Diät, körperliche Bewegung und allenfalls Tabletten mit positiver Wirkung auf die noch verbliebene Insulinsekretion, um den Stoffwechsel unter Kontrolle zu bringen und zu stabilisieren *(nichtinsulinpflichtiger Diabetes).* Daneben gibt es auch noch Substanzen zur Unterstützung einzelner Wirkungen von Insulin.

Daß ein Diabetes nicht nur mit Insulin, sondern auch mit Tabletten behandelt werden kann, wurde zufällig entdeckt. Bei der Chemotherapie von Infektionskrankheiten hatte man beobachtet, daß Sufonamide als Nebenwirkung den Blutzucker senken. Durch chemische Änderungen am Sulfonamidmolekül und die Untersuchung verwandter Verbindungen gelangte man schließlich zu Stoffen, die im wesentlichen nur noch diese blutzuckersenkende Wirkung zeigen. Man faßt sie unter der Bezeichnung *Sulfonylharnstoffe* zusammen. Dazu gehören: Tolbutamid, Glymidin, Chlorpropamid, Tolazamid, Gliclazid, Gliquidon, Glibornurid, Glisoxepid, Glipizid und Glibenclamid. Historisch kann man zwischen den Sulfonylharnstoffen der ersten und der zweiten (stärker wirksamen) Generation unterscheiden.

Traubenzucker (Glucose) ist der natürliche Reiz für die *Insulinsekretion.* Sulfonylharnstoffe verstärken nun die durch Glucose stimulierte Insulinfreisetzung und führen so zur Senkung des Blutzuckerspiegels nach einer kohlenhydrathaltigen Mahlzeit. Voraussetzung dazu ist, wie schon erwähnt, eine ausreichende *Restfunktion der B-Zellen* im Inselorgan (Abb. 5). Möglicherweise verbessern die Sulfonylharnstoffe außerdem die Bindung (und dadurch die Wirkung) von Insulin in den verschiedenen Geweben.

Zu den *Nebenwirkungen der Sulfonylharnstoffe* gehört eine unerwünscht starke Blutzuckersenkung *(Hypoglykämie).* Diese kann – vor allem bei der Anwendung von Präparaten mit besonders langer Wirkung – protrahiert (zeitlich verlängert) verlaufen. Dabei spielt neben der Dosierung des betreffenden

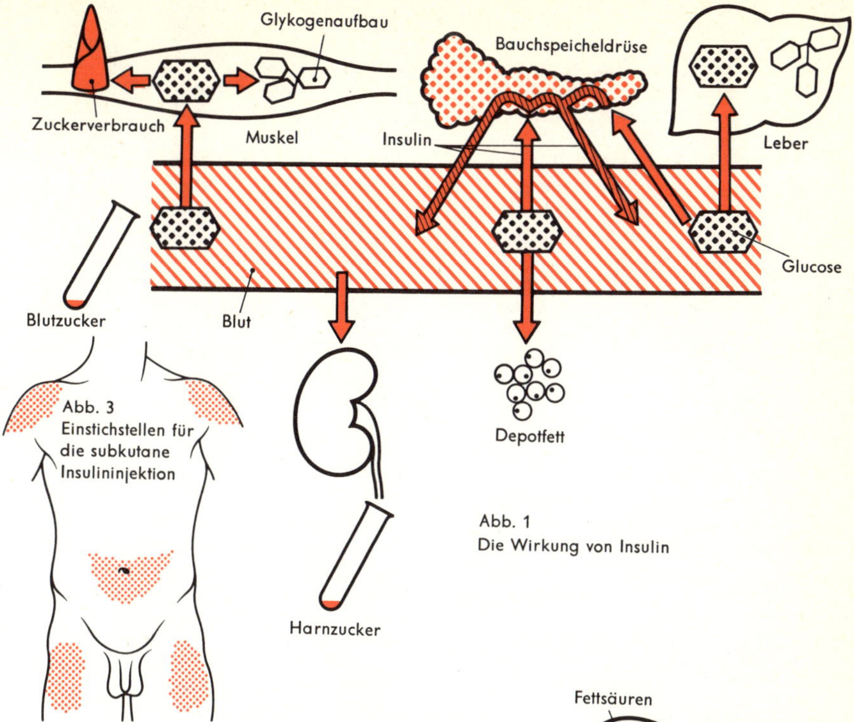

Abb. 1
Die Wirkung von Insulin

Abb. 3
Einstichstellen für die subkutane Insulininjektion

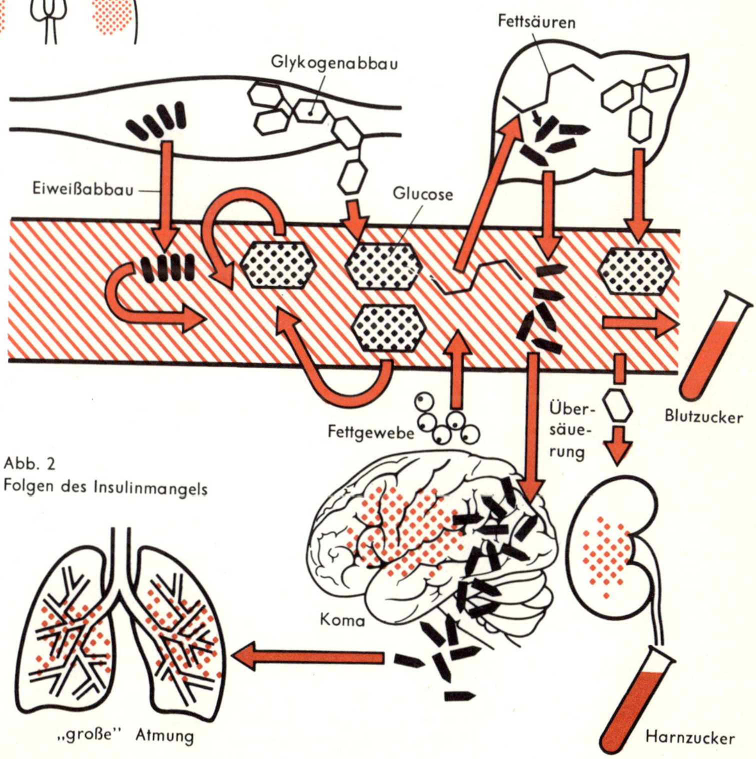

Abb. 2
Folgen des Insulinmangels

Mittels u. U. auch eine Verminderung der Kohlenhydrataufnahme (z. B. bei Infektionen) oder ein ungewohnter Mehrverbrauch durch körperliche Tätigkeit eine Rolle. Auch die akute Einwirkung größerer Alkoholmengen kann eine Hypoglykämie auslösen, während chronischer Alkoholkonsum die blutzuckersenkende Wirkung der Sulfonylharnstoffe (durch erhöhten Abbau der Wirkstoffe in der Leber) eher vermindert. Ferner können verschiedene Arzneimittel (besonders Chemotherapeutika, Analgetika und Betablocker) die Wirkung der Sulfonylharnstoffe beeinflussen. Sulfonylharnstoffe können schließlich auch zu einer Alkoholintoleranz führen. Weitere Nebenwirkungen sind (wie bei den Sulfonamiden) allergische Hautreaktionen und (selten) Blutbildveränderungen durch Knochenmarksschäden.

Die Sulfonylharnstoffe werden bei Diabetes vom Typ II angewendet, wenn eine ausreichend lange (u. U. zwei Monate dauernde) Diätbehandlung versagt. Ziel der *Diätbehandlung* ist u. a. auch eine Gewichtsreduktion. Fettgewebsschwund und wohldosierte körperliche Betätigung entlasten die Bauchspeicheldrüse und verbessern die Insulinempfindlichkeit durch Zunahme der Insulinrezeptoren, d. h. jener Bindungsorte, die für die Übermittlung des Hormonsignals an die Zielzellen erforderlich sind. *Versagt die Diättherapie,* wird die *Tablettenbehandlung* in der Regel mit niedrigen Dosen eines Sulfonylharnstoffs begonnen. Wenn sich dann die Stoffwechsellage nicht stabilisiert, wird die Dosis langsam bis zur richtigen Einstellung des Diabetikers gesteigert. Läßt die Wirksamkeit der Sulfonylharnstoffe im Lauf der Zeit wegen weiterer Abnahme der Insulinproduktion nach (sog. *Sekundärversagen*), muß *Insulin* verabreicht werden. Insulin wird, falls Diätbehandlung nicht ausreicht, prinzipiell auch während der Schwangerschaft und außerdem in Notfallsituationen (wie bei Verletzungen, Operationen, Infekten, hyperglykämischem Koma) sowie bei stärkerer Einschränkung der Nierenfunktion gegeben.

Die blutzuckersenkende Wirkung der *Biguanide* (Beispiel: Metformin) beruht nicht auf einer Steigerung der Insulinsekretion. Biguanide hemmen die Resorption von Traubenzucker aus dem Darm, fördern dessen Aufnahme in die Muskulatur und hemmen die Neubildung von Traubenzucker aus Milchsäure in der Leber. Zu den *Nebenwirkungen der Biguanide* gehören die Anhäufung von Milchsäure im Körper (seltene, jedoch bedrohliche Laktacidose) und Magen-Darm-Beschwerden wie Appetitlosigkeit, Übelkeit und Erbrechen. Biguanide werden vor allem eingesetzt, wenn Diät und Sulfonylharnstoffe bei einem Typ-II-Diabetes allein nicht zum Erfolg führen und gewichtige Gründe gegen eine Insulinbehandlung sprechen.

Zur Behandlung des Diabetes vom Typ I, an dessen Entstehung Autoimmunvorgänge beteiligt sein sollen, sind auch *immunsuppressive Maßnahmen* (u. a. Cyclosporin A und Antikörper gegen T-Lymphozyten) im Gespräch, als biologischer Ersatz für das funktionsunfähige Inselorgan auch die *Implantation von Inselzellen.*

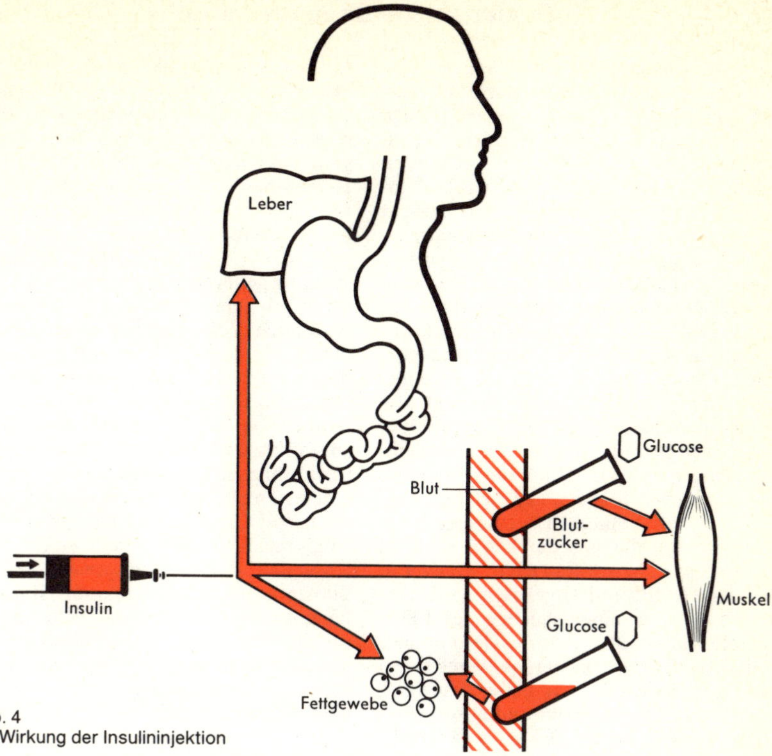

Abb. 4
Die Wirkung der Insulininjektion

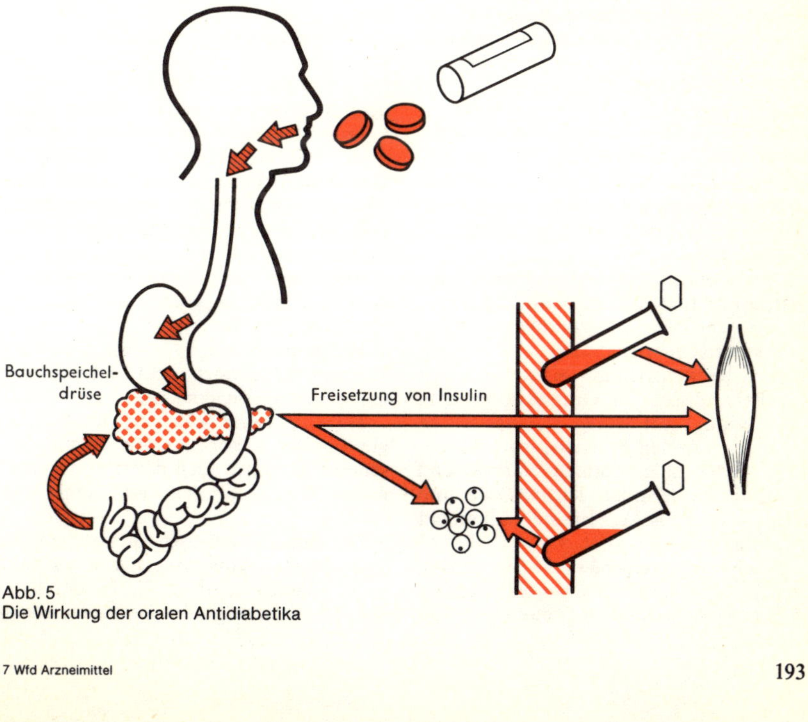

Abb. 5
Die Wirkung der oralen Antidiabetika

Blutfettsenkende Arzneimittel

Fettstoffwechselstörungen äußern sich in einem Anstieg des Blutfettspiegels *(Hyperlipidämie, Fettschwemme).* Da Blutfette (Lipide) an besondere Transporteiweiße (Apoproteine) gebunden auftreten, die bei Fettstoffwechselstörungen ebenfalls vermehrt sind, spricht man auch von *Hyperlipoproteinämien.*

Die Triglyceride (Fettsäure-Glycerin-Ester) werden von den sog. *Präbetalipoproteinen* (*VLDL;* Abkürzung für engl. very low density lipoproteins = Lipoproteine sehr niedriger Dichte) transportiert, Cholesterin vor allem von *Betalipoproteinen* (*LDL;* Abkürzung für engl. low density lipoproteins = Lipoproteine niedriger Dichte), aber auch von *Alphalipoproteinen* (*HDL;* Abkürzung für engl. high density lipoproteins = Lipoproteine hoher Dichte). LDL transportieren Cholesterin, das aus der Leber stammt, zu den peripheren Geweben, wo es u. a. in der Gefäßwand abgeladen wird. Daher stuft man einen Anstieg des LDL-Cholesterins als Arterioskleroserisiko ein. HDL transportieren (verestertes) Cholesterin wieder zur Leber, wo es zu Gallensäuren umgebaut und ausgeschieden werden kann. Daher wird HDL-Cholesterin auch als „gutes" Cholesterin bezeichnet. – Neben einer *Hypercholesterinämie* (ab Werten um 300 mg/100 ml; vorwiegend LDL) gelten auch erhöhte Triglyceridwerte *(Hypertriglyceridämie)* als Risikofaktor für die Entstehung einer Arteriosklerose.

Ziel der Behandlung einer Fettschwemme ist die Senkung der Blutfettwerte unter den Risikobereich durch diätetische Maßnahmen oder *blutfettsenkende Arzneimittel (Fettsenker, Antihyperlipidämika):*

Hypertriglyceridämien sind wesentlich seltener erblich als durch andere Erkrankungen (z. B. Zuckerkrankheit) oder überkalorische Ernährung und Fettleibigkeit bedingt. Daher reicht hier meist die Behandlung der Grundkrankheit in Verbindung mit einer fallangepaßten Diät aus, um den Blutfettspiegel zu senken. Andernfalls kommen *Clofibrat* und seine Derivate oder *Nikotinsäure* und ihre Derivate als Arzneimittel in Betracht (s. unten).

Auch die *Hypercholesterinämie* wird in der Regel zunächst für etwa zwei Monate diätetisch behandelt; erst dann wird der Einsatz von Medikamenten erwogen. Durch Arzneimittel kann der Blutcholesterinspiegel über eine Hemmung der Lipoproteinsynthese, durch Beschleunigung des Cholesterinabbaus sowie durch Hemmung der Resorption von Cholesterin oder von Gallensäuren aus dem Darm gesenkt werden.

Zu den *Hemmstoffen der Lipoproteinsynthese* gehören Nikotinsäure und Clofibrat mit ihren Derivaten. *Nikotinsäure* und auch *Nikotinylalkohol* vermindern die Bildung von Lipoproteinen u. a. durch Hemmung der Lipolyse, d. h. der Freisetzung von Fettsäuren aus dem Fettgewebe. *Clofibrat und seine Derivate* (Bezafibrat, Clofibrid, Etofibrat, Etofyllinclofibrat und Fenofibrat) hemmen die Cholesterin- und Fettsäuresynthese; doch soll Clofibrat stärker auf erhöhte Triglyceridkonzentrationen wirken.

Zu den *Resorptionshemmern* gehören Sitosterin und Cholestyramin. *Sitosterin* hemmt aufgrund seiner ähnlichen Struktur die Resorption von Cholesterin, das aus der Nahrung und aus der Galle stammt. *Cholestyramin* und *Colestipol* sind Anionenaustauscherharze, die aufgrund ihrer positiven Ladung die Resorption der (negativ geladenen) Gallensäuren aus dem Darmkanal beeinträchtigen.

D-Thyroxin senkt den Cholesterinspiegel über eine Beschleunigung des (rezeptorvermittelten) LDL-Abbaus. – Von den Schilddrüsenhormonen (L-Thyroxin und L-Trijodthyronin) ist seit längerem bekannt, daß sie Fettsenker sind. Die D-Isomeren wirken in dieser Hinsicht ähnlich, steigern den Sauerstoffverbrauch und die Herzfrequenz aber rund 100mal schwächer. Restwirkungen mit dem Charakter einer Schilddrüsenüberfunktion können durch die Gabe von Betablokkern reduziert werden.

Probucol senkt den Cholesterinspiegel über einen z. Z. noch nicht genau geklärten Wirkungsmechanismus.

Heparin (vgl. S. 82) führt durch Aktivierung der Lipoproteinlipase zum rascheren Verschwinden der tröpfchenförmigen Chylomikronen aus dem Blut (Abb.).

Die meisten Nebenwirkungen der Fettsenker gehen vom Magen-Darm-Kanal aus. Daneben kommen Stoffwechselstörungen und allergische Reaktionen vor.

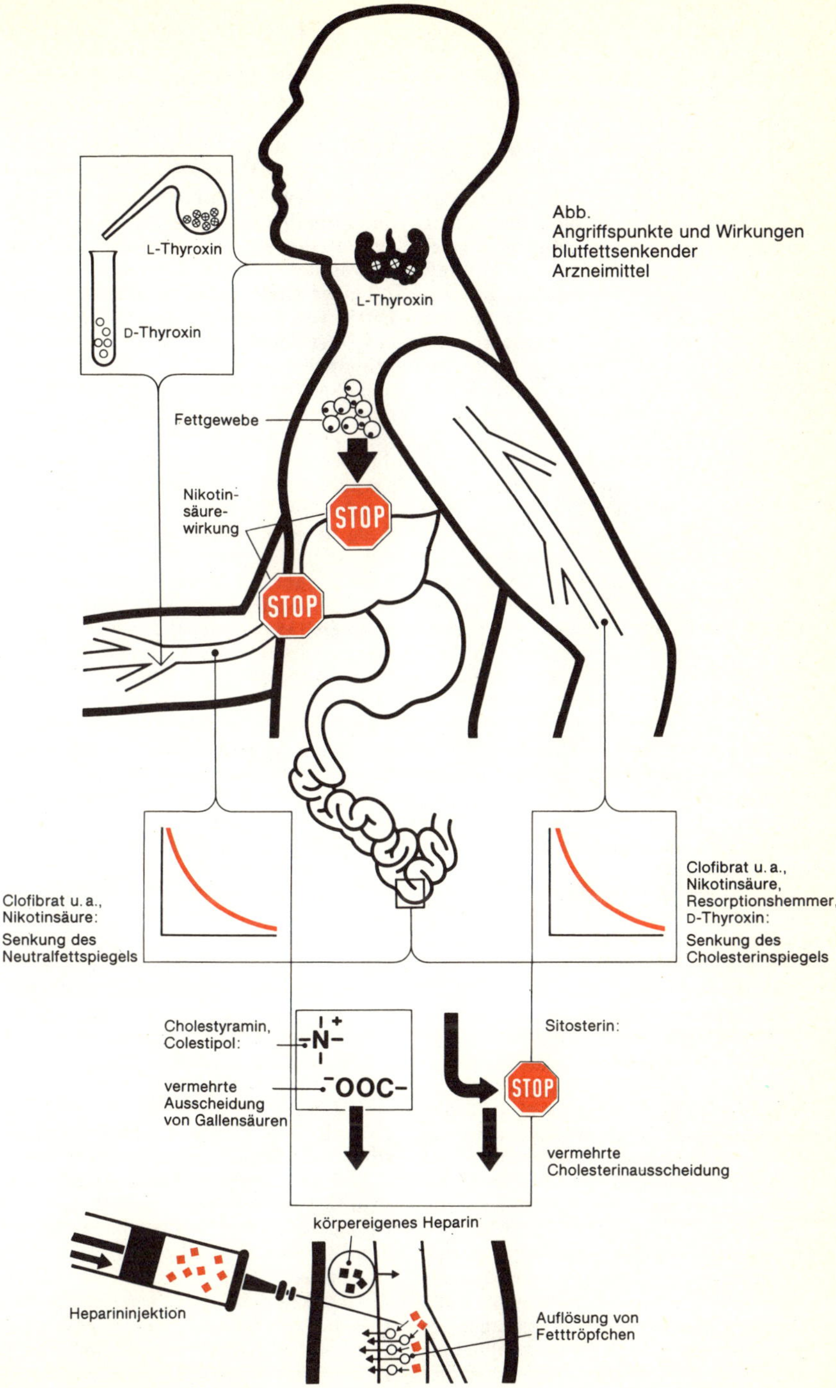

Abb.
Angriffspunkte und Wirkungen blutfettsenkender Arzneimittel

Die Behandlung der Fettsucht – Appetitzügler

Fettsucht, d.h. Übergewicht durch Fettansatz, entsteht immer dadurch, daß der Körper im Verhältnis zur jeweiligen Energieabgabe in Form von Arbeit und Wärme zu viele Nahrungskalorien aufnimmt. Der Grundumsatz, die spezifische Umsatzerhöhung bei Eiweißzufuhr (sog. spezifisch-dynamische Wirkung) und der Wirkungsgrad von Muskelarbeit sind bei Fettsüchtigen weitgehend normal. Zwar spricht einiges dafür, daß Menschen, die zur Fettsucht neigen, ihren Stoffwechsel in der Kälte und in Streßsituationen weniger steigern als Normalgewichtige. Dennoch dürfte bei Fettsüchtigen vor allem die Steuerung der Nahrungsaufnahme durch das *Hunger-* und *Sättigungsgefühl gestört* sein, die – unter der Kontrolle höherer Hirnbezirke – im Hypothalamus (einem Bereich des Zwischenhirns) verankert sind.

Die Verhütung und Behandlung der Fettsucht ist – abgesehen von ihrer Einstufung als Schönheitsfehler – vor allem deshalb wichtig, weil es sich dabei um eine *Stoffwechselstörung* mit beträchtlichem *Risikocharakter* handelt. So verschlechtert oder fördert die Fettsucht u.a. den Bluthochdruck, die Arteriosklerose, die Zuckerkrankheit, die Gicht sowie bestimmte Hautkrankheiten und Abnutzungserscheinungen des Bewegungsapparates.

Eine natürliche, wenn auch mühsame Möglichkeit, Fett abzubauen, besteht in der *Steigerung des Energieverbrauchs durch körperliche Tätigkeit.* Die zweite, wirksamere Alternative ist die Einhaltung einer (kalorienarmen) *Reduktionsdiät,* möglichst in Verbindung mit körperlicher Aktivität.

Medikamente können die Lösung des Bilanzproblems Fettsucht im Prinzip auf dreierlei Weise unterstützen: durch Erleichterung der freiwilligen Nahrungsenthaltung, durch Steigerung des Stoffwechsels und durch Verschlechterung der Verdauung oder der Aufnahme von Nährstoffen aus dem Darm (Abb.):

Die sog. *Appetitzügler* leiten sich von *Amphetamin,* einem Weckamin, ab, das zu den peripher und zentral angreifenden sympathikuserregenden Stoffen (Sympathikomimetika) zählt (vgl. S. 38). Von den *Weckaminen* war seit längerem bekannt, daß sie zu Gewichtsabnahme führen. Die naheliegende Annahme, dies sei eine Folge des gesteigerten Bewegungsdrangs durch die auch als „Aufputschmittel" verwendeten psychomotorischen Stimulanzien, hat sich nicht bestätigt. Der Gewichtsverlust ist eher das Resultat einer geringeren Nahrungsaufnahme durch Verminderung des Appetits über einen zentralen Angriffspunkt im Hypothalamus. Ähnliches gilt für eine Reihe weiterer Appetitzügler mit verwandter chemischer Struktur.

Leider sind an den appetitzügelnden Effekt von Amphetamin und vielen seiner Verwandten *nachteilige Wirkungen* gekoppelt, die dazu zwingen, Vorteile und Nachteile ihrer Anwendung in jedem Einzelfall sehr gründlich abzuwägen. So gehören die Weckamine wegen ihrer euphorisierenden Wirkung zu den am stärksten zum Mißbrauch verführenden Mitteln, die bei chronischer Anwendung zur psychischen Abhängigkeit führen. Allerdings gibt es in dieser Hinsicht Abstufungen bis hin zu Verbindungen, die zentral eher beruhigend bzw. erst in höheren Dosen erregend wirken. – Als weitere Nebenwirkung kommt bei manchen Appetitzüglern ein gefährlicher Druckanstieg im kleinen Kreislauf (pulmonale Hypertonie) hinzu. – Insgesamt gelten die Appetitzügler z.Z. daher nur als kurzfristig anzuwendende Hilfsmittel z.B. für den Fall, daß jemand durch seine Fettsucht erheblich gefährdet ist und diätetische sowie psychotherapeutische Maßnahmen versagen.

Eine *Steigerung des Stoffwechsels* ist im Prinzip durch die Gabe von *Schilddrüsenhormonen* möglich (vgl. S. 172). Diese Art der Entfettungstherapie wäre jedoch vor allem wegen der herzanregenden Wirkung von *Thyroxin* gefährlich, zumal Fettsüchtige oft ohnehin eine verminderte Koronarreserve haben.

Die Verwendung von *Abführmitteln* zur Verschlechterung der Ausnutzung überreichlich aufgenommener Nahrung stößt auf ähnlich enge Grenzen (vgl. S. 95). Im Vergleich dazu wären sicher natürliche oder auch künstliche, nachgewiesenermaßen unschädliche kalorienarme bzw. nichtresorbierbare Nahrungsbestandteile vorzuziehen. Eine weitere Möglichkeit besteht im Prinzip darin, bestimmte Verdauungsenzyme oder die Resorption von Nährstoffen aus dem Darm zu hemmen.

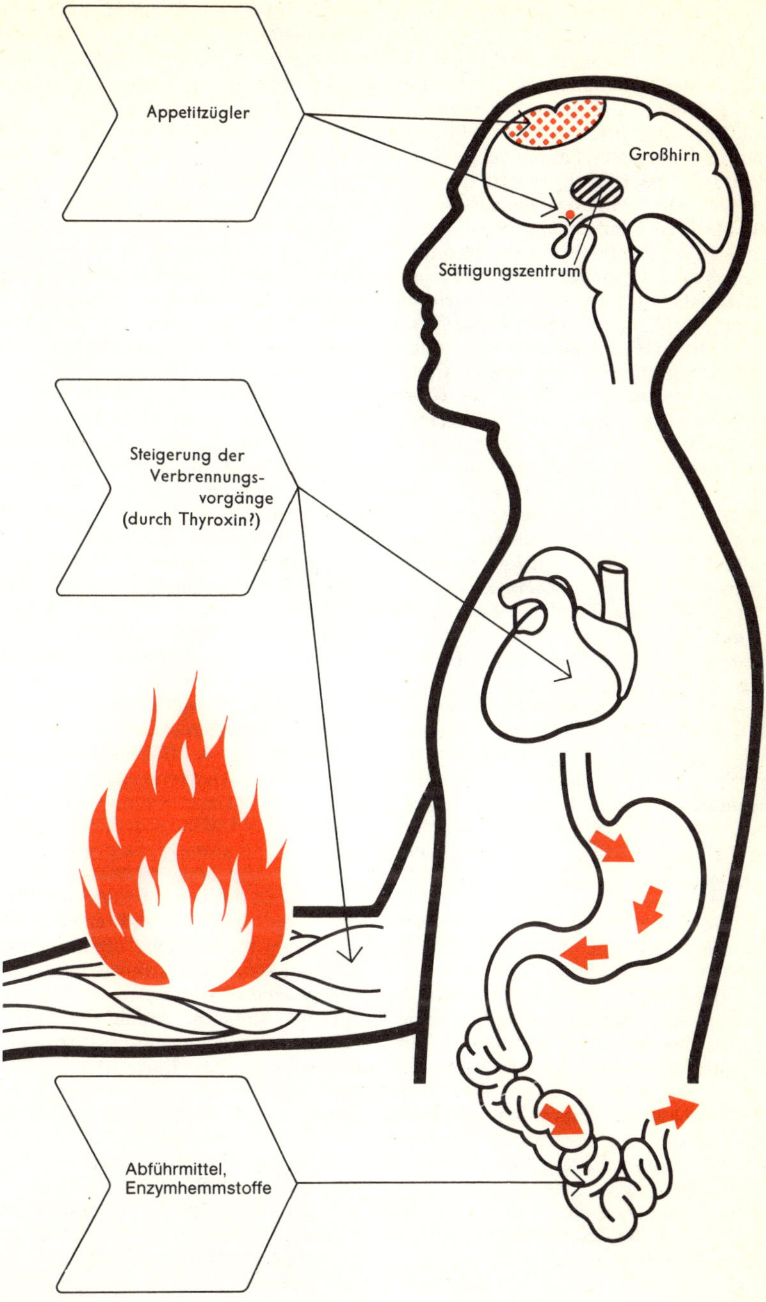

Abb. Mögliche Angriffspunkte chemischer Mittel gegen die Fettsucht

Die Behandlung der Gicht

Gicht ist meist die Folge einer vererbten Stoffwechselstörung, die vorwiegend bei Männern jenseits des 40. Lebensjahres auftritt. Charakteristisch für Gicht ist eine *Erhöhung der Harnsäurewerte* im Blut bei vermehrter Harnsäurebildung oder (in den meisten Fällen) bei gestörter Harnsäureausscheidung durch die Nieren. Das Auftreten von Gicht ist außerdem stark von der Ernährung, d.h. von der Zufuhr purinreicher Nahrungsmittel (Fleisch und besonders Innereien), abhängig. Als Folge des erhöhten Harnsäurespiegels *(Hyperurikämie)* kristallisiert Harnsäure unter entzündlich-degenerierten Erscheinungen im Bereich bestimmter Gelenke, unter Bildung von *Gichtknötchen (Tophi)* auch unter der Haut, aus. Gicht ist gewöhnlich ein fortschreitend chronisches Leiden, das durch äußerst schmerzhafte Anfälle akuter Gelenkentzündungen, vorwiegend im Bereich der unteren Extremitäten, gekennzeichnet ist; die große Fußzehe ist so gut wie immer beteiligt (sog. *Podagra*).

Ein wirksames Mittel zur *Behandlung des akuten Gichtanfalls* ist *Colchicin* (*Kolchizin;* Abb. 1), ein Alkaloid der Herbstzeitlose (Colchicum autumnale). Colchicin senkt weder den Harnsäurespiegel im Blut, noch führt es zu einer erhöhten Harnsäureausscheidung durch die Nieren. Seine Wirkung hängt vielmehr damit zusammen, daß Colchicin im entzündlichen Gewebe einen durch die ausgefällten Harnsäurekristalle angestoßenen Teufelskreis unterbricht. Diese Kristalle werden nämlich zuerst durch Freßzellen aufgenommen (phagozytiert). Sie schädigen die Freßzellen, bis diese zerfallen und neben Entzündungsstoffen auch die Harnsäure wieder freisetzen, die nun ihrerseits, von weiteren Freßzellen aufgenommen, auch auf diese schädlich einwirken kann. Colchicin unterbricht diesen Vorgang dadurch, daß es die für die Beweglichkeit der Freßzellen wichtigen Mikrotubuli zum Verschwinden bringt. Bei einer Dosierung von 1 mg mehrmals täglich hören meist schon nach 12 Stunden die Schmerzen des akuten Gichtanfalls auf, und die Zeichen der akuten Gelenkentzündung gehen zurück. Allerdings treten bei derartigen Colchicindosen häufig Magen-Darm-Störungen (v.a. Durchfälle, Darmkrämpfe und Erbrechen) auf. Sie sind – wie der bei längerdauernden Colchicinzufuhr auftretende Haarausfall und die Knochenmarksschädigung – Anzeichen der zytostatischen Wirkung der Substanz.

Anstelle von Colchicin können auch *Pyrazolonabkömmlinge* (z.B. Phenylbutazon) und das Indolderivat *Indometazin,* eventuell auch *Glucocorticoide* zur Behandlung des akuten Gichtanfalls angewandt werden.

Bei *chronischer Gicht* kommt es darauf an, den Harnsäurespiegel durch Steigerung der Harnsäureausscheidung (mit Hilfe von *Urikosurika*) oder durch Hemmung der Harnsäurebildung (mit Hilfe von *Urikostatika*) zu senken (Abb. 1). – Da Harnsäure in der Niere filtriert und anschließend in den Nierentubuli (Nierenkanälchen) zum großen Teil wieder resorbiert wird, kann die Harnsäureausscheidung durch Hemmung dieser Rückresorption mit Hilfe von *Probenecid, Sulfinpyrazon* oder *Benzbromaron* erheblich gesteigert werden (Abb. 2). Zur andauernden Normalisierung des Blutharnsäurespiegels müssen solche Stoffe allerdings jahrelang regelmäßig eingenommen werden. Bei konsequent durchgeführter Dauerbehandlung werden die Gichtknoten dann langsam abgebaut und verschwinden schließlich ganz; das gleiche gilt für die Harnsäureablagerungen in den Gelenken. Nebenwirkungen (v.a. Magen-Darm-Störungen) sind dabei insgesamt nicht sehr häufig. Zu Beginn der Behandlung kann es gelegentlich zu einem akuten Gichtanfall kommen. Steigt die Harnsäureausscheidung, sind Alkalipräparate und reichlich Flüssigkeitszufuhr angezeigt, um eine Ausfällung mit Steinbildung in den ableitenden Harnwegen zu vermeiden. – *Allopurinol,* ein Urikostatikum, hemmt die Xanthinoxidase, ein Enzym, das entscheidend an der Bildung der Harnsäure im Stoffwechsel beteiligt ist. Durch diese Enzymhemmung wird der Nachschub von Harnsäure – besonders aus den Nahrungspurinen – vermindert, der Harnsäurespiegel im Blut sinkt ab, und die abgelagerte Harnsäure kann ausgeschieden werden. Auch auf diese Weise kann man bei fortgesetzter Behandlung Anfallsfreiheit erzielen.

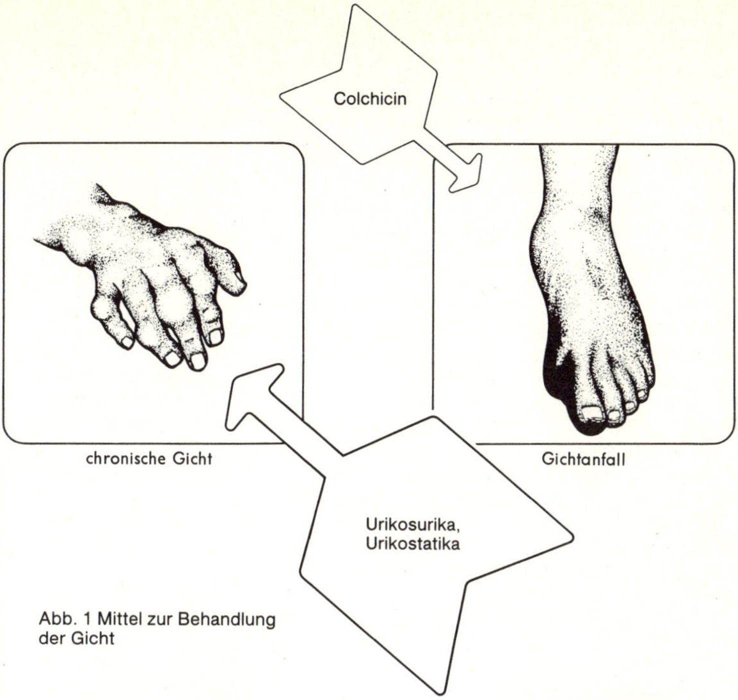

Abb. 1 Mittel zur Behandlung der Gicht

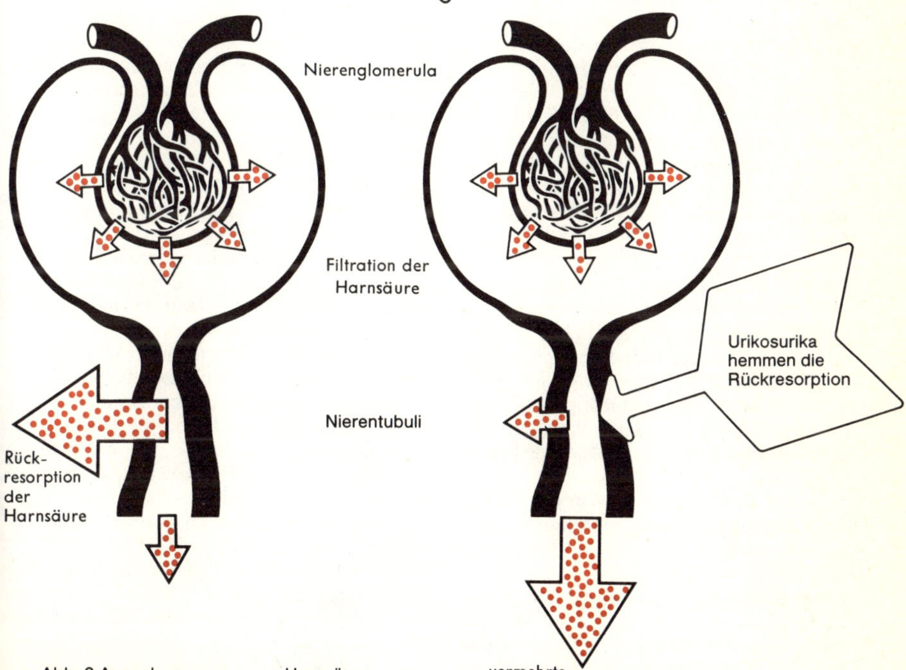

Abb. 2 Ausschwemmung von Harnsäure durch Urikosurika

Schmerz und Schmerzbekämpfung – Allgemeines

Schmerzen sind das Signal für eine Schädigung des Organismus. Schmerzen entstehen dadurch, daß schmerzerregende Reize in der Peripherie des Körpers auf schmerzempfindliche Nervenendigungen *(Schmerzrezeptoren, Nozizeptoren)* einwirken. Eine Gewebsschädigung kann recht unterschiedliche Ursachen haben, z. B. mechanische und chemische Einwirkungen, Kälte, Hitze oder eine Entzündung. Gemeinsam scheint allen diesen Einwirkungen zu sein, daß sie im Gewebe die Freisetzung von *Mittlersubstanzen (Mediatoren)* zur Folge haben, die (wie z. B. Histamin, Serotonin und Bradykinin) u. a. zu einer Erregung der Schmerzrezeptoren führen. An dieser Erregung der schmerzempfindlichen Nervenendigungen, am „Startschuß" für den Schmerzimpuls, ist eine weitere Klasse von „Gewebshormonen" beteiligt, die sog. *Prostaglandine,* besonders PGE_2 (vgl. S. 214), das die Empfindlichkeit der Schmerzrezeptoren für die Mediatoren Serotonin, Histamin und Bradykinin wesentlich erhöht.

Daraus ergibt sich ein erster Angriffspunkt für schmerzstillende Stoffe (Analgetika): Die schmerzvermittelnden Prostaglandine werden durch die Wirkung zweier Enzyme frei, der Phospholipase A_2 und der Cyclooxygenase. Während manche Steroide (indirekt) auf die Phospholipase einwirken, hemmen die *leichten Analgetika* (z. B. die Analgetika vom Salicylattyp) die Cyclooxygenase, unterbinden den Nachschub an Prostaglandinen und wirken dadurch schmerzlindernd. Da Prostaglandine auch Entzündungsstoffe sind, haben manche leichten Analgetika auch entzündungshemmende (antiphlogistische) und antirheumatische Eigenschaften. Schließlich wird auch die fiebersenkende (antipyretische) Wirkung dieser Gruppe von Antischmerzmitteln mit einer solchen Enzymhemmung in Verbindung gebracht (Abb.).

Von den Schmerzrezeptoren wird der Schmerzimpuls über langsame und schnellere Nervenfasern zum Rückenmark und dann über eine Reihe von Nervenzellkontakten zu immer höheren Instanzen des Zentralnervensystems und schließlich zur Hirnrinde geleitet, wo er bewußt wird. Die Nervenleitung kann durch *Lokalanästhetika* unterbunden (vgl. S. 212), das Bewußtsein (und mit ihm die Schmerzempfindung) durch eine *Narkose* ausgeschaltet werden (vgl. S. 228 ff.). Beide Maßnahmen werden in der Regel bei operativen Eingriffen angewandt (Abb.).

Andere Angriffspunkte und Anwendungsgebiete haben die *starken Analgetika.* Die außerordentlich spezifische Wirkung der starken *Analgetika vom Morphintyp* konnte lange Zeit nicht erklärt werden. Heute weiß man, daß im Organismus mit Endorphin und den Enkephalinen gewissermaßen natürliche Analgetika vorkommen, die den Ablauf der Meldung „Schmerz" auf verschiedenen Ebenen des Zentralnervensystems hemmen. Sie verbinden sich im Bereich von Nervenkontaktstellen (Synapsen) mit sog. *Opiatrezeptoren* und blockieren so – wie das körperfremde Morphin – die Überleitung der Erregung auf die nächste Nervenzelle. Opiatrezeptoren und damit auch Wirkorte von Morphin wurden in zahlreichen Gebieten des Zentralnervensystems – vom Rückenmark über das verlängerte Mark und den Thalamus bis ins Großhirn – gefunden. Daher die starke schmerzlindernde Wirkung von *Morphin,* die außerdem von einer Dämpfung zahlreicher reflektorischer Reaktionen des Organismus und ihrer seelischen Entsprechungen auf störende (nozizeptive) Einflüsse begleitet wird. Beim Herzinfarkt z. B. schaltet Morphin nicht nur den Schmerz, sondern auch das quälende Vernichtungsgefühl und die Angst aus. Morphin führt hier außerdem durch die körperliche Ruhigstellung bei gleichzeitiger Dämpfung der reflektorischen Sympathikusaktivität zur Entlastung des Herzens.

Der Unterschied zwischen Morphin und den Lokalanästhetika wird auch bei der Einbringung in den Liquorraum oder in den Raum zwischen harter Rückenmarkshaut und Wirbelkanal deutlich (epidurale bzw. intrathekale Applikation): Die *Lokalanästhetika* bewirken eine *Spinalanästhesie* mit allgemeiner Leitungsunterbrechung (vgl. S. 212), während *Morphin* durch die Besetzung der Morphinrezeptoren nur zur Ausschaltung der Schmerzempfindung und der Fluchtreflexe (sog. *Spinalanalgesie*) führt.

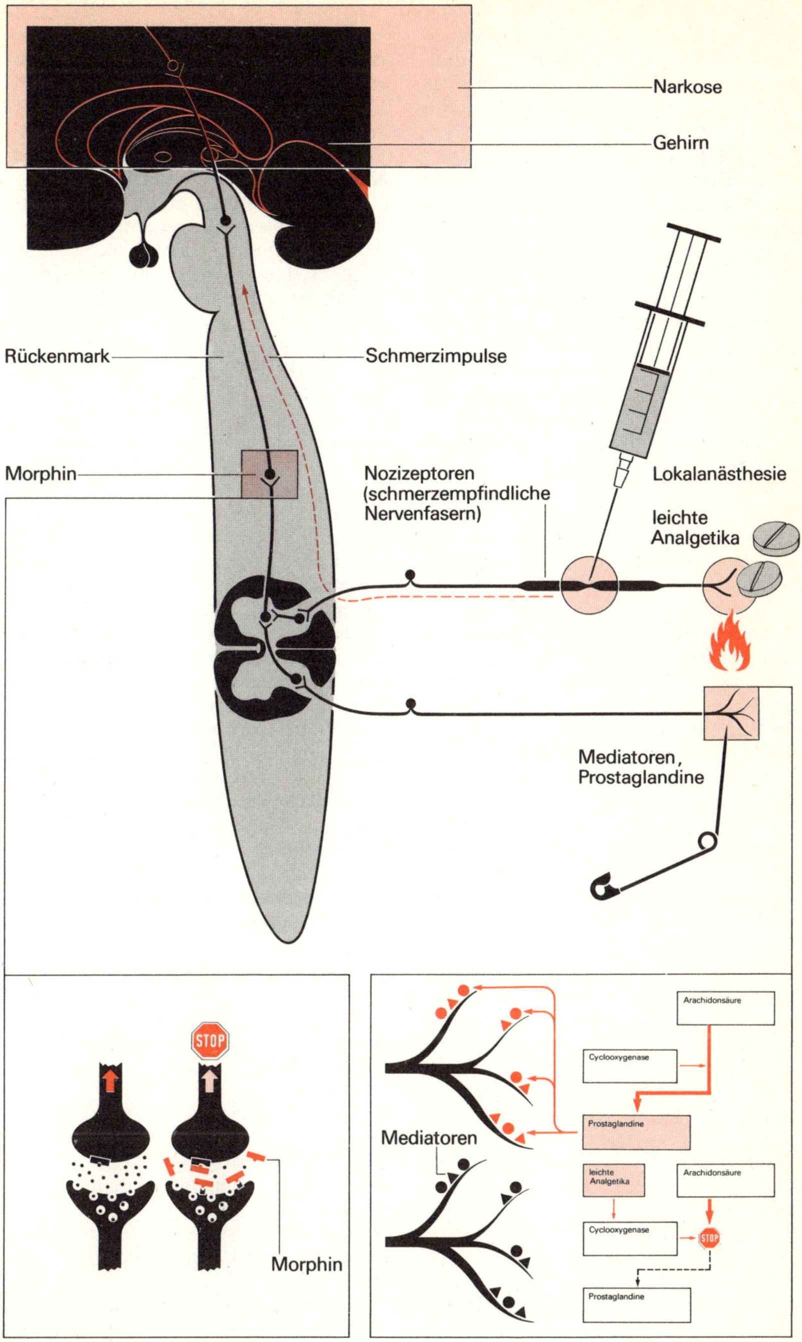

Abb. Die verschiedenen Angriffspunkte
schmerzstillender Mittel

Leichte Schmerzmittel

Schmerzen können an verschiedenen Stellen des nozizeptiven (schmerzvermittelnden) Systems bekämpft werden (vgl. S. 200). Im Gegensatz zu den starken Analgetika (starken Schmerzmitteln) vom Morphintyp, die im Bereich zentraler Schaltstellen eingreifen, dämpfen die *leichten Schmerzmittel (leichte Analgetika)* die Schmerzempfindung vorwiegend peripher im Bereich der schmerzaufnehmenden Nervenendigungen *(Nozizeptoren)*. Diese Nervenendigungen werden bei einer Gewebsschädigung (z. B. bei einer Entzündung) letztendlich zwar durch *Mediatoren* (Mittlerstoffe) wie Serotonin, Histamin und Bradykinin erregt, die Erregung der Nozizeptoren setzt jedoch die Anwesenheit von Prostaglandinen, besonders PGE_2, voraus (vgl. S. 214). Schwachwirksame Analgetika wie die *Salicylate* und auch die *Pyrazolabkömmlinge* hemmen die *Cyclooxygenase* im geschädigten Gewebe, vermindern so die Bildung von PGE_2 und unterbinden damit die Sensibilisierung der Schmerzrezeptoren für die genannten Schmerzmittlerstoffe.

Da nun Prostaglandine, abgesehen vom Schmerz, auch für verschiedene andere Begleiterscheinungen einer Entzündung verantwortlich sind, hat die Hemmung der Cyclooxygenase durch solche Mittel neben schmerzlindernden gleichzeitig auch *entzündungswidrige (antiphlogistische) und antirheumatische Effekte* zur Folge. – *Fieber* entsteht durch die Einwirkung fieberauslösender Stoffe (sog. Pyrogene) auf das Temperaturzentrum im Zwischenhirn. Manches spricht dafür, daß auch dieses Geschehen mit einer vermehrten Freisetzung von Prostaglandinen zusammenhängt. Dies würde verständlich machen, weshalb Hemmstoffe der Cyclooxygenase (wie die schwach wirksamen Analgetika) gleichzeitig auch *fiebersenkend (antipyretisch)* wirken. In die gleiche Richtung weisen Vermutungen, wonach auch an der schmerzlindernden Wirkung dieser Stoffe eine zentrale Komponente beteiligt sei.

Bei der dritten Gruppe schwach wirksamer Analgetika, den *Anilinderivaten,* ist der entzündungswidrige Effekt nur sehr gering; sie wirken v. a. analgetisch und antipyretisch. In diesem Zusammenhang ist darauf hingewiesen worden, daß sie die Prostaglandinsynthese im Zentralnervensystem etwa 10mal stärker hemmen als in der Peripherie. Tatsächlich scheinen die verschiedenen schwachen Analgetika sich u. a. hinsichtlich ihrer Vorliebe für die Cyclooxygenase bestimmter Gewebe zu unterscheiden.

Zusammenfassend ergibt sich daraus, daß die leichten Schmerzmittel vor allem über eine Hemmung der Cyclooxygenase analgetisch und antipyretisch, manche von ihnen auch antiphlogistisch und antirheumatisch wirken. Um den Gegensatz zur rein zentralen Wirkung der starken „narkotischen" Analgetika vom Morphintyp zu unterstreichen, spricht man auch von „peripher wirksamen antipyretischen Analgetika" oder von „nichtopioiden Analgetika mit vorwiegend peripherer Wirkung". Den Unterschied zu den entzündungswidrig wirkenden Nebennierenrindenhormonen betont die Bezeichnung „nichtsteroidale Antiphlogistika und Antirheumatika".

Gemeinsame Wirkungsmechanismen verschiedener Stoffe können ähnliche Nebenwirkungen zur Folge haben. So kann eine Hemmung der Synthese von PGE_2 und Prostacyclin – durch Fortfall ihrer Schutzwirkung auf die Magenschleimhaut – Magen-Darm-Beschwerden, kleine „verborgene" Blutungen sowie das Wiederauftreten oder die Entstehung von Magengeschwüren zur Folge haben. Durch die gleichzeitige Aufnahme von Alkohol werden solche Effekte verstärkt. Die Verlegung des sog. Cyclooxygenaseweges führt außerdem zu einer vermehrten Bildung von Leukotrienen über den Lipoxygenaseweg (vgl. S. 214), wodurch bronchialverengernde Verbindungen über bronchialerweiternde die Oberhand gewinnen und Asthmaanfälle auslösen können. Schließlich kann die Hemmung der Prostaglandinsynthese v. a. gegen Ende einer Schwangerschaft zu Komplikationen führen. Nicht endgültig geklärt ist, welche leichten Analgetika allein oder in Kombination bei chronischem Mißbrauch (wie zuerst für Phenacetin vermutet) zu Nierenschäden führen („Analgetikanephropathie").

Salicylsäure wird in Form von *Natriumsalicylat* seit 1875 innerlich gegen rheumatische Schmerzen und als fiebersenkendes Mittel angewandt. *Acetylsali-*

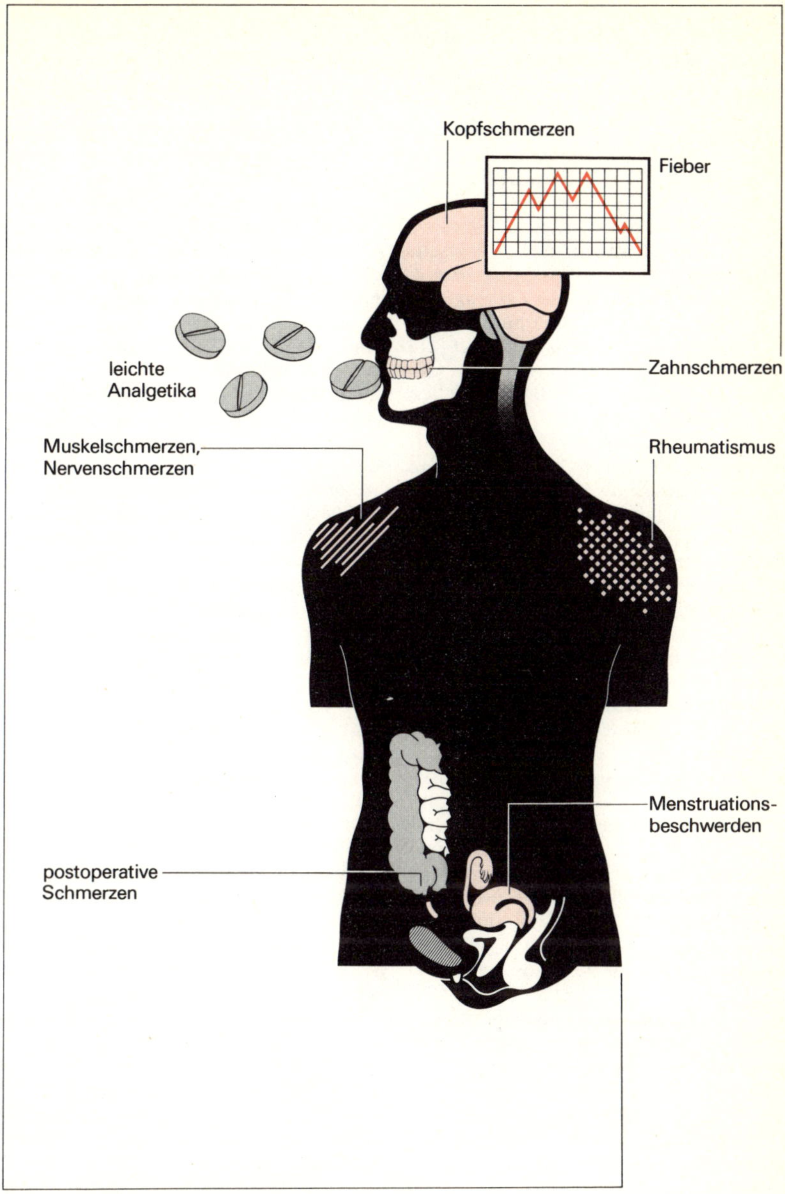

Abb. 1 Anwendungsgebiete
leichter Analgetika

cylsäure wurde im Jahre 1899 in die Therapie eingeführt. Salicylsäure selbst ist als Reinsubstanz nur noch äußerlich, vor allem zur Erweichung von Hornschichten (z. B. in Hühneraugenpflastern), in Gebrauch. Doch geht auch Acetylsalicylsäure nach ihrer Aufnahme in den Körper relativ rasch in Salicylsäure über, die wahrscheinlich für einen Teil der Wirkungen jener verantwortlich ist. Darüber hinaus ist bezeichnend, daß Acetylsalicylsäure durch Übertragung ihrer Essigsäuregruppe auf das aktive Zentrum der Cyclooxygenase zu einer unumkehrbaren Hemmung dieses Enzyms führt. Da Blutplättchen (Thrombozyten) im Gegensatz zu den meisten anderen Zellen nicht imstande sind, ihre Cyclooxygenase zu regenerieren, erzeugt Acetylsalicylsäure durch diesen Effekt schon in kleinen Dosen eine nachhaltige Hemmung der Zusammenballung (Aggregation) von Thrombozyten, wodurch die Neigung zur Blutpfropfbildung vermindert wird (vgl. S. 81).

Abgesehen von dieser neuen Anwendung, wird Acetylsalicylsäure seit langem als schmerzstillende, fiebersenkende, entzündungshemmende und antirheumatische Substanz eingesetzt. Wie bei anderen leichten Analgetika sprechen Schmerzen, die mit einer Entzündung einhergehen (so z. B. auch postoperative Schmerzen), besonders gut auf Acetylsalicylsäure an. Auch bei Kopf-, Gelenk- und Muskelschmerzen, weniger ausgeprägt bei Eingeweideschmerzen wirkt Acetylsalicylsäure schmerzstillend. – Überhöhte Salicylsäuredosen haben als Nebenwirkungen u. a. vertiefte Atmung, Ohrensausen und Schwindel zur Folge.

Auch die sog. *Anilinderivate* wirken schmerzstillend und fiebersenkend, auffallenderweise jedoch kaum entzündungswidrig. Ausnehmend gut ist, im Vergleich zu vielen anderen leichten Schmerzmitteln, die Magenverträglichkeit der Anilinderivate.

Paracetamol wird – mit oder gleich nach Acetylsalicylsäure – als Kurzzeitanalgetikum und Kurzzeitantipyretikum der Wahl bezeichnet. Toxische Dosen können jedoch zu Leberschäden führen.

Bei *Phenacetin* hat sich der Verdacht, daß langdauernder Mißbrauch zu Nierenschäden führt, bestätigt. Da es außerdem Hinweise dafür gibt, daß Phenacetin die Entstehung von Krebs in den harnableitenden Organen begünstigt, wurde die Substanz im April 1986 vom Markt genommen.

Vor allem durch Hemmung der Cyclooxygenase wirken auch die *Pyrazolderivate* analgetisch, antipyretisch und antiphlogistisch bzw. antirheumatisch; hinzu kommt eine spasmolytische Wirkung auf die glatte Muskulatur. *Aminophenazon,* das mit salpetriger Säure das krebsauslösende Dimethylnitrosamin bildet, ist nicht mehr im Handel. An seine Stelle sind *Phenazon, Propyphenazon* und das wasserlösliche *Metamizol* gerückt. Metamizol hat eine besonders starke analgetische Wirkung und ist bei schweren akuten Schmerzen, vor allem mit Spasmen der glatten Muskulatur, eine erwägenswerte Alternative zu den Opioiden (vgl. S. 208). Wie alle Pyrazolderivate kann Metamizol zur Agranulozytose führen. Auch wurden (bei intravenöser Gabe) Kollapszustände und tödliche Kreislaufschocks beobachtet. Daher wurde nach längerer Diskussion eine besonders sorgfältige Indikationsstellung empfohlen. – Butazonhaltige Mittel wie *Phenylbutazon* und *Oxyphenbutazon* werden (außer anderen nichtsteroidalen Antirheumatika wie Acetylsalicylsäure) unter besonderen Vorsichtsmaßnahmen bei bestimmten Fällen von rheumatoider Arthritis und Gicht eingesetzt (vgl. S. 224 und S. 198).

Neben den bereits erwähnten leichten Analgetika gibt es eine Reihe von *Derivaten organischer Säuren,* die u. a. mit dem Ziel entwickelt wurden, spastische Eingeweideschmerzen, Schmerzen im Bereich von Muskeln und Knochen sowie rheumatische Entzündungen bei geringeren Nebenwirkungen zu behandeln. Dazu gehören u. a. Flufenaminsäure, Mefenaminsäure, Diclofenac, Tolmetin, Ibuprofen, Naproxen, Fenoprofen, Ketoprofen, Indometacin, Sulindac und Diflunisal (ein Salicylsäureabkömmling). Ihre Bewertung im Vergleich zur Acetylsalicylsäure ist nur z. T. abgeschlossen. Manche von ihnen haben sich vor allem bei Schmerzen mit starker entzündlicher Komponente im Muskel- und Knochenbereich, bei Harnleiterkoliken und bei Menstruationsbeschwerden als wirksam erwiesen. Sie können im Einzelfall auch besser verträglich sein.

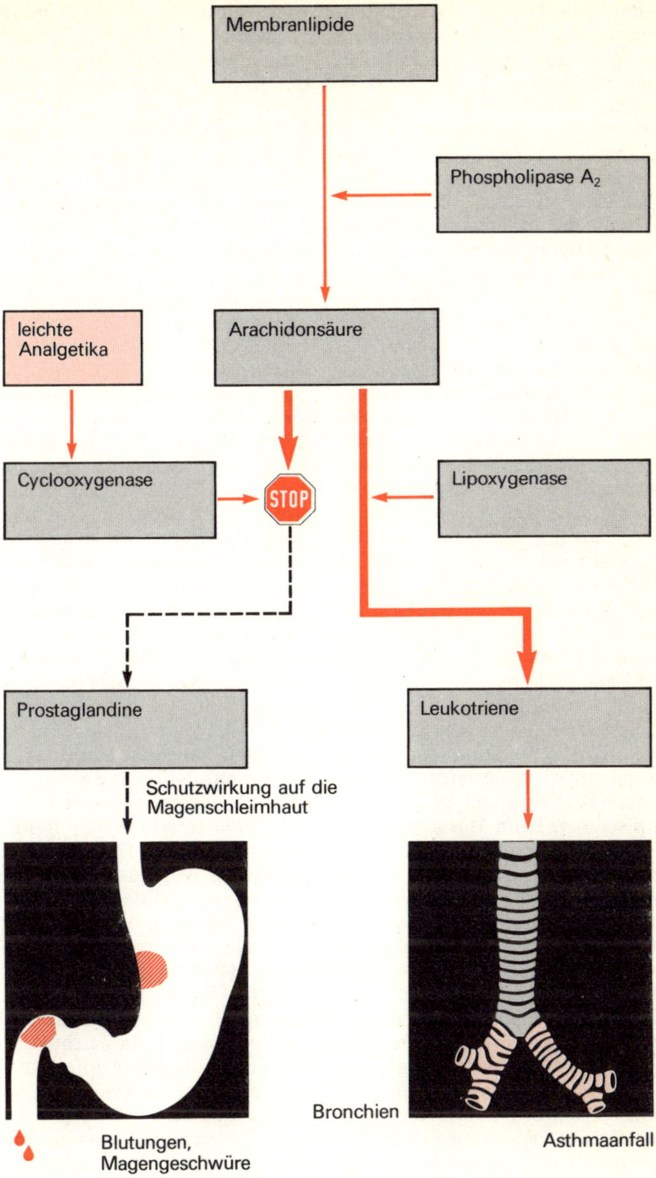

Abb. 2 Nebenwirkungen der leichten Analgetika

Die Behandlung von Kopfschmerzen

Kopfschmerzen können als begleitendes Warnzeichen recht unterschiedlicher Erkrankungen auftreten *(begleitender, symptomatischer Kopfschmerz),* so z. B. bei Hirnhaut- und Nebenhöhlenentzündung, Trigeminusneuralgie, Bluthochdruck, Tumoren, Abszessen oder Blutungen im Schädelinneren sowie im Gefolge von Schädelverletzungen. In solchen Fällen zielt die Behandlung vor allem auf die den Kopfschmerz auslösende Grundkrankheit. Kopfschmerzen können aber auch Ausdruck einer selbständigen Erkrankung sein; in solchen Fällen spricht man von *primären* oder *idiopathischen Kopfschmerzen.* Die weitere Unterteilung der primären Kopfschmerzen ist problematisch. – Gut abgrenzbar ist die *Migräne,* der man die zahlreichen übrigen Fälle von chronischem (idiopathischem) Kopfschmerz als *gewöhnlichen* (banalen, auch vasomotorischen) *Kopfschmerz* gegenüberstellen kann. Neben anderen (im einzelnen meist unbekannten) Ursachen spielen beim idiopathischen Kopfschmerz psychische Alterationen eine Rolle, beim *Spannungskopfschmerz,* der als Folge muskulärer Verspannungen im Kopf- und Nackenbereich auftritt, auch Zugluft und Fehlhaltungen.

Kopfschmerzen lassen sich nicht selten durch die Vermeidung der erfahrungsgemäß anfallsauslösenden Faktoren verhindern. Vor allem beim Spannungskopfschmerz kann Massage Linderung verschaffen. Versagen auch psychotherapeutische Maßnahmen, so erfolgt die *Behandlung der gewöhnlichen und Spannungskopfschmerzen* mit möglichst unbedenklichen leichten Analgetika (z. B. Acetylsalicylsäure und/oder Paracetamol, u. U. in Kombination mit Codein). Nicht angebracht sind dagegen Schmerzmittel mit starken Nebenwirkungen und Mischpräparate, die mit der Gefahr eines Mißbrauchs oder von Nierenschäden verbunden sind.

Unter *Migräne* versteht man anfallsweise, oft im Gefolge typischer „Auslöser" auftretende Kopfschmerzen, die stunden- oder tagelang anhalten und häufig mit Übelkeit und Erbrechen, Augenflimmern und Sehstörungen einhergehen. Für die klassische Migräne kennzeichnend sind ferner Vorboten des Anfalls (Prodromalsymptome während der sog. Aura), wie z. B. Gesichtsfeldausfälle und Wahrnehmung von Lichtblitzen. Ursache der Migränekopfschmerzen sind wahrscheinlich Kaliberschwankungen der Kopfschlagadern, die man auf Störungen im Gleichgewicht zwischen gefäßverengenden und gefäßerweiternden Mittlerstoffen zurückführt. Anfangs, schon während der Vorboten, soll es durch die vermehrte Freisetzung gefäßkonstriktorischer Stoffe (Noradrenalin, Dopamin, aus der Nahrung auch Tyramin) zu einer überschießenden Gefäßverengung, später dann, während des eigentlichen Anfalls, reaktiv zu schmerzhaften Gefäßerweiterungen durch vasodilatatorische, entzündungserregende Substanzen kommen (Serotonin, Bradykinin, Histamin, Prostaglandine; vgl. S. 200). Daher werden zur *Anfallsbehandlung* neben Analgetika (z. B. Acetylsalicylsäure und Paracetamol, die Hemmstoffe der Prostaglandinsynthese sind, sowie Codein) vor allem auch gefäßtonisierende Mutterkornalkaloide (z. B. Ergotamin) verwendet (vgl. S. 202 und S. 46). Coffein soll die Resorption von Ergotamin aus dem Magen-Darm-Kanal verbessern. Störungen von Seiten des vegetativen Nervensystems werden mit atropinähnlich wirkenden Arzneimitteln und mit Antiemetika behandelt. Bei manchen Patienten kann das Vor- oder Prodromalstadium mit Serotoninantagonisten abgefangen werden (Abb.).

Ist eine Intervallbehandlung zur Verminderung der Häufigkeit und der Stärke der Migräneanfälle erforderlich, kommen u. a. Mittel in Frage, die gegen Noradrenalin und Serotonin gerichtet sind (Dihydroergotamin, Betablocker, wie z. B. Propranolol, Clonidin, Amitriptylin, Pizotifen, Cyproheptadin, Methysergid), und neuerdings auch Calciumantagonisten. In leichten Fällen ist die Vermeidung der anfallsauslösenden oder anfallsverstärkenden Faktoren (wie Streß, Alkohol, Nikotin, Diätfehler, Ovulationshemmer) ausreichend. Zu den physikalischen Maßnahmen gehören Gefäßtraining durch Wechselduschen und Bürstenmassage sowie Ausdauertraining (in Form von Schwimmen, Laufen oder auch Radfahren).

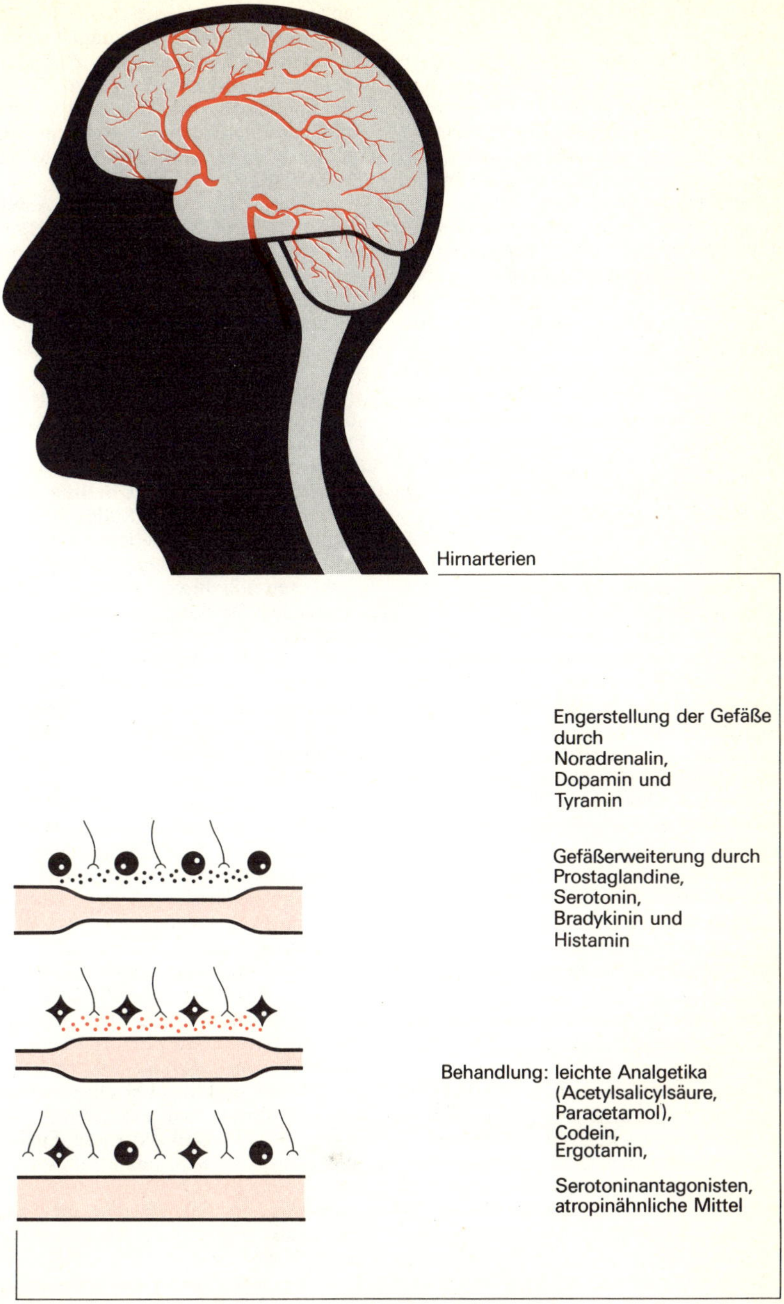

Abb. Ursachen und Behandlung der Kopfschmerzen bei Migräne

Starke Schmerzmittel – Morphin und seine Verwandten

Schmerzen können an verschiedenen Stellen der „Schmerzbahn“ bekämpft werden. Die sog. *leichten Analgetika (Schmerzmittel)* greifen vor allem peripher, d. h. im Bereich der schmerzempfindlichen Nervenendigungen (Schmerzrezeptoren), an. Sie hemmen die Cyclooxygenase, unterbinden den Nachschub an Prostaglandinen und verhindern so die Erregung der Schmerzrezeptoren durch die Mittlerstoffe (Mediatoren) Serotonin, Histamin und Bradykinin (vgl. S. 200). Im Gegensatz dazu greifen die *stark wirksamen Analgetika vom Morphintyp* im Bereich des Zentralnervensystems an, wo sie den Ablauf und die Verarbeitung der durch Schmerzreize ausgelösten Erregungen auf verschiedenen Ebenen des Rückenmarks und Gehirns unterbinden. Sie ahmen dabei die Wirkung bestimmter natürlicher Analgetika nach, die (wie Endorphin und die Enkephaline) die Überleitung des Schmerzsignals von Nervenzelle zu Nervenzelle durch Besetzung der sog. Opiatrezeptoren blockieren.

Der *Schmerz* ist wesentlicher Bestandteil eines umfassenden Sicherungssystems, das dazu dient, den Organismus vor Schäden zu bewahren *(nozizeptives System)*. Er bewirkt einerseits – gewissermaßen als Sofortmaßnahme – auf dem unwillkürlichen Reflexweg Flucht- und Abwehrreaktionen, über schmerzbedingte Verspannungen manchmal auch eine Ruhigstellung des betroffenen Körperteils. Der Schmerzreiz gelangt andererseits zum Gehirn, wo ein dumpfes, ein stechendes oder ein brennendes, auf jeden Fall warnendes Schmerzerlebnis entsteht. Vor allem starke und auch langanhaltende Schmerzen führen über solche im Prinzip nützliche Begleiterscheinungen hinaus jedoch oft zu unzweckmäßigen Reaktionen, ja selbst zu schweren Störungen des Organismus. Sie erzeugen Unruhe, Angst, u. U. sogar Panik, führen durch Blutdrucksteigerung eventuell zu einer inadäquaten Belastung des kranken Herzens oder senken den Blutdruck, bis es zur Bewußtlosigkeit (Ohnmacht) kommt. Starke Schmerzen solcher Art, die, abgesehen davon, daß sie quälend sind, den Kranken auch noch zusätzlich schädigen, erfordern eine nachhaltige Bekämpfung mit Stoffen, die an möglichst vielen Schaltstellen des nozizeptiven Systems angreifen, d. h. mit den *stark wirksamen Analgetika*. Da Opiatrezeptoren nicht nur im Bereich des Zentralnervensystems vorkommen, haben die starken Analgetika vom Morphintyp neben ihren zentralen auch eine Reihe peripherer Wirkungen, z. B. auf den Magen-Darm-Kanal.

Prototyp der starkwirksamen Analgetika ist *Morphin*. Morphin ist der Hauptwirkstoff des Opiums, das aus den unreifen Kapseln des Schlafmohns (Papaver somniferum) gewonnen wird. Daher bezeichnet man Morphin und morphinähnlich wirkende Analgetika aus Opium auch als *Opiate*. Demgegenüber sind *Opioide* halb- und vollsynthetische Substanzen mit morphinartigen Effekten. Dazu kann man im weiteren Sinne auch die bereits erwähnten körpereigenen analgetisch wirkenden Überträgerstoffe bzw. Mediatoren wie Endorphin, Dynorphin und die Enkephaline rechnen.

Von dem natürlichen Alkaloid *Morphin* leiten sich durch Abänderungen der chemischen Struktur verschiedene *halbsynthetische Schmerzmittel* ab, z. B. Oxycodon, Hydromorphon und Oxymorphon, ferner eine Reihe rein *synthetischer Schmerzmittel* wie Pethidin, Methadon und Levorphanol. Sie alle wirken im Prinzip wie Morphin.

Mit Morphin und seinen Verwandten können Schmerzen jeder Art und Stärke unterdrückt werden. An dieser Wirkung ist eine gezielte *Abstumpfung des Schmerzbewußtseins* im Bereich der Hirnrinde beteiligt, während alle anderen Sinneswahrnehmungen (etwa Hören und Sehen) intakt bleiben. Morphin wirkt in der Regel zusätzlich beruhigend, in höheren Dosen schlaffördernd und schließlich narkotisch. Bei manchen Menschen lösen Morphin und seine Verwandten unangenehme Empfindungen (eine *Dysphorie*) aus, bei anderen dagegen ein (unrealistisches) Gefühl allgemeinen Wohlbefindens; diese *Euphorie* ist als auslösendes Moment für den Mißbrauch von Morphin und den anderen stark wirksamen Analgetika anzusehen. Unter dem Einfluß von Morphin verengen sich die Pupillen stecknadelkopfförmig. Krampfartige Kontraktionen der Darmwand (besonders im Bereich der Schließmuskeln) führen zu einer nachhaltigen Verstopfung. Zu den unange-

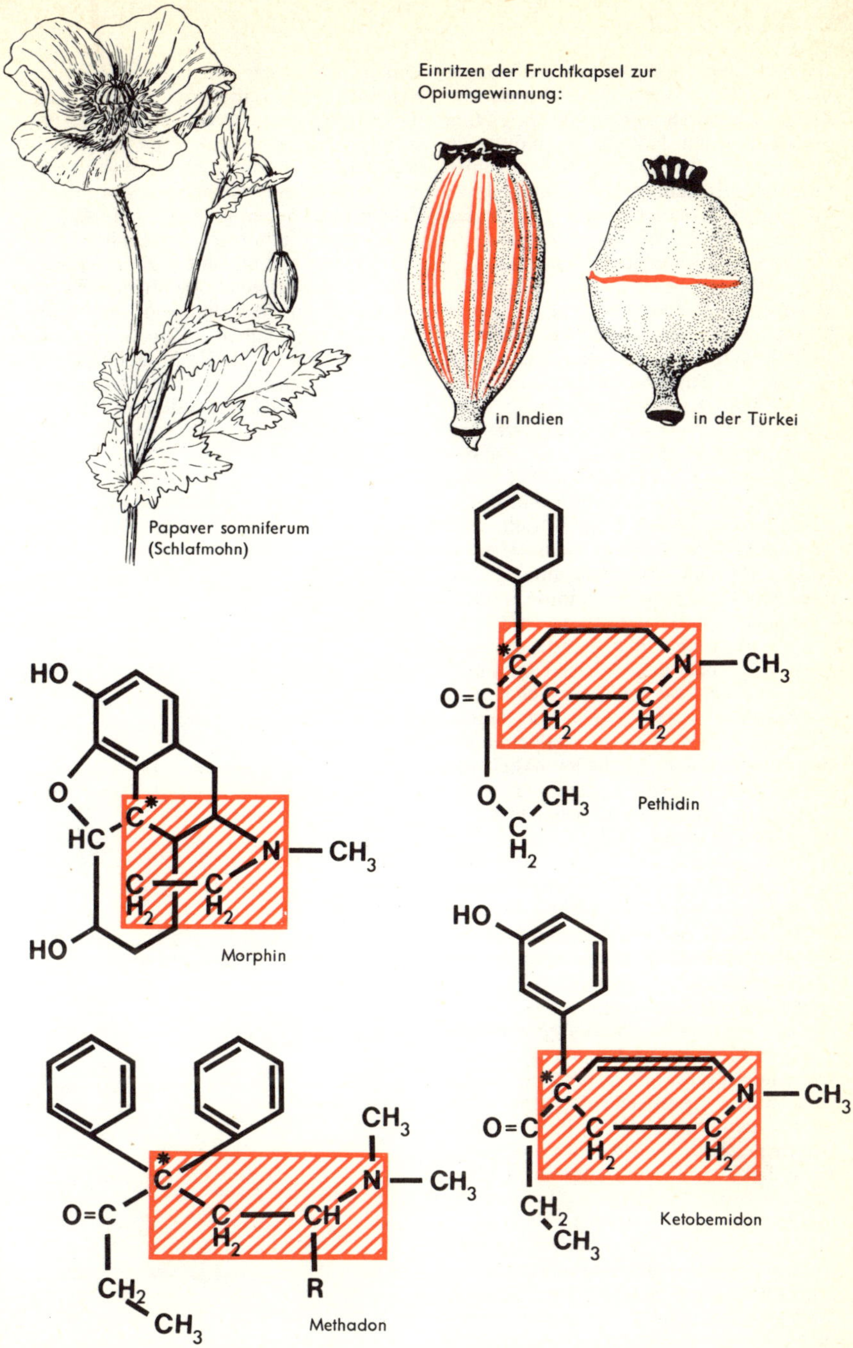

Abb. 1
Opium, Morphin und die Opioide

nehmen Empfindungen und Reaktionen mancher Menschen auf die Zufuhr von Morphin gehören Unruhe und Erregung, auch Erbrechen. Höhere Morphindosen hemmen das Brechzentrum. Zur Dämpfung des Hustenzentrums durch Morphin vgl. S. 88, zur atemdepressorischen Wirkung vgl. S. 294.

Morphin und seine Verwandten werden vor allem bei *schweren Schmerzzuständen* eingesetzt, die durch andere Maßnahmen (einschließlich anderer Arzneimittel) nicht zu beherrschen sind, so z. B. bei Tumorschmerzen. In manchen Fällen kann es erforderlich sein, unerträgliche Schmerzen für kurze Zeit bis zur Beseitigung ihrer Ursachen zu lindern, so etwa Kolikschmerzen bei Steineinklemmung (hier wird Morphin in der Regel mit krampflösenden Mitteln vom Atropintyp kombiniert). Beim Herzinfarkt wirkt sich besonders günstig aus, daß die Opiate und Opioide zentral beruhigend wirken und so mit den Schmerzen auch die quälende und das Herz zusätzlich belastende Todesangst unterdrücken. Bei starken Schmerzen unbekannter Ursache (v. a. im Bauchraum) wird die Gabe von Analgetika, da sie hier lebensbedrohliche Krankheitszustände verschleiern könnten, vor einer Abklärung der Diagnose möglichst vermieden. Werden unter der Geburt – zur Hemmung der Wehentätigkeit und Einleitung einer Schnittentbindung – starke Analgetika erforderlich, kombiniert man sie aus Rücksicht auf das empfindliche Atemzentrum des Neugeborenen mit einem spezifischen Gegenmittel (zu den Morphinantagonisten vgl. S. 294).

Zu den unerwünschten *Nebenwirkungen* von Morphin und seinen Verwandten gehören Übelkeit, Erbrechen, Stuhlverstopfung, spastische Kontraktionen von Schließmuskeln (Gallenwege, Bauchspeicheldrüsen-Ausführungsgang, Harnblase) und die besonders bei Asthma und Emphysem (Lungenblähung) gefährliche Atemdepression.

Zahlreiche ältere und neuere Opioide wurden in der Hoffnung synthetisiert, Substanzen mit starker analgetischer Wirkung möglichst ohne atemlähmenden und euphorisierenden Effekt (d. h. ohne Suchtpotential) zu gewinnen. Eine solche Abtrennung einzelner Effekte aus dem Wirkungsspektrum von Morphin erscheint im Prinzip möglich, da es wahrscheinlich verschiedene Typen von Opiatrezeptoren gibt und Substanzen bekannt wurden, die einerseits zwar noch analgetisch wirken, andererseits aber imstande sind, eine Reihe von Morphineffekten aufzuheben (sog. partielle Agonisten). Opioide mit den erwähnten idealen Eigenschaften sind z. Z. allerdings noch nicht verfügbar, obwohl manche im Vergleich zu Morphin ein geringeres Suchtpotential haben. – Zur Anwendung von Fentanyl bei der Neuroleptanalgesie vgl. S. 238, zu Codein und Dihydrocodein als hustenreizstillenden Mitteln vgl. S. 88.

Nebenwirkung	Diamorphin	Codein	Levo-methadon	Pethidin	Pentazocin
Euphorie	↑→	↓	↓→	↓→	↓
Abhängigkeits-potential	↑	↓	↓→	↓→	↓↓
Beruhigung	↑→	↓	→	→	→
Atemdepression	→	↓→	↓→	↓→	↓
hustenreizstillende Wirkung	→	↓→	↓→	↓→	↓
Erbrechen	↓	↓	↓	↓	↓
Pupillenverengung	→	↓→	→	↓	→
Verstopfung	↓	↓→	↓→	↓	↓

↑ : stärkere Wirkung
↓ : schwächere Wirkung
→ : annähernd gleiche Wirkung

Abb. 2 Die Nebenwirkungen verschiedener Opiate und Opioide im Vergleich zu Morphin (modifiziert nach Brune)

Die örtliche Betäubung

Unter *örtlicher Betäubung (Lokalanästhesie)* versteht man eine vorübergehende Schmerzausschaltung in umschriebenen Körperbezirken. Dabei bleiben im Gegensatz zur allgemeinen Narkose das Bewußtsein und die Wahrnehmung von Schmerzen im Bereich anderer (nicht betäubter) Körperregionen voll erhalten.

Periphere Schmerzreize werden normalerweise von den über den ganzen Körper verteilten nervösen Endorganen (den sog. *Schmerzrezeptoren*) aufgenommen und auf dem Nervenweg, größtenteils über das Rückenmark, dem Gehirn zugeleitet. Erst im Gehirn erfolgen die Schmerzwahrnehmung und die genaue Ortung des Schmerzreizes. Die örtlich betäubende Wirkung der *Lokalanästhetika* beruht nun auf einer vorübergehenden Unterbrechung der Nervenleitfähigkeit. Ist das zuleitende nervöse „Kabel" unterbrochen, so kann die Nachricht das Zentralnervensystem nicht erreichen und der Schmerz nicht mehr wahrgenommen werden.

Die *Reizleitung* in den verschiedenen Nerven des Körpers beruht auf einem komplizierten elektrochemischen Vorgang: Jede Nervenfaser ist (wie auch die anderen Körperzellen) von einem dünnen Häutchen, der Zellmembran, umgeben, die ihr Inneres von der Umgebung, einem flüssigkeitsgefüllten Spaltraum, abtrennt. Im Zell- und Faserinneren befinden sich vorwiegend positiv geladene Kaliumionen, im umgebenden Extrazellularraum überwiegen die Natriumionen. Aus dieser besonderen Verteilung der elektrisch geladenen Partikel beiderseits der Zellmembran und einer gegenüber Natrium wesentlich höheren Durchlässigkeit für Kaliumionen resultiert ein elektrischer Spannungsunterschied von einigen tausendstel Volt (das sog. *Membranpotential*). Die Erregung der Nervenfasern besteht nun darin, daß die Durchlässigkeit der Zellmembran für Natriumionen schlagartig zunimmt, so daß plötzlich vermehrt Natriumionen ins Faserinnere einströmen können; dabei wird die Zellmembran für Bruchteile einer Sekunde elektrisch umgeladen.

Die zur örtlichen Betäubung verwendeten Mittel haben die Eigenschaft, die Durchlässigkeit der Zellmembran herabzusetzen, so daß der Einstrom von Natriumionen und mit ihm die Erregbarkeit der Nervenfasern bis zur Leitungsunterbrechung vermindert wird (Abb. 1). Um ihren Wirkungsort (die Nervenfasermembran) zu erreichen, müssen die Lokalanästhetika zuerst ins Gewebe eindringen und die mehr oder weniger fetthaltigen Nervenscheiden passieren. Daher hängt die Geschwindigkeit des Wirkungseintritts u. a. von ihrer jeweiligen Fettlöslichkeit ab. Dünne und besonders marklose Nervenfasern – darunter auch die Schmerzfasern – werden früher ausgeschaltet als dicke, z. B. die Bewegungsfasern.

Bei der *Infiltrationsanästhesie* wird das Mittel (z. B. Procain, Lidocain, Mepivacain) direkt in das Gewebe eingespritzt, wo es sich entlang den Gewebsspalten verteilt und die örtlichen Schmerzrezeptoren und feinen Nervenästchen blockiert (Abb. 2). – Bei der *Leitungsanästhesie* wird das Mittel zur Leitungsunterbrechung in der Nähe eines Nervenstamms injiziert. – Bei der *Spinalanästhesie* werden die Lokalanästhetika in den unteren Teil der Rückenmarksflüssigkeit eingespritzt und verhindern so die aufsteigende Fortleitung der Schmerzempfindung. Bei entsprechender Dosierung kann damit die ganze untere Körperhälfte gefühllos gemacht werden. – *Spinalanalgesie* nennt man ein neues Verfahren, bei dem die Umsetzung der Schmerzimpulse im Rückenmark durch die örtliche Anwendung von Morphin verhindert wird. – Zur *Oberflächenanästhesie* werden Lokalanästhetika (z. B. Tetracain und Lidocain) auf Schleimhäute aufgesprayt oder aufgetupft, worauf sie durch Diffusion bis zu den schmerzreizempfindlichen Nervenendigungen vordringen. Diese Art der örtlichen Betäubung wird u. a. zur Organspiegelung und besonders in der Hals-Nasen-Ohren- und Augenheilkunde angewandt. Kokain kommt u. a. wegen seiner suchterzeugenden Eigenschaften heute auch in der Augenheilkunde nur noch selten zur Anwendung. – Die synthetischen Lokalanästhetika wirken (im Gegensatz zu Kokain) nicht gefäßverengend, sondern eher gefäßerweiternd. Daher werden lokalanästhetischen Lösungen zur Verlängerung ihrer Wirkung in der Regel gefäßzusammenziehende Stoffe zugesetzt.

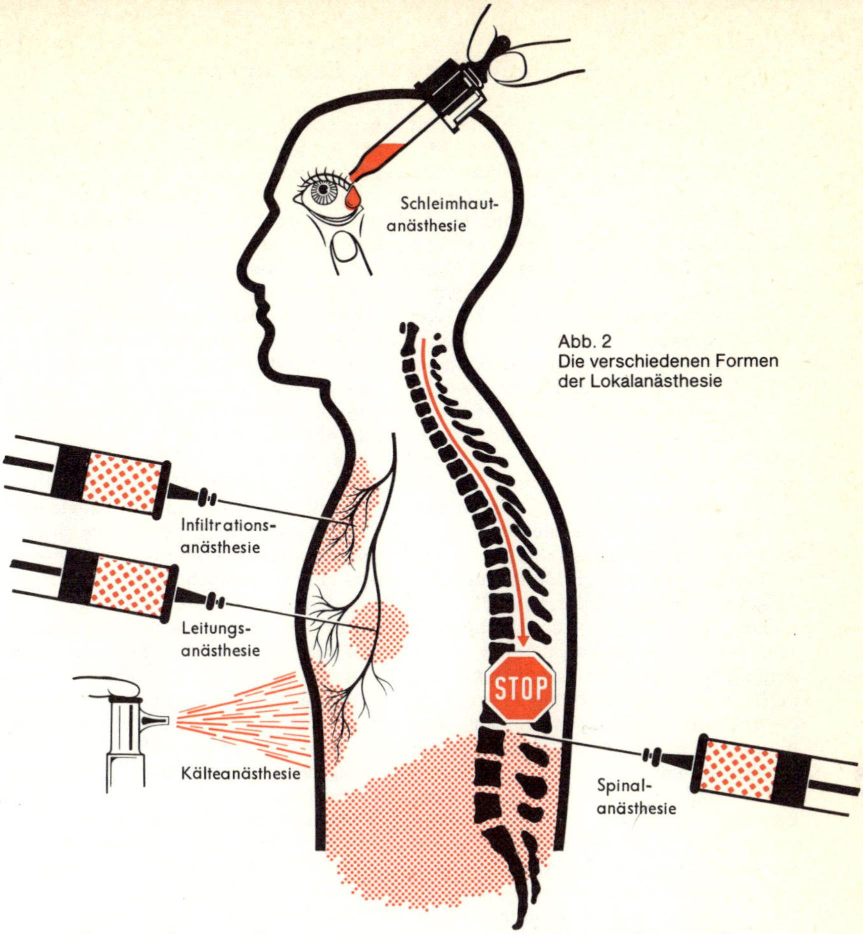

Abb. 2
Die verschiedenen Formen
der Lokalanästhesie

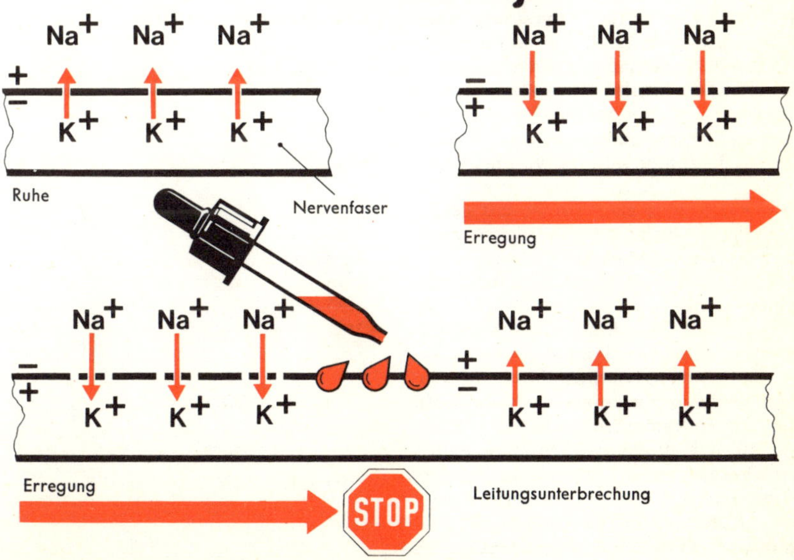

Abb. 1 Lokalanästhetika unterbrechen die Nervenleitung durch
Verminderung des Einstroms von Natriumionen

Prostaglandine und Leukotriene

Prostaglandine und Leukotriene sind zwei Gruppen von Mittlerstoffen (Mediatoren) mit einer verblüffenden Vielzahl von Wirkungen in fast allen Geweben. Ihre Muttersubstanz ist die *Arachidonsäure,* eine ungesättigte Fettsäure, die durch Aktivierung des Enzyms Phospholipase A_2 aus den Phospholipiden (phosphorsäurehaltige Fettstoffe) von Zellmembranen freigesetzt wird. Daher kommt es, daß durch Zellschädigungen jeder Art (vor allem durch Schmerz- und Entzündungsreize) sehr rasch und aus einer Vielzahl von Zellen Arachidonsäure frei wird. Je nach dem Ort dieses Geschehens (in der Haut, in den Bronchien, im Darm oder in Blutgefäßen) wirken verschiedene Enzyme auf die Arachidonsäure und ihre Folgeprodukte ein, so daß es kaskadenartig zur Bildung und zum Verschwinden einer Vielzahl von Stoffen kommt, die recht unterschiedliche, z. T. sehr starke, in jedem Fall aber nur auffallend kurze und daher meist auch nur örtlich umschriebene Wirkungen auslösen:

Unter dem Einfluß des Enzyms *Lipoxygenase* entstehen aus Arachidonsäure die *Leukotriene* (Abb.). Ihre Effekte sind derzeit erst z. T. bekannt. Manche Leukotriene wirken bei Entzündungen chemotaktisch (auf chemischem Weg anlockend) auf weiße Blutkörperchen. Andere spielen eine Rolle bei allergisch-anaphylaktischen Reaktionen (vgl. S. 216) und vermitteln beim allergischen Bronchialasthma z. B. die anfallsweise auftretende Einengung der Atemwege.

Unter dem Einfluß der *Cyclooxygenase* entstehen aus Arachidonsäure die *Prostaglandine,* einschließlich des Thromboxans. Darunter gibt es Verbindungen mit gefäßerweiternder und blutdrucksenkender, aber auch solche mit gefäßkonstriktorischer und blutdrucksteigernder Wirkung. Manche Prostaglandine haben – vor allem durch Hemmung der Magensaftsekretion – eine Schutzfunktion gegen Ulzerationen (Geschwürsbildungen). Am Darm kommt es bei der Zufuhr von Prostaglandinen durch Stimulation der Längsmuskulatur zu krampfartigen Bauchschmerzen und Durchfällen. Am Bronchialbaum wirken manche dieser Verbindungen erweiternd, andere konstriktorisch. Vor allem die schwangere Gebärmutter wird durch Prostaglandine (PGE_2, Sulproston, $PGF_{2\alpha}$) zu heftigen Kontraktionen angeregt, was zur Auslösung eines Fruchtabgangs, zur Einleitung der Geburt oder zur Stillung atonischer Nachblutungen ausgenutzt werden kann. – *Prostacyclin* (PGI_2) aus den Gefäßwänden verhindert die Zusammenballung (Aggregation) von Blutplättchen, *Thromboxan A_2,* das beim Haften (bei der Adhäsion) von Thrombozyten an der arteriosklerotisch veränderten Gefäßwand gebildet wird, verstärkt sie; dementsprechend vermindert Prostacyclin und vermehrt Thromboxan die Gefahr einer Gerinnselbildung.

Abgesehen von solchen Sondereffekten auf bestimmte Organe oder Funktionsabläufe, zählen die Prostaglandine allgemein zu den Mittlerstoffen (Mediatoren) von Entzündungen, Schmerzen und wahrscheinlich auch von Fieber (vgl. S. 200 und S. 202).

Zur Zeit gibt es zwei Wirkstoffgruppen, die in den Stoffwechsel der Arachidonsäure eingreifen. Manche Nebennierenrindenhormone und ihre Abkömmlinge (vgl. Glucocorticoide, S. 176) vermindern, wahrscheinlich durch Hemmung der Phospholipase A_2, die Bereitstellung von Arachidonsäure. Die sog. leichten Analgetika, z. B. die vom Salicylattyp, greifen einen Stoffwechselschritt später ein; sie hemmen die Cyclooxygenase und vermindern so die Bildung von Prostaglandinen, jedoch nicht die von Leukotrienen (vgl. S. 202).

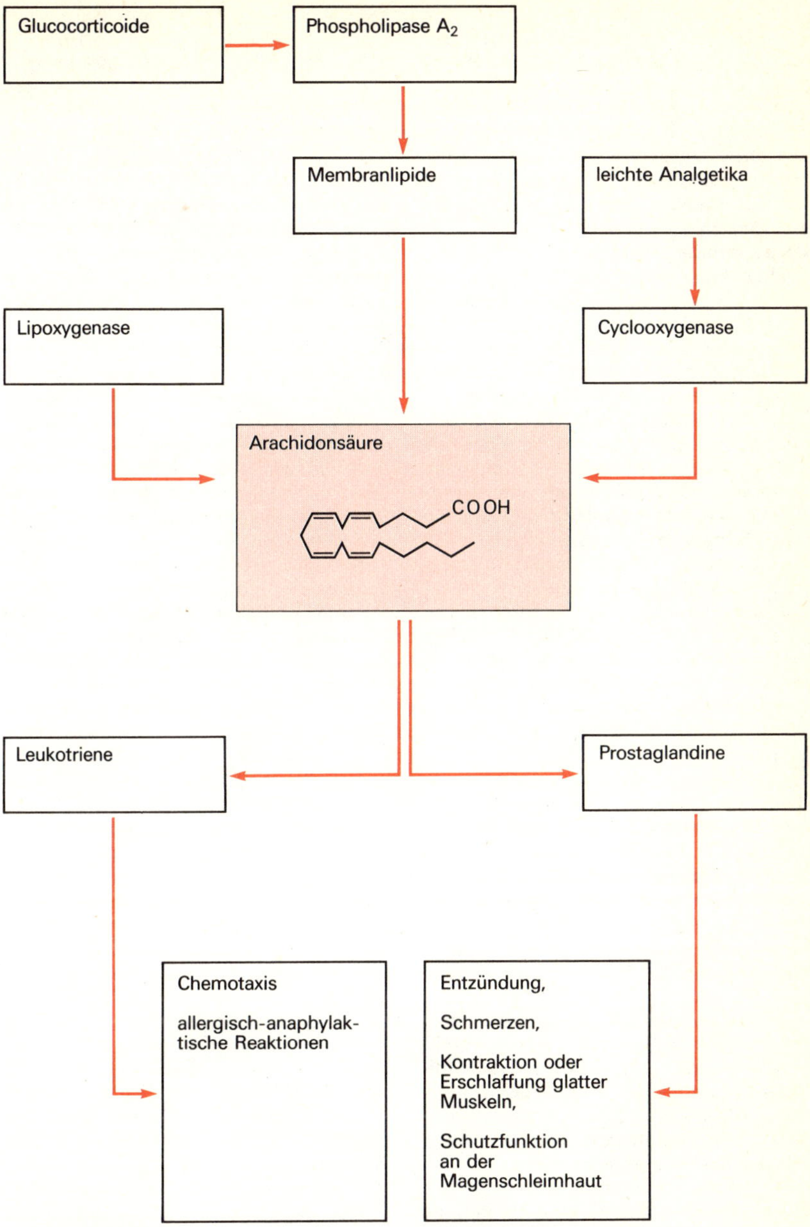

Abb. Prostaglandine
und Leukotriene

Antiallergisch wirkende Arzneimittel

Als *Allergie* bezeichnet man eine krankhaft veränderte Reaktion des Organismus – genauer: seines Immunsystems – nach wiederholter Zufuhr bestimmter Fremdsubstanzen *(Allergene).*

Der Organismus hat die Fähigkeit, zwischen körpereigenen und körperfremden Geweben, Zellen und Substanzen zu unterscheiden und entsprechend zu reagieren. Diejenigen Zellen, die körperfremdes Material mit Hilfe spezifischer Reaktionen „beurteilen" und unschädlich machen, bilden das *Immunsystem.* Körperfremde Substanzen, die das Immunsystem zu einer solchen Abwehr herausfordern, nennt man *Antigene.* Die Abwehrantwort des Immunsystems, die bezeichnenderweise mit jedem Antigenkontakt heftiger wird, erfolgt entweder über *Antikörper* mit anschließender *Antigen-Antikörper-Reaktion* als sog. *humorale Immunreaktion* oder durch die Bereitstellung und Vermehrung von Zellen, die das Antigen direkt anzugreifen vermögen *(zelluläre Immunreaktion).*

Die weitaus meisten der fortwährend ablaufenden Immunreaktionen machen den Organismus unbemerkt (gewissermaßen in aller Stille) unempfindlich gegenüber den Antigenen. Sie haben Schutzcharakter: Abwehr und Beseitigung eingedrungener Erreger und Toxine; Abwehr von Fremdstoffen (besonders Eiweißen) und von körpereigenen mutierten Zellen (bei der Tumorabwehr). Entsprechend bezeichnet man die erworbene spezifische Unempfindlichkeit vor allem gegenüber Infektionen und Toxinen als *Immunität.* Neben dieser „natürlichen Immunität" gibt es eine „künstliche Immunität" durch Schutzimpfung mit antigenem Material (vgl. S. 116).

Im Gegensatz zur Immunität haben *überschießende Immunreaktionen* Krankheitscharakter. Ein Sonderfall schädlicher Immunprozesse sind die *Autoimmunkrankheiten (Autoaggressionskrankheiten),* bei denen körpereigenes Material aus unterschiedlichen Gründen antigene Eigenschaften annimmt.

Auch bei der *Allergie* laufen humorale oder zelluläre, von Mal zu Mal heftigere Immunreaktionen ab. Dabei unterscheidet man – je nachdem, welche Antikörperklassen und Mittlerstoffe (Mediatoren) beteiligt sind und wo sich die pathologischen Vorgänge abspielen – verschiedene *allergische Reaktionstypen:*

Bei der (humoralen) allergischen Reaktion vom Typ I (sog. *Anaphylaxietyp*) spielt *Immunglobulin E* (IgE; früher Reagin genannt) die Hauptrolle. Es handelt sich dabei um Antikörper, die sich vor allem an Mastzellen und bestimmte weiße Blutkörperchen anlagern (Abb. 1). Sie führen dort beim Anfluten des betreffenden Allergens zur Freisetzung von Mediatoren wie Histamin, Serotonin, Bradykinin und von Prostaglandinen, die für die *allergische Sofortreaktion* verantwortlich sind, außerdem aber auch zur Bildung von sog. *Leukotrienen,* die über längere Zeit, und zwar vor allem bronchienverengernd, wirken. Lokale Reaktionen vom Anaphylxietyp kommen vor allem dort vor, wo zahlreiche Mastzellen vorhanden sind (Nesselsucht; Heuschnupfen; Quincke-Ödem an Lidern und Lippen sowie im Bereich der Atemwege, dort u. U. lebensbedrohend; manche Formen von Bronchialasthma; Brechdurchfall). Gelangen die betreffenden Allergene in den Kreislauf, kann es durch die Vermittlung der genannten Mediatoren zu schweren Allgemeinreaktionen mit Gefäßerweiterung, raschem Blutdruckabfall und Kreislaufversagen kommen *(anaphylaktischer Schock).* Allergene, die Reaktionen vom Typ I auslösen, sind bevorzugt Bestandteile von Graspollen, Pilzen, Nahrungsmitteln, Parasiten, Insektengiften, auch von Arzneimitteln.

Bei der Überempfindlichkeitsreaktion vom *Typ II* reagieren Antikörper der IgG- und IgM-Klasse mit Zellmembranen, vor allem auch von Blutkörperchen und Blutplättchen; diese Membranen neigen dazu, Antigene (so auch manche Arzneimittel) anzulagern. Die Folge der durch die Antigen-Antikörper-Reaktion angestoßenen zytotoxischen Reaktionen ist dann schließlich ein allergisch bedingter Mangel an roten bzw. weißen Blutkörperchen (Anämie, Leukopenie, Agranulozytose) oder an Blutplättchen (Thrombopenie).

Bei der Überempfindlichkeitsreaktion vom *Typ III* kommt es zur Bildung und Ablagerung von *Antigen-Antikörper-Komplexen* und, im Gefolge einer Aktivierung des sog. Komplementsystems, zu

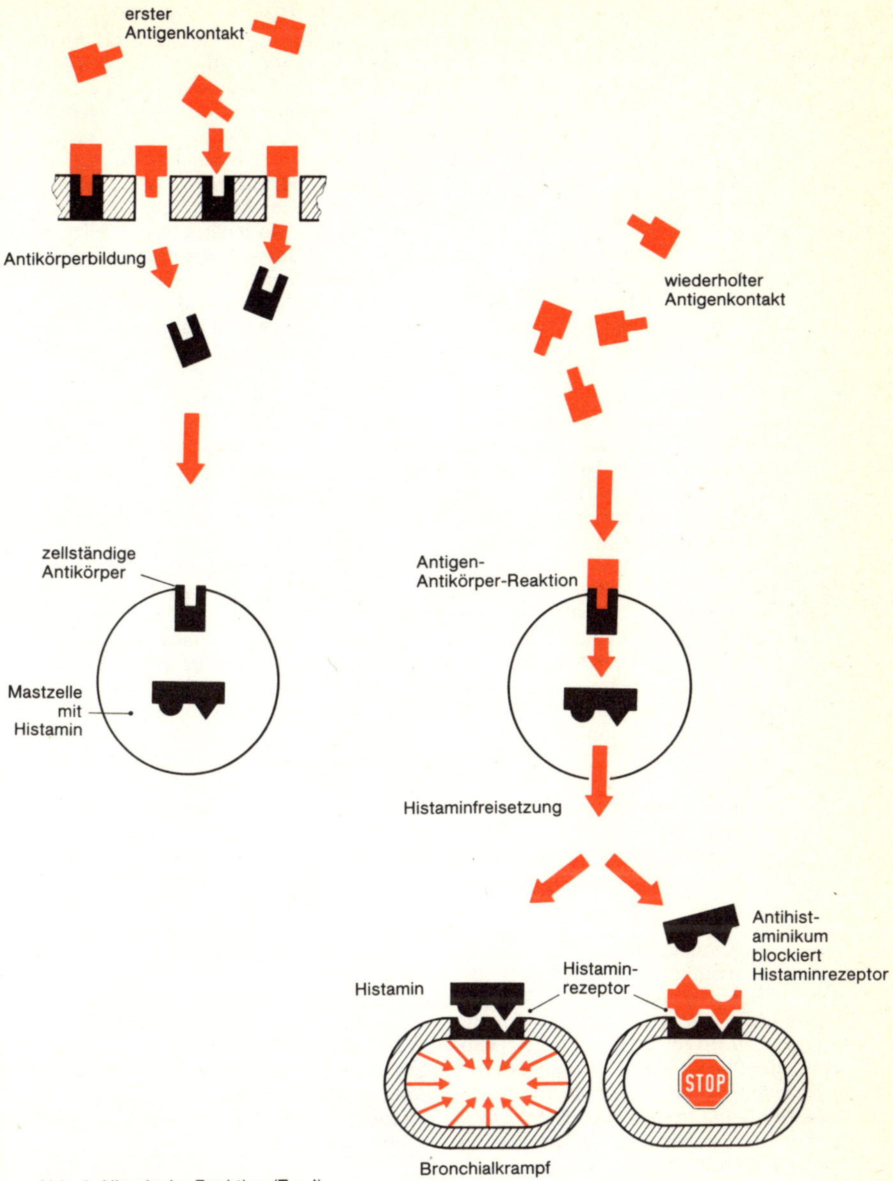

Abb. 1 Allergische Reaktion (Typ I), Histaminfreisetzung, Histaminwirkung und Blockade durch Antihistaminika

örtlichen Gewebsschäden (*Serumkrankheit* nach wiederholter Zufuhr artfremden Serums, bestimmte Formen der Nierenentzündung).

Die Überempfindlichkeitsreaktion vom *Typ IV* ist identisch mit der langsam ablaufenden („verzögerten") *zellulären Immunreaktion* (Tuberkulinreaktion, Kontaktekzem, Abstoßungsreaktion gegen Transplantate).

Eine (nicht immer durchführbare) *Therapie der Allergie* besteht in der Vermeidung des Allergens, u. U. mit Wohnungs-, Arbeitsplatz- und Berufswechsel. Eine Überempfindlichkeit vom Anaphylaxietyp kann durch die Verabreichung steigender Antigenmengen in kurzer Folge gemildert werden (*Hyposensibilisierung* oder *Desensibilisierung*). Die Wirkung der Desensibilisierung beruht z. T. darauf, daß man das Immunsystem zur Bildung blockierender IgG-Globuline veranlaßt, die das anflutende Antigen binden und so von den zellständigen IgE-Antikörpern fernhalten (Abb. 2).

Immunsuppressive Arzneimittel (*Immunsuppresiva;* vgl. S. 226), die in die erste (spezifische) Phase der Immunreaktion eingreifen, kommen v. a. zur Verhütung einer Allergie vom Typ IV (z. B. Transplantatabstoßung) in Betracht. Immunsuppressiva werden außerdem bei Autoaggressionskrankheiten (z. B. chronischer Gelenkrheumatismus) eingesetzt. *Glucocorticoide* haben neben immunsuppressiven auch andere antiallergische Eigenschaften, aufgrund deren sie z. B. beim Kontaktekzem und besonders auch bei der allergischen Sofortreaktion vom Typ I verwendet werden. Dabei spielt u. a. die Hemmung entzündlicher Begleiterscheinungen allergischer Reaktionen und ihre Wirkung auf den Arachidonsäurestoffwechsel eine Rolle (Hemmung der Phospholipase A_2 und dadurch verminderte Bildung von Prostaglandinen und Leukotrienen; vgl. S. 214). Glucocorticoide haben eine verhältnismäßig lange, andererseits aber auch eine relativ langsam einsetzende Wirkung, auch für den Fall, daß sie im allergischen Notfall (anaphylaktischer Schock, bedrohlicher Asthmaanfall) intravenös verabreicht werden. Anstelle eines Glucocorticoids kommt bei allergischem Asthma auch *ACTH,* das über die Nebennierenrinde wirkt (vgl. S. 176), oder ein synthetisches Derivat von ACTH in Frage *(Tetracosactid).* Die lokale Anwendung von Glucocorticoiden bei Asthma oder Heuschnupfen im Spray oder Aerosol dient der Eindämmung allgemeiner Nebenwirkungen.

Neben den Prostaglandinen und Leukotrienen gehört auch *Histamin,* das vor allem aus den Mastzellen freigesetzt wird, zu den Mittlerstoffen der Allergie vom Typ I. *Antihistamine* (genauer: die *H_1-Antagonisten*) heben daher u. a. die vermehrte Gefäßdurchlässigkeit bei Heuschnupfen und Nesselsucht sowie den Blutdruckabfall infolge Gefäßerschlaffung, z. T. aber auch die allergisch ausgelösten Histaminkrämpfe im Bereich der glatten Muskulatur auf (Abb. 1). Antihistamine werden allgemein oder lokal (wie bei allergischen Hauterscheinungen oder Insektenstichen) angewandt. Im letzteren Fall spielt auch ihre lokalanästhetische Wirkung eine Rolle (vgl. S. 220).

Eine vorbeugende Wirkung durch Hemmung der Mediatorenfreisetzung wird der *Cromoglicinsäure* zugeschrieben, die bei allergischem Asthma, Heuschnupfen und Bindehautentzündung lokal zur Anwendung kommt. Auch *Ketotifen,* das außerdem zu den H_1-Antagonisten gehört, soll die Freisetzung von Mittlerstoffen hemmen.

Bei manchen Erkrankungen müssen die antiallergischen Mittel durch andere Medikamente ergänzt oder ersetzt werden, bei Bronchialasthma z. B. durch krampflösende (spasmolytische) Stoffe, bestimmte Sympathikomimetika oder Parasympathikolytika (vgl. S. 92). Beim *anaphylaktischen Schock* und beim gefährlichen *Quincke-Ödem* im Bereich der Luftwege wird als Notfallmaßnahme Adrenalin verabreicht, das gefäßkonstriktorisch und schleimhautabschwellend wirkt, außerdem eventuell ein Glucocorticoid (auch intravenös) und ein Antihistaminikum.

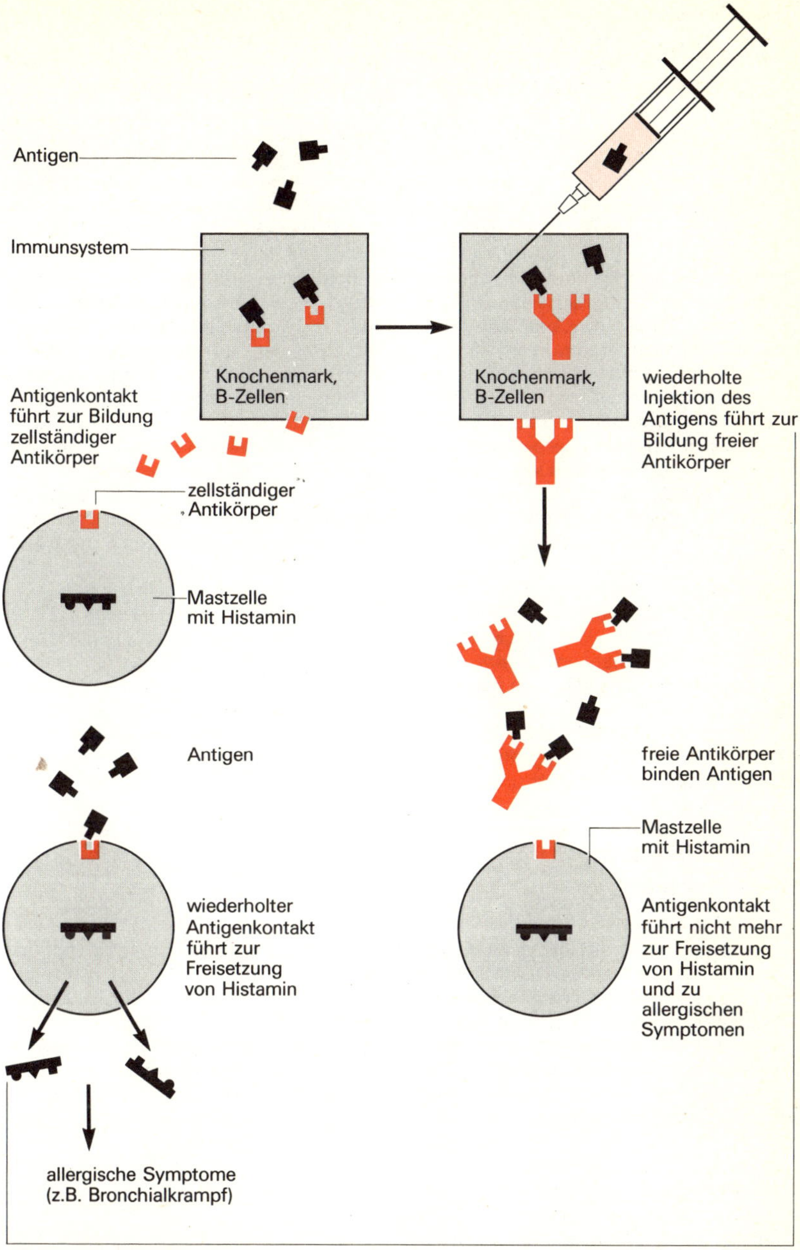

Abb. 2 Desensibilisierung durch wiederholte Zufuhr des Antigens

Histamin und Antihistamine

Histamin ist ein in der Natur weit verbreitetes Amin, das sowohl in Pflanzenteilen (z. B. in Brennesselhaaren) als auch im tierischen und menschlichen Organismus vorkommt. Man kann es auch als Bienengift und in den Sekreten blutsaugender Insekten nachweisen. Beim Menschen kommt Histamin, das man zu den Gewebshormonen und (zusammen mit Serotonin, Bradykinin und den Prostaglandinen) zu den Mittlerstoffen (Mediatoren) der Allergie und Entzündung zählt, v. a. im Lungengewebe, in der Haut, im Magen-Darm-Kanal und in bestimmten Gehirnregionen vor. In den Mastzellen des Gewebes und auch in bestimmten (den basophilen) weißen Blutzellen wird es innerhalb kleiner Bläschen zusammen mit Heparin gespeichert. Das solcherart inaktivierte und vor dem Abbau geschützte Histamin kann dann bei Entzündungen und allergischen Reaktionen freigesetzt und dadurch aktiviert werden.

Histamin bewirkt an der glatten Muskulatur der Bronchien, des Darms und der Gebärmutter krampfhafte Kontraktionen. Die bronchienverengernde Wirkung des Histamins macht sich beim allergischen Bronchialasthma bemerkbar. Andere glatte Muskeln erschlaffen unter der Wirkung von Histamin, z. B. die Gefäßmuskulatur, was einen Blutdruckabfall zur Folge hat. Gleichzeitig werden die Blutkapillaren und kleinsten Venen durch Kontraktion der Gefäßinnenhaut undicht und lassen Blutflüssigkeit austreten. Nach Insektenstichen, aber auch nach der intrakutanen Einspritzung von Histamin entstehen auf diese Weise zuerst juckende oder schmerzhafte Rötungen, in deren Zentrum später dann eine weißliche Schwellung erscheint (Quaddelbildung). – An den Drüsen der Magenschleimhaut bewirkt Histamin eine Steigerung der Säureproduktion (vgl. S. 99). Im Zentralnervensystem soll Histamin sowohl dämpfende als auch stimulierende Effekte auslösen können.

Arzneistoffe, die die genannten Histaminwirkungen vermindern oder völlig aufheben können, nennt man *Antihistamine.* Ihre Wirkung beruht auf einer Verdrängung des Histamins von seinem Wirkort (z. B. an der Bronchialmuskulatur; vgl. Abb. 1, S. 217). Auf die Entspeicherung oder auf den Abbau von Histamin haben sie keinen Einfluß. Ähnlich wie Adrenalin auf Alpha- und Betarezeptoren wirkt auch Histamin über zwei unterschiedliche Klassen von Bindungsorten an der Membran seiner Zielzellen: über H_1- und *H_2-Rezeptoren.* Diese können durch jeweils spezifische Antihistamine blockiert werden, die H_1- und *H_2-Antagonisten* (oder H_1- und *H_2-Blocker*). H_1-Rezeptoren z. B. vermitteln (und H_1-Antagonisten blockieren) die bronchienverengernde und permeabilitätssteigernde Wirkung von Histamin (Abb. 1). Dagegen handelt es sich bei der Anregung der Säureproduktion im Magen um eine H_2-Wirkung von Histamin, die entsprechend nur durch H_2-Blocker wie Cimetidin oder Ranitidin und nicht durch H_1-Blocker vermindert werden kann (Abb. 2; vgl. auch S. 99).

Zu den *H_1-Blockern,* den wesentlich länger bekannten (klassischen) *Antihistaminika,* gehören zahlreiche Substanzen. Manche von ihnen kommen bei krankhaften Vorgängen zur Anwendung, in deren Verlauf mit der Freisetzung größerer Histaminmengen zu rechnen ist. Dies trifft besonders für *allergische Reaktionen* wie Nesselsucht, Heuschnupfen und manche Formen von Arzneimittelüberempfindlichkeit, u. U. auch für Bronchialasthma zu (vgl. auch „Antiallergisch wirkende Arzneimittel", S. 216). Bei Berufstätigen stehen hierfür Antihistaminika ohne oder mit nur geringer Wirkung auf das Zentralnervensystem zur Verfügung. Andere H_1-Blocker haben deutliche zentral dämpfende Wirkungen und werden z. B. bei Reisekrankheit und zentral bedingtem schwerem Erbrechen gegeben (vgl. S. 262). Bestimmte Neuroleptika, die Phenothiazine, sind im Prinzip zugleich Antihistamine (vgl. 255). Antihistaminika mit örtlich betäubender Wirkung kommen bei allergisch bedingtem Hautjucken, so bei Nesselsucht oder Insektenstichen, außerdem auch bei Sonnenbrand zur Anwendung.

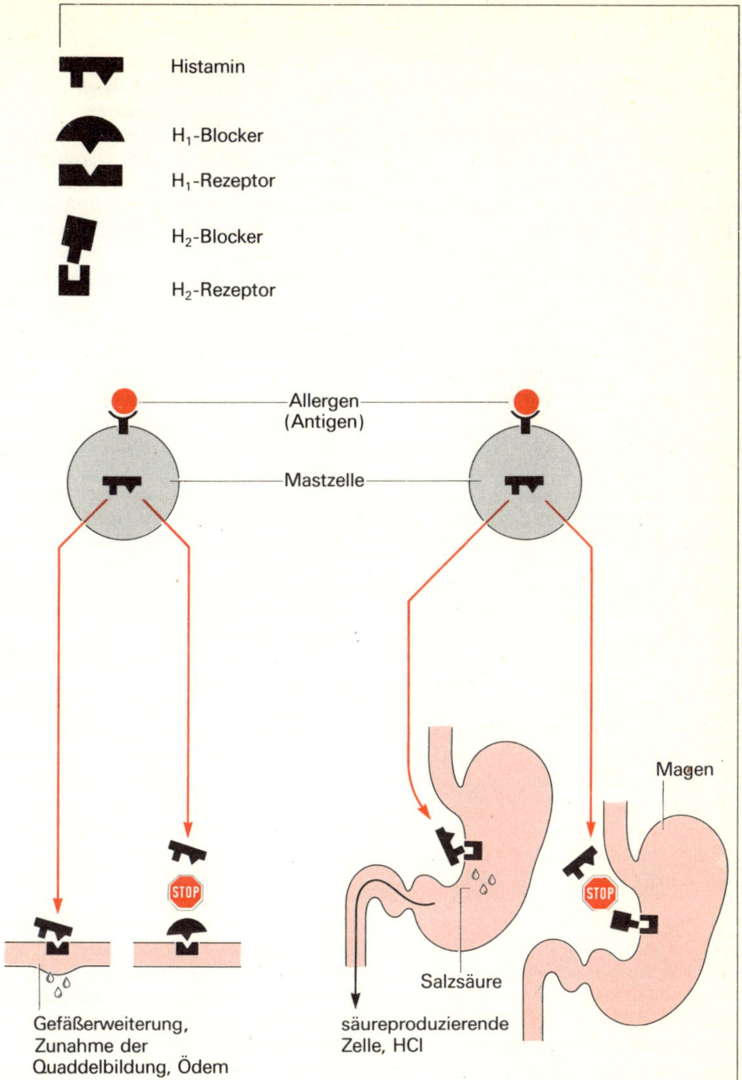

Abb. 1 Antiallergische Wirkung (Verminderung der Gefäßpermeabilität) durch H_1-Blocker

Abb. 2 Verminderung der Säureproduktion im Magen durch H_2-Blocker

Die Behandlung des Rheumatismus
Das akute rheumatische Fieber

Die Bezeichnung *Rheumatismus* stammt aus der antiken Medizin und bedeutet eigentlich „Fließen (schlechter Säfte)". Später wurde sie auf alle reißenden und ziehenden Schmerzen im Bewegungsapparat, d.h. in Gelenken, Sehnen und Muskeln, übertragen. Auch heute versteht man unter Rheumatismus kein einheitliches Krankheitsbild, sondern faßt unter diesem Begriff eine ganze Reihe rheumatischer Erkrankungen zusammen. Hier soll nur die Behandlung der zwei häufigsten Arten des Rheumatismus besprochen werden: des akuten rheumatischen Fiebers (akute Polyarthritis) und des primär chronischen Gelenkrheumatismus.

Das *akute rheumatische Fieber (akute Polyarthritis)* ist eine Erkrankung des Jugendalters mit einem Häufigkeitsgipfel im Bereich zwischen 8 und 18 Jahren. Es ist durch plötzlich auftretendes Fieber und äußerst schmerzhafte Gelenkentzündungen, vorwiegend im Bereich der großen Gelenke wie Knie, Knöchel und Ellbogen, gekennzeichnet. Nicht selten werden auch die Herzklappen von der rheumatischen Entzündung betroffen *(rheumatische Endokarditis).* Dem akuten Rheumatismus geht immer eine Infektion durch Eitererreger (betahämolysierende Streptokokken), meist eine eitrige Mandelentzündung (Angina), voraus (Abb.).

Die *Behandlung des akuten rheumatischen Fiebers* besteht daher einerseits in der ursächlichen Bekämpfung der Eitererreger, deren Stoffwechselprodukte den akuten rheumatischen Prozeß, eigentlich eine Überempfindlichkeitsreaktion, unterhalten. Dazu werden hohe Dosen von Penicillin, u. U. auch andere Antibiotika verabreicht. Penicillin wird auch später zur Verhütung von Rückfällen gegeben (Rezidivprophylaxe). Andererseits wird angestrebt, die akuten, hochfieberhaften Entzündungsvorgänge im Bereich der Gelenke einzudämmen. Dieser Teil der Behandlung ist nicht kausal (auf die Ursachen gerichtet), sondern rein symptomatisch (auf die Krankheitserscheinungen gerichtet); konsequent und lange durchgeführt, kann eine symptomatische Behandlung gleichwohl bleibende Spätschäden, so auch die drohende Vernarbung der Herzklappen, verhindern oder zumindest abschwächen und verzögern.

Zu den antirheumatisch-entzündungshemmenden Stoffen gehören u.a. die *Abkömmlinge der Salicylsäure (Salicylate).* Acetylsalicylsäure, von Krankheitsbeginn an in relativ hohen Dosen gegeben, vermindert die Schmerzen und senkt das Fieber nach Erreichen des dazu erforderlichen Blutspiegels. Diese hohen Salicylatdosen werden in der Regel bis zum Verschwinden der Gelenkschwellungen etwa 7–14 Tage lang beibehalten und dann schrittweise reduziert. – Zu den Nebenwirkungen der Salicylate gehören u.a. Ohrensausen, Schwindel, Schweißausbrüche und Magenbeschwerden.

Bei Salicylatunverträglichkeit können andere *nichtsteroidale* (d.h. nicht von Nebennierenhormonen abgeleitete) *Antirheumatika* eingesetzt werden. Sie alle hemmen die Cyclooxygenase und unterbinden so den Nachschub von Mittlerstoffen der Entzündung (vgl. S. 200).

Auch die *Corticosteroide* (z.B. Hydrocortison und Prednisolon) greifen nicht ursächlich in den Krankheitsablauf des akuten rheumatischen Fiebers ein; sie hemmen jedoch aufgrund ihrer starken antiphlogistischen (entzündungshemmenden) Eigenschaften die Entzündungs- und bindegewebigen Vernarbungsprozesse. Leider kommen auch bei den Corticosteroiden nach längerer Behandlungsdauer verschiedene Nebenwirkungen vor (vgl. S. 176). Nebennierenrindenhormone werden von manchen Fachleuten daher nur bei hochakuten und schweren Formen des rheumatischen Fiebers (besonders mit Beteiligung des Herzens) empfohlen; andere ziehen die Corticosteroide den nichtsteroidalen Antirheumatika vor. Auch eine Kombination beider Arzneimittelgruppen kommt in Betracht.

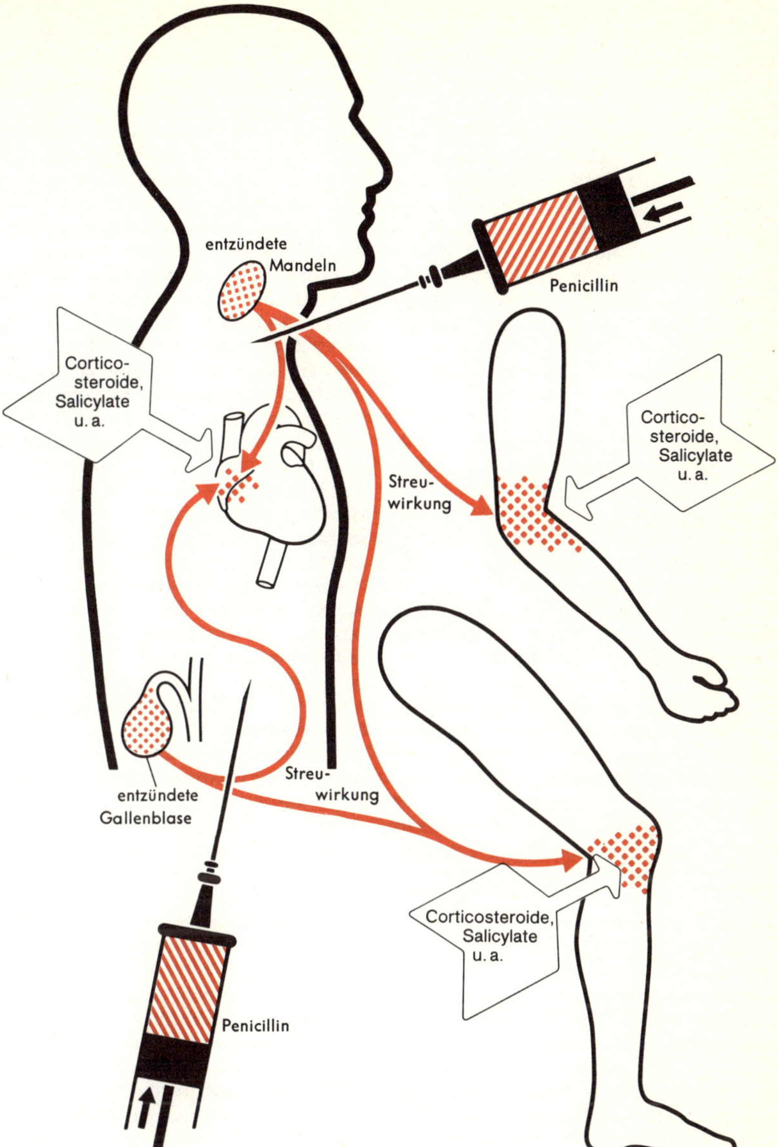

Abb. Entstehung und Behandlung des rheumatischen Fiebers

Die Behandlung des Rheumatismus
Der primär chronische Gelenkrheumatismus

Der *primär chronische Gelenkrheumatismus (rheumatoide Arthritis, chronische Polyarthritis)* tritt meist bei Erwachsenen im reiferen Alter auf, bei Frauen 4mal häufiger als bei Männern. Insgesamt sind (in Abhängigkeit von geographischen Faktoren) 1–3% der Bevölkerung betroffen. Der primär chronische Gelenkrheumatismus ist eine allmählich fortschreitende, oft in Schüben verlaufende Erkrankung, die meist an den kleinen Gelenken (Finger- und Handwurzelgelenke) beginnt und erst im weiteren Verlauf auf die großen Gelenke übergreift. Schließlich kommt es zu schweren Gelenkverformungen, die Invalidität zur Folge haben können (Abb.).

Der rheumatoiden Arthritis liegt – bei erblicher Veranlagung – ein chronischer Entzündungsprozeß unbekannter Ursache zugrunde, wahrscheinlich eine Autoimmunkrankheit. Das Leiden muß daher über längere Zeiträume symptomatisch behandelt werden. In leichten Fällen beschränkt man sich, besonders wenn der Prozeß nicht um sich greift, oft auf die Beeinflussung der Schmerzen und der Entzündung durch *Salicylate* oder andere *nichtsteroidale Antirheumatika* (vgl. S. 222) bzw. *Corticosteroide*. Die langwierige Erkrankung erfordert jedoch eine zurückhaltende Dosierung und nicht selten auch die abwechselnde Anwendung verschiedener Präparate. Bei akuten Schüben können höhere Dosen von Corticosteroiden oder nichtsteroidalen Antirheumatika – bei manchen Präparaten auf die Dauer einer Woche begrenzt – erforderlich werden.

Neben den Corticosteroiden und den nichtsteroidalen Antirheumatika, die je nach Aktivität des Leidens auch weiterhin gegeben werden, kommen bei chronisch-fortschreitenden bzw. schubweise verlaufenden Fällen von rheumatoider Arthritis zusätzlich auch noch Goldpräparate, Chloroquin und Penicillamin in Betracht (Abb.):

Oft lohnt sich der Versuch, mit *Goldverbindungen* eine Remission des Leidens zu erzielen. Zur intramuskulären Injektion stehen Aurothioglucose, Aurothiomalat und Aurokeratinat, zur oralen Anwendung neuerdings auch Auranofin zur Verfügung. Bei vorsichtiger Dosissteigerung werden über Wochen und Monate umgerechnet rund 0,5 g Gold verabreicht. Die Behandlung kann bei positivem Ergebnis dann mit sog. Erhaltungsdosen über Jahre fortgesetzt werden. – Zu den Nebenwirkungen gehören schwere Hautentzündungen, Nieren- und Knochenmarksschäden.

Wie Gold wird auch das Malariamittel *Chloroquin* bei chronischem Gelenkrheumatismus erst einige Zeit nach Behandlungsbeginn wirksam. Chloroquin und Gold reichern sich bei wiederholter Gabe allmählich in den Lysosomen an, das sind Zellorganellen, deren Inhalt (die lysosomalen Enzyme) in das Entzündungsgeschehen eingreift. Chloroquin wirkt der Freisetzung dieser Enzyme und damit der entzündlichen Reaktion entgegen. – Chloroquin kann u. a. zu Hautveränderungen, Neuro- und Myopathien, zu Trübungen der Hornhaut und (selten) zu Netzhautschäden führen.

Penicillamin, ein Komplexbildner, der u. a. bei Schwermetallvergiftungen eingesetzt wird, beeinträchtigt die Polymerisation (Vernetzung) von Kollagenvorstufen zu kollagenen Bindegewebsfasern. An seiner Wirkung bei rheumatoider Arthritis ist außerdem vielleicht der vermehrte Abbau pathologischer Eiweißsubstanzen (sog. *Rheumafaktoren*) beteiligt. Auch im Falle von Penicillamin, das vor allem bei nicht auf Steroide ansprechenden schweren Formen von rheumatoider Arthritis verwendet wird, ist eine Langzeitbehandlung erforderlich. – Zu den Nebenwirkungen der Substanz gehören u. a. Hautreaktionen, Nieren- und Knochenmarksschäden.

Bei schwersten Formen der Erkrankung und Versagen anderer Mittel können auch *immunsuppressive Zytostatika* erforderlich werden (vgl. S. 226).

Neben der medikamentösen Behandlung des chronischen Gelenkrheumatismus sind v. a. *physikalische Behandlungsmaßnahmen* von Bedeutung. Die drohende Versteifung der befallenen Gelenke z. B. kann durch *Wärmebehandlung* (Bestrahlung, heiße Bäder, Fango- oder Moorpackungen), kombiniert mit sachkundig durchgeführter vorsichtiger *Bewegungstherapie* und *Massage,* weitgehend verzögert werden.

Abb. Verlauf und Behandlung des chronischen Gelenkrheumatismus

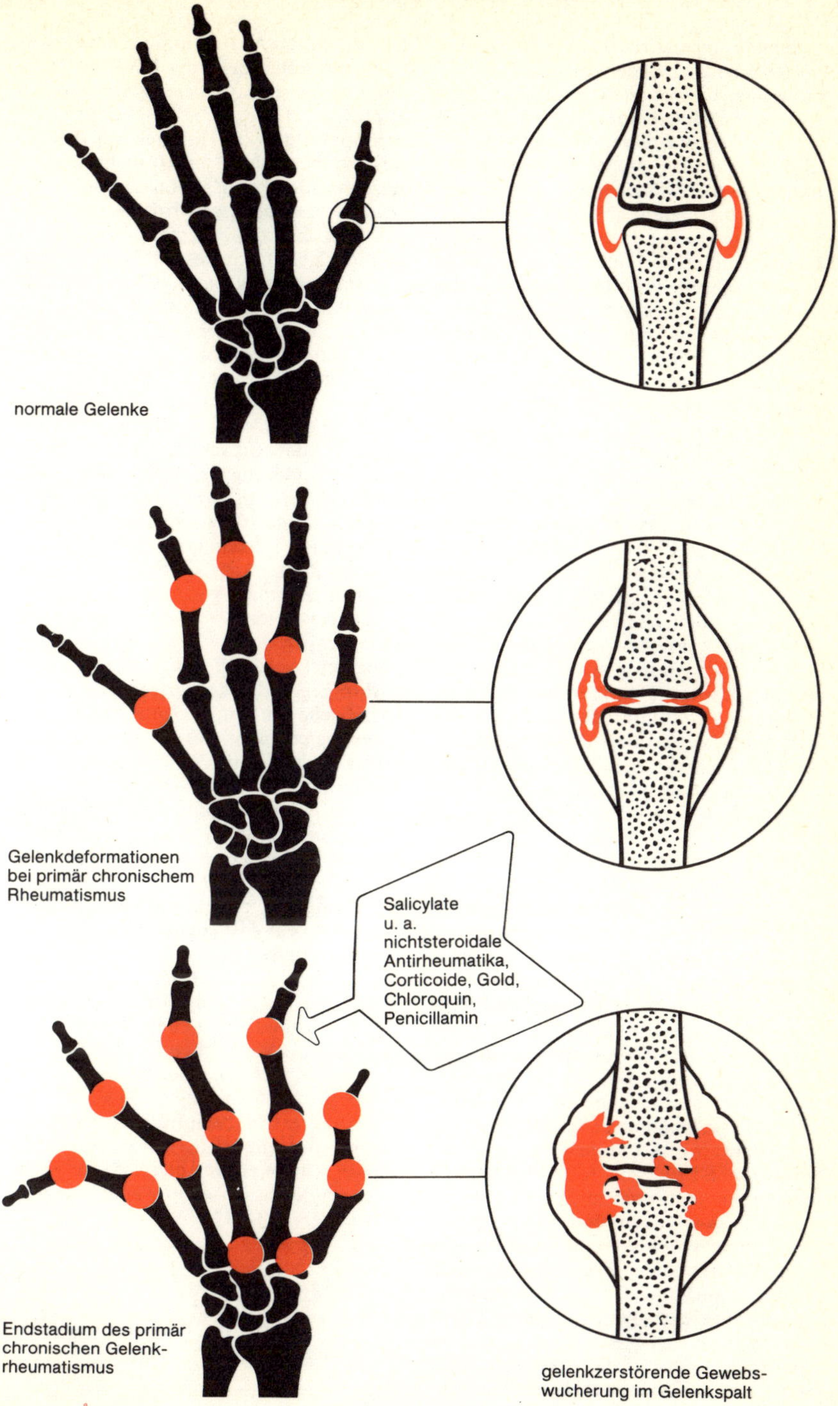

Immunsuppressive Arzneimittel

Immunsuppressive Arzneimittel (Immunosuppressiva) werden zur Unterdrükkung unerwünschter Immunreaktionen verwendet. *Immunreaktionen* können *humoral* (über zirkulierende oder zellständige Antikörper; *Antigen-Antikörper-Reaktion*) oder *zellulär* (über immunologisch aktive Zellen) ablaufen. In beiden Fällen spielen Lymphozyten als immunkompetente Zellen eine entscheidende Rolle. Immunreaktionen haben normalerweise den Zweck, die biologische Individualität zu erhalten. Sie wehren Krankheitserreger und Gifte, die den Organismus von außen bedrohen, von diesem ab, indem sie ihn z. B. gegen eine bestimmte Infektionskrankheit „immun" machen (vgl. S. 116). Sie schützen das Individuum in gewissem Umfang aber auch gegen Veränderungen des körpereigenen genetischen Materials, die sich z. B. in einer Krebsgeschwulst äußern. Das Immunsystem ist demnach imstande, zwischen „selbst" und „nicht selbst" zu unterscheiden; es hat die Aufgabe, alles „Fremde" im Inneren des Körpers als Antigen zu erkennen und durch spezifische Immunreaktionen zu bekämpfen. Immunreaktionen können u. U. aber auch unerwünscht (z. B. die Abstoßungsreaktion nach einer Organtransplantation) oder durch ihre Richtung auf körpereigenes Gewebe krankmachend sein *(Autoaggressionskrankheiten)*. Zur Bekämpfung solcher Immunreaktionen vom verzögerten Typ, an denen vor allem die zelluläre Abwehr beteiligt ist, stehen Corticosteroide, Zytostatika, Antilymphozytenseren und neuerdings auch Cyclosporin A zur Verfügung:

Die *Corticosteroide* (Cortisol und seine Derivate; vgl. S. 176) führen zu einer Verkleinerung der Thymusdrüse, zur Abnahme der Lymphozyten im strömenden Blut und zum Rückgang der Antikörperbildung; sie hemmen außerdem entzündliche Gewebsreaktionen. Corticosteroide sind daher heute ein fester Bestandteil der immunsuppressiven Therapie.

Die v. a. an Geweben mit schneller Zellteilung erkennbare wachstumshemmende Wirkung der *Zytostatika* erstreckt sich u. a. auch auf das durch Immunvorgänge angeregte lymphatische System. Die hierher gehörenden *alkylierenden Substanzen* (Stoffe, die Alkylreste übertragen, z. B. Cyclophosphamid) greifen hauptsächlich Adenin und Guanin, zwei basische Bestandteile der DNS, an, worauf die „Erbschrift" dieser Kernsäure im Hinblick auf die Zellteilung nicht mehr verdoppelt und im Hinblick auf die Eiweißsynthese auch nicht mehr „übersetzt" werden kann. – Von den *zytostatischen Antimetaboliten* wird Mercaptopurin, weil es Adenin „zum Verwechseln ähnlich sieht", an dessen Stelle in die Kernsäuren eingebaut. Ganz ähnlich wirkt das erst innerhalb des Körpers (gewissermaßen schonend) Mercaptopurin freisetzende Azathioprin. – Zu den *Folsäureantagonisten* gehört Methotrexat. – *Actinomycin* (Aktinomyzin), ein zytostatisches Antibiotikum, hemmt die „Übersetzung" der Erbschrift durch spezifische Behinderung der RNS- und damit auch der Eiweiß- bzw. Antikörpersynthese. – *Zytostatika* schädigen (als *Nebenwirkung*) verschiedene Gewebe mit rascher Zellteilung, so besonders auch das Knochenmark (vgl. auch S. 158).

Zur Gewinnung von *Antilymphozytenserum* injiziert man Serumtieren Lymphozyten (Abb.). Die Tiere erzeugen daraufhin gegen das körperfremde Antigen spezifische humorale Antikörper (sog. *Gammaglobuline*); diese können zu Therapiezwecken aus dem betreffenden Tierserum auch in gereinigter Form gewonnen werden *(Antilymphozytenglobulin)*. Antilymphozytenserum bewirkt beim Empfänger eine Verminderung, wahrscheinlich auch eine Schädigung der Lymphozyten im strömenden Blut.

Cyclosporin A ist ein aus Pilzen gewonnenes zyklisches Peptid mit elf z. T. ungewöhnlichen Aminosäuren. Cyclosporin A soll die Prägung der für Immunreaktionen zuständigen Zellen beeinträchtigen, ohne das Wachstum anderer Gewebe, z. B. des Knochenmarks, zu vermindern. Auch soll die sonst durch Immunsuppressiva beeinträchtigte körpereigene Abwehr gegen Bakterien- und Pilzinfektionen durch dieses Mittel nicht oder vergleichsweise nur wenig reduziert werden.

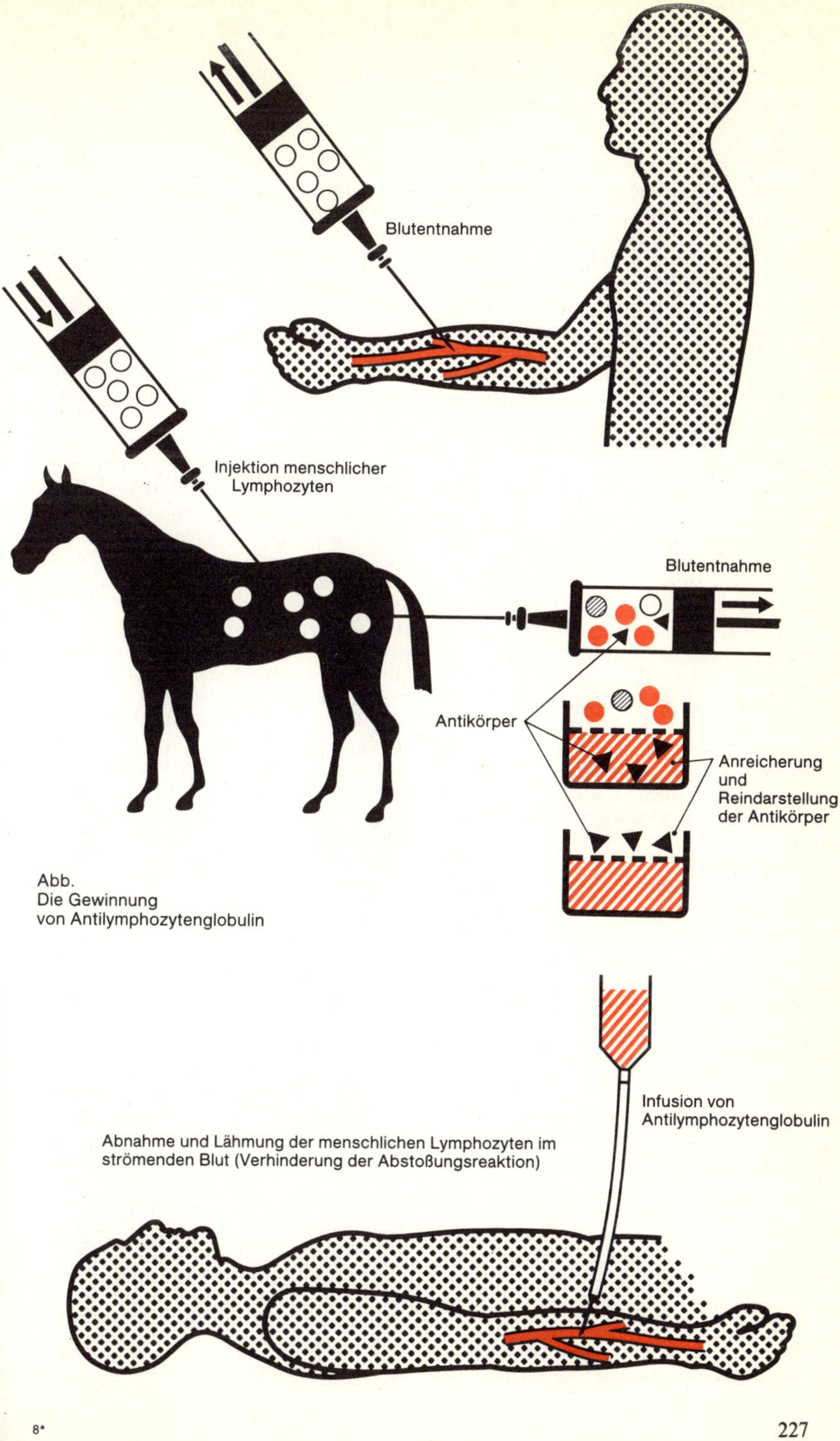

Abb.
Die Gewinnung
von Antilymphozytenglobulin

Die Narkose

Unter *Narkose* versteht man die planmäßige, vorübergehende Ausschaltung der Schmerzempfindung und des Bewußtseins, um operative Eingriffe jeder Art ohne Schmerz- und Abwehrreaktionen des Patienten durchführen zu können. Diese *allgemeine Narkose* beruht auf einer kontrollierten Funktionsherabsetzung oder Lähmung verschiedener Zentren im Gehirn bzw. Rückenmark. Sie ist streng zu unterscheiden von der *örtlichen Betäubung (Lokalanästhesie),* bei der die Schmerzempfindung durch Unterbrechung der zum Gehirn führenden sensiblen Nervenleitungen ausschließlich im Operationsgebiet ausgeschaltet wird, während das Bewußtsein voll erhalten bleibt (vgl. S. 212).

Die zur Narkose verwendeten Stoffe dringen nicht nur ins Zentralnervensystem, sondern grundsätzlich in alle Zellen des Organismus ein. Erwartungsgemäß sprechen jedoch die verschiedenen Zellen und Gewebe auf Narkotika unterschiedlich stark an. Bei höherstehenden Tieren und beim Menschen ist das Nervengewebe besonders empfindlich. Die *Narkotika* bewirken daher, daß immer größere Abschnitte des Zentralnervensystems schon zu einem Zeitpunkt vollständig gelähmt („narkotisiert") werden, in dem die übrigen Organe und Gewebe noch weitgehend unbeeinflußt sind. In diesem Zustand sind dann Schmerzempfinden, Bewußtsein und Muskelbewegungen aufgehoben, ohne daß Stoffwechsel, Kreislauf und andere lebenswichtige Funktionen wesentlich beeinträchtigt wären.

Auch innerhalb des Nervensystems gibt es noch beträchtliche Unterschiede in der Narkoseempfindlichkeit. Am stärksten reagiert das *Großhirn,* jene hochentwickelte und komplizierte Schaltstation, in der Sinneseindrücke und Körperempfindungen zu dem verarbeitet werden, was wir Bewußtsein nennen, in der aber auch die höheren Zentren für die willkürlichen Muskelbewegungen liegen. Am wenigsten empfindlich ist das *verlängerte Mark,* das lebenswichtige nervöse Zentren für den Kreislauf und die Atmung beherbergt. Dies erklärt auch den typischen, fortschreitenden Verlauf der Narkose in Form von *Narkosestadien* (Abb.) und die Tatsache, daß man das Fortschreiten der Narkose über die einzelnen Bereiche des Zentralnervensystems anhand von *Narkosezeichen* kontrollieren, d. h. am Vorhandensein oder Fehlen verschiedener Körperfunktionen die *Narkosetiefe* abschätzen und durch vermehrte oder verminderte Zufuhr des Narkosemittels regulieren kann. Dazu gehören insbesondere die Pupillenweite, die Reaktion der Pupillen auf Lichteinfall, die Atemtiefe, die Atemfrequenz und das Vorhandensein oder Fehlen verschiedener Reflexe. Diese klassischen Narkosezeichen können bei sehr rascher Einleitung einer Betäubung, besonders bei Kombinationsnarkosen, und auch infolge Einwirkung von Medikamenten, die zur Vorbereitung der Narkose gegeben werden, fehlen oder abgewandelt sein (z. B. Muskelerschlaffung durch Relaxanzien).

Ein direkt gehirnbezogener Kontrollwert für die Tiefe einer Narkose ist die *Hirnstromkurve,* die sich mit fortschreitender Narkose in charakteristischer Weise verändert. Auch *Kreislauffunktionen* wie Puls, Blutdruck und Herzstromkurve geben wichtige Aufschlüsse über Tiefe und Verlauf einer Narkose.

Jeder chirurgische Eingriff stellt besondere Anforderungen an die *Art und Tiefe der Narkose.* Bei manchen Innenohr- und Gehirnoperationen z. B. ist es von Vorteil, wenn der Patient ansprechbar bleibt. Für Operationen im Brust- und Bauchraum dagegen ist neben der Schmerzausschaltung auch eine vollkommene Erschlaffung der Muskulatur erforderlich. Für solche unterschiedlichen Anforderungen stehen verschiedene Narkosemittel für die Inhalation und Injektion sowie Muskelrelaxanzien zur Verfügung, die in unterschiedlichen Dosen und Kombinationen angewandt werden (vgl. S. 232 ff.).

Vergleicht man die verschiedenen *Narkosemittel,* so fällt ein gewisser Zusammenhang zwischen Wirksamkeit und Fettlöslichkeit auf. Daher vermutet man, daß Narkotika sich in der Lipidschicht von Nervenzellmembranen anreichern. Sie könnten dort – unter Volumenzunahme der Membran – durch „Auflockerung" zur Unordnung im Gefüge der Lipiddoppelschicht führen und so die für die Entstehung und Fortleitung von Erregungen maßgeblichen Ionenkanäle außer Funktion setzen.

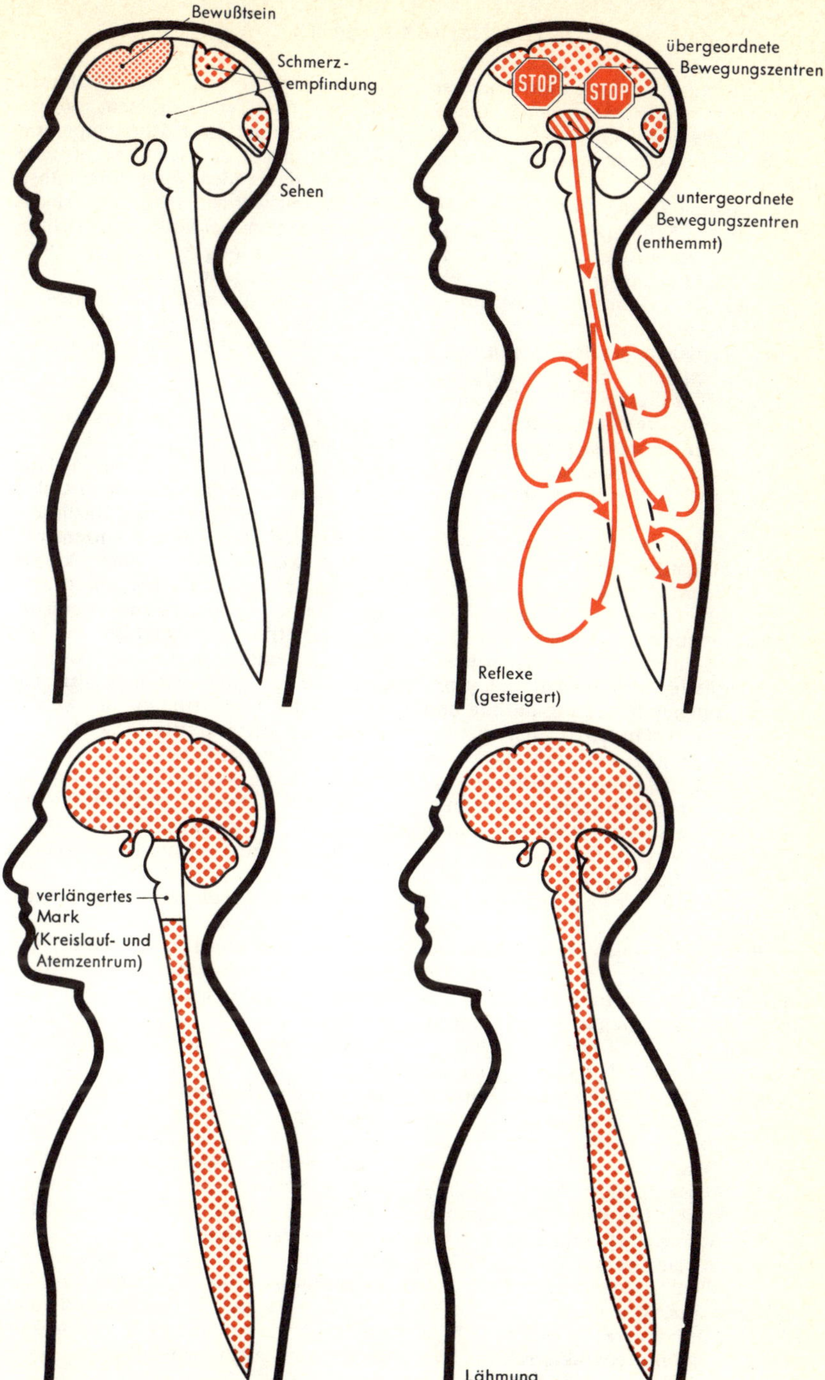

Abb. Fortschreitende Lähmung des ZNS in den 4 Narkosestadien

Die Narkosestadien

Mit zunehmender Tiefe einer Narkose kann man *vier Narkosestadien* unterscheiden, die vor allem bei der Inhalationsnarkose gut voneinander abgrenzbar sind:

Im *Stadium I* oder *Analgesiestadium* (Stadium der Schmerzfreiheit) tritt anfangs ein rauschartiger Zustand ein, in dem sich das Bewußtsein mehr und mehr trübt und von ungeordneten, oft traumartigen Vorstellungen erfüllt wird. Bei teilweise erhaltenem Bewußtsein wird zuerst die Schmerzempfindung aufgehoben, so daß in diesem Zustand kleinere operative Eingriffe durchgeführt werden können. Pupillenweite, Atmung, Muskelreflexe und Kreislauf sind in diesem Stadium noch weitgehend unverändert (Abb.).

Das *Stadium II* oder *Exzitationsstadium* (Stadium der Erregung) setzt mit dem völligen Bewußtseinsverlust ein. Durch die Lähmung übergeordneter Kontrollfunktionen kommt es zur Enthemmung untergeordneter Gehirnzentren. Dies äußert sich in mehr oder weniger ausgeprägter Bewegungsunruhe und in Erregungszuständen. Daher werden im Exzitationsstadium keine operativen Eingriffe durchgeführt. Vielmehr soll dieses Stadium durch schnelles Anfluten des Narkosemittels möglichst rasch durchlaufen werden. Die Atmung ist im Erregungsstadium häufig unregelmäßig und verkrampft, der Puls ist schnell und der Blutdruck erhöht; die Pupillen sind erweitert, die Augen krampfhaft geschlossen. Mitunter kommt es zum Erbrechen. Die Muskelreflexe sind im Exzitationsstadium noch vorhanden, oft sogar gesteigert.

Das *Stadium III* oder *Toleranzstadium,* in dem Mittelhirn und Rückenmark zunehmend gelähmt werden, erlaubt größere operative Eingriffe. Die willkürlichen Muskeln mit Ausnahme der Atemmuskulatur erschlaffen, die Reflexe erlöschen. Die Kreislauffunktionen bleiben ausreichend erhalten, die Atmung wird tief, langsam und regelmäßig. Die Pupillen verengen sich aufs neue und reagieren prompt auf Lichteinfall. Die Hirnstromkurve verändert sich im Toleranzstadium charakteristisch: Anstatt der schnellen, kleinen Wellen, wie sie am wachen Gehirn beobachtet werden, treten langsame, große Wellen auf, die denen im normalen Schlaf ähnlich sind. Da das Temperaturzentrum gelähmt wird, kann die Körpertemperatur absinken; daher müssen Narkotisierte bei längerdauernden Eingriffen künstlich erwärmt werden. Insgesamt ist das Toleranzstadium bei völliger Bewußtlosigkeit, Schmerzlosigkeit und weitgehender Reflexausschaltung für den Patienten am schonendsten. Es wird daher für jeden größeren operativen Eingriff angestrebt und kann über Stunden aufrechterhalten werden.

Das *Stadium IV* oder *Lähmungsstadium* (Kollapsstadium) der Narkose muß auf jeden Fall vermieden werden. Es resultiert aus einer Überdosierung des Narkosemittels, wobei die lebenswichtigen Zentren im Hirnstamm, insbesondere das Kreislauf- und Atemzentrum, gelähmt werden. Nach einer kurzen Übergangsphase mit flacher, unregelmäßiger Atmung kommt es zum Atemstillstand. Der Blutdruck sinkt ab, der Puls wird unregelmäßig und schnell. Die Pupillen werden weit und lichtstarr. Die Wellen der Hirnstromkurve werden langsam und niedrig. Bei den ersten Anzeichen dieses gefährlichen Narkosestadiums muß die weitere Zufuhr des Narkosemittels sofort unterbrochen und künstliche Beatmung mit einem Sauerstoff-Kohlensäure-Gemisch eingeleitet werden.

Beim *Erwachen aus der Narkose* durchläuft der Patient die verschiedenen Narkosestadien in umgekehrter Reihenfolge. Sein Zustand muß daher bis zur völligen Rückkehr des Bewußtseins überwacht werden. Innerhalb welcher Zeit eine Narkose wieder vollständig abklingt, hängt vor allem davon ab, wie schnell das jeweilige Narkosemittel wieder aus dem Körper entfernt bzw. im Stoffwechsel abgebaut werden kann.

Die moderne Narkosevorbehandlung und die verschiedenen Kombinationsnarkosen dienen u. a. dem Ziel, die erforderliche Narkosetiefe sicher, rasch und schonend – z. B. unter Umgehung des Exzitationsstadiums – zu erreichen. Daher ist eine klare Abgrenzung der einleitenden Narkosestadien bei diesem Vorgehen meist nicht mehr möglich.

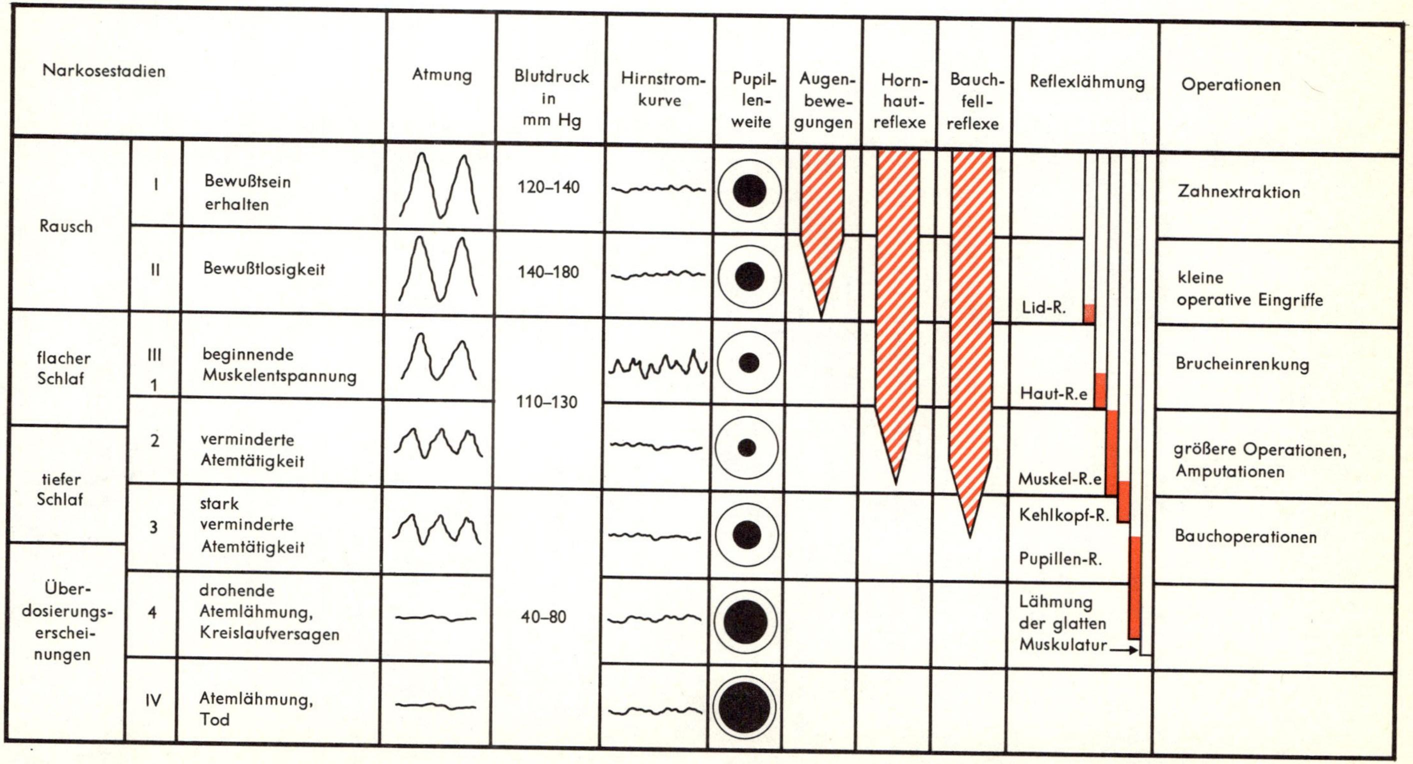

Abb. Narkosestadien nach Guedel

Narkosemittel – Allgemeines

Wird von Narkose gesprochen, so denken heute nur noch wenige an die nach ihrem Erfinder, dem deutschen Chirurgen Curt Schimmelbusch (1860–1895), benannte Narkosemaske *(Schimmelbusch-Maske)*. Dieses früher unentbehrliche Gerät zum Aufträufeln flüssiger *Narkosemittel*, ein mit Gaze bespanntes Drahtgestell, das Mund und Nase des Patienten bedeckte, ist seit längerem aus den modernen Operationssälen verschwunden und durch exakt dosierende Narkoseapparate ersetzt (Abb.). Auch der *Äther*, eng mit früheren Erfahrungen verknüpft, gilt heute – vor allem wegen des Nachteils, daß Ätherdampf-Luft-Gemische explosiv sind – bis auf die Anwendung unter Notbedingungen als überholtes Narkosemittel. Abgesehen vom technischen Fortschritt und der Einführung neuer Narkosemittel, ist die moderne Narkosetechnik drittens bestrebt, das Narkoserisiko dadurch zu vermindern, daß verschiedene Narkosemittel, die sich in ihrer Wirkung gegenseitig ergänzen, miteinander kombiniert werden.

Nach der Art und Weise, auf welchem Weg das Narkosemittel verabreicht wird, kann man im wesentlichen zwei Arten der Narkose unterscheiden: Bei der *Inhalationsnarkose* atmet der Patient das Narkosemittel (Inhalationsnarkotikum) als Gas oder verdampfte Flüssigkeiten ein, er „inhaliert" es. Bei der *Injektionsnarkose* werden nichtflüchtige gelöste Stoffe (die Injektionsnarkotika) über eine Vene direkt in die Blutbahn injiziert.

Sowohl bei der Inhalations- als auch bei der Injektionsnarkose ist der Blutstrom für die Verteilung des Narkotikums im Körper verantwortlich. Erwünschter *Wirkungsort* (sog. Zielorgan) ist das *Gehirn*. Dementsprechend soll das Narkosemittel in erster Linie in das Zentralnervensystem gelangen. Da das Gehirn eines der am stärksten durchbluteten Organe des Körpers ist – es empfängt rund 10% der vom Herzen beförderten Blutmenge – und die Narkotika besser fett- als wasserlöslich sind, wird das mit dem Blutstrom angelieferte Narkosemittel durch die lipidreichen Zellmembranen des Gehirns tatsächlich in beträchtlichem Ausmaß „abgefangen". Fettgewebe, das an sich eine sehr hohe Aufnahmefähigkeit für Narkosemittel hat, wird dagegen infolge seiner wesentlich geringeren Durchblutung nur sehr langsam „aufgeladen". Dazwischen steht die Skelettmuskulatur, die für die Verteilung der Narkotika im Körper insofern von Bedeutung ist, als sie den größten Teil der Körpermasse ausmacht.
Die Inhalationsnarkose ist gut steuerbar, d. h., die Narkose kann jederzeit vertieft, flacher gestaltet, lange Zeit aufrechterhalten oder beendet werden. Schließlich wird das inhalierte Mittel – sofern es inzwischen im Körper nicht umgewandelt oder abgebaut wurde – nach Unterbrechung der Zufuhr wieder abgeatmet. Die Geschwindigkeit des An- und Abflutens der *Inhalationsnarkotika* (vgl. S. 234) hängt vom Grad ihrer Wasserlöslichkeit (Aufnahme in die Blutflüssigkeit) und, im Vergleich dazu, ihrer Fettlöslichkeit ab (Eintritt in die Gehirnsubstanz).

Bezeichnend für die *Injektionsnarkotika* (vgl. S. 237) ist demgegenüber die mit der Geschwindigkeit der intravenösen Injektion, d. h. innerhalb von 10–20 Sekunden, einsetzende Bewußtlosigkeit, wobei das erste und zweite Stadium der Narkose gewissermaßen übergangen und direkt das Toleranzstadium erreicht wird (vgl. S. 230). Das in die Gehirnstruktur eingedrungene Narkotikum muß dann allerdings erst innerhalb des Körpers verlagert („umverteilt") und zuletzt durch die Leber abgebaut oder durch die Nieren ausgeschieden werden. Die Injektionsnarkose ist insofern weniger gut steuerbar. Vor allem durch die Umverteilung des Narkosemittels vom Gehirn in andere Gewebe klingt die Injektionsnarkose jedoch rasch wieder ab, so daß sie sich – abgesehen von kurzdauernden Eingriffen – vor allem für die Einleitung einer Kombinationsnarkose eignet.

Eine besondere Form der Schmerz- bzw. Bewußtseinsausschaltung stellt die *Neuroleptanalgesie* bzw. *Neuroleptanästhesie* dar, bei der außer Lachgas ein Neuroleptikum und ein Analgetikum zugeführt werden (vgl. S. 238).

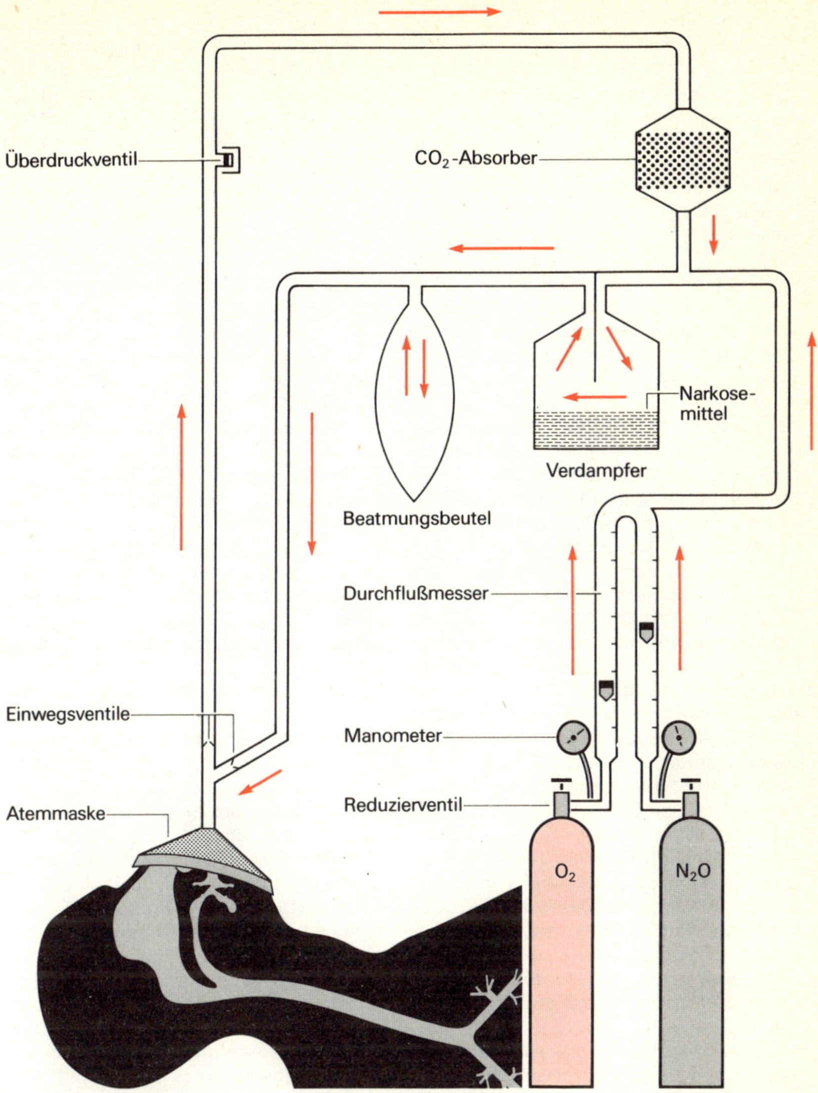

Abb. Narkoseapparat

Narkosemittel – Inhalationsnarkotika

Die zur *Inhalationsnarkose* verwendeten Stoffe werden mit der Atemluft zugeführt. Manche von ihnen sind gasförmig; sie können dem eingeatmeten Inhalationsgemisch direkt zugesetzt werden, z. B. Lachgas. Andere, z. B. Halothan oder Enfluran, sind unter normalen Bedingungen flüssig und werden in einem speziellen Teil des Narkoseapparats (dem Verdampfer) erst in den gasförmigen Zustand überführt (vgl. Abb. S. 233).

Das *ideale Inhalationsnarkotikum* sollte chemisch rein und stabil, geruch- und geschmacklos, ohne giftige Nebenwirkungen und mit Sauerstoff ohne Explosionsgefahr mischbar sein. Es sollte – bei guter Schmerzfreiheit (Analgesie) – außerdem zur Hemmung der Schmerzreflexe und zur Erschlaffung der Skelettmuskulatur führen. Ein ideales Inhalationsnarkotikum sollte schließlich gut steuerbar und so stark wirksam sein, daß im Einatmungsgemisch neben dem Narkosemittel auch noch *ausreichend viel Sauerstoff* untergebracht werden kann.

Die eingeatmete Luft enthält normalerweise rund 21 % Sauerstoff, 78 % Stickstoff und 1 % Edelgase. Bei der Inhalationsnarkose werden die Narkosemittel je nach Wirksamkeit in unterschiedlichem Umfang gegen Stickstoff ausgetauscht. Der Sauerstoffanteil des Inhalationsgemisches darf jedoch nicht unter 20 % abgesenkt werden. Er wird sicherheitshalber – für den Fall von Kreislauf- und Durchblutungsstörungen – sogar auf 25–30 % erhöht. Daher verbleibt für das Inhalationsnarkotikum nur ein Volumenanteil von 70–75 %, der bei schwächer wirksamen Narkosemitteln (z. B. Lachgas) nicht zur Erzielung einer Vollnarkose ausreicht.

Unter *Steuerbarkeit einer Narkose* versteht man den mehr oder weniger großen Zeitbedarf bis zur Einstellung der jeweils erwünschten Narkosetiefe. Ein Narkosemittel ist gut steuerbar, wenn das Toleranzstadium der Narkose mit ihm rasch erreicht, in seiner Tiefe leicht abgestuft und nach Beendigung der Zufuhr auch rasch wieder zum Abklingen gebracht werden kann. Ein derart rasches An- und Abfluten mit entsprechend kurzen Einschlaf- und Aufwachzeiten ist kennzeichnend für Inhalationsnarkotika, die schlecht wasserlöslich sind und daher von der Blutflüssigkeit auch nur in beschränktem Umfang aufgenommen werden. Da das Blut bei ihnen kaum als Zwischenspeicher dient, wird das eingeatmete Narkosemittel gleichsam ohne Verzug an das gut durchblutete Gehirn weitergegeben. Dies trifft besonders für Lachgas zu. Beim Übergang vom Blut in die Lipide (Fettstoffe) der Nervenzellmembranen spielt auch die Fettlöslichkeit der Narkosemittel eine Rolle, was sich z. B. in der kurzen Einleitungszeit von Halothan bemerkbar macht.

In umgekehrter Richtung begünstigt eine geringe Fett- und Wasserlöslichkeit das Abfluten von Narkosemitteln, wie etwa bei Lachgas, das aufgrund kurzer Einleitungs- und Abklingzeiten zu den besonders gut steuerbaren Inhalationsnarkotika gehört. Äther und Methoxyfluran dagegen sind rund 25mal besser wasserlöslich als Lachgas, so daß die Blut- und Zwischenzellflüssigkeit hier als Zwischenspeicher wirksam werden kann. Entsprechend länger dauern unter sonst gleichen Bedingungen die Einleitungs- und Abklingzeiten (vgl. Abb. 1 und 2).

Eine Reihe von Inhalationsnarkotika werden wegen allzu großer Abweichungen von den erwähnten idealen Eigenschaften (Explosionsgefahr, Giftigkeit u. a.) nicht mehr oder nur noch in Ausnahmesituationen angewandt. Dazu gehören neben dem *Äther* (Diäthyläther), der lange Zeit an erster Stelle der Inhalationsnarkotika stand, auch noch Divinyläther, Äthylen, Cyclopropan, Chloroform, Chloräthyl (Äthylchlorid) und Trichloräthylen.

Seit langem bekannt ist auch *Lachgas* (Stickoxydul, N_2O), das wegen einer Reihe von Vorzügen vor allem in Kombinationsnarkosen immer noch viel verwendet wird. Lachgas ist ein süßlich riechendes, weder explosives noch brennbares Gas, das allerdings bei Temperaturen über 45 °C (durch die Abspaltung von Sauerstoff) Verbrennungsvorgänge unterhalten kann. In niedrigen Konzentrationen von etwa 50 % in Sauerstoff erzeugt Lachgas einen dem Alkoholrausch vergleichbaren fröhlich-ausgelassenen Zustand. Gleichzeitig ist eine deutliche Verminderung der Schmerzempfindlichkeit feststellbar. 70–75 % Stickoxydul in Verbindung mit 25–30 % reinem Sauerstoff bewirken innerhalb kurzer Zeit eine

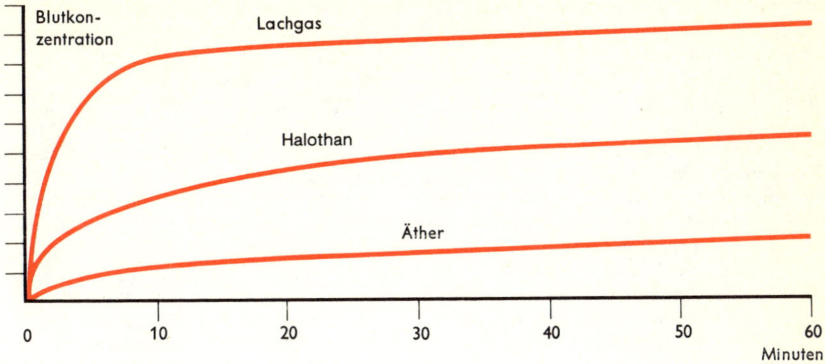

Abb.1
Anflutung gas- und dampfförmiger Narkosemittel

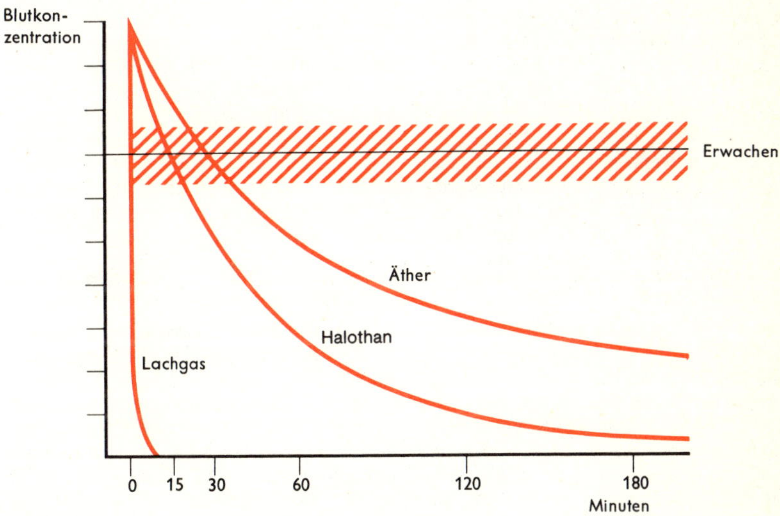

Abb. 2
Abflutung gas- und dampfförmiger Narkosemittel

allgemeine *Analgesie* (Schmerzunempfindlichkeit). Das Toleranzstadium der Narkose wird dabei jedoch nicht erreicht. Da eine weitere Verminderung des Sauerstoffanteils in der Einatmungsluft gefährlich ist, kann Lachgas als Einzelnarkotikum für größere Operationen nicht verwendet werden. Versuche, die wirksamen Lachgaskonzentrationen unter Überdruckbedingungen zu erhöhen, wurden aufgegeben. Wegen seiner guten analgetischen Eigenschaften kann Stickoxydul als Einzelnarkotikum jedoch – im Verhältnis 1:1 mit Sauerstoff gemischt – in der Zahnheilkunde, bei kleinen Eingriffen an der Körperoberfläche und in der Geburtshilfe verwendet werden.

Von besonderer Bedeutung für Vollnarkosen wurde *Lachgas* durch die Einführung von *Kombinationsnarkosen* mit Hilfe von *Narkoseapparaten.* Zu Erzielung des für größere Operationen erforderlichen Toleranzstadiums mit ausreichender Muskelerschlaffung wird dabei dem Lachgas-Sauerstoff-Gemisch in einer Mischkammer ein zweites Inhalationsnarkotikum (z. B. Halothan) zugeführt (vgl. Abb. S. 233). Auch die kombinierte Anwendung von Lachgas mit einem Injektionsnarkotikum und mit muskelerschlaffenden Stoffen kommt in Frage. So kann z. B. die Einleitung der Narkose mit einem Injektionsnarkotikum erfolgen; nach der Gabe des Muskelrelaxans Suxamethonium und anschließender Intubation (Einführung eines Luftröhrenschlauchs) wird die Narkose schließlich mit rund 70 Vol.-% N_2O, 1 Vol.-% Halothan und 30 Vol.-% O_2 fortgeführt.

Halothan wurde bei der Suche nach nicht brennbaren und nicht explosiblen Inhalationsnarkotika entdeckt. Es ist eine klare Flüssigkeit von süßlichem, nicht unangenehmem Geruch. Da der Dampfdruck von Halothan, dessen Siedepunkt bei 50 °C liegt, sehr groß ist, hat man besondere, hinsichtlich Temperatur und Durchfluß kontrollierbare Verdampfer konstruiert. Halothan ist ein wirksames, gut steuerbares Narkosemittel, bei dessen Anwendung Schmerzfreiheit allerdings erst nach Ausschaltung des Bewußtseins erzielt wird. Zu den Nebenwirkungen von Halothan gehören Blutdruckabfall, die Entstehung einer Hepatitis (selten) und die sog. *maligne Hyperthermie.* Diese stellt einen (selten vorkommenden) Zwischenfall dar, der außer durch Halothan auch durch andere Inhalationsnarkotika (mit Ausnahme von Lachgas) sowie durch Muskelrelaxanzien ausgelöst werden kann. Die maligne Hyperthermie ist die Folge einer überschießenden Calciumfreisetzung im Inneren der Skelettmuskelfasern und äußert sich in einem durch die damit verbundene muskuläre Hyperaktivität ausgelösten Stoffwechsel- und Temperaturanstieg bei Übersäuerung des Körpers. Als Gegenmaßnahme hat sich hier neben Eispackungen und dgl. die Injektion des Muskelrelaxans Dantrolen bewährt.

Enfluran ist eine klare, farblose, nicht brennbare Flüssigkeit, in Dampfform von einem süßlichen, nicht unangenehmen Geruch. Die Substanz hat – bei guter Steuerbarkeit der Narkose – eine etwas geringere narkotische Wirkung als Halothan, besitzt gegenüber anderen Inhalationsnarkotika jedoch einige Vorteile, so z. B. den einer ausgeprägten Muskelrelaxation (Muskelerschlaffung). Zu den Nebenwirkungen von Enfluran gehören Blutdrucksenkung und (in einem kleinen Prozentsatz der Fälle) das Auftreten kurzdauernder, vermutlich zentral ausgelöster tonisch-klonischer Muskelzuckungen. Von der zugeführten Dosis werden nur annähernd 3% im Körper abgebaut.

Isofluran, ein Isomeres von Enfluran, hat ähnliche Eigenschaften wie dieses, doch sollen hier im Hirnstrombild keine Anzeichen einer zentralen Erregung zu sehen sein.

Methoxyfluran ist ein gut wasser- und lipidlösliches Narkosemittel mit verlängerter Wiederaufwachphase, das sowohl analgetisch als auch muskelrelaxierend wirkt. Die zugeführte Dosis wird nur etwa zur Hälfte wieder durch die Lunge ausgeschieden, der Rest wird (vor allem in der Leber) abgebaut, wobei u. a. Oxalsäure entsteht und Fluoridionen frei werden. Die Folge soll eine relativ häufige, die Anwendung von Methoxyfluran einschränkende Nierenschädigung sein.

Bei der Einleitung einer Narkose mit einem Inhalationsnarkotikum allein vergehen Minuten, bis das Toleranzstadium erreicht ist (vgl. S. 230). Vorher wird das sog. Exzitationsstadium durchlaufen, das für den Patienten nicht nur unangenehm, sondern u. U. auch riskant ist. Dies hat sich mit der Einführung von rasch und kurz wirkenden Injektionsnarkotika (wie Hexobarbital) geändert: Bei der Injektionsnarkose kann das Toleranzstadium nach denkbar schonendem Verlust des Bewußtseins innerhalb von Sekunden erreicht und das unerwünschte Exzitationsstadium übersprungen werden. Längerdauernde Narkosen werden dann anschließend mit Hilfe von Inhalationsnarkotika fortgesetzt (vgl. S. 234).

Die überaus kurze Einleitungszeit der Injektionsnarkose hat mehrere Gründe. Das Narkosemittel wird durch die intravenöse Injektion direkt in die Blutbahn eingeführt. Es dringt von dort aufgrund seiner außerordentlich großen Fettlöslichkeit und der hohen Durchblutung des Zentralnervensystems (besonders der grauen Hirnsubstanz) sehr rasch in die Lipide der Nervenzellmembranen ein, wo es die Bildung und Fortleitung von Erregungen entsprechend rasch unterbindet.

Die Wirkung der Injektionsnarkotika klingt bei der üblichen Dosierung auch rasch (d. h. innerhalb von Minuten) wieder ab. Dieses rasche Erwachen aus der Narkose ist nur bei manchen Substanzen und auch bei diesen nur zum Teil auf einen raschen Abbau innerhalb des Körpers zurückzuführen. Besonders bei den *Barbitursäurederivaten* (oder *Barbituraten*) ist das schnelle Abklingen der Narkose vor allem Folge einer Umverteilung des Narkotikums aus dem Zentralnervensystem, das wegen seiner hohen Duchblutung gleich zu Anfang rasch „gesättigt“ wird, in andere Körperorgane und -gewebe (so auch in die Skelettmuskulatur), die zwar schlechter durchblutet sind als das Gehirn, aber insgesamt ein größeres Fassungsvermögen haben. Das besonders schlecht durchblutete Fettgewebe nimmt lipidlösliche Stoffe zwar nur langsam, im Verhältnis zum Blutspiegel aber sehr „gierig“ und daher schließlich doch zu einem erheblichen Anteil auf. Entsprechend sinkt die anfängliche Barbituratkonzentration im Zentralnervensystem innerhalb von 20–30 Minuten auf narkotisch nicht mehr wirksame Konzentrationen ab, und es kommt zum Aufwachen (Abb.). Aus dem Fettgewebe werden die Barbiturate anschließend allerdings noch über längere Zeit ausgeschwemmt; sie sind dann für gewisse hypnotische (zentral dämpfende) Nachwirkungen der Injektionsnarkose verantwortlich.

Ist die beabsichtigte Dosis des Narkotikums einmal injiziert, liegt der weitere Ablauf der Narkose weitgehend fest. Daher werden die Injektionsnarkotika nach ihrer voraussichtlichen Wirkung dosiert und für den Fall eines unbeabsichtigt starken Effekts die entsprechenden Gegenmaßnahmen (bei Atemdepression z. B. die oft ohnehin geplante Intubation mit der Möglichkeit einer künstlichen Beatmung) in Bereitschaft gehalten.

Nachinjektionen größerer Dosen zur Verlängerung der Narkose sind kaum üblich, da die erwähnte Rückverteilung des Narkosemittels wegen der bereits aufgefüllten Speichergewebe nun sehr viel langsamer und das Aufwachen daher nur verzögert erfolgen würde.

Die zur Injektionsnarkose verwendeten *Barbitursäurederivate* sind *Hexobarbital* (schon seit 1932 bekannt), *Methohexital* und *Thiopental* (ein Thiobarbiturat). Die Bewußtlosigkeit setzt bei diesen Substanzen schon während der intravenösen Injektion ein. Die Narkose dauert bei den üblichen Dosen rund 30 Minuten. Analgetische und muskelrelaxierende Effekte gehören nicht zum Wirkungsbild dieser Stoffe.

Die Lösungen der verwendeten Natriumsalze der Barbiturate sind stark basisch. Daher wirken sich irrtümliche Injektionen ins Gewebe örtlich schädigend aus; intraarterielle Injektionen können zu schweren Durchblutungsstörungen mit Verlust der betroffenen Extremität führen. Andere Nebenwirkungen sind eine dosisabhängige Atemdepression und eine Verminderung der Herzkraft (negativ inotrope Wirkung).

Propanidid, das nicht zu den Barbituraten gehört, ist ein Injektionsnarkotikum mit ultrakurzer Wirkung. Die Bewußtlosigkeit setzt nach der Injektion rasch ein, und das Toleranzstadium dauert nur 3–5 Minuten. Verhältnismäßig rasch verschwinden dann auch alle übrigen narkotischen Erscheinungen. Diese kurze Wirkungsdauer von Propanidid beruht einerseits auf einer raschen Umverteilung des Mittels aus dem Gehirn in andere Organe mit geringerer Durchblutung, andererseits aber auch auf dem raschen Abbau der Substanz durch esterspaltende Enzyme (Esterasen) in Blut und Leber. – Propanidid kann zu einer Reihe von unerwünschten Wirkungen wie Atemdepression, Blutdrucksenkung, Muskelzittern, unwillkürliche Abwehrbewegungen und allergische Reaktionen führen.

Auch *Etomidat* ist ein Injektionsnarkotikum mit ultrakurzer Wirkung. Das Bewußtsein erlischt unmittelbar nach der intravenösen Injektion, und die Narkose dauert nur 4–8 Minuten. Obwohl durch unspezifische Esterasen inaktivierbar, beruht die kurze Wirkungsdauer der Substanz (es handelt sich um ein Imidazolderivat, das chemisch mit keinem anderen Narkotikum verwandt ist) vor allem auf den oben angeführten Umverteilungsphänomenen. Etomidat wirkt nicht analgetisch und muskelrelaxierend. Da es die Kreislauf- und Atmungsfunktionen verhältnismäßig wenig beeinflußt, weist das Mittel eine große therapeutische Breite auf. – Als Nebenwirkungen des neuen Präparates werden Schmerzen und thrombotische Erscheinungen an der Injektionsstelle sowie Myoklonie (Kontraktionen einzelner Muskelgruppen, vor allem auf Schmerzreize hin) beobachtet.

Die Wirkungen von *Ketamin* unterscheiden sich in verschiedener Hinsicht von denen anderer Injektionsnarkotika. Die Substanz erzeugt kurz nach der intravenösen Injektion eine allgemeine Analgesie ohne Muskelrelaxation. Die etwa 10 Minuten andauernde Bewußtlosigkeit geht anschließend unmerklich in einen für Schmerzreize immer noch unempfindlichen, teilnahmslosen Zustand über, der stundenlang anhalten kann. Diesen Eigenschaften zufolge wird Ketamin außer bei der Narkoseeinleitung u.a. bei Unfällen und für kurzdauernde, schmerzhafte Eingriffe (besonders bei Kindern) angewendet. Die Atemfunktion wird durch Ketamin meist nur wenig beeinflußt. Zu Beginn der Narkose steigen Blutdruck und Herzfrequenz an. Für die erwähnte Nachphase der Ketaminwirkung ist zweierlei charakteristisch: das Auftreten traumhaft-halluzinatorischer Erlebnisse mit phantastischen Farb- und Forminhalten, die nicht selten unangenehm sind, und (mit Ausnahme dieser Erlebnisse) eine retrograde Amnesie (Erinnerungslücke). Kinder und ältere Erwachsene sollen in der Regel von solchen Träumen und Halluzinationen nach der Applikation von Ketamin verschont bleiben.

Unter *Neuroleptanalgesie* versteht man einen schmerzfreien Zustand psychischer Indifferenz mit nachfolgender Erinnerungslücke (Analgesie und Amnesie) bei erhaltener Ansprechbarkeit des Patienten, ein Zustand, der durch die Injektion eines Neuroleptikums und eines starken Analgetikums erreicht werden kann (vgl. Neuroleptika, S. 255, und morphinähnliche Analgetika, S. 208). Soll auch das Bewußtsein ausgeschaltet werden, kann man zusätzlich *Lachgas* als Inhalationsnarkotikum (z.B. 65% in Sauerstoff) verabreichen *(Neuroleptanästhesie)*. Der atemdepressorischen Wirkung des Analgetikums begegnet man durch assistierte bzw. kontrollierte Atmung.

Der Vorteil der Neuroleptanalgesie besteht vor allem in der fehlenden oder geringfügigen Belastung der Herz- und Kreislauffunktionen. Das insgesamt sehr schonende Verfahren eignet sich daher besonders zur Anwendung bei älteren und schwerkranken Patienten. Die Ansprechbarkeit während der Operation ist u.a. bei Innenohr- und Gehirnoperationen von Vorteil.

Als *Neuroleptikum* wird *Droperidol* verwendet, das nicht nur zur Beruhigung, psychischen Indifferenz und verminderten motorischen Aktivität führt, sondern auch antiemetisch (erbrechendämpfend) wirkt. Als *Analgetikum* dient *Fentanyl,* das im Gegensatz zu Morphin sehr rasch und mit etwa 30 Minuten auch nur relativ kurz wirkt.

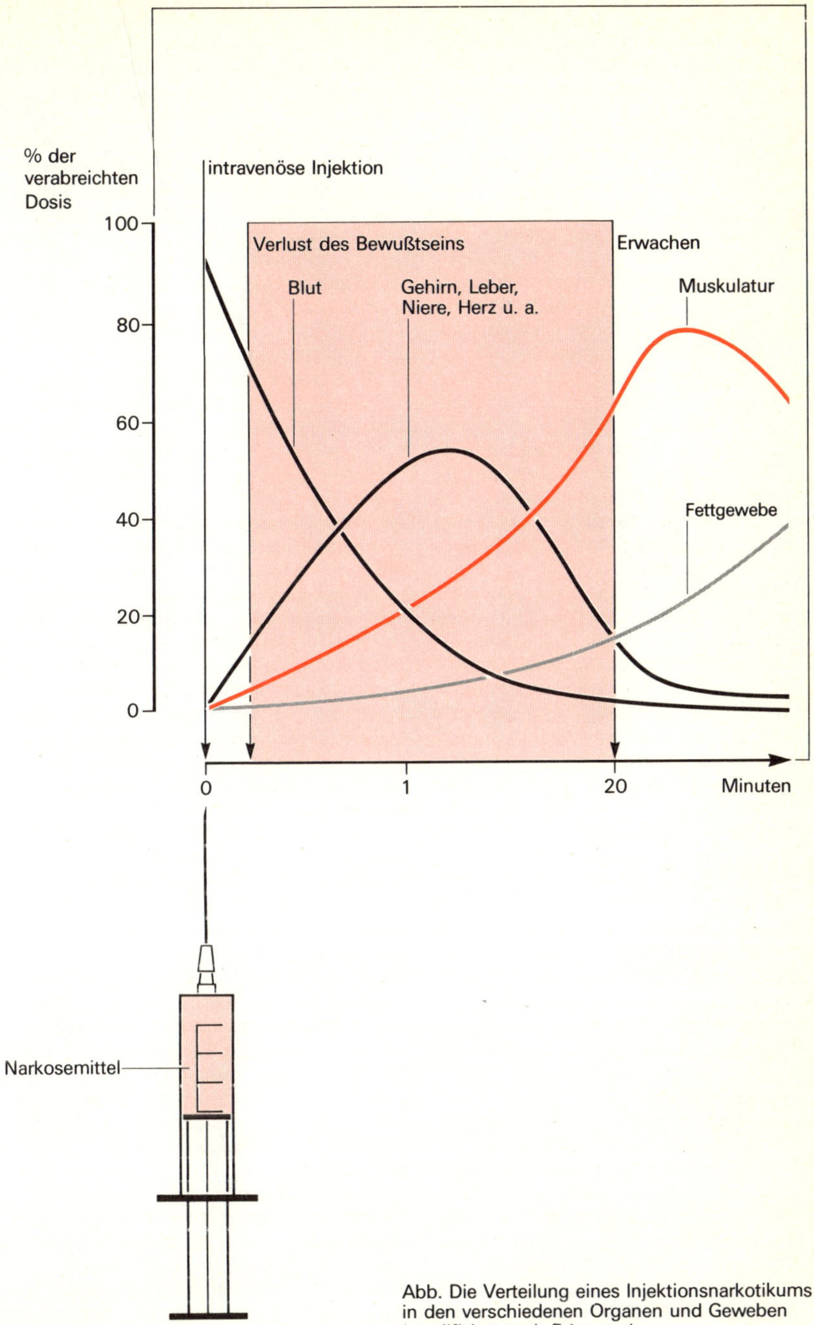

Abb. Die Verteilung eines Injektionsnarkotikums in den verschiedenen Organen und Geweben (modifiziert nach Price u.a.)

Muskellähmende Mittel
Peripher wirkende Muskelrelaxanzien

Unter der Bezeichnung *Muskelrelaxanzien (Muskelrelaxantia)* faßt man muskellähmende und muskelentspannende Arzneimittel zusammen. Muskelrelaxanzien können zur *Linderung von spastischen Zuständen* und zur *Beseitigung von Muskelkrämpfen* angewandt werden, wie sie z. B. bei einer Strychninvergiftung oder beim Wundstarrkrampf vorkommen. Auch vor der *Elektrokrampftherapie* werden muskellähmende Stoffe injiziert, um Knochenbrüche zu verhindern. Ein besonders wichtiges Anwendungsgebiet der Muskelrelaxanzien ist schließlich die moderne *Narkose.* Muskelrelaxanzien haben zwar selbst keine narkotische Wirkung, dadurch jedoch, daß sie die reflexbedingte motorische Aktivität herabsetzen, kann man die Dosis des Narkosemittels niedrig halten und doch gleichzeitig für den geplanten Eingriff eine hinreichend starke Muskelentspannung erzielen.

Der schwächste, für die erwünschte chemische Muskellähmung am besten geeignete Punkt auf dem Weg der nervösen motorischen Impulse vom Zentralnervensystem zu den Skelettmuskeln ist die *motorische Endplatte.* Es handelt sich dabei um eine periphere, im Muskel selbst gelegene Vermittlungsstelle (Synapse), in deren Bereich die elektrische Erregung von der motorischen Nervenendigung durch eine Reihe hintereinandergeschalteter Vorgänge auf den Verkürzungsapparat des Muskels übertragen wird. Zuerst setzt das ankommende Aktionspotential des motorischen Nervs den Überträgerstoff *Acetylcholin* frei. Anschließend gelangt Acetylcholin durch Diffusion auf die *subsynaptische Membran,* eine hochspezialisierte acetylcholinempfindliche Stelle der Muskelfaserhülle. Es führt dort zu einer je nach seiner Konzentration und Verweildauer unterschiedlich starken Abnahme der elektrischen Membranspannung, worauf die angrenzende acetylcholinunempfindliche Muskelfasermembran mit einem eigenen Aktionspotential und die kontraktilen Eiweiße im Faserinneren mit einer Verkürzung reagieren (Abb. 1).

Während sich die (elektrischen) Aktionspotentiale durch Arzneimittel nicht gezielt nur im Muskel unterdrücken lassen, kann man die (chemische) Übertragung im Bereich der Endplatte durch Arzneimittel selektiv blockieren. So ist es möglich, die sog. *Acetylcholinrezeptoren* in der subsynaptischen Membran durch einen dem natürlichen Überträgerstoff Acetylcholin chemisch entfernt ähnlichen, selbst jedoch unwirksamen Stoff zu „besetzen" und dadurch funktionsuntüchtig zu machen. Diese Art von neuromuskulärer Lähmung durch *kompetitive Verdrängung des Acetylcholins* ist u. a. mit *Curare* (z. B. d-Tubocurarin) und *Gallamin* realisierbar.

Eine zweite Art von neuromuskulärer Blockade ist mit Stoffen möglich, die dem Acetylcholin nicht nur chemisch, sondern auch wirkungsmäßig ähnlich sind. Sie führen zwar wie der natürliche Überträgerstoff zu einer *Depolarisation der subsynaptischen Membran* und daher gewöhnlich auch zu einer (unkoordinierten) Muskelzuckung. Im Vergleich zu Acetylcholin werden sie jedoch nur langsam abgebaut und halten ihren Wirkort daher in diesem depolarisierten (d. h. eigentlich erregten) Zustand fest. Da die angrenzende Muskelfasermembran auf eine solche „Dauerreizung" jedoch nicht wiederholt anspricht, kommt es auch hier nach einer Erregung im Endeffekt zur Muskellähmung (Abb. 3). Ein langwirkender Stoff aus dieser Gruppe depolarisierender Muskelrelaxanzien ist *Dekamethonium.* Eine Wirkungsdauer von etwa 1 Stunde hat *Hexacarbacholin;* es ist besonders zur Behandlung schwerer Fälle von Wundstarrkrampf geeignet. Besonders kurz wirksam ist *Suxamethonium,* das, wenn auch langsamer als sein Urbild Acetylcholin, immer noch durch die Cholinesterase abgebaut werden kann. Suxamethonium wird daher u. a. zur Narkoseeinleitung (Intubation) bzw. kurz vor der Elektroschocktherapie injiziert oder zur gesteuerten Muskelerschlaffung während der Narkose intravenös infundiert.

Muskelrelaxanzien lähmen bei hoher Dosierung (Suxamethonium bei angeborener Schwäche der Cholinesterase) auch die Atmungsmuskulatur. Daher müssen für den Fall ihrer Anwendung alle Vorbereitungen für eine künstliche Beatmung getroffen sein.

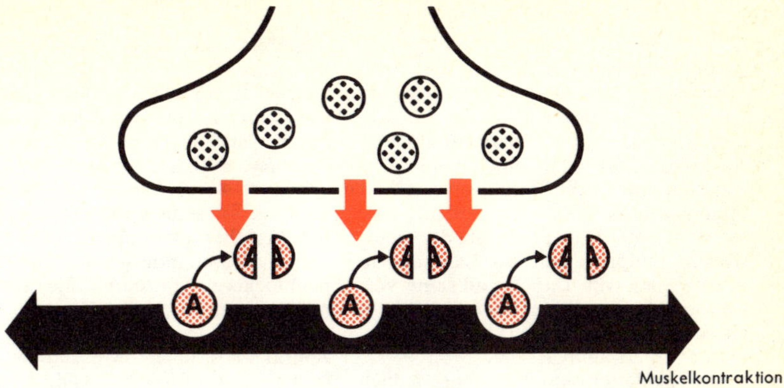

Abb. 1
Normale Erregung der Muskelendplatte durch Acetylcholin (A) mit nachfolgender Spaltung und Inaktivierung des Transmitters

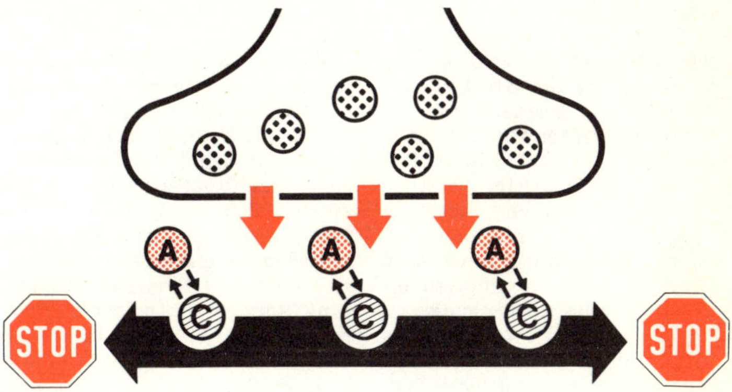

Abb. 2
Curare (C) besetzt die Acetylcholinrezeptoren und blockiert die Erregung

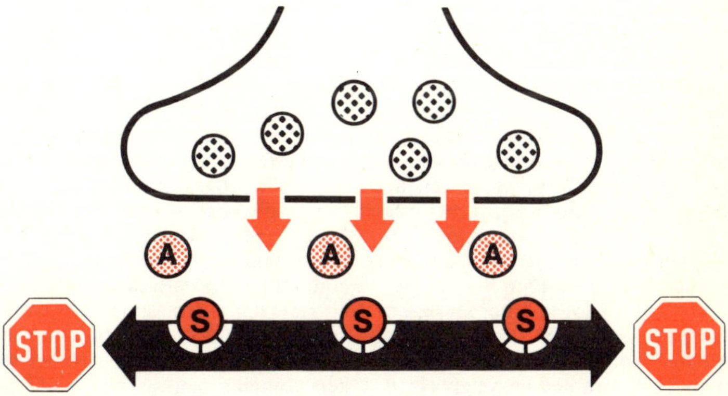

Abb. 3
Suxamethonium (S) imitiert die Acetylcholinwirkung; es wird nur langsam abgebaut und führt durch „Dauerregung“ zu einer Endplattenblockade

Muskellähmende Mittel
Zentral wirkende Muskelrelaxanzien

Im Bereich des motorischen Systems ist die *Muskelendplatte,* d.h. die Stelle der synaptischen Erregungsübertragung von den Bewegungsnerven auf die Skelettmuskelfasern, besonders störanfällig. *Suxamethonium* z.B. und seine Verwandten ahmen die Wirkung des Überträgerstoffes Acetylcholin nach und führen so zu einer Dauererregung der motorischen Endplatte, die als Lähmung in Erscheinung tritt. *Curare* und seine Verwandten dagegen blockieren die Acetylcholinrezeptoren im muskelseitigen Anteil der Übertragungsstelle.

Die Skelettmuskulatur kann jedoch auch durch chemische Eingriffe diesseits und jenseits der motorischen Endplatte entspannt werden, und zwar durch Beeinflussung der motorischen Schaltstellen im Rückenmark und im Gehirn (zentral wirkende Muskelrelaxanzien) oder durch Beeinflussung der Muskelfasern als solche (myotrope Relaxanzien):

Die *zentral wirkenden Muskelrelaxanzien* wirken vor allem auf Schaltstellen (Synapsen) im Bereich der für den Muskeltonus verantwortlichen Regionen bzw. Bahnsysteme des Zentralnervensystems. Der normale Muskeltonus wird durch den Zustrom von Meldungen aus der Peripherie, die im Rückenmark umgeschaltet oder verarbeitet werden, sowie durch übergeordnete Einflüsse aus verschiedenen Hirnzentren aufrechterhalten. An beiden Vorgängen nehmen zahlreiche Nervenzellen (sog. Interneurone) teil, die durch entsprechend viele Kontakte (Synapsen) miteinander verbunden sind (Abb. 1). Hier greifen die *Interneuronenblocker* an. Es sind dies Substanzen, die den erhöhten Muskeltonus durch die Summation zahlreicher hemmender Einzeleffekte auf zentralnervöse Schaltstellen reduzieren. – *Benzodiazepinderivate* wie Diazepam oder Tetrazepam verstärken die durch den inhibitorischen Überträgerstoff Gammaaminobuttersäure (GABA) vermittelten Hemmungen des motorischen Systems. Durch den gleichen Effekt auf andere Interneuronengruppen gelangen unter ihrer Wirkung auch weniger Impulse aus niederen Abschnitten des Zentralnervensystems (z.B. aus der Formatio reticularis) in übergeordnete Hirnareale. Die Benzodiazepine dämpfen daher auch Angst- und Spannungszustände; sie gehören gleichzeitig zu den Tranquillanzien (vgl. S. 254). – Die anderen Interneuronenblocker gehören verschiedenen Stoffklassen an: Baclofen z.B. ist chemisch mit GABA verwandt. Meprobamat, das erste Tranquillans, ist seinem Aufbau nach eher mit peripher angreifenden Substanzen verwandt, hat indessen als Interneuronenblocker neben zentral muskelrelaxierenden aber auch beruhigende (sedierende) Effekte. Auch bei den übrigen zentral wirksamen Muskelrelaxanzien (u.a. Carisoprodol, Chlormezanon, Chlorzoxazon, Fenyramidol, Phenprobamat, Orphenadrin) handelt es sich nicht selten um Substanzen mit ausgeprägt sedierendem, auch anxiolytischem Effekt.

Zu den *Indikationen der zentral angreifenden Muskelrelaxanzien* gehören einerseits zerebrale und spinale spastische Zustände wie bei multipler Sklerose, nach einem Schlaganfall oder einer Verletzung des Rückenmarks; andererseits können auch entzündlich-rheumatische Prozesse, die auf dem Reflexweg umschriebene Steigerungen des Muskeltonus auslösen (Hartspann, Schonhaltungen), außer mit Analgetika und Antirheumatika (vgl. S. 202) auch mit zentral angreifenden Muskelrelaxanzien behandelt werden. Zu den Nebenwirkungen dieser Stoffe vgl. S. 246 und 254.

Zu den *myotropen Muskelrelaxanzien* zählt *Dantrolen.* Es hemmt die durch das Aktionspotential ausgelöste Freisetzung von Calcium aus den intrazellulären Speicherorten (sarkoplasmatisches Retikulum; Abb. 2). Da Calcium für die Übersetzung der Membranerregung in eine Verkürzung der kontraktilen Proteine erforderlich ist, kommt es dadurch zu einer abgestuften Muskelentspannung, die bei spastischen Zuständen (u.a. bei multipler Sklerose oder nach einem Schlaganfall) ohne wesentliche Beeinträchtigung zentralnervöser Vorgänge eingesetzt werden kann. Dantrolen wird auch bei der malignen Hyperthermie angewendet (vgl. S. 236). Als Nebenwirkungen kommen Muskelschwäche, Benommenheit, Schwindel, Durchfälle und Leberfunktionsstörungen vor.

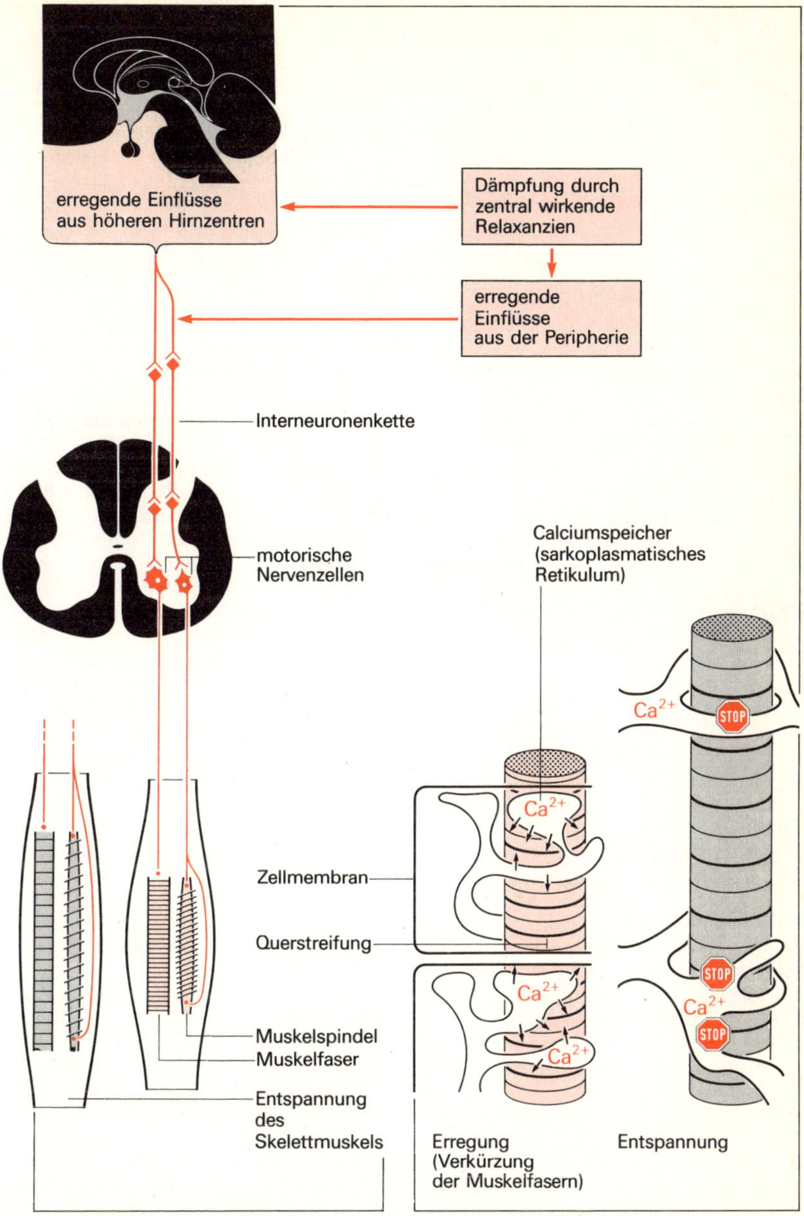

Abb. 1 Zentral wirkende Muskelrelaxanzien unterbrechen Erregungen, die über Ketten kleiner Nervenzellen (sog. Interneurone) laufen

Abb. 2 Dantrolen führt zur Muskelentspannung durch Hemmung der Calciumfreisetzung

Schlaf- und Beruhigungsmittel

Der *Schlaf-Wach-Rhythmus* des Menschen wird von bestimmten Gehirnzentren gesteuert, die je nach Lebensalter verschieden tätig sind. Neugeborene und Säuglinge schlafen durchschnittlich etwa 20 Stunden, Kleinkinder nur noch 12–14 Stunden täglich. Erwachsene benötigen pro Tag 7–8 Stunden Schlaf. Ältere Menschen wachen schon nach 4–5 Stunden wieder auf, meist in den frühen Morgenstunden, halten dafür aber oft einen Mittagsschlaf. Doch gibt es, abgesehen vom Alter, große individuelle Unterschiede im Schlafbedürfnis (Abb. 1).

Schlaf ist notwendig für das Wohlbefinden und die Erhaltung der körperlichen und geistigen Leistungsfähigkeit. Im Schlaf werden alle körperlichen Funktionen gedrosselt: Das Herz schlägt nicht mehr so rasch, der Blutdruck fällt, die Muskeln erschlaffen, die Stoffwechselvorgänge werden verlangsamt, und die Körpertemperatur sinkt. Charakteristische Veränderungen der Hirnstromkurve zeigen an, daß das Gehirn seine Tätigkeit im Schlaf nicht einstellt, sondern – bei ausgeschaltetem Bewußtsein – gewissermaßen auf einer anderen Ebene fortsetzt.

So unzweifelhaft feststeht, daß Schlaf unentbehrlich ist, so schwierig ist es z. Z. allerdings immer noch, objektive Kriterien dafür zu finden, wieviel ungestörten („guten") Schlaf der einzelne für seine Erholung benötigt. Hindert man einen Menschen tagelang am Schlafen, entstehen schwere Störungen: Es kommt zu Gereiztheit, Konzentrationsunfähigkeit und schließlich u. U. sogar zu Wahnvorstellungen, verbunden mit allgemeiner Schwäche und Herz-Kreislauf-Beschwerden. Andererseits sind die Beschwerden jugendlicher Personen, deren Schlaf im Experiment wochenlang auf vier bis fünf Stunden reduziert wurde, oft erstaunlich gering. Dabei zeigt sich immer wieder, daß die Beurteilung der Folgen eines Schlafdefizits recht subjektiv ist: Freiwilliger Schlafverzicht, etwa im Schlaflabor, wird wesentlich besser vertragen als aufgezwungene Schlaflosigkeit. Wirken auf einen Schläfer äußere Einflüsse ein (z. B. Lärm), so entscheidet oft seine Reaktion darüber, wie sehr die Umwelt ihn tatsächlich „stört".

Schlafmittel (Hypnotika) sind Medikamente, die einen Schlafzustand herbeiführen, der dem natürlichen Schlaf sehr ähnlich ist. Trotz aller Fortschritte ist es allerdings bisher nicht gelungen, völlig harmlose Schlafmittel ohne unerwünschte Nebenwirkungen aufzufinden. Vor allem besteht bei wiederholtem Gebrauch von Schlafmitteln die Gefahr der Schlafmittelabhängigkeit (vgl. S. 246). Dies und der bereits erwähnte Mangel an objektiven Kriterien für die schädlichen Folgen einer Schlaflosigkeit machen es verständlich, daß die Indikationen (Anzeigen) für die Verordnung von Schlafmitteln, die fast alle der Rezeptpflicht unterliegen, von Fall zu Fall kritisch überdacht werden müssen.

Immer mehr Menschen (Erwachsene, Jugendliche und selbst Kinder) leiden heute unter *nervösen Störungen,* die ihr allgemeines Wohlbefinden und ihre Leistungsfähigkeit beeinträchtigen. Solche Störungen können sich rein psychisch in gesteigerter Erregbarkeit oder häufiger Verstimmung, u. U. auch in Spannungs- und Angstzuständen (Neurosen) äußern; sie können aber auch die Ursache körperlicher Erkrankungen (z. B. immer wiederkehrende Kopfschmerzen, Magengeschwüre, Bluthochdruck) sein. Umgekehrt lösen manche körperliche Erkrankungen (wie Herz- und Kreislaufstörungen, Hypertonie, Schilddrüsenüberfunktion, Zerebralsklerose) psychische Erregungszustände aus, die ihrerseits auf das bestehende Leiden verschlimmernd zurückwirken. In solchen Fällen können *Beruhigungsmittel (Sedativa),* d. h. Arzneimittel, die zentralnervöse Übererregbarkeitszustände dämpfen, angezeigt sein. Die Erfahrung lehrt, daß Beruhigungsmittel bei etwas höherer Dosierung in der Regel gleichzeitig Schlafmittel sind.

Schlafstörungen können verschiedene Ursachen haben. *Sekundäre Schlafstörungen* sind die Folge anderer Leiden (psychiatrische Erkrankungen, Schmerzzustände, nächtliche Muskelkrämpfe, Hustenanfälle, Arteriosklerose, Herzinsuffizienz) oder des mehr oder weniger übertriebenen bzw. mißbräuchlichen Konsums von Koffein, Alkohol oder zentral stimulierenden Medikamenten. Bei den *primären* oder *funktionellen Schlafstörungen* liegen solche Anlässe nicht vor. Sie sind entweder durch schlafstörende äußere Umstände (exo-

Abb. 1 Der Schlaf-Wach-Rhythmus in Abhängigkeit vom Lebensalter; Schlafstörungen

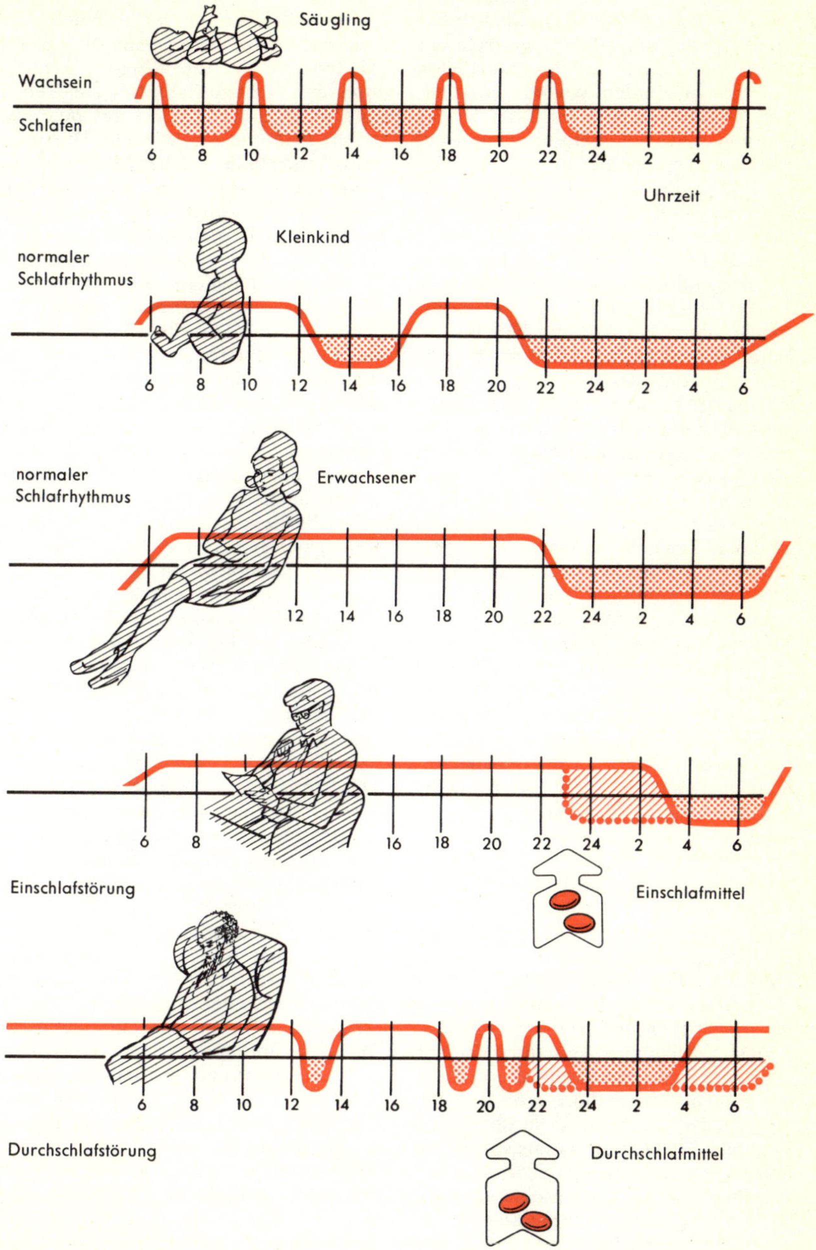

gen) oder durch Reaktionen auf die berufliche bzw. familiäre Umwelt bedingt (d. h. psychoreaktiv). Hier spielen nichtbewältigte Konflikte, (schuldhaft) Versäumtes oder ängstlich Erwartetes eine Rolle, wobei die Dauer des unlustbetonten oder quälenden Wachliegens meist überschätzt wird. Aber auch bei der Einwirkung exogener Faktoren (Geräusche, zu helles oder wechselndes Licht) können Affekte insofern beteiligt sein, als sie nicht selten darüber entscheiden, was den Schlaf wirklich stört.

Es liegt auf der Hand, daß bei sekundären Schlafstörungen die *Behandlung* des Grundleidens oder die Vermeidung von Stimulanzien Vorrang hat. Bei primären Schlafstörungen kommt es einerseits auf die Ausschaltung exogener Störfaktoren (Lärm, ungünstige Temperaturen, mangelnder Komfort), andererseits auch darauf an, durch Entspannung, autogenes Training oder Psychotherapie die zugrundeliegenden Fehlhaltungen abzubauen und Konflikte aufzuarbeiten. Zusätzliche Hilfen sind geregelte Tätigkeit und ausreichende körperliche Bewegung, die Vermeidung von allzu reichlichen Mahlzeiten sowie von Koffein und Nikotin am Abend, rechtzeitiges „Abschalten" und die Einhaltung bzw. Einübung eines Einschlafrituals zur Wiederherstellung eines geordneten Schlaf-Wach-Rhythmusses. Erst nach Ausschöpfung solcher Maßnahmen (kurzfristig auch zu ihrer Unterstützung) wird die Einnahme von Schlafmitteln mit dem Ziel der Erhaltung oder Wiederherstellung von Wohlbefinden und Leistungsfähigkeit als sinnvoll erachtet.

In zeitlicher Hinsicht kann man zwischen vorübergehenden, mittel- und langfristigen Formen der Schlaflosigkeit unterscheiden: *Vorübergehende Schlafstörungen* können bei sonst normalem Schlafverhalten durch akute Streßsituationen (Krankenhausaufnahme vor einer Operation, Flugreise mit Zeitverschiebung, Schichtumstellung u. ä.) ausgelöst werden. Die Meinungen darüber, ob in solchen Fällen die Einnahme von Schlafmitteln – eventuell sogar vorbeugend – angezeigt ist, gehen auseinander. Zur Anwendung kommen meist kleinste Dosen eines *kurzwirksamen*, rasch ausscheidbaren *Benzodiazepins* für 1–3 Nächte. – *Mittelfristige Schlafstörungen* durch schwere Erkrankungen bzw. situationsbedingten Streß (Todesfälle, Schwierigkeiten am Arbeitsplatz oder in der Familie), die auf wenige Wochen beschränkt sind, werden, wenn die anderen Maßnahmen versagen, zur Unterstützung der Verhaltenstherapie meist ebenfalls mit kleinen Dosen eines *Benzodiazepinschlafmittels* behandelt. Die intermittierende Gabe solcher Mittel und stufenweises Absetzen (sog. Ausschleichen) sind dabei geeignet, einer Gewöhnung an das Mittel vorzubeugen. – *Langdauernde primäre Schlafstörungen* werden kombiniert medikamentös (meist mit *längerwirksamen Benzodiazepinen;* vgl. Abb. 2) und *verhaltenstherapeutisch* behandelt. Intermittierende Gabe und ausschleichendes Absetzen nach 1–2 Monaten sind auch hier üblich.

Schlafmittel sind wegen ihrer *Nebenwirkungen* keinesfalls risikofrei. Allen bisher eingeführten Schlafmitteln ist (wenn auch in unterschiedlichem Ausmaß) die Gefahr der *Gewöhnung* und *Abhängigkeit* gemeinsam. Schon nach der ersten Einnahme kann es durch Anpassung des Organismus zu einem gewissen Wirkungsverlust kommen, der Anlaß zur Erhöhung der Dosis ist. Dieser Vorgang spielt sich bei regelmäßiger Einnahme oft im Bereich immer höherer Dosen ab und hat dann beim Absetzen des Mittels jeweils entsprechend stärkere Entzugserscheinungen mit gesteigerter Schlaflosigkeit zur Folge (Rückschlagphänomen). Diese Zunahme der Schlaflosigkeit als Anlaß, das Mittel weiter zu nehmen, soll bei kurzwirkenden Schlafmitteln, die erfahrungsgemäß auch zu stärkeren Entzugserscheinungen führen, häufiger vorkommen. Bei den längerwirkenden Mitteln ist andererseits die Gefahr einer bis in den nachfolgenden Tag hineinreichenden zentralen Dämpfung (sog. *Tagesmüdigkeit*) mit Einschränkung der geistigen und motorischen Funktionen sowie der koordinativen Fähigkeiten wesentlich größer (z. B. Einschränkung der Fahrtüchtigkeit). Ähnliches gilt für störende *Wechselwirkungen* mit anderen Medikamenten und die Wirkungsverstärkung von und durch Alkohol. – Z. Z. noch unklar ist die Deutung der am Hirnstrombild ablesbaren Veränderungen des Schlafmusters nach der Einnahme von Schlafmitteln.

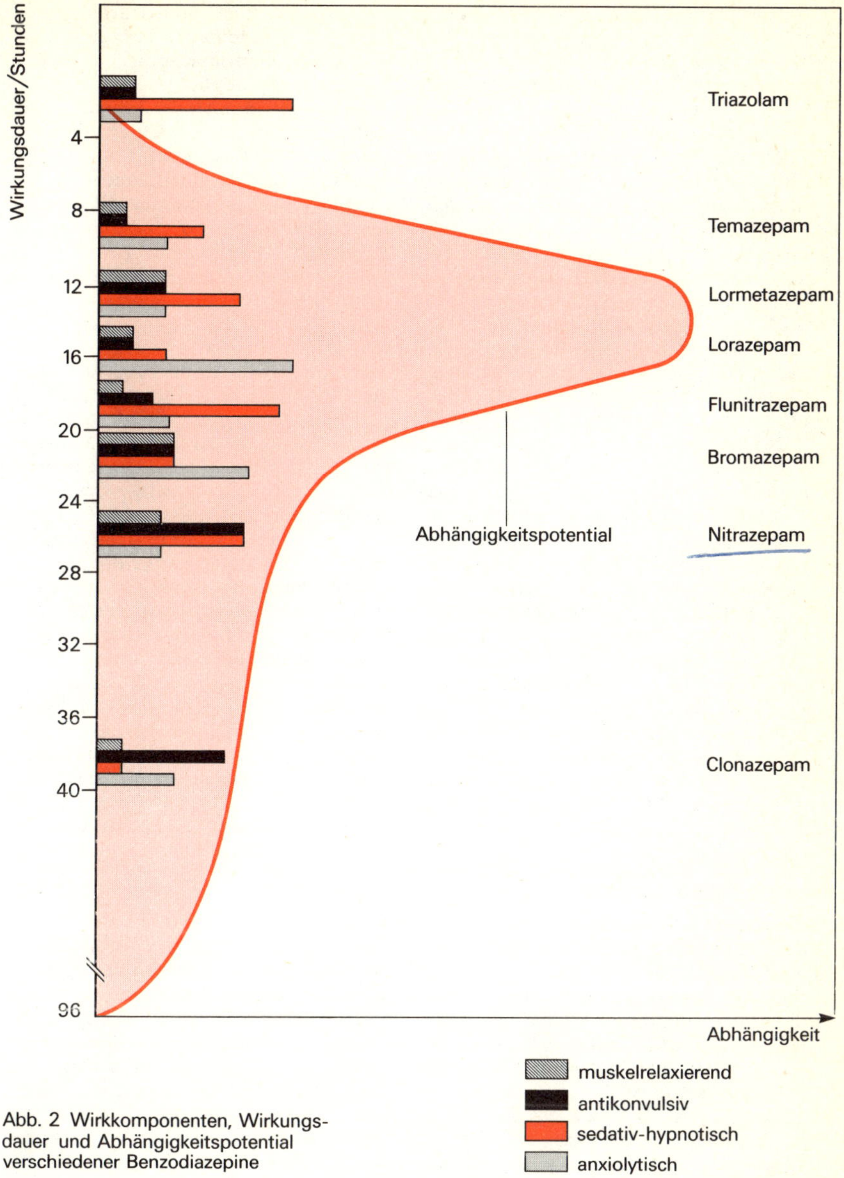

Abb. 2 Wirkkomponenten, Wirkungsdauer und Abhängigkeitspotential verschiedener Benzodiazepine

Die verschiedenen Schlafmittel

Je nach ihrem chemischen Aufbau und ihrer Wirkung kann man zwischen *Benzodiazepinen* und *herkömmlichen Schlaf- und Beruhigungsmitteln* und bei diesen wiederum zwischen *Barbituraten* und *Nichtbarbituraten* unterscheiden. Die ersteren wirken beruhigend (sedativ), schlafanstoßend und außerdem auch noch angstlösend (vgl. Tranquillanzien, S. 254), die letzteren sedativ, einschläfernd und in hohen Dosen schließlich narkotisch (vgl. S. 237). Kurzwirkende Stoffe sind besser dafür geeignet, den Schlaf bei Einschlafstörungen herbeizuführen *(Einschlafmittel)*, längerwirkende dagegen besser dafür, zeitweilige oder dauernde Schlafunterbrechungen zu verhindern *(Durchschlafmittel;* vgl. Abb. S. 245). Im einzelnen gilt folgendes:

Die *Benzodiazepine* wirken nicht nur beruhigend und schlafanstoßend (sedativ und hypnotisch), sondern auch angstlösend (vgl. S. 254), muskelentspannend (vgl. S. 242) und antikonvulsiv (gegen zerebrale Krampfanfälle; vgl. S. 258). Als Schlafmittel verkürzen sie die Einschlafzeit und verlängern die Gesamtschlafdauer. Im Gegensatz zu den herkömmlichen Schlafmitteln führen die Benzodiazepine in hohen Dosen nicht zur Narkose und zur Atemlähmung, sondern nur zum sog. *Stupor,* einem Zustand, in dem das Bewußtsein noch erhalten und ein chirurgischer Eingriff z. B. nicht möglich ist. Entsprechend ist die Spanne zwischen der wirksamen und tödlichen Dosis (der sog. *therapeutische Index*) bei den Benzodiazepinen vergleichsweise günstig und mitentscheidend dafür, daß sie die herkömmlichen Schlafmittel weitgehend ersetzt haben. Tödliche Vergiftungsfälle sind äußerst selten, es sei denn, Benzodiazepine werden mit anderen Arzneimitteln oder zusammen mit Alkohol eingenommen. Ein Vorteil der Benzodiazepine ist ferner ihr geringeres Suchtpotential. Neben einer Reihe längerwirkender Benzodiazepine, die bei verkürzter Schlafdauer und Schlaflosigkeit als Folge von Angstzuständen angewandt werden (z. B. Nitrazepam, Flunitrazepam, Flurazepam), gibt es u. a. mit Temazepam, Triazolam und Lormetazepam auch kürzerwirkende Mittel gegen den verzögerten Schlafeintritt. Die Erfahrungen mit diesen neuen Präparaten sind allerdings noch relativ gering, so daß eine abschließende Beurteilung der Vor- und Nachteile von kurz- und langwirkenden Benzodiazepinen gegenwärtig noch nicht möglich ist.

Wird jemand nach der Einnahme von Benzodiazepinen am Schlafen gehindert, so treten Erscheinungen auf, wie sie ähnlich auch infolge überhängender Wirkung (Kumulation) wiederholter Dosen zu beobachten sind (Benommenheit, Müdigkeit, verlangsamte Reaktionszeit und motorische Störungen, d. h. insgesamt auch eine Verminderung der Fahrtüchtigkeit, besonders ausgeprägt im Zusammenwirken mit Alkohol). Bezeichnend sind ferner Erinnerungslücken für die Zeit zwischen Tabletteneinnahme und Einschlafen (anterograde Amnesie). Daher sollen Benzodiazepine unmittelbar vor dem Einschlafen eingenommen werden. Zu den *Entzugserscheinungen* gehören Angst, Depressionen, Erregbarkeit, Schlafstörungen und Alpträume; auch psychotische Erscheinungen und Delirien kommen vor. Wegen der Gefahr einer *Abhängigkeit* wird geraten, Benzodiazepine (u. U. ausschleichend) abzusetzen, wenn die ersten Zeichen einer nachlassenden Wirkung (Toleranz) – mit der damit erforderlichen Erhöhung der Dosis – auftreten. Indessen gibt es Abhängigkeit auch ohne Dosissteigerung (sog. Niedrigdosenabhängigkeit). Aufgrund des internationalen Suchtstoffabkommens wurden die Benzodiazepine dem Betäubungsmittelrecht unterstellt. Zu den übrigen Wirkungen und Nebenwirkungen der Benzodiazepine vgl. Tranquillanzien, S. 254.

Die größte Gruppe der *herkömmlichen Schlafmittel* leitet sich von der *Barbitursäure* ab. Die Barbitursäure selbst hat kaum schlaffördernde Wirkung, wahrscheinlich deshalb, weil sie zu wenig fettlöslich ist und daher nur schlecht ins Hirngewebe eindringt. Erst durch chemische Veränderung des Grundkörpers (sog. Substitution) erhält man wirksame *Barbitursäureverbindungen (Barbiturate).* Sie unterscheiden sich vor allem in der Raschheit ihres Wirkungseintrittes und in ihrer Wirkungsdauer. Man unterscheidet kurz-, mittellang- und langwirkende Barbiturate. Besonders gut fettlösliche Stoffe, die rasch an- und abfluten, haben einen *schnellen Wirkungseintritt* und eine *kurze Wirkungsdauer.* Schlecht fettlösli-

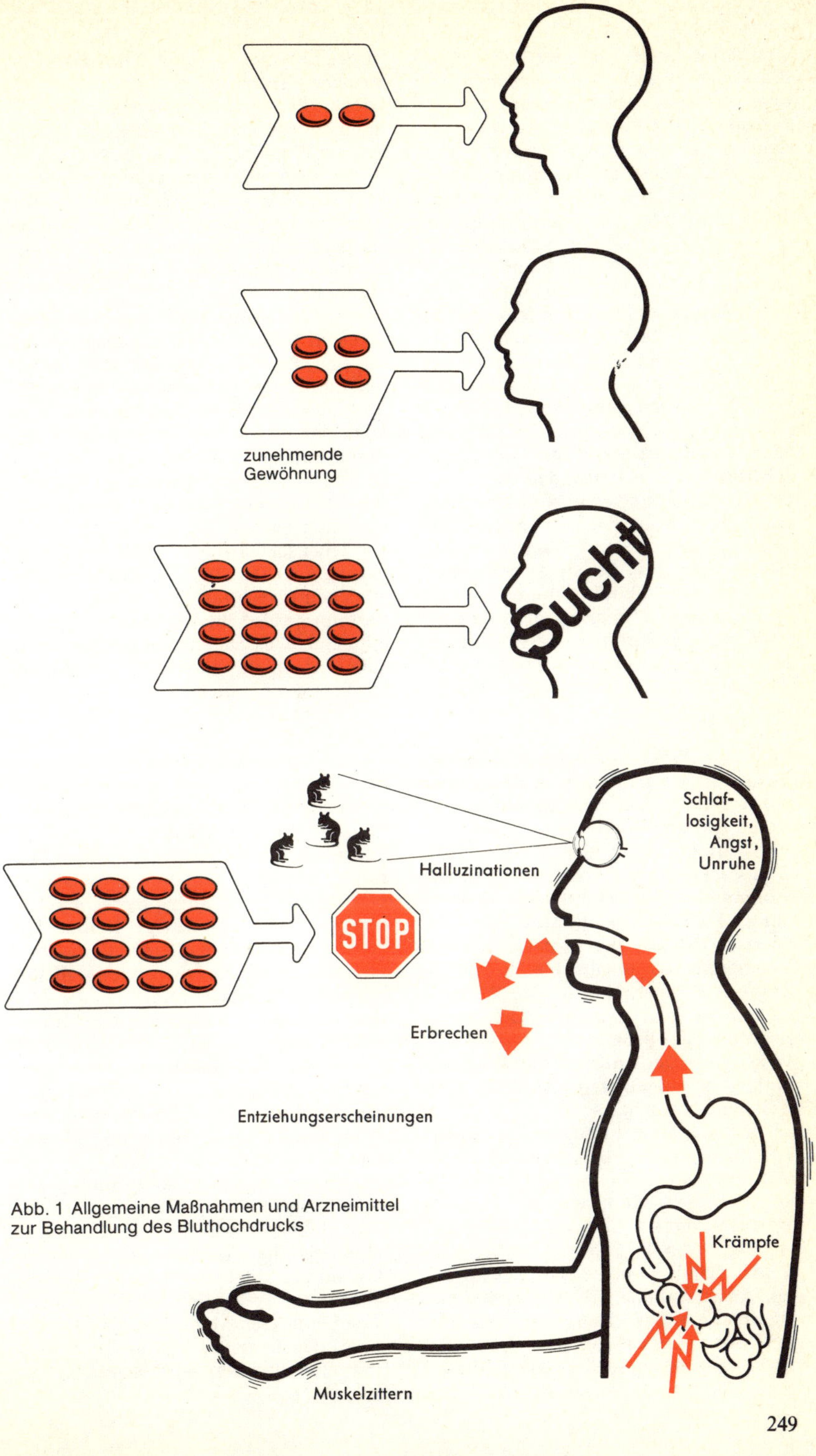

Abb. 1 Allgemeine Maßnahmen und Arzneimittel
zur Behandlung des Bluthochdrucks

che Verbindungen, die nur langsam anfluten und auch langsam eliminiert werden, verhalten sich entgegengesetzt. Bei Hexobarbital z. B. beträgt die Wirkungsdauer nach raschem Wirkungseintritt nur etwa 2–3 Stunden. *Mittellangwirkende Barbiturate* haben eine Wirkungsdauer von 3–8 Stunden (Beispiele: Secobarbital, Cyclobarbital, Amobarbital und Pentobarbital). Phenobarbital und Methylphenobarbital schließlich sind ausgesprochen *langwirkende Stoffe,* deren Effekt über 10–18 Stunden anhält. Kurz- und z. T. auch mittellangwirkende Barbiturate eignen sich eher als Einschlafmittel, die übrigen mittellang wirkenden eher als Durchschlafmittel. Zu späte nächtliche Einnahme relativ langwirkender Mittel hat zur Folge, daß der Schlafmitteleffekt morgens noch nicht abgeklungen ist. Mittellang wirkende Barbiturate werden in 3- bis 4fach geringerer Dosis auch als Sedativa verwendet, ebenso Phenobarbital, wenn eine ausgesprochen lange Wirkung angestrebt wird. Kurzwirkende Barbiturate dienen außerdem als Injektionsnarkotika (vgl. S. 237), Phenobarbital und Methylphenobarbital als Mittel gegen zerebrale Krampfleiden (vgl. S. 258).

Zu den *Nebenwirkungen der Barbiturate* gehören u. a. allergische Reaktionen und (vor allem nach der Einnahme langwirkender Barbiturate) eine Fortdauer des zentral dämpfenden Effekts (sog. *Hang-over*) in den nächsten Tag hinein (morgendliches Erschöpftsein, Verstimmung, Tagesmüdigkeit, Störungen des Urteilsvermögens, der Motorik und des Gleichgewichts, ungünstige Beeinflussung des Fahrverhaltens). Die Wirkung der übrigen zentral dämpfenden Stoffe wird durch die Barbiturate verstärkt, die Wirkung einiger anderer Medikamente infolge beschleunigten Abbaus u. U. auch abgeschwächt.

Über eine Gewöhnung an das Mittel (Toleranz) kann es in steigendem Ausmaß zur psychischen und physischen *Abhängigkeit* und damit beim Absetzen zu immer schwereren *Entzugserscheinungen* kommen (Abb. 1; Übelkeit, Erbrechen, Blutdruckabfall, Schwäche, Sehstörungen, Angstzustände, Zittern, schließlich lebensbedrohliche Krämpfe). Viele dieser Erscheinungen gleichen denen bei Alkoholentzug, so auch gelegentliche toxische Psychosen, die dem Delirium tremens entsprechen. An der Entwicklung eines *Barbituratmißbrauchs* kann bei manchen Personen das Auftreten euphorischer Effekte beteiligt sein, die durch Koffein und andere Stimulanzien verstärkt werden. Stimulanzien wie Methamphetamin werden von Barbituratsüchtigen auch verwendet, um die Symptome der zentralen Dämpfung auszugleichen.

Die Barbiturate sind heute als Sedativa und Schlafmittel weitgehend durch die Benzodiazepine ersetzt. Dies ist außer durch das geringere Suchtpotential und die zusätzliche angstlösende Wirkung der Benzodiazepine u. a. auch dadurch bedingt, daß die akute *Giftigkeit* der Benzodiazepine geringer ist; sie führen im Gegensatz zu den Barbituraten nur unter besonderen Umständen zu einer lebensgefährlichen Schlafmittelvergiftung (vgl. S. 292). Dennoch spricht auch heute noch für die Anwendung der Barbiturate als Schlaf- und Beruhigungsmittel, daß es sich bei ihnen um eine außerordentlich intensiv untersuchte Stoffgruppe handelt, bei der mit bisher unbekannten Nebenwirkungen kaum zu rechnen ist.

Zu den herkömmlichen Beruhigungs- und Schlafmitteln gehören auch verschiedene Stoffe aus anderen Gruppen, die sog. *Nichtbarbiturate.* Die meisten von ihnen führen bei wiederholtem Gebrauch ebenfalls zu einer psychischen, eventuell auch zu einer physischen Abhängigkeit und besitzen gegenüber den Benzodiazepinen eher Nachteile als Vorteile. Im einzelnen handelt es sich um folgende Gruppen oder Stoffe: die *Monoureide,* das sind bromhaltige Harnstoffabkömmlinge wie Carbromal und Bromisoval, die nach längerem Gebrauch zum Bromismus (Bromvergiftung) führen können; die *Piperidindione* Glutethimid und Methyprylon; Methaqualon, ein *Chinazolonderivat,* das wegen mißbräuchlicher Anwendung der Betäubungsmittelverschreibungsverordnung unterstellt wurde. – Eine gewisse Sonderstellung nimmt *Chloralhydrat* (Trichloracetaldehydhydrat) ein, das seit über 100 Jahren im Gebrauch ist und vor allem bei älteren Menschen als Alternative zu den Benzodiazepinen angesehen wird. Chloralhydrat wird wegen seiner schleimhautreizenden Wirkung und seines bitteren Geschmacks in Form besonderer Zubereitungen, u.a. auch rektal, verabreicht. – *Paraldehyd* wird vor allem zur Dämpfung von Erregungszuständen und Krampfleiden bei hospitalisierten Patienten verwendet. Bei leichten Schlafstörungen kommen schließlich auch *Hopfen-* oder *Baldrianpräparate* in Frage.

Weiterer Bestätigung bedürfen Berichte, nach denen die Aminosäuren *Tryptophan* und *5-Hydroxytryptophan* als Vorstufen von Serotonin nicht nur antidepressiv, sondern auch schlafinduzierend wirken sollen.

Ein altes, vielfach bewährtes Mittel zur Entspannung ist *Alkohol*. Ein Glas Bier oder Wein am Abend kann den nötigen Abstand zu den Tagesereignissen schaffen und das Einschlafen erleichtern. Als Tagessedativum ist Alkohol allerdings ungeeignet, weil er schon in geringen Mengen zu einer Beeinträchtigung der Konzentrationsfähigkeit und der geistigen Leistung führt (vgl. S. 272).

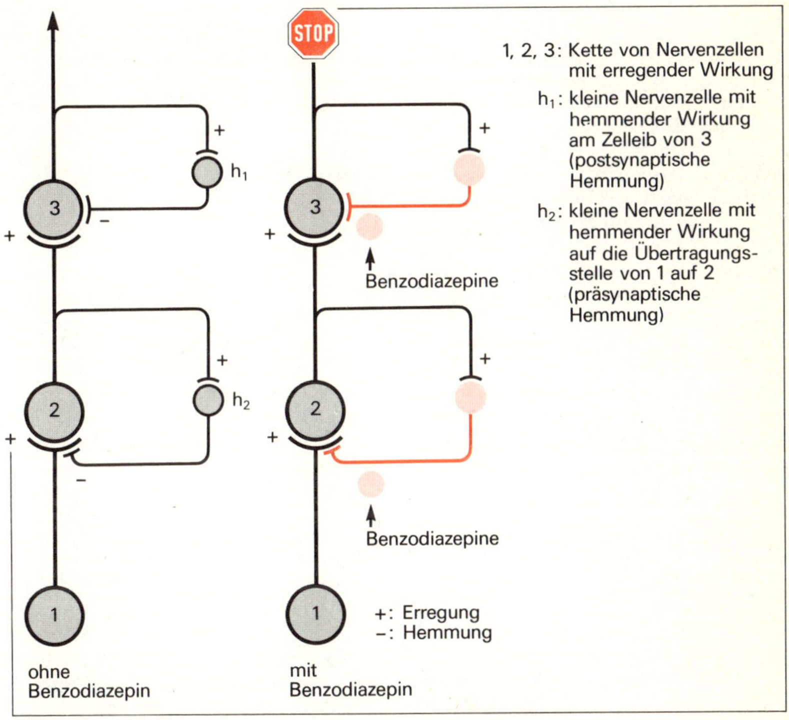

Abb. 2 Benzodiazepine verstärken die hemmende Wirkung des Überträgerstoffs Gammaaminobuttersäure

Chemie d. Psyche, S. 91 = mind. 50 bis 200 Neurotransmitter

Psychopharmaka – Allgemeines

Psychopharmaka im weiteren Sinne sind alle Arzneimittel, die in zentralnervöse Funktionsabläufe eingreifen und dadurch seelische Vorgänge verändern. Psychopharmaka im engeren (gebräuchlichen) Sinne nennt man Arzneimittel, durch deren zentrale Wirkung bestimmte Erkrankungen beeinflußt werden können. Folgende Gruppen werden unterschieden:

Neuroleptika sind zentral dämpfende Mittel, die zur Indifferenz gegenüber der Umwelt, zur Verminderung der psychomotorischen Aktivität sowie zur Unterdrückung von Halluzinationen und Wahnvorstellungen führen und daher zur Behandlung schizophrener Zustandsbilder angewendet werden können (vgl. S. 255). – *Antidepressiva* haben unterschiedlich deutlich ausgeprägte stimmungsaufhellende, antriebssteigernde, hemmungs- und angstlösende Eigenschaften; sie sind daher zur Behandlung endogener Depressionen geeignet (vgl. S. 256). – Unter *Tranquillanzien (Tranquillantia, Tranquilizer)* versteht man Verbindungen mit vorwiegend dämpfender Wirkung, die zur affektiven Entspannung und Beseitigung von Angstzuständen führen (daher auch die Bezeichnung *Anxiolytika* oder *Ataraktika*); sie sind daher zur Milderung psychoreaktiver Erregungszustände und psychosomatischer Begleiterscheinungen geeignet (vgl. S. 254). – *Stimulanzien (Stimulantia)* sind Verbindungen mit erregender Wirkung auf die Psyche, die Müdigkeit verringern und den Antrieb steigern; ihre therapeutische Bedeutung ist begrenzt. – Da sich Neuroleptika und Antidepressiva, im Gegensatz zu Tranquillanzien und Stimulanzien, zur Behandlung von Psychosen (Schizophrenie und endogene Depressionen) eignen, faßt man sie auch unter der Bez. *antipsychotisch wirkende Arzneimittel* zusammen (Abb. 1).

Die Vermittlung und „Verrechnung" von Impulsen und damit auch die Auswertung von Informationen erfolgt im Gehirn innerhalb eines dichten Netzwerks von Nervenzellen, die über Schaltstellen (Synapsen) miteinander in Verbindung stehen. Im Bereich dieser Synapsen werden von den Fortsätzen einer Nervenzelle *Überträgerstoffe (Transmitter)* freigesetzt, die auf die nachgeschalteten Zellen erregend oder hemmend einwirken. Die unübersehbar vielfältigen Leistungen des Gehirns kommen einmal dadurch zustande, daß entsprechend zahlreiche Gruppen von Nervenzellen nach einem komplexen, derzeit erst in Ausschnitten bekannten Muster miteinander verschaltet sind. Zweitens gibt es nicht nur einen Überträgerstoff, sondern eine ganze Reihe davon, deren sich die verschiedenen Gruppen von Nervenzellen zur Impulsübertragung auf die nachgeschalteten Zellen bedienen (Abb.). Dazu gehören Aminosäuren wie Gammaaminobuttersäure (GABA), ein hemmender, und Glycin, ein erregender Transmitter, ferner Acetylcholin, Noradrenalin, Dopamin, Serotonin, vielleicht auch Histamin und verschiedene Peptide, deren Funktion erst in Umrissen bekannt ist, die aber z. T. wohl zusammen mit den zuerst angeführten kleinmolekularen Überträgerstoffen freigesetzt werden (sog. *Kotransmitter*).

Hinsichtlich ihres Angriffspunktes im Zentralnervensystem sind die Neuroleptika, Antidepressiva, Tranquillanzien und Stimulanzien insofern einander ähnlich, als sie alle auf synaptische Schaltstellen einwirken. Diese Wirkung kann die Signalverarbeitung durch nachgeschaltete Nervenzellen betreffen *(postsynaptischer Angriffspunkt)* oder die Bereitstellung, Ausschüttung und Rückstapelung des Überträgerstoffs durch die vorgeschalteten Nervenendigungen *(präsynaptischer Angriffspunkt)*, und sie kann jeweils positiv (fördernd) oder negativ (hemmend) sein.

Die Vielfalt der Effekte kommt v. a. dadurch zustande, daß die verschiedenen Gruppen von Psychopharmaka die Wirkung jeweils unterschiedlicher Transmitter beeinflussen. Neuroleptika z. B. hemmen die Wirkung von Dopamin, indem sie den Überträgerstoff von seinem Wirkort (Rezeptor) verdrängen. Als Ursache der Depression gilt ein Transmittermangel im Bereich bestimmter Synapsen. Antidepressiva hemmen die Rückstapelung von Serotonin und/oder Noradrenalin und wirken so diesem Defizit entgegen. Tranquillanzien verstärken die durch GABA vermittelte synaptische Hemmung. Stimulanzien (wie Amphetamin) führen im Zentralnervensystem zu einer verstärkten Freisetzung von Noradrenalin und Dopamin.

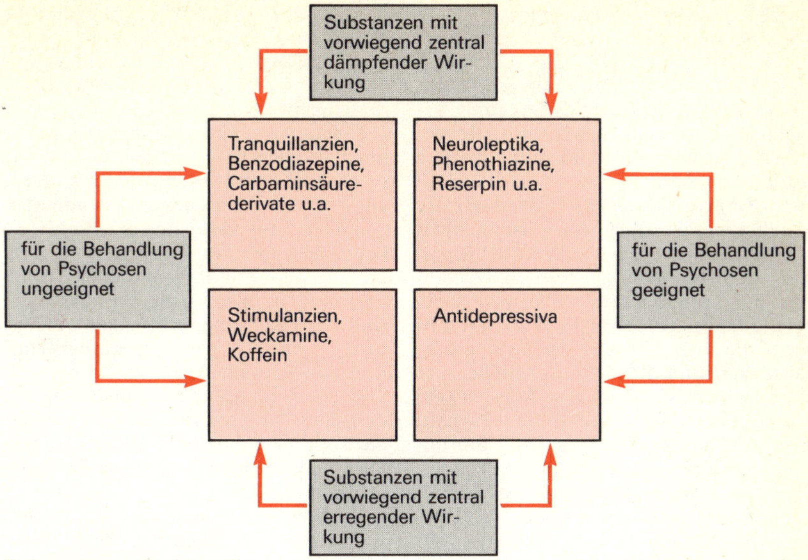

Abb. 1 Die verschiedenen Gruppen von Psychopharmaka

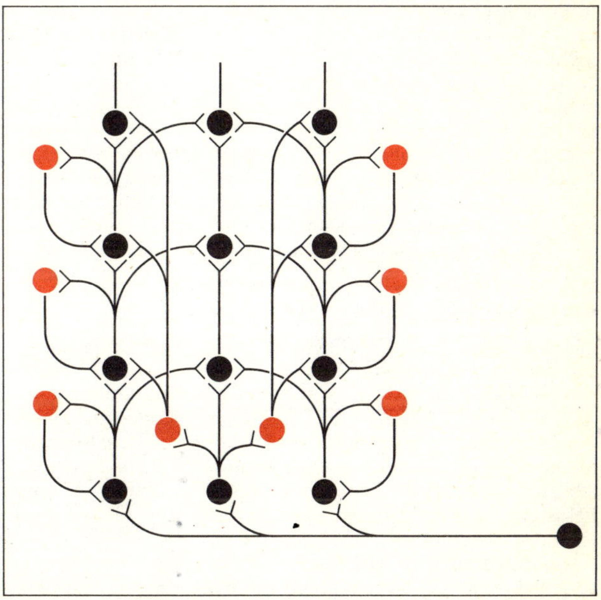

Abb. 2 Hemmende (rot) und fördernde Transmitter (schwarz) im Zentralnervensystem

Tranquillanzien (*Tranquilizer,* auch *Ataraktika* oder *Anxiolytika* genannt) sind Psychopharmaka, deren Wirkung vor allem in einer Dämpfung von Angst, Spannung, Unruhe und Erregung besteht. Hinzu kommen schlafanstoßende, muskelentspannende und antikonvulsive (gegen zentrale Krampfanfälle gerichtete) Effekte. Durch Psychosen bedingte qualitative (den Kern der Persönlichkeit betreffende) Störungen des Antriebs und der Grundstimmung sprechen weniger gut auf Tranquillanzien an, wohl dagegen quantitative psychoreaktive Störungen, die über die Alltagsbelastung hinausgehen und Krankheitscharakter haben. Anders als bei den endogenen (gewissermaßen frei aufsteigenden) Psychosen wird das Auftreten solcher Störungen entscheidend durch die Umwelt geprägt, auf deren Einwirkung das Individuum unangemessen reagiert. *Psychoreaktive Störungen* dieser Art sind abnorme, jedoch einfühlbare akute Erlebnisreaktionen, die u.a. von depressiven, wahnähnlichen oder hypochondrischen Äußerungen und vegetativen Beschwerden begleitet sein können.

Psychopharmaka wirken allerdings bei psychoreaktiven Störungen nur symptomatisch, d.h., die zugrundeliegenden psychoreaktiven Störungen werden eher überdeckt als behoben. Zwar können Tranquillanzien bei gezieltem Einsatz überschießende Emotionen dämpfen und so eine angemessene Konfliktverarbeitung u.U. erst ermöglichen. Bei ungezielter Anwendung aus geringfügigen Anlässen werden jedoch Angst und Spannung schon im Ansatz unterdrückt, mit der Folge, daß Konfliktsituationen erst gar nicht realisiert und daher naturgemäß auch nicht aufgearbeitet werden können. Hinzu kommt, daß mit dem Dauergebrauch von Tranquillanzien *Toleranz* und *Gewöhnung* verknüpft sind. Absetzen des Mittels führt dann zu Ruhelosigkeit und Schlafstörungen, d.h. zu Entzugserscheinungen, die denjenigen Symptomen ähnlich sind, die Anlaß zur ersten Einnahme von Tranquillanzien waren. Die Betroffenen verwechseln solche *Rückschlageffekte* daher nicht selten mit den ursprünglichen Beschwerden und nehmen das betreffende Mittel (vielleicht sogar in höheren Dosen) weiter ein, bis sie schließlich psychisch und dann auch physisch von dem Mittel abhängig sind. Dabei wären zur Aufarbeitung der unbewältigten Konflikte psychotherapeutische Maßnahmen erforderlich gewesen.

Eine zeitliche Begrenzung der Verordnung ist nicht nur bei der Behandlung psychoreaktiver Störungen, sondern auch bei den meisten übrigen Indikationen von Tranquillanzien die Regel, so vor allem bei der Therapie von Einschlafstörungen auf emotionaler Grundlage (vgl. S. 244). *Weitere Indikationen* sind: panikartige Angstzustände, Angst und Unruhe bei schweren körperlichen Erkrankungen (z.B. Herzinfarkt), Narkosevorbereitung und Vorbereitung auf diagnostische Eingriffe. Dabei werden je nach der erwünschten Wirkungsdauer kurz-, mittel- oder langwirkende Stoffe angewandt.

Die meisten Tranquillanzien sind *Benzodiazepine* (vgl. auch S. 247). Man hat im Gehirn spezifische Bindungsstellen (Rezeptoren) gefunden, an denen Benzodiazepine je nach ihrer Wirksamkeit mit unterschiedlicher Affinität haften. Welche körpereigene Substanz zu diesen Rezeptoren „paßt“ und normalerweise mit ihnen reagiert, ist unklar. Festzustehen scheint, daß Benzodiazepine die durch Gammaaminobuttersäure (GABA) vermittelte zentralnervöse Hemmung verstärken.

Neben den Benzodiazepinen gibt es noch einige weitere Tranquillanzien mit verschiedenem chemischem Aufbau, von denen manche den Antihistaminika oder den Antidepressiva nahestehen, z.B. Meprobamat, Hydroxyzin, Benzoctamin und Opipramol.

Zu den *unerwünschten Wirkungen* der Tranquillanzien gehören Müdigkeit, Konzentrationsschwäche, Verlängerung der Reaktionszeit mit Einschränkung der Fahrtüchtigkeit, Benommenheit, Verwirrtheit, Schwindel, Appetitsteigerung und Gewichtszunahme, Verlust der Libido, Zyklusstörungen und allergische Erscheinungen. Tranquillanzien verstärken die Wirkung aller zentral dämpfenden Substanzen einschließlich Alkohol. Die Unterbrechung der Zufuhr kann zu Entzugserscheinungen führen, deren Ausmaß dem Grad der psychischen oder physischen Abhängigkeit von den betreffenden Mitteln entspricht (vgl. S. 244ff.).

Neuroleptika werden v. a. zur Behandlung von Erkrankungen des schizophrenen Formenkreises verwendet. Primäre Erscheinungen der *Schizophrenie,* die man zu den endogenen Psychosen rechnet, sind grundlegende Veränderungen der Denk- und Erlebnisstrukturen im Kernbereich der Persönlichkeit. Die fremdartigen Erlebnisformen erschweren oder verhindern normale Umweltbeziehungen, im Extremfall bis zur völligen Abkapselung (Autismus). Sekundärsymptome sind Wahnvorstellungen und Sinnestäuschungen (Halluzinationen). Manches spricht dafür, daß bei Schizophrenie die Aktivität dopaminerger Nervenzellen und Synapsen (d. h. von Schaltstellen mit dem Überträgerstoff Dopamin) krankhaft gesteigert ist. Dadurch könnte z. B. die Kommunikation zwischen dem limbischen System und der Großhirnrinde und damit das komplexe Zusammenwirken von Wahrnehmung, Gedächtnis und Innenwelt gestört sein.

Neuroleptika verdrängen *Dopamin* von seinen Haft- und Wirkorten an der nachgeschalteten Nervenzelle (sie blokkieren die Dopaminrezeptoren) und dämpfen so die krankhaft gesteigerte Aktivität der betroffenen Schaltstellen. Als Ergebnis kommt es in einer späteren Phase der Behandlung schließlich zur Distanzierung von den krankhaften Erlebnissen und bei zunehmender Krankheitseinsicht zum emotionalen Ausgleich. Vorher, in einer ersten und zweiten Phase der Einnahme von Neuroleptika, treten verschiedene andere, z. T. unerwünschte und unangenehme Wirkungen auf. Diese sind einerseits darauf zurückzuführen, daß Dopamin als Transmitter nicht nur im Bereich der obengenannten Hirnstrukturen, sondern auch in anderen Regionen des Zentralnervensystems und in der Körperperipherie eine Rolle spielt, andererseits darauf, daß Neuroleptika in unterschiedlichem Ausmaß auch die zentralen und peripheren Wirkungen weiterer Überträgerstoffe (z. B. Noradrenalin, Acetylcholin und Histamin) beeinträchtigen.

Zu Beginn der Behandlung stehen – neben vegetativen Störungen, so u. a. auch der Kreislaufregulation – Beruhigung, Müdigkeit und Verlangsamung der Reaktionen im Vordergrund. Anschließend kommt es – bei nachlassenden vegetativen Symptomen – zu einer anhaltenden Verminderung des Antriebs. Die Blockade der Dopaminrezeptoren im Bereich der Basalganglien im Zwischenhirn hat Erscheinungen zur Folge, die denen beim Parkinson-Syndrom ähnlich sind (sog. Früh- und Spätdyskinesien; vgl. auch S. 260).

Neuroleptika führen zur Beseitigung von Symptomen, jedoch nicht zur Heilung der Schizophrenie. Bei plötzlichem Absetzen der Behandlung kommt es nicht selten zu einem neuen Krankheitsschub. Da jedoch bei einem Drittel der schizophrenen Psychosen überhaupt nur ein Krankheitsschub auftritt, kann man den Versuch unternehmen, die Gabe von Neuroleptika allmählich zu beenden. – Für die Langzeitbehandlung stehen im übrigen auch Depotpräparate zur Verfügung.

Die Neuroleptika gehören vom chemischen Aufbau her zu den *Phenothiazinen, Butyrophenonen* und *Thioxanthenen.* Das ebenfalls zu den Neuroleptika zählende Rauwolfiaalkaloid *Reserpin* entleert das Nervengewebe von Noradrenalin (vgl. S. 42), Serotonin und auch Dopamin. Es wurde in der Psychiatrie zuletzt nur noch selten (bei toxischen oder allergischen Erscheinungen durch Phenothiazine und Butyrophenone) eingesetzt.

Manche Butyrophenone und Phenothiazine sind gegen die Sinnestäuschungen und Wahnsymptome der Schizphrenie besonders gut wirksam; sie erzeugen auch relativ häufig parkinsonähnliche Symptome. Andere Neuroleptika haben geringere Wirkungen auf die Basalganglien im Zwischenhirn; sie werden wegen ihrer dämpfenden (sedierenden) Effekte vor allem bei psychotischen, aber auch bei anderen Erregungs- und Unruhezuständen angewandt. Zusätzliche Indikationen für manche Neuroleptika sind die Narkosevorbehandlung und die Neuroleptanalgesie (vgl. S. 238), die Behandlung von schwerem Erbrechen (vgl. S. 262) und die Bekämpfung von Delirien und Halluzinationen infolge Mißbrauchs von LSD und amphetaminartigen Stimulanzien.

Bezeichnend für *Depressionen* sind Veränderungen der Grundstimmung wie insbesondere unangemessene Traurigkeit, Angst und Hoffnungslosigkeit, dazu Normabweichungen des Antriebs und der affektiven Reaktionen. Neben ängstlicher Erregung kommen auch ängstliche Hemmung und apathische Erstarrung vor. Von einer *larvierten Depression* spricht man, wenn die traurige Grundstimmung bei vermindertem Antrieb hinter vegetativen Beschwerden zurücktritt. Neben organisch bedingten (z. B. senilen) Depressionen gibt es reaktive und neurotische sowie schließlich endogene Depressionen, die im Gegensatz zu den psychogenen Formen bezeichnenderweise nicht einfühlbar sind.

Die *endogene Depression* läuft in Phasen ab, die unterschiedlich lang sein können. Kommen neben depressiven auch *manische Phasen* mit übersteigertem Antrieb und euphorischer Stimmung vor, spricht man von *bipolaren Verlaufsformen.* Die Ursachen der endogenen Depression sind noch nicht ausreichend bekannt. Eine Vermutung geht dahin, daß es im Bereich des Hirnstamms, des limbischen Systems und des Stirnhirns zur verminderten Bildung der Überträgerstoffe (Transmitter) Noradrenalin und Serotonin und dadurch zu Antriebsstörungen und Veränderungen der Grundstimmung kommt.

Zur Therapie von Depressionen stehen sog. *Antidepressiva* zur Verfügung, die insbesondere endogene Depressionen günstig beeinflussen. Man unterscheidet folgende Stoffe:

Die *trizyklischen Antidepressiva* hemmen wahrscheinlich die Rückstapelung der Überträgerstoffe Noradrenalin und Serotonin in die betreffenden Nervenendigungen und korrigieren so durch Zunahme der lokalen Transmitterkonzentration den vorhandenen Defekt (Abb.). Sie enthalten in ihrem Grundgerüst (ähnlich manchen Neuroleptika) drei Ringstrukturen. Der antidepressive Effekt dieser Verbindungen kann als die Summe von drei Teilwirkungen verstanden werden, die bei den einzelnen Stoffen verschieden deutlich ausgeprägt sind. Es handelt sich erstens um einen hemmungslösenden und antriebssteigernden *(thymeretischen),* zweitens um einen antriebsdämpfenden und angstlösenden *(anxiolytischen)* sowie drittens schließlich um einen stimmungsaufhellenden *(thymoleptischen)* Effekt. Die antriebssteigernde Wirkung soll eher mit der Rückstapelungshemmung von Noradrenalin, die antriebshemmende dagegen mit der Rückstapelungshemmung von Serotonin zu tun haben. Der erst nach einer gewissen Latenz auftretende stimmungsaufhellende Effekt könnte das Ergebnis der beiden anderen Teilwirkungen sein. – Neben den angeführten Effekten haben die trizyklischen Antidepressiva auch eine zentrale und periphere parasympathikuslähmende (anticholinerge, atropinähnliche) Wirkung.

Die (seltener angewandten) *Monoaminoxidasehemmstoffe* wirken dem Mangel an Überträgerstoffen durch Hemmung des Transmitterabbaus entgegen. Sie wirken vor allem antriebssteigernd.

Neuerdings werden auch *nichttrizyklische Antidepressiva* eingesetzt, die hinsichtlich ihrer Wirkung auf den Transmitterumsatz nicht dem beschriebenen Schema entsprechen.

Antidepressiva kommen im Prinzip zur Behandlung aller Formen von Depressionen in Frage. Ihr Hauptanwendungsgebiet sind allerdings, wie bereits erwähnt, die endogenen Depressionen. (Bei reaktiven und neurotischen Depressionen steht die Psychotherapie, bei organisch bedingten Formen – soweit möglich – die Beseitigung der körperlichen Ursachen im Vordergrund.) Die Unterschiede im Wirkungsbild der einzelnen Verbindungen erlauben es, je nachdem, ob der Antrieb im Sinne von „ängstlich-gehemmt“, „apathisch-gehemmt“ oder „ängstlich-erregt“ verändert ist, jenes Mittel auszusuchen, das die günstigste Kombination der oben angeführten Teilwirkungen aufweist. Die Antidepressiva wirken allerdings prinzipiell nur symptomatisch, d. h., sie unterdrücken die Erscheinungen der jeweiligen Krankheitsphase, ohne diese zu verkürzen.

Zu den *Nebenwirkungen* der trizyklischen Antidepressiva gehören Mundtrockenheit, Sehstörungen, Pupillenerweiterung und Zunahme des Augeninnendrucks, Darmstörungen, kardiotoxische Effekte, Verwirrtheitszustände und Konvulsionen. Die Verkehrstüchtigkeit wird besonders infolge Verstärkung der Wirkung von Alkohol, Beruhigungs-

und Schlafmitteln beeinträchtigt. Zu Beginn der Behandlung kann die antriebssteigernde Wirkung bei zunächst noch unverändert depressiver Grundstimmung mit Selbstmordgefahr einhergehen. Zu den Nebenwirkungen der Monoaminooxidasehemmstoffe gehören krisenhafte Anstiege des Blutdrucks, v. a. nach dem Genuß aminreicher Nahrungsmittel wie Käse, Bier, Salzheringe, Rotwein.

Zur *Behandlung der manischen Phasen* werden keine Antidepressiva, sondern *Neuroleptika* (vgl. S. 255) oder *Lithiumsalze* verwendet. *Lithium* eignet sich auch zur Vorbeugung weiterer depressiver oder manischer Phasen. Die Lithiumionen verteilen sich im Körper zunächst grundsätzlich wie die mit ihnen verwandten Natriumionen. Sie dringen beim Ablauf von Erregungen (Aktionspotentialen) wie diese auch in alle Muskel- und Nervenzellen ein. Im Gegensatz zu Natrium wird Lithium durch die Kalium-Natrium-Pumpe dann aber nur unzureichend wieder aus dem Zellinneren entfernt. Die Folge sind Abweichungen der neuromuskulären Erregbarkeit und wahrscheinlich auch des Transmitterumsatzes, die sich auf eine bisher nicht sicher bekannte Weise günstig auf den Verlauf endogener Depressionen auswirken. Da die Spanne zwischen den erwünschten und unerwünschten Effekten von Lithium relativ gering ist, muß die Einnahme je nach Anweisung pünktlich erfolgen, damit sich der Plasmaspiegel unter regelmäßiger Kontrolle auf den zuträglichen Wert einstellt.

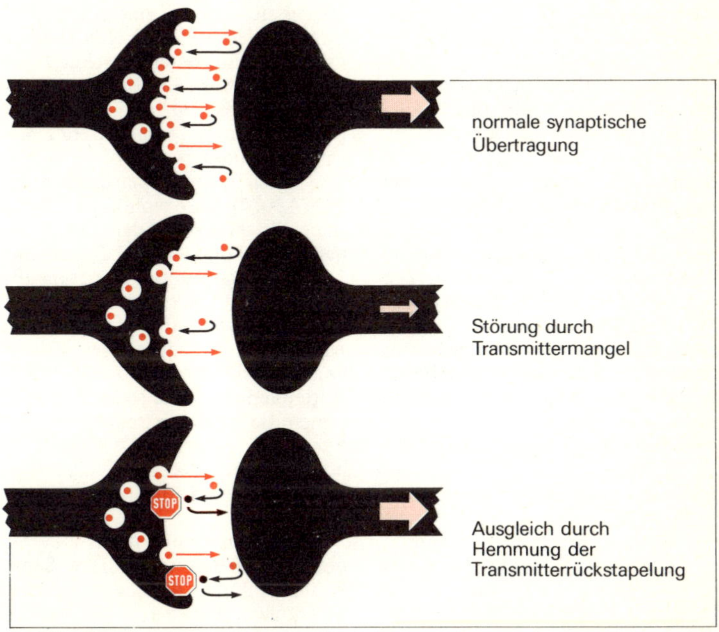

Abb. Hemmung der Rückstapelung von Transmittern durch Antidepressiva

Fehler im Verlaufe d. Synthese, Speicherung, Freisetzung od. Inaktivierung von NT sowie Veränderungen der Empfindlichkeit der Rezeptoren können zu fehlerhafter neuronaler Informationsübertragung führen u. finden dann Niederschlag im klinischen Krankheitsbilder

Mittel zur Behandlung von Anfallsleiden (Antiepileptika)

Unter *Epilepsie* (Fallsucht) versteht man das anfallsweise Auftreten von Krämpfen, die ihren Ursprung im Gehirn haben. Diese Krampfanfälle entstehen durch eine schlagartige Erregungsausbreitung über große Bezirke der Hirnrinde infolge Enthemmung von Schaltzellen, die normalerweise die Erregung einschränken und steuern (Abb. 1). Der sog. *große epileptische Anfall (Grand mal)* ist durch Krämpfe der gesamten Körpermuskulatur und Bewußtlosigkeit mit anschließender Erinnerungslücke gekennzeichnet. Dabei kommt es u. U. zu unwillkürlichem Harn- und Stuhlabgang. Außer dem Grand mal kommen noch andere, weniger dramatische Formen der Epilepsie vor, und zwar einerseits *fokale Anfälle* aufgrund umschriebener Schäden der Hirnrinde, die allerdings auch in generalisierte Krämpfe übergehen können, andererseits *kleine, generalisierte epileptische Anfälle (Petit mal).* Zu den fokalen Formen gehören die sog. *psychomotorischen Anfälle* mit eigentümlichen Schluck-, Leck- oder Schmatzbewegungen, die vom Schläfenhirn ausgehen und Erinnerungslosigkeit, manchmal auch traumhafte Erinnerungen zurücklassen. Der kleine epileptische Anfall ist oft altersgebunden. Im Säuglingsalter treten die sog. *Blitz-Nick-Salaam-Krämpfe* auf (mit krampfhaften Nick- bzw. Grußbewegungen des Kopfes und Oberkörpers), im Schulalter Bewußtseinspausen *(Absencen),* vor allem im Jugendalter *myoklonische Anfälle* mit schreckartigem Zusammenzucken, manchmal auch Hinfallen. Wie sonst läßt sich die Epilepsie auch hier in Veränderungen der Hirnstromkurve nachweisen.

Als *Ursache der Epilepsie* kommen Tumoren, Verletzungen des Gehirns mit nachfolgender Narbenbildung, Entzündungen des Gehirns oder Entzündungen der Hirnhäute in Betracht (symptomatische Epilepsie). Oft ist jedoch keine auslösende Krankheitsursache faßbar; man spricht dann von *genuiner Epilepsie.*

Ist eine ursächliche Behandlung etwa durch operative Entfernung eines Tumors oder von Narbenverwachsungen nicht möglich, zielt die *medikamentöse Therapie* – u. a. in Verbindung mit diätetischen Maßnahmen (reizlose Kost, beschränkte Flüssigkeitszufuhr, Alkoholabstinenz) und Schlafregelung – darauf ab, das Auftreten der Anfälle zu unterdrücken. Dazu werden Arzneimittel aus unterschiedlichen Stoffklassen verwendet, die dämpfend auf die Bewegungszone der Hirnrinde und andere Hirnareale einwirken und so die Krampfbereitschaft herabsetzen. Zur *Behandlung der Epilepsie vom Grand-mal-Typ und von kleinen fokalen Anfällen* sind Carbamazepin und Phenytoin sowie Phenobarbital und Primidon geeignet. Phenytoin gehört zu den seit längerem bekannten Hydantoinen. Phenobarbital (Phenyläthylbarbitursäure) ist ein relativ lang wirkendes Barbiturat (vgl. S. 248). Primidon wird im Körper z. T. in Phenobarbital umgewandelt. Beide Stoffe haben eine sedative Wirkung. – Zur *Behandlung kleiner generalisierter Anfälle* (Petit mal) dienen vor allem Ethosuximid und Valproinsäure, die auch bei großen generalisierten Anfällen wirksam ist.

Die Behandlung wird in der Regel, falls es sich nur um eine einzige Anfallsform handelt, mit niedrigen Dosen eines Präparats eingeleitet. Anschließend wird die Dosis erhöht, bis die Anfälle ausbleiben oder das Einsetzen unerwünschter Nebenwirkungen eine weitere Dosissteigerung verhindert. Auf diese Weise werden bis zu 90% der Betroffenen anfallsfrei (Abb. 2). Eine wohlkontrolliert langsame Rückführung der Dosis ist erst nach jahrelanger Anfallsfreiheit ratsam.

Bei insgesamt geringer therapeutischer Breite ist mit verschiedenen, für die einzelnen Antiepileptika oft bezeichnenden *Nebenwirkungen* zu rechnen. Eine Reihe von Arzneimitteln sind zusammen mit Antiepileptika unverträglich, andere erhöhen die Krampfbereitschaft (z. B. Antidepressiva, Cortison, Thyroxin, Reserpin und andere Neuroleptika, Pyrazolderivate, Isoniazid, in hohen Dosen auch Penicillin).

Als *Status epilepticus* bezeichnet man eine lebensbedrohliche Serie von Krampfanfällen, wie sie u. a. auch nach plötzlichem Absetzen von Antiepileptika auftreten kann. Zur Behandlung werden ein Benzodiazepin (z. B. Diazepam, Clonazepam) und/oder Phenytoin intravenös injiziert, bei Unwirksamkeit ein Barbiturat (meist Phenobarbital).

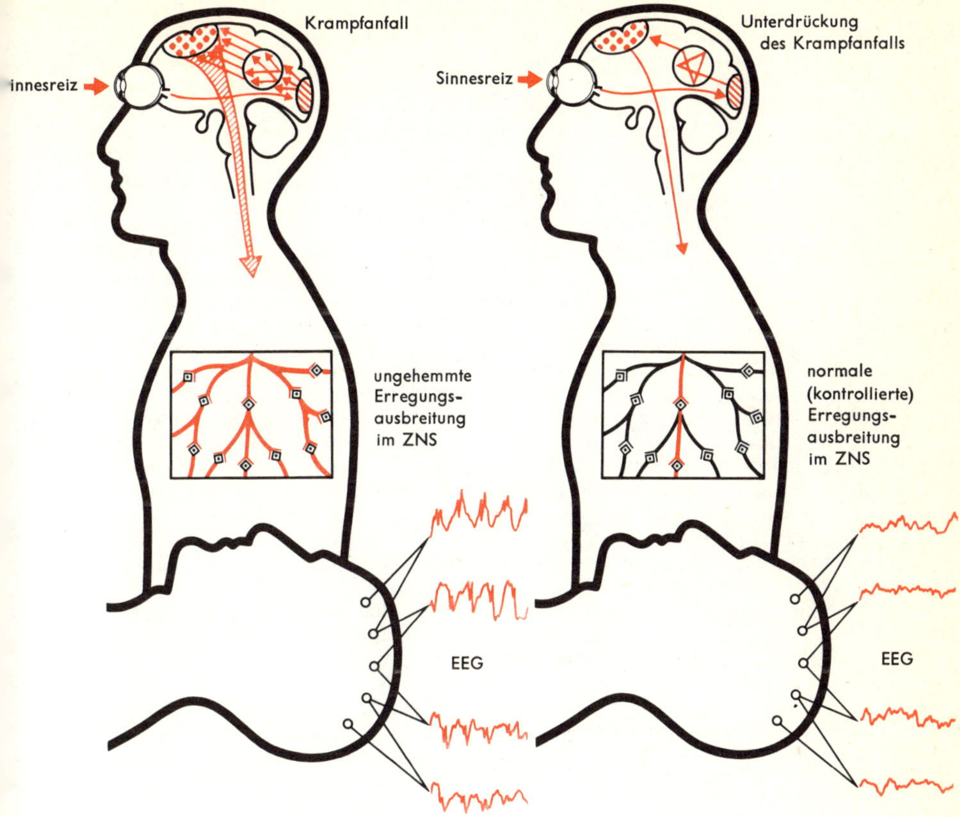

Abb. 1 Der epileptische Anfall und seine Unterdrückung durch ein Antiepileptikum

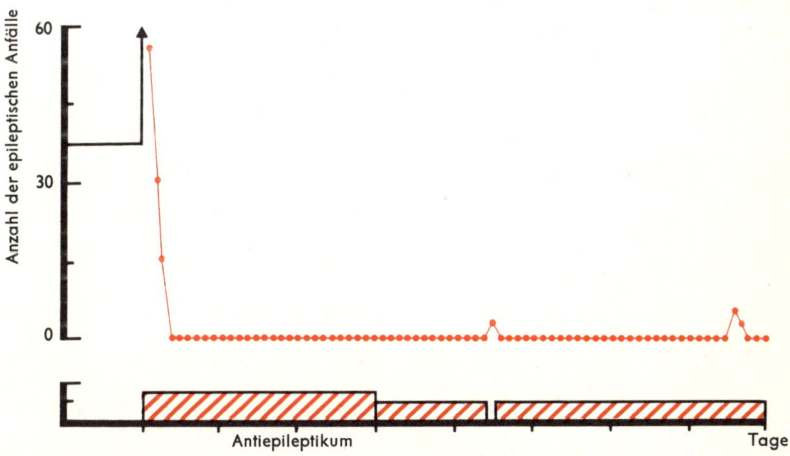

Abb. 2 Anfallsfreiheit durch Behandlung mit einem Antiepileptikum

Mittel zur Behandlung des Parkinson-Syndroms

Anzeichen des *Parkinson-Syndroms* sind Muskelsteifigkeit (Rigor), Bewegungsarmut (Akinesie) und Zittern, das bei zielgerichteten Bewegungen nachläßt (Ruhetremor). Hinzu kommen vegetative Symptome wie Speichelfluß und Seborrhö (gesteigerte Absonderung der Talgdrüsen). Das Leiden kommt v. a. als erblich begünstigte Altersdegeneration, in Verbindung mit Arteriosklerose oder als Folge einer virusbedingten Hirnhautentzündung vor.

Für das Zustandekommen der Störungen des Bewegungssystems ist der Untergang von Nervenzellen in der Substantia nigra entscheidend, deren Überträgerstoff (Transmitter) Dopamin ist. Die *Substantia nigra* gehört zu den sog. *Basalganglien;* das sind Nervenzellgruppen, deren geordnetes Zusammenwirken für den normalen Muskeltonus, den geordneten Ablauf von (langsamen) Bewegungen und das reibungslose Zusammenspiel von Muskelgegenspielern erforderlich ist. Die Basalganglien sind (wie das Kleinhirn) der motorischen Großhirnrinde vorgeschaltet und zusammen mit dieser für die Umsetzung von Bewegungsentwürfen in *Bewegungsprogramme* zuständig. Innerhalb der Basalganglien läuft andauernd eine funktionsstabilisierende wechselseitige Kontrolle (Rückkopplung) zwischen den verschiedenen Nervenzellgruppen ab, an der neben der Substantia nigra vor allem das sog. *Striatum* beteiligt ist. In der Substantia nigra liegen hemmende nigrostriatale dopaminerge Neurone, d. h. Nervenzellen, deren Fortsätze über den Transmitter *Dopamin* hemmend auf Neurone im Striatum einwirken (Abb. 1). Diese Hemmung striataler Neurone durch Dopamin hat u. a. die Funktion, vom Striatum ausgehende hemmende Impulse auf die Motorik zu dämpfen, d. h. die Motorik insgesamt zu aktivieren. Gegenspieler der dopaminergen sind cholinerge Nervenzellen, die mit ihrem Überträgerstoff *Acetylcholin* motorisch hemmende Neurone aktivieren. Fehlt Dopamin nach dem Untergang dopaminerger Neurone, so kommt es innerhalb des Striatums zu einem Ungleichgewicht zwischen den Einflüssen von Dopamin und den nunmehr überwiegenden von Acetylcholin, derart daß die vom Striatum ausgehenden Impulse zu einer überschießenden Hemmung der Motorik (z. B. Akinesie) führen (Abb. 2).

Aufgrund der gegensätzlichen Effekte von Dopamin und Acetylcholin im Rahmen des nigrostriatalen Rückkopplungssystems gibt es zwei Möglichkeiten zur *Behandlung der Parkinson-Krankheit:* Einerseits strebt man an, die Wirkung von Dopamin zu ersetzen oder zu verstärken, andererseits versucht man, die vorherrschenden Effekte von Acetylcholin abzuschwächen (Abb. 3). Die Wirkung des Überträgerstoffs Acetylcholin kann im Zentralnervensystem durch *anticholinerge Mittel* eingeschränkt werden. Sie vermindern v. a. die Muskelsteifigkeit und mildern oft auch die vegetativen Begleiterscheinungen des Parkinson-Syndroms. Dagegen wirken sich Mittel zur Verstärkung des Dopamineffektes *(dopaminerge Mittel)* v. a. bei Bewegungsarmut günstig aus. Das Muskelzittern läßt sich im Unterschied dazu medikamentös oft nur wenig beeinflussen; hier können neurochirurgische Eingriffe helfen.

Zu den *anticholinergen Mitteln* gehören Benzatropin, Biperiden, Bornaprin, Pridinol, Procyclidin und Trihexyphenidyl. Metixen, mit den Phenothiazinen verwandt, ist besonders gegen den Tremor wirksam. Nebenwirkungen der Anticholinergika sind Mundtrockenheit, Sehstörungen, Herzbeschleunigung, v. a. bei älteren Patienten auch Verwirrtheit und psychotische Zustände.

Zu den *dopaminergen Mitteln* gehört z. B. *Levodopa,* eine Vorstufe von Dopamin, das im Gegensatz zu diesem in die Gehirnsubstanz eindringen und dort nach Umwandlung in Dopamin zur Wirkung kommen kann. Levodopa führt u. U. zu Übelkeit, Erbrechen, Kreislaufregulationsstörungen sowie zu Unruhe und psychotischen Zuständen. – *Amantadin* erhöht die (beim Parkinson-Syndrom verminderte) Verfügbarkeit von Dopamin durch Beeinflussung des Transmitterstoffwechsels. Zu seinen Nebenwirkungen gehören Magen-Darm-Störungen, Unruhe und Schlaflosigkeit. – *Bromocriptin* ist ein Dopaminagonist, d. h., es stimuliert stellvertretend für Dopamin die zentralen Dopaminrezeptoren. Nebenwirkungen der Substanz sind u. a. Schwindel, Übelkeit, Verstopfung, u. U. auch Verwirrtheit und Halluzinationen.

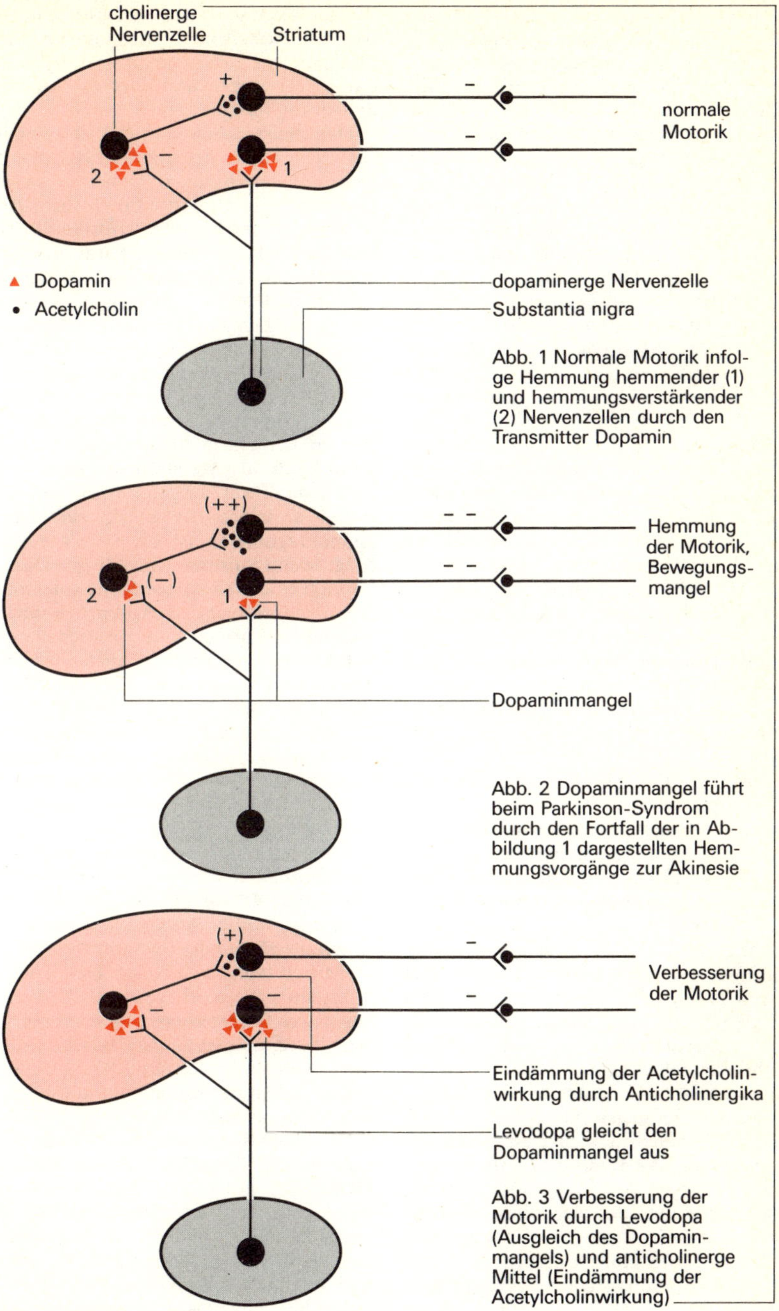

Abb. 1 Normale Motorik infolge Hemmung hemmender (1) und hemmungsverstärkender (2) Nervenzellen durch den Transmitter Dopamin

Abb. 2 Dopaminmangel führt beim Parkinson-Syndrom durch den Fortfall der in Abbildung 1 dargestellten Hemmungsvorgänge zur Akinesie

Abb. 3 Verbesserung der Motorik durch Levodopa (Ausgleich des Dopaminmangels) und anticholinerge Mittel (Eindämmung der Acetylcholinwirkung)

Unter *Erbrechen* (Vomitus, Emesis) versteht man die plötzlich und schubweise erfolgende Entleerung von Mageninhalt durch die Speiseröhre, den Schlund und den Mund nach außen. Normalerweise ist Erbrechen ein Schutzreflex, der dazu dient, unverdauliche schädliche Stoffe und Gifte wieder aus dem Körper herauszubefördern, ehe größere Mengen davon ins Blut aufgenommen werden. Die reflektorische Auslösung des Erbrechens erfolgt vom Magen her oder durch Substanzen, die auf dem Blutweg an ein chemosensibles Areal des Stammhirns (die sogenannte Triggerzone) herangebracht werden. Übelkeit und Erbrechen kommen dementsprechend u. a. bei Verdauungsstörungen, bei Urämie, im Verlauf einer Tumorbehandlung durch Chemotherapie oder Bestrahlung (sog. Röntgenkater) und (aus nicht völlig geklärten Ursachen) zu Beginn einer Schwangerschaft vor. Auch bei der sog. *Reisekrankheit* (See-, Luft-, Auto- oder Eisenbahnkrankheit), die zu den *Bewegungskrankheiten (Kinetosen)* gehört, kommt es nach Schwindel und Übelkeit häufig zum Erbrechen, und zwar durch Reizung des Gleichgewichtsorgans im Innenohr, das mit dem Brechzentrum des Gehirns in Verbindung steht (Abb.).

Der grundsätzlich wichtige und nützliche Schutzmechanismus „Erbrechen“ ist manchmal allerdings auch nutzlos und dazu äußerst unangenehm, in bestimmten hartnäckigen Fällen u. U. sogar schädlich oder lebensbedrohlich. Gehen dem Körper dabei doch Wasser und wichtige Mineralsalze (auch Magensalzsäure) verloren, die während dieser Zeit durch Essen oder Trinken nicht ersetzt werden können. In solchen Fällen ist eine Unterdrückung des Brechreflexes nicht nur subjektiv erwünscht, sondern auch objektiv unbedingt erforderlich.

Arzneimittel gegen das Erbrechen (Antiemetika) stehen aus drei Arzneimittelgruppen zur Verfügung: *Parasympathikolytika* (besonders Scopolamin, ein naher Verwandter des Atropins), manche *Antihistaminika* (sog. H_1-Blocker, u. a. Meclozin, Cyclizin, Dimenhydrinat und Diphenhydramin) und verschiedene *Phenothiazine* (z. B. Promethazin, Chlorpromazin, Perphenazin, Fluphenazin, Thiäthylperazin und Triflupromazin); hinzu kommen *Dopaminantagonisten* wie *Metoclopramid,* Bromoprid und Domperidon, die zentral erbrechendämpfend wirken und/oder die Magenentleerung beschleunigen.

Den meisten dieser Mittel ist gemeinsam, daß sie die Erregbarkeit des Brechzentrums herabsetzen. Dennoch bestehen Unterschiede hinsichtlich ihres Anwendungsbereiches. Bei *schwerer Reisekrankheit* z. B. sind oft die Parasympathikolytika am günstigsten. Auch Promethazin und (bei zahlreichen weniger schweren Zuständen) die Antihistaminika sind gut geeignet. Meist wird geraten, die Mittel vorbeugend einzunehmen. Haben Übelkeit und Erbrechen erst eingesetzt, kommt eine orale Einnahme naturgemäß nicht mehr in Frage. Scopolamin kann aus Membranpflastern auch durch die Haut aufgenommen werden.

Der antiemetische Effekt der Dopaminantagonisten ist besonders ausgeprägt, wenn Störungen im Magen-Darm-Bereich eine ursächliche Rolle spielen. – Die Phenothiazine dämpfen vor allem diejenigen Formen von Erbrechen, die auf dem Blutweg über die chemosensible Triggerzone ausgelöst werden (Stoffwechselumstellung zu Beginn der Schwangerschaft, Tumorbehandlung durch Bestrahlung oder Zytostatika, Abklingen einer Narkose). Doch sind auch hierbei in manchen Fällen Antihistaminika wirksam.

Eine besonders gründliche und den Gegebenheiten zufolge auch besonders schwierige Abwägung von Nutzen und Risiko ist bei der Anwendung von *Antiemetika während der Schwangerschaft* erforderlich (vgl. auch S. 34). Den Phenothiazinen z. B. war ein gewisses Risiko für das Kind zugeschrieben worden, doch sind die Zusammenhänge unklar. Auch über manche Antihistaminika, z. B. Meclozin, gehen die Meinungen diesbezüglich noch auseinander.

Vor allem für *Autoreisende* von Bedeutung ist die Tatsache, daß die zentrale Dämpfung durch antiemetische Mittel meist nicht auf das Brechzentrum beschränkt bleibt, sondern eine allgemeine Dösigkeit, verminderte Aufmerksamkeit und verzögertes Reaktionsvermögen zur Folge hat. Hinzu kommt, daß die Wirkung von Alkohol durch Antiemetika verstärkt wird (vgl. auch S. 272).

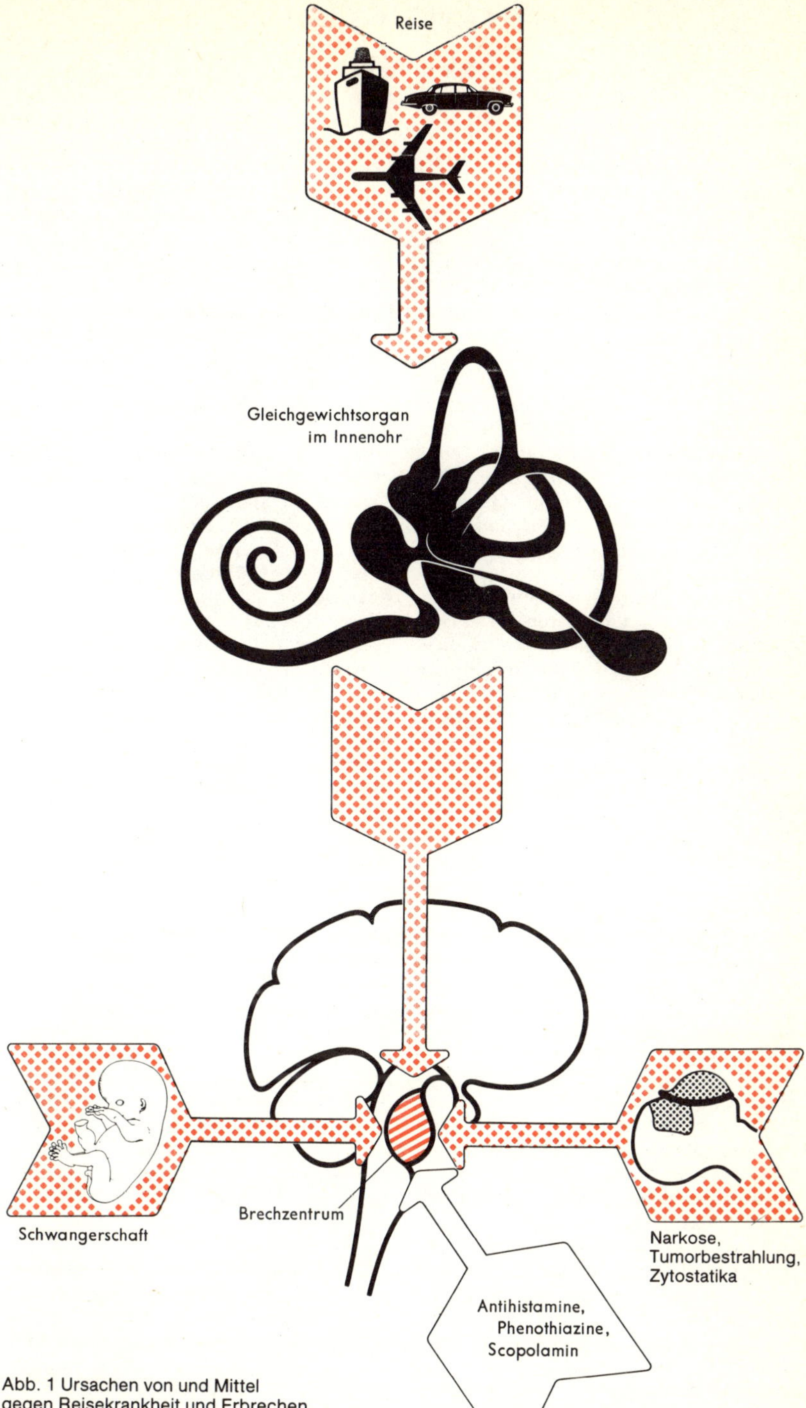

Abb. 1 Ursachen von und Mittel gegen Reisekrankheit und Erbrechen

Kaffee und Tee – Koffein

Koffein (Coffein) ist chemisch gesehen ein Xanthinderivat (1,3,7-Trimethylxanthin), das in verschiedenen pflanzlichen Produkten, oft zusammen mit *Theophyllin* und *Theobromin* (1,3- bzw. 3,7-Dimethylxanthin), vorkommt. Kaffeebohnen enthalten rund 1%, Teeblätter rund 2% Koffein. Koffein ist außerdem im Matetee, in Guaranapaste, in Kolasamen (den sog. Kolanüssen), die zur Herstellung von Erfrischungsgetränken verwendet werden, sowie in Kakaobohnen enthalten. Im Tee kommt außer Koffein auch noch Theophyllin vor. Eine Tasse *Kaffee* enthält, je nach Zubereitung, etwa 50–150 mg, eine Tasse *Tee* 50–100 mg, eine Tasse *Kakao* bis zu 50 mg, eine kleine Flasche (0,2 l) *Colagetränk* gewöhnlich 20–30 mg Koffein. Das sind Koffeinmengen, die z.T. durchaus den therapeutisch üblichen Koffeindosen entsprechen. Die Wirkung dieser Getränke kann – abgesehen vom Gehalt an Xanthinderivaten und deren jeweiliger Mischung – durch Begleitstoffe modifiziert werden. So wird z.B. Koffein aus kohlensäurehaltigen Getränken rascher, aus dem gerbsäurehaltigen Tee dagegen besonders langsam resorbiert (in den Organismus aufgenommen). Tee hat durch die Gerbsäure darüber hinaus eine gewisse stopfende Wirkung, während andererseits die im Kaffee enthaltenen pflanzlichen Öle mild abführend wirken. Koffein verstärkt die Magensaftsekretion; auch die Röstprodukte des Kaffees üben zusammen mit Koffein eine gewisse Reizwirkung vor allem auf den nüchternen Magen aus. Besondere Vorsicht beim Genuß koffeinhaltiger Getränke und bei der Einnahme methylxanthinhaltiger Medikamente ist bei Personen geboten, die an einem Magen- bzw. Zwölffingerdarmgeschwür leiden.

Die nahe verwandten *Xanthine* Koffein, Theophyllin und Theobromin haben auf eine Reihe von Organen im Prinzip den gleichen Effekt, nur ist der Schwerpunkt ihrer *Wirkung im Körper* unterschiedlich: Koffein wirkt am stärksten auf das Gehirn und die Skelettmuskeln, Theophyllin dagegen besonders auf Herz, Koronargefäße und Bronchien (Abb. 1). Die zentrale Wirkung von Koffein erfaßt zuerst das Großhirn. Es kommt zu der allgemein bekannten, besonders bei Müdigkeit spürbaren zentralnervösen Stimulation (Erregung) mit reger Wachheit der Sinne, klarem und rascherem Gedankenflug, verbesserter Assoziationsfähigkeit und Verminderung der Reaktionszeit; auch die motorischen Leistungen vermag Koffein zu steigern. Höhere Koffeindosen können, abgesehen von einer gewissen Reizbarkeit, allerdings auch Oberflächlichkeit, Schusseligkeit und Ideenflucht zur Folge haben. Nach Koffeinmengen von mehr als 0,5 g treten schließlich leichte Vergiftungssymptome auf mit ausgesprochener zentraler Erregung, Unruhe, Pulsbeschleunigung, Herzklopfen, Extrasystolen und Schlaflosigkeit. In diesem Fall erstreckt sich die Wirkung von Koffein deutlich auch auf die niederen nervösen Zentren im Stammhirn; es kommt v.a. zur Erregung des Kreislauf- und Atemzentrums. *Toxische Dosen von Koffein* (mehr als 1 g) führen zu gesteigerter Reflextätigkeit, zu Muskelzuckungen und schließlich durch zentrale Übererregbarkeit sogar zu Krämpfen. Vorboten solcher Krämpfe, die bei Anfallskranken besonders leicht entstehen, sind schwerste Erregungszustände, Schwindel, Kopfschmerzen, Delirien, u.U. auch Übelkeit, Erbrechen und Durchfall. Die *tödliche Koffeindosis* beträgt etwa 10 g der reinen Substanz.

Besondere Empfindlichkeit gegenüber Koffein oder überhöhte Dosierung können eine *chronische Koffeinvergiftung* mit Herzjagen, Unruhe, Schlaflosigkeit, selten auch mit Wahnideen zur Folge haben. Fortgesetzter Mißbrauch koffeinhaltiger Getränke kann außerdem zu einer gewissen *Koffeinabhängigkeit* mit milden Entziehungserscheinungen wie Kopfschmerzen und Schlaflosigkeit führen – nach Meinung von Experten kein hinreichender Grund, auf den Genuß koffeinhaltiger Getränke in wohldosierten Mengen zu verzichten. Schließlich gibt es Hinweise auf eine Zunahme von Fehl- und Frühgeburten bei Schwangeren, die täglich Koffeinmengen von mehr als 600 mg aufnehmen.

Die *Kreislaufwirkungen der Xanthinderivate* sind vielschichtig, bei *Koffein* allerdings sind sie meist schwächer ausgeprägt als bei Theophyllin. Immerhin zeigen manche Menschen (besonders solche mit Schilddrüsenüberfunktion) nach höheren Koffeindosen gelegentlich

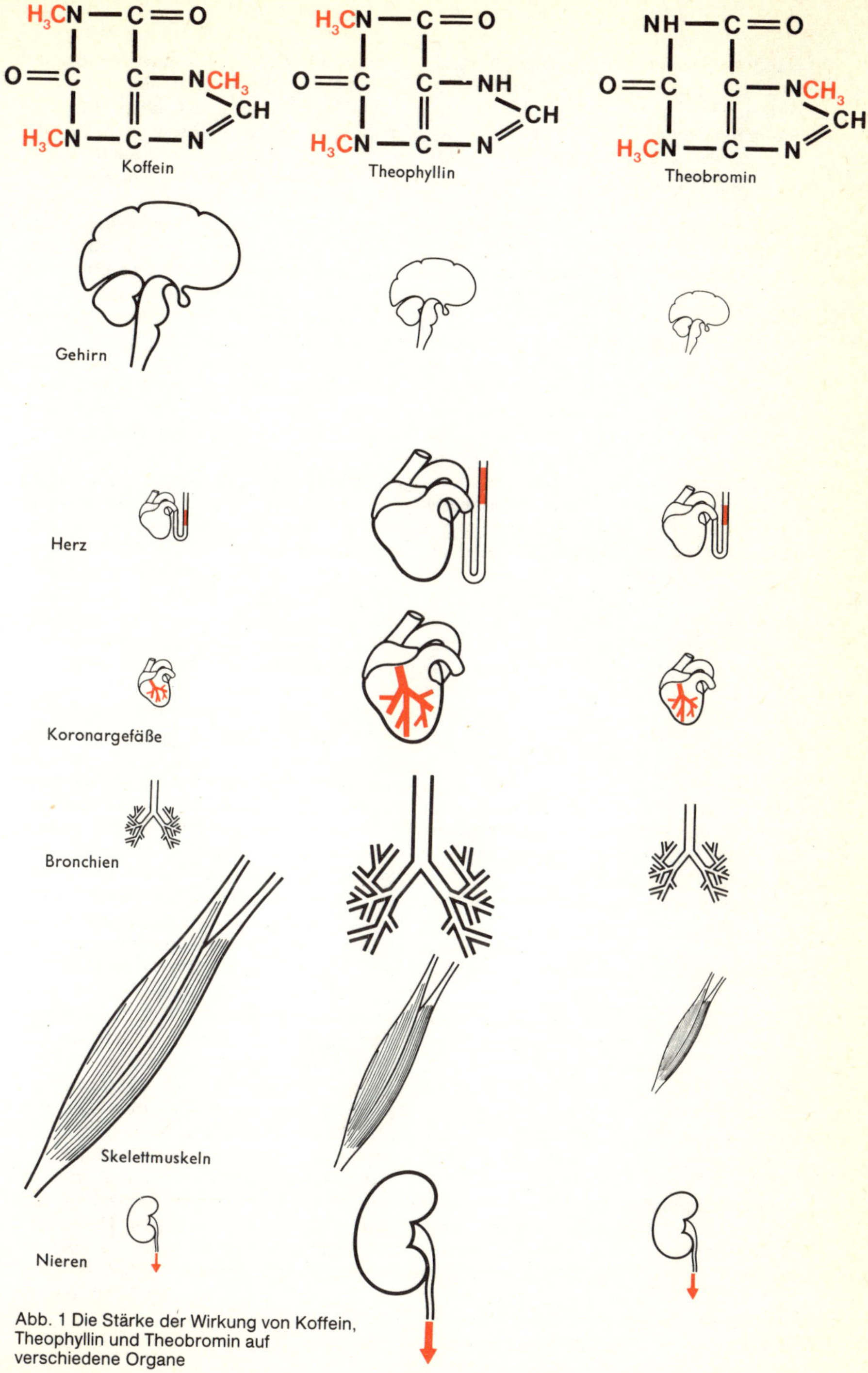

Abb. 1 Die Stärke der Wirkung von Koffein, Theophyllin und Theobromin auf verschiedene Organe

deutliche Kreislaufreaktionen. Durch die teils zentral, teils peripher ansetzende Koffeinwirkung stehen sich dabei herzhemmende und herzantreibende, gefäßverengende und gefäßerweiternde Effekte gegenüber. Je nach Ausgangslage und Dosis kann die eine oder andere Komponente überwiegen. Im Endergebnis findet man häufig eine Erweiterung der peripheren Gefäße (besonders deutlich im Bereich der Gesichtshaut) und eine Zunahme der Herzarbeit mit Steigerung des Blutumlaufs, jedoch keine deutlichen Veränderungen des Blutdrucks und der Herzfrequenz. Bei Bluthochdruck sind dementsprechend vernünftige Mengen koffeinhaltiger Getränke meist nicht verboten. Hohe Koffeindosen können allerdings, wie bereits erwähnt, zu einer beachtlichen Herzbeschleunigung mit Herzklopfen, durch direkte Steigerung der kardialen Erregbarkeit auch zu Extrasystolen führen.

Die Zunahme der Herzauswurfleistung durch die Xanthinderivate ist beim insuffizienten Herzen besonders deutlich. Daher wird *Theophyllin* in wasserlöslicher Form bei akutem Herzversagen und Lungenödem u. U. zur Überbrükkung der Zeit bis zum Einsetzen der Digitaliswirkung intravenös injiziert. Andererseits wird der Vorteil seiner herzkranzgefäßerweiternden Wirkung bei Koronarsklerose und Angina pectoris durch die gleichzeitige Steigerung der Herzarbeit beeinträchtigt.

Im Gegensatz zur Gefäßerweiterung in anderen Stromgebieten führen die Xanthinderivate zu einer Kontraktion der Hirngefäße. Man nimmt an, daß dieser Effekt an ihrer günstigen Wirkung auf das Schmerzstadium der Migräne beteiligt ist (vgl. S. 206). Bei Zerebralsklerose kann sich neben der zentralstimulierenden Wirkung die Steigerung der Herzauswurfleistung günstig auswirken.

Die erschlaffende *Wirkung der Xanthinderivate auf die glatte Muskulatur* wird u. a. bei der Behandlung von Bronchialasthma, selten auch bei einer Gallenkolik durch Theophyllin ausgenutzt. Kaffee dagegen wird, v. a. wegen der in ihm enthaltenen Röstprodukte, von Gallenkranken oft nicht gut vertragen. – Die bekannte *harntreibende Wirkung der Xanthinderivate* beruht z. T. auf einer Nierengefäßerweiterung, z. T. auch auf einer Hemmung der Kochsalzresorption im Bereich der Nierenkanälchen.

Die Forschung ist seit Jahrzehnten bemüht, die Koffeinwirkung nicht nur zu registrieren, sondern sie auch (bis hin zum Biochemismus in den einzelnen Körperzellen) zu erklären. In den letzten Jahren wurden in dieser Richtung interessante Beobachtungen bekannt: Die Xanthinderivate hemmen eine Phosphodiesterase und damit den Abbau von 3′,5′-AMP, einem zyklischen Nukleotid, zu 5′-AMP. Dieser Befund ist vor allem deshalb bemerkenswert, weil u. a. Adrenalin, das Hormon des Nebennierenmarks, und auch Noradrenalin, der Überträgerstoff des Sympathikus, zu einer vermehrten Bildung von zyklischem 3′,5′-AMP aus ATP führen. Auch dieser Effekt hat, wie die andersartige Wirkung von Koffein, schließlich eine Zunahme der Konzentration von Cyclo-AMP in den Geweben und damit bestimmte Wirkungen auf den Zucker- und Fettstoffwechsel der Zellen zur Folge. Manche Wirkungen der Xanthinderivate lassen sich heute schon aus diesen Beobachtungen erklären, so z. B. die Tatsache, das Koffein und Theophyllin die herzerregenden Wirkungen der genannten Sympathikusreizstoffe verstärken (Abb. 2). Versuche an Muskeln haben außerdem ergeben, daß Koffein zur Freisetzung von Calciumionen aus den zellinneren Speicherorten führt. Dadurch aber kommt es zu einer Verbesserung der elektromechanischen Kopplung, jener Vorgänge also, die die elektrische Membranerregung auf die kontraktilen Proteine im Innern der Herz- und Skelettmuskelfasern übertragen (Abb. 3). Daraus wird verständlich, daß Koffein und Theophyllin die Leistungsfähigkeit der Muskulatur nicht nur durch zentrale Erregung, sondern auch auf rein peripherem Wege steigern können. Die zentralerregende Wirkung der Xanthine dagegen soll auf einer Verdrängung von Adenosin von seinen Wirkungsorten an den Membranen von Nervenzellen, den sog. A-Rezeptoren, beruhen. Da der gehirneigene Botenstoff Adenosin aber die Aktivität zahlreicher Nervenzellen hemmt, kann sich dessen Verdrängung durch Koffein zentral erregend auswirken.

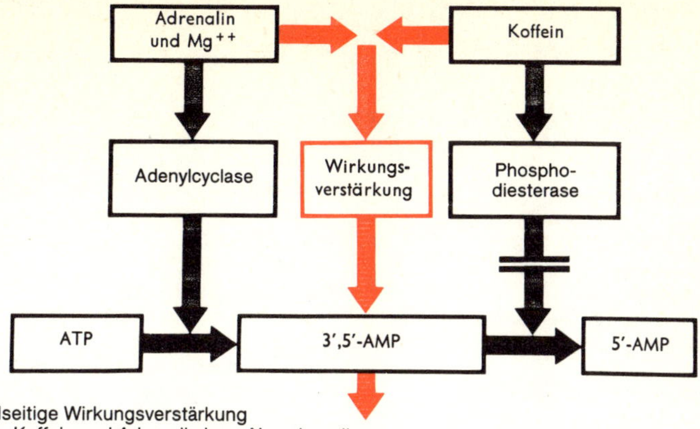

Abb. 2
Wechselseitige Wirkungsverstärkung
zwischen Koffein und Adrenalin bzw. Noradrenalin

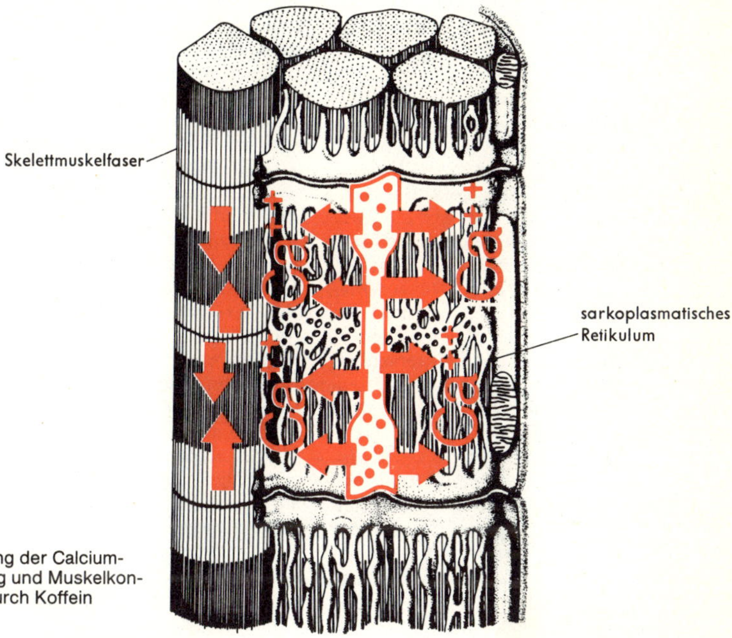

Abb. 3
Verstärkung der Calcium-
freisetzung und Muskelkon-
traktion durch Koffein

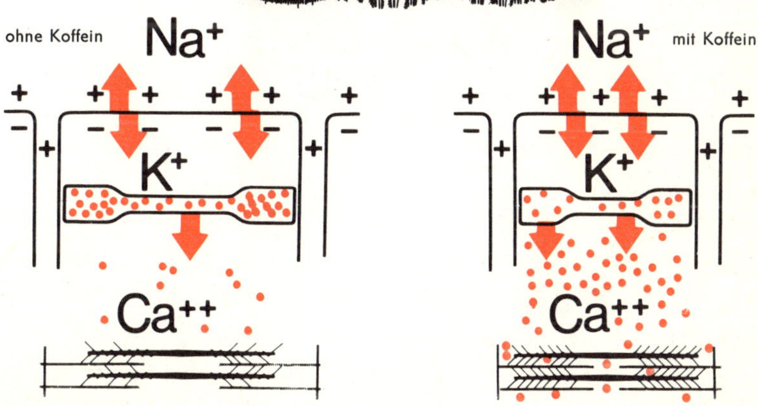

Nikotin übt in den Mengen, die beim *Rauchen* ins Blut aufgenommen werden, je nach dem Grad der Gewöhnung mehr oder weniger deutliche *Wirkung auf die verschiedensten Organe* aus. Einige dieser Wirkungen lassen sich sehr leicht feststellen. So fällt z. B. die Hauttemperatur, die normalerweise bei etwa 35 °C liegt, nach dem Rauchen einer Zigarette durch die Kontraktion (Zusammenziehung) der Hautgefäße um 5–10 °C auf 30 oder 25 °C ab. Noch einfacher läßt sich die Wirkung von Nikotin auf die Herzschlagfolge beobachten. Zählt man die Pulsfrequenz am Handgelenk, so kann man bei vielen Personen während des Rauchens eine Pulsbeschleunigung, z. B. von 70 auf 80–85 Pulsschläge pro Minute, feststellen. Beide Wirkungen kommen durch Erregung der sympathischen Nerven zustande (s. unten). Ein dritter Effekt hat mit den komplexen Wirkungen von Nikotin auf das Zentralnervensystem zu tun: Trinkt man etwa 1 Liter Wasser, so wird die aufgenommene Flüssigkeit in der Regel schon nach 2 bis 2 ½ Stunden wieder vollständig ausgeschieden. Wiederholt man den Versuch am nächsten Tag unter den gleichen Bedingungen, jedoch mit dem Unterschied, daß man 30 bis 45 Minuten nach dem Trinken eine Zigarette raucht, so wird die Wasserausscheidung um 3–4 Stunden verzögert. Man erklärt dies damit, daß Nikotin über bestimmte Regionen des Hypothalamus zu einer vermehrten Ausschüttung von Adiuretin aus der Hirnanhangsdrüse und damit zu einer Abnahme der Wasserausscheidung durch die Nieren führt.

In der beim *Rauchen* aufgenommenen *Dosis von 1–3 mg* bewirkt Nikotin nicht nur, wie oben erwähnt, eine *Erregung des Sympathikus,* sondern gleichzeitig auch eine *Erregung des Parasympathikus (Vagus),* des Sympathikusgegenspielers im vegetativen Nervensystem. *Höhere Nikotindosen* führen demgegenüber zu einer *Hemmung sowohl der sympathischen als auch der parasympathischen Innervation.*

Diese Effekte spielen sich vorwiegend *im Bereich der vegetativen Ganglien* ab, d. h. an den synaptischen Übergangsstellen zwischen den prä- und postganglionären autonomen Nerven (Abb. 1). Hier, an diesen Synapsen, ist *Acetylcholin* sowohl im Verlauf der sympathischen als auch der parasympathischen Nervenbahnen der humorale Überträgerstoff. Da Nikotin chemisch mit Acetylcholin verwandt ist, vermag es die Wirkungsorte des letzteren, die sog. Acetylcholinrezeptoren, zu besetzen und so einerseits durch elektrische Entladung (Depolarisation) der für die Erregungsübertragung verantwortlichen Membranen von sich aus eine acetylcholinähnliche Erregung der vegetativen Nervenendstrecken auszulösen; andererseits kann es in höheren Dosen die Acetylcholinrezeptoren ständig besetzt halten (blockieren) und so weitere Erregungen durch den natürlichen Überträgerstoff Acetylcholin verhindern. Aus diesem Grund gehört *Nikotin* nicht nur zu den *ganglienerregenden,* sondern – in etwas höheren Dosen – auch zu den *ganglienlähmenden Stoffen (Ganglienblocker).*

Damit sind die *peripheren Wirkungen von Nikotin* aber keinesfalls erschöpft. Es übt vielmehr zahlreiche weitere Wirkungen aus, die z. T. wiederum durch seine Ähnlichkeit mit dem außerordentlich „vielseitigen" Überträgerstoff Acetylcholin erklärt werden können. So führt Nikotin u. a. zu einer Ausschüttung von Adrenalin und Noradrenalin aus dem Nebennierenmark. Es entspeichert außerdem die peripheren Noradrenalindepots im Bereich der sympathischen Nervenendigungen, ein Effekt, der schon nach sehr kleinen Nikotindosen auftritt und möglicherweise hinter den beiden eingangs geschilderten Nikotinwirkungen, Gefäßkontraktion und Herzbeschleunigung, verborgen ist. – Nikotin wirkt ferner auf die den Kreislauf und die Atmung antreibenden Chemorezeptoren der großen Arterien und auf das Kreislaufzentrum im verlängerten Mark.

Das Wechselspiel zwischen den (je nach Dosis) erregenden und hemmenden Nikotinwirkungen im Bereich des vegetativen Nervensystems wird noch dadurch kompliziert, daß *Sympathikus* und *Parasympathikus* an vielen Organen als *Gegenspieler* (Antagonisten) auftreten. Dies soll am *Beispiel der Herzfrequenz* näher erläutert werden (Abb. 1): Die Herzschlagfolge kann durch Nikotin über die Erregung sympathischer oder über die Hemmung parasympathischer Ganglien erhöht werden, was beim Rau-

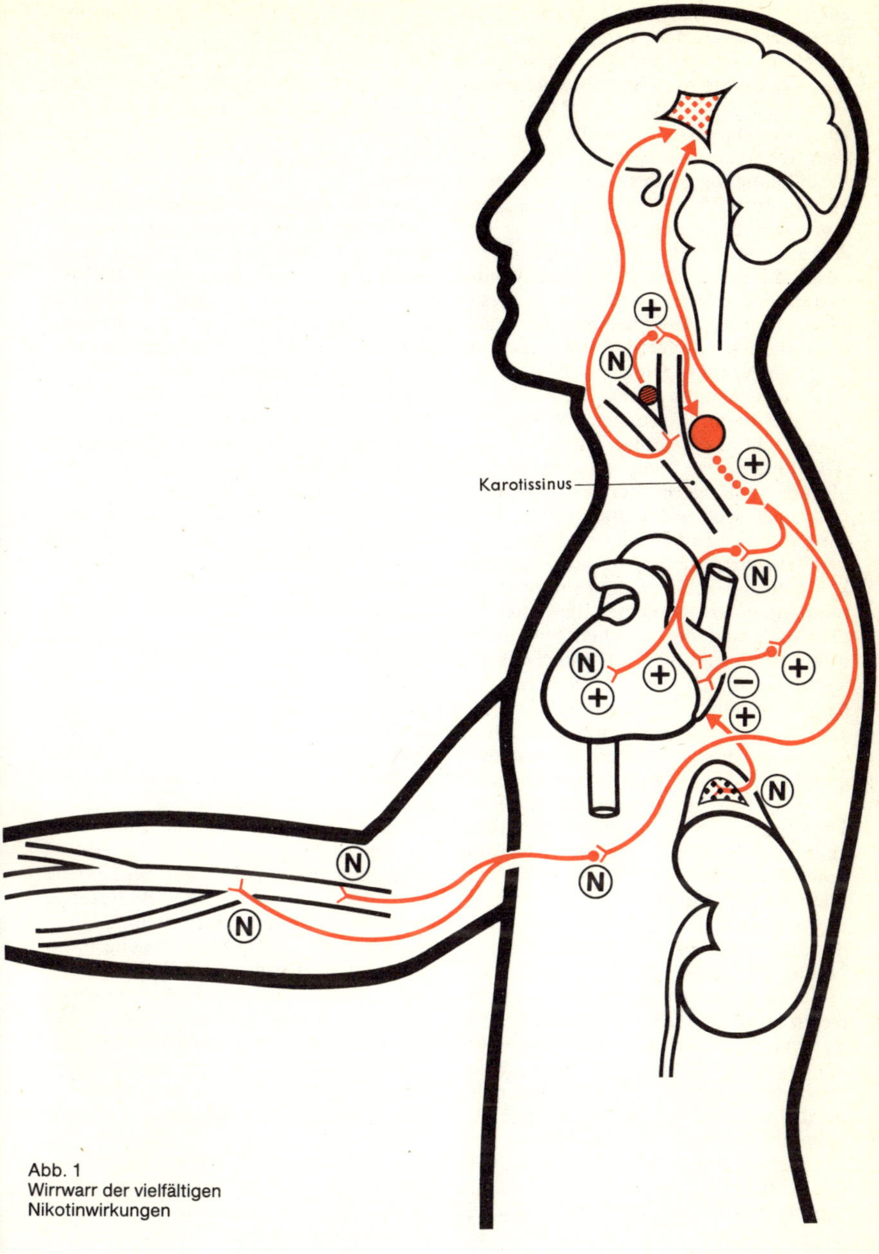

Abb. 1
Wirrwarr der vielfältigen
Nikotinwirkungen

chen – unterstützt v.a. durch die Entspeicherung der peripheren Noradrenalindepots – meist tatsächlich geschieht. Nikotin könnte die Herzfrequenz durch Hemmung der sympathischen und Erregung der parasympathischen Ganglien aber auch vermindern. Eine zusätzliche Beschleunigung der Herzfrequenz könnte durch Einwirkung auf die Chemorezeptoren, durch Beeinflussung der Adrenalinausschüttung oder direkt durch Erregung des Kreislaufzentrums zustande kommen, eine Herzverlangsamung dagegen über hemmende Kreislaufreflexe (als Folge der erzielten Blutdrucksteigerung), gelegentlich auch als Begleiterscheinung eines Brechreflexes. Manche dieser Wirkungen wären zweifellos schon die Folge einer *leichten Nikotinvergiftung,* wie sie von vielen „Raucheranfängern" bei den ersten tiefen Zügen wohl tatsächlich erlebt wird. Im Laufe der Zeit kommt es dann zu einer *Toleranzsteigerung,* so daß beim starken Raucher schließlich mehrere rasch hintereinander gerauchte Zigaretten für die Auslösung der gleichen Symptome erforderlich sind (sog. *Überrauchen*).

Nikotin wirkt (v.a. durch Erregung des Parasympathikus) auch auf den Magen-Darm-Kanal. Es erhöht den Tonus und die Peristaltik (Verdauungsbewegungen), u.U. bis zum Auftreten einer vorübergehenden Diarrhö (Durchfall). Die gelegentlich zu beobachtende erbrechenerregende Wirkung von Nikotin kommt hauptsächlich wohl durch direkte Beeinflussung des Brechzentrums im verlängerten Mark, z.T. aber auch durch die Reizung erbrechenauslösender Nerven zustande.

Verschiedentlich ist die Meinung vertreten worden, daß zum genußreichen Rauchen u.a. auch die peripheren Wirkungen von Nikotin auf die vegetativ innervierten Organe gehören. Dennoch dürfte der Raucher in erster Linie die *stimmungshebende Nikotinwirkung* im Bereich der höher organisierten Anteile des Gehirns suchen. Diese Wirkung führt zweifellos zu einer *psychischen Abhängigkeit* nicht nur von der Rauchgewohnheit (als „bedingtem Reflex"; s. unten), sondern auch von Nikotin selbst. Da plötzlicher Nikotinentzug mit Abstinenzerscheinungen (wie Angst- und Spannungszustände, Unruhe, Reizbarkeit und heftiges Verlangen nach einer Zigarette) einhergeht, liegt es nahe, das Rauchen als suchtähnliche Angewohnheit anzusprechen. – Vor kurzem wurde festgestellt, daß die Entziehungserscheinungen (wie bei Alkohol und Opiaten) durch Clonidin gemildert werden können.

Zur Erklärung der eigentlichen *Nikotinwirkung auf das Zentralnervensystem* sind verschiedene Vermutungen geäußert worden, darunter auch die, daß Nikotin wie in der Körperperipherie so auch im Gehirn, speziell im Mittelhirn, zur Freisetzung von Noradrenalin und anderen biogenen Aminen führe und so stimmungshebend wirke. Hier bieten sich Parallelen zu manchen Psychopharmaka (vgl. S. 252ff.) an. Zweifellos spielt bei der Entwicklung der Rauchgewohnheit aber auch die Tätigkeit des Rauchens als solche eine Rolle: das Aroma des Tabaks und des Tabakrauchs und das mit dem Rauchen verbundene Zeremoniell.

Abgesehen von der akuten Giftwirkung hoher Nikotindosen (gefährdet sind vor allem 2- bis 3jährige Kinder, die herumliegendes Rauchmaterial für Naschwerk halten), kann *chronischer Nikotinkonsum* den Verlauf verschiedener Erkrankungen (z.B. eine Arteriosklerose im Bereich der Hirn-, Herz- und Beingefäße) ungünstig beeinflussen.

Außer dem Nikotin können vor allem bei inhalierenden Rauchen auch verschiedene *andere Inhaltsstoffe des Tabakrauchs schädlich* sein, so z.B. reizende Gase und Dämpfe, hauptsächlich Aldehyde und Ammoniak (sog. Raucherbronchitis), Kohlenmonoxid (vgl. S. 296) und die Karzinogene (krebserzeugende Stoffe). – Eine besondere Eigenschaft des *Zigarettenrauchs* (mit Einschränkungen auch des Rauchs mancher Pfeifentabake) soll darin bestehen, daß er *Nikotinsalze* enthält, die nur nach Inhalation, d.h. bei voller Belastung des Atemtraktes, ausgiebig resorbiert werden. Dagegen soll die *Nikotinbase aus dem alkalischen Zigarrentabak* auch ohne Inhalation schon von der Mundschleimhaut aus aufgenommen werden können (Abb. 2).

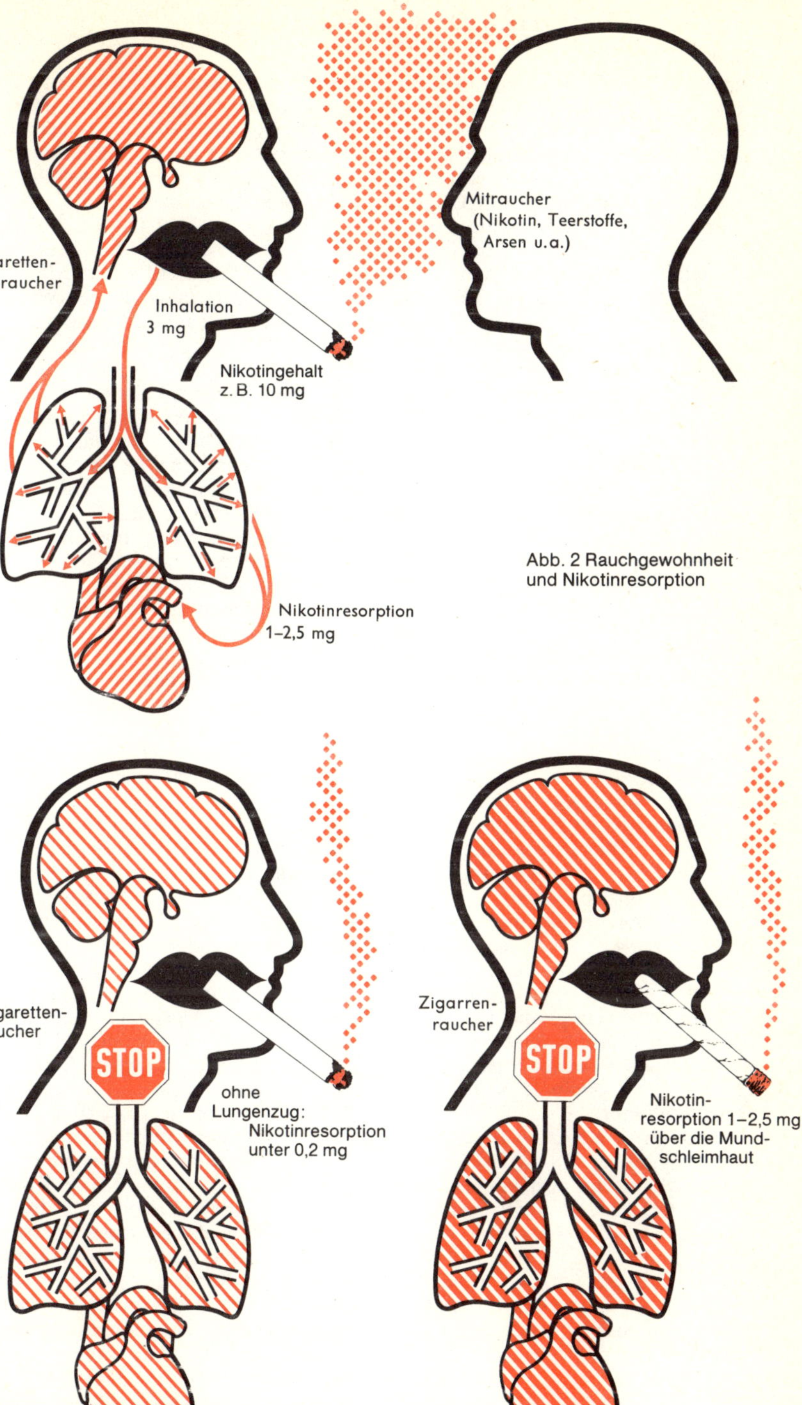

Abb. 2 Rauchgewohnheit und Nikotinresorption

Alkohol – ein Arzneimittel?

Äthylalkohol (*Äthanol,* kurz: *Alkohol*) löst recht unterschiedliche lokale (örtliche) und Allgemeinwirkungen aus. Bei lokaler Anwendung hochkonzentrierten Alkohols wird dem Gewebe Wasser entzogen, wodurch die Zell- und Gewebsproteine für die Dauer seiner Einwirkung ausgefällt werden. Auf inneren oder äußeren Körperoberflächen entsteht dadurch eine adstringierende (zusammenziehende) Wirkung mit Rötung, gelegentlich auch mit anderen Entzündungserscheinungen, die um so deutlicher sind, je höher konzentriert der Alkohol und je empfindlicher die betroffene Fläche ist.

Auf der *äußeren Haut* wird Alkohol durch seine Kühlwirkung beim Verdampfen als angenehm erfrischend empfunden. Mit Wasser verdünnt, wird er daher z. B. bei Prellungen für kühlende, gewebsabschwellende Umschläge verwendet. Einreibungen mit 50- bis 70%igem Alkohol bewirken darüber hinaus eine Mehrdurchblutung der Haut, was man sich in der Krankenpflege u. a. zur Vermeidung des Wundliegens (Dekubitus) bei Schwerkranken oder Gelähmten zunutze macht. Hinzu kommt, daß Alkohol (durch „Härtung" der Hautdrüsen) die Schweißsekretion vermindert und in einer Konzentration von 70% recht zuverlässig hautdesinfizierend wirkt. Zu Recht ist Alkohol daher in zahlreichen erfrischenden, adstringierenden, desodorierenden und desinfizierenden Präparaten enthalten. Alkoholkonzentrationen von weniger als 60% und mehr als 90% wirken dagegen weniger zuverlässig keimtötend (Abb. 2). – Gute Dienste leistet Äthylalkohol äußerlich (zusätzlich zu seiner Eigenwirkung) auch als Lösungsmittel in Tinkturen, z. B. in Jodtinktur.

Auf den im Vergleich zur Haut wesentlich empfindlicheren *Schleimhäuten* wirkt konzentrierter Äthylalkohol stark reizend und entzündungserregend; bekannt ist z. B. die chronische Magenschleimhautentzündung bei Alkoholikern. Andererseits wirken kleine Alkoholmengen appetitanregend. Seit alters werden alkoholische Getränke daher bei Rekonvaleszenten (Genesenden) und bei alten oder schwächlichen Personen als *Stomachikum* (appetit- und verdauungsanregendes Mittel) verwendet. Dabei können zugesetzte Bitterstoffe eine Rolle spielen; doch regt Alkohol selbst die Freisetzung von Gastrin und damit die Magensaftsekretion an (vgl. S. 99).

Einspritzungen von Alkohol ins Gewebe lösen starke Schmerzen aus und bewirken, v. a. im Bereich von Nervenfasern, die Zerstörung der betroffenen Strukturen. Dieser Effekt wurde früher (und wird u. U. auch heute noch) zur Verödung von Leitungsbahnen und damit zur Schmerzausschaltung (z. B. bei Trigeminusneuralgie) genutzt. Ganz ähnlich hatte man Alkoholeinspritzungen zur Beseitigung nervöser Gefäßkrämpfe, besonders im Bereich der unteren Extremität, als Ersatz für die operative Sympathektomie (Entfernung eines Teils des Sympathikus) verwendet.

Um die Ausnutzung einer lokalen Wirkung handelte es sich auch bei der *Inhalation von Alkoholdämpfen* zur Behandlung des akuten Lungenödems im Verlauf einer Insuffizienz (Funktionsschwäche) des linken Herzens. Alkohol sollte dabei die Oberflächenspannung der Ödemflüssigkeit vermindern und so zur Entschäumung im Bereich der verstopften Luftröhrenverzweigungen beitragen.

Bei *Vergiftungen* darf Äthylalkohol nur in wenigen Ausnahmefällen innerlich verabreicht werden, so bei der Intoxikation mit Methylalkohol, dessen Verbrennung er verzögert. In den weitaus meisten anderen Fällen ist zu befürchten, daß Äthanol die Resorption von Giftstoffen beschleunigt.

Im Gegensatz zu den obenerwähnten lokalen Effekten sind die *Allgemeinwirkungen des Äthylalkohols* nicht ausreichend effektiv und unbedenklich, als daß dieser bei bestimmten Erkrankungen als echtes konkurrenzfähiges Arzneimittel dienen könnte. In der Regel stehen dafür wirksamere Substanzen mit geringeren Nebenwirkungen zur Verfügung.

Am *Kreislauf* führen kleine Alkoholdosen zu einem leichten Blutdruckanstieg. Höhere Alkoholspiegel erzeugen eine Gefäßerweiterung und Mehrdurchblutung der Körperperipherie, was man leicht an den Hautgefäßen beobachten kann, während die Durchblutung der inneren Organe abnimmt. Dabei handelt es sich u. a. vor allem um eine gewisse Umstellung des Kreislaufzentrums mit Verlagerung des sympathischen Vasomoto-

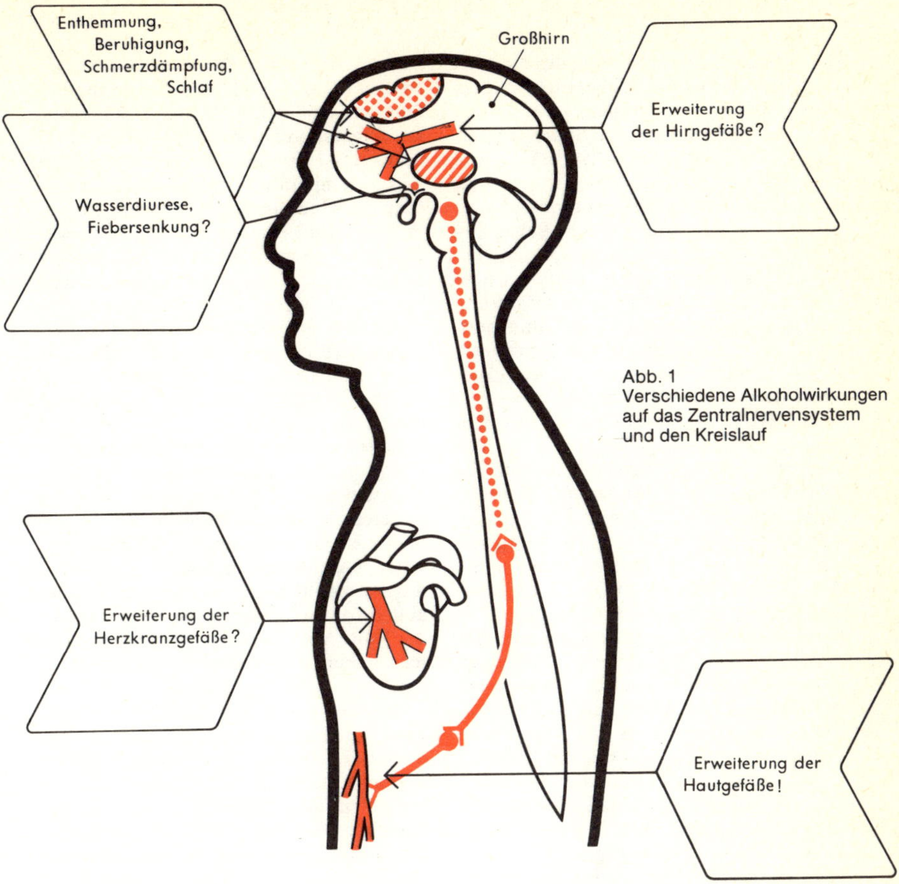

Abb. 1
Verschiedene Alkoholwirkungen auf das Zentralnervensystem und den Kreislauf

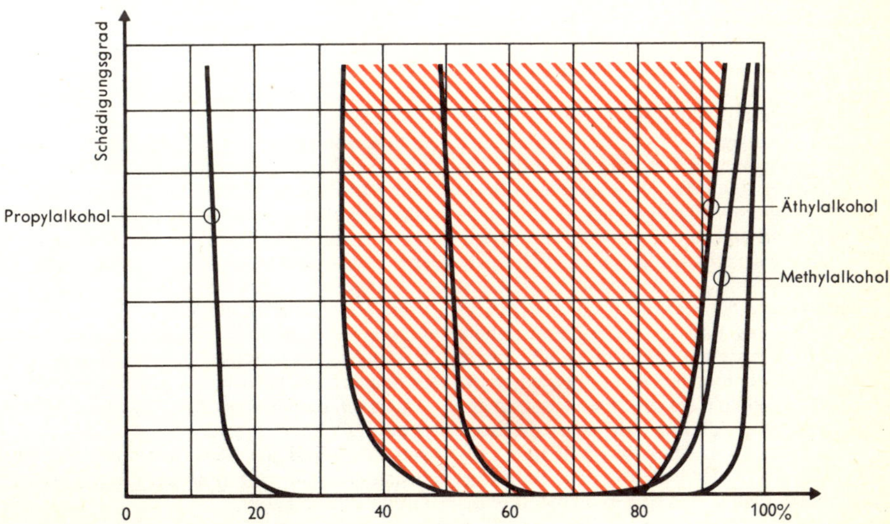

Abb. 2
Desinfektionswirkung bei verschiedenen Alkoholkonzentrationen

rentonus. Die Durchblutung des Herzens und des Gehirns wird dabei nicht verbessert. Folglich ist auch nicht zu erwarten, daß Alkohol eine bessere Sauerstoffversorgung des Gewebes, etwa bei Angina pectoris oder Zerebralsklerose, bewirkt. Sollte Alkohol Angina-pectoris-Schmerzen, die durch körperliche Bewegung ausgelöst werden, einmal beseitigen, wäre dieser Effekt daher insofern trügerisch, als er nicht auf einer Verbesserung der Koronardurchblutung beruhte, sondern wahrscheinlich auf die zentralnervösen Effekte von Äthanol zurückgeführt werden müßte (Abb. 1).

Die *Wirkung von Alkohol auf das Zentralnervensystem* erstreckt sich keineswegs nur auf das Kreislaufzentrum. Sie betrifft neben vielen anderen auch diejenigen Strukturen, die mit der Bewußtseinshelligkeit und der Verarbeitung von Emotionen zu tun haben. Daher kann Alkohol bei vielen Individuen als Beruhigungsmittel (Sedativum) und sogar als Schlafmittel (Hypnotikum) wirken. Andere erleben (je nach den Umständen) einen stimmungshebenden (euphorisierenden) bzw. erregenden Effekt. Die Annahme, Alkohol könne die körperliche und geistige Leistungsfähigkeit steigern, ist irrig; eher trifft (auch schon bei geringen Dosen) das Gegenteil zu (Abb. 3). Lediglich für den Fall, daß psychische Hemmungen der Bewältigung einer Aufgabe entgegenstehen, sind mäßige Alkoholdosen, weil sie Angst und Hemmung zu beseitigen helfen, u. U. leistungsverbessernd. Auch hier gibt es allerdings zuverlässiger wirkende Mittel als Äthanol (vgl. S. 246). Insgesamt spielen daher die zentralen Wirkungen von Alkohol in der kurativen Medizin im Vergleich zu ihrer sozialen Bedeutung nur eine sehr untergeordnete Rolle. Äthanol, so heißt es, könne als Beruhigungs- und Schlafmittel ärztlich nicht empfohlen werden, jedenfalls nicht für längeren Gebrauch.

Schon immer hat man dem Alkohol besondere Heilkräfte gegen *Erkältungskrankheiten* und Grippe zugeschrieben. Viele Menschen nehmen auch heute noch bei den ersten Anzeichen einer Erkältung, gleichsam zur „Desinfektion des Rachens", Alkohol zu sich. Manche Fachleute schreiben den erzielten „Effekt" allein der ermüdenden, schläfrigmachenden Wirkung des Äthylalkohols zu, die den Betroffenen veranlaßt, im Bett zu bleiben. Vielleicht beruht die Beliebtheit des Alkohols bei Erkältungskrankheiten auch darauf, daß er im Stadium des Fröstelns und der steigenden Körpertemperatur eine Mehrdurchblutung der Haut und damit ein subjektives Wärmegefühl erzeugt. Dieses Wärmegefühl mag beim Genuß hochprozentiger Spirituosen z. T. auch auf die lokale Reizung und Mehrdurchblutung des Rachens, der Speiseröhre und des Magens zurückzuführen sein, vielleicht auch auf einen gewissen fiebersenkenden Effekt durch Dämpfung des Temperaturzentrums.

Ist einerseits fraglich, ob die vermehrte Hautdurchblutung kurzfristig vor Kälteeinwirkungen schützen kann, so steht andererseits fest, daß sie im Verein mit dem zentral dämpfenden Effekt toxischer Alkoholdosen lebensgefährlich werden kann: Durch vermehrte Wärmeabgabe droht bei längerem Aufenthalt in der Kälte nach rascher Unterkühlung unter solchen Umständen der Erfrierungstod.

Will man den Äthylalkohol im Hinblick auf seine zentralen Effekte als Arzneimittel schlüssig beurteilen, so gehört wie bei anderen Substanzen auch hier ein Vergleich des möglichen Nutzens mit dem zu erwartenden Risiko hinzu. Abgesehen von seinen akuten Giftwirkungen (vgl. S. 290), hat *Alkohol als Rauschmittel* ein erhebliches Suchtpotential (geschätzte Anzahl von Alkoholikern in der BR Deutschland zwischen 1,5 und 2 Millionen; darunter 10% Jugendliche und 25% Frauen). Regelmäßiger *chronischer Alkoholkonsum* führt (bei täglicher Einnahme von ca. 60 g Äthanol beim Mann und von 20 g bei der Frau) u. a. zur Fettleber und später eventuell zur Leberzirrhose (Leberschrumpfung), zur akuten oder chronischen Pankreatitis (Bauchspeicheldrüsenentzündung) sowie zu Störungen der Nerven- und Gehirnfunktion. Nicht zuletzt erzeugt *Alkoholmißbrauch während der Schwangerschaft* die weitaus meisten Schädigungen der Leibesfrucht (embryofetales Alkoholsyndrom; schätzungsweise bei 1–5 von 1 000 geborenen Kindern; u. a. mit Mißbildungen des Gesichts, des Schädels, des Brustkorbs, der Extremitäten und der Geschlechtsorgane).

Reihenfolge	Symptome	Alkoholspiegel (‰)
1	Sorglosigkeit, Wärmegefühl	0,2
2	Redseligkeit	0,25
3	Euphorie	0,2–0,4
4	Selbstzufriedenheit	0,3
5	Veränderung des EEG	0,4
6	Enthemmung	0,5
7	Fahruntüchtigkeit bei einzelnen Personen	0,5
8	Alphawellen im EEG	0,6–0,8
9	Fahruntüchtigkeit	0,5–1,0 (1,5)
10	Versagen bei Koordinationstests	0,8
11	Versagen bei psychotechnischen Tests	1,0
12	deutliche motorische Inkoordination	1,0
13	Versagen der Hell- und Dunkelanpassung des Auges	1,5
14	Trunkenheit	2,0
15	Amnesie	2,0–3,0
16	Volltrunkenheit	3,0
17	Koma	3,0–4,0
18	Narkose	4,0
19	Atemstillstand	4,0–5,0

Abb. 3 Alkoholwirkungen bei steigendem Alkoholspiegel

Kokain

Seit langem weiß man, daß die Blätter des in Peru und Bolivien heimischen *Kokastrauchs* (Erythroxylon coca und Erythroxylon novogranatense) zentral erregende Effekte auslösen. Ihr Hauptwirkstoff *Kokain (Cocain)* ist in dieser Hinsicht mit den Weckaminen (Amphetamin und Methamphetamin) verwandt, mit denen er neben der Suchtgefahr auch die sympathikuserregende Wirkung gemeinsam hat.

Kokain kann auf zwei Arten in den Körper gelangen: einerseits (wie bei den Indios in Lateinamerika seit Jahrhunderten üblich) über die Mundschleimhaut durch Kauen der mit Pottasche vermischten Blätter, andererseits durch Schnupfen der gereinigten konzentrierten Base. – Im Magen-Darm-Kanal wird Kokain chemisch verändert und dadurch inaktiviert. Da Kokain die gefäßverengende Wirkung des Sympathikus verstärkt, kann es bei Kokainschnupfern jedoch zu Entzündungen, Durchblutungsstörungen und Durchbrüchen im Bereich der Nasenscheidewand kommen.

Die durch Kokain erzeugten *Symptome* gleichen einerseits weitgehend jenen nach der Einnahme von Weckaminen: Betäubung von Hunger und Müdigkeit, Geselligkeit, Antriebsreichtum, Redseligkeit, psychische Hochstimmung und das Gefühl übermenschlicher Stärke. Wie bei den Weckaminen treten dabei jedoch gleichzeitig die Anzeichen einer starken Erregung des sympathischen Nervensystems mit Pupillenerweiterung, Blässe, Herzbeschleunigung und Blutdruckanstieg auf. Hinzu kommen Erscheinungen, wie sie durch Halluzinogene (z. B. LSD) ausgelöst werden, vor allem Halluzinationen (vgl. S. 282).

Die Wirkung von Kokain ist meist nur von kurzer Dauer. Sie geht dann oft in Selbstvorwürfe und Angstzustände mit ausgeprägter Aggressionsneigung über. *Andauernder Kokainmißbrauch* kann jedoch zu Delirien, schweren Depressionen und wahnerfüllten Angstzuständen führen, an deren Ende u. U. körperlicher Verfall und Abbau der Persönlichkeitsstruktur stehen. – *Toxische Dosen von Kokain* führen nach zentraler Erregung (motorische Unruhe, Muskelzuckungen, Krämpfe) schließlich zur Lähmung (bei tiefer Bewußtlosigkeit) vor allem des Atmungszentrums.

Wiederholte Einnahme von Kokain soll nicht zur Toleranz führen. Dennoch erhöhen Süchtige die Dosis gelegentlich bis ins Extreme. Kokain soll auch nur zu einer psychischen und nicht zur physischen Abhängigkeit führen. Gleichwohl treten nach erzwungenem Absetzen häufig *Entzugserscheinungen* wie (neben der Suche nach der Droge) hochgradiges Schlafbedürfnis, Heißhunger, Angst und Gereiztheit auf.

Die angeführten zentralen und peripheren Wirkungen von Kokain lassen sich auf ein gemeinsames *biochemisches Prinzip* zurückführen: Der Wirkstoff verhindert die Rückstapelung des bei Nervenerregung freigesetzten Sympathikusüberträgerstoffs Noradrenalin (im Zentralnervensystem auch Dopamin). Auf diese Weise kommt es zu einer verlängerten und verstärkten Wirkung auf die nachgeschalteten Nervenzellen bzw. Erfolgsorgane (Abb. 1). In höheren Konzentrationen hat Kokain außerdem eine örtlich betäubende Wirkung. Die Substanz hat daher bei der Entwicklung der Lokalanästhesie (örtliche Betäubung) eine wichtige Rolle gespielt. Bereits gegen Ende des 19. Jahrhunderts wurde Kokain zur Hornhautanästhesie in die operative Augenheilkunde eingeführt, wenig später auch in die Zahnheilkunde und allgemeine Chirurgie.

Kokain weist nicht nur in der Wirkung, sondern auch strukturmäßig Ähnlichkeiten mit Procain und anderen auch heute noch häufig angewandten Lokalanästhetika auf (Abb. 2). Sie alle blockieren die Erregungsbildung und Erregungsleitung in nervösen Strukturen. Diese Blockade beruht auf einer (elektrischen) Stabilisierung der Zellmembranen durch Hemmung bestimmter Ionenbewegungen, v. a. des explosiven Einströmens von Natriumionen im Augenblick der Erregung (Abb. 3). Im Gegensatz zu Kokain führen Procain und die anderen Lokalanästhetika allerdings nicht zu einer verstärkten Erregung des Sympathikus und damit auch nicht zur örtlichen Blutleere. Anders als Kokain, dessen Mißbrauch in den letzten Jahren erheblich zugenommen hat, besitzen die Lokalanästhetika, die keine Euphorie erzeugen, dementsprechend auch kein Mißbrauchspotential.

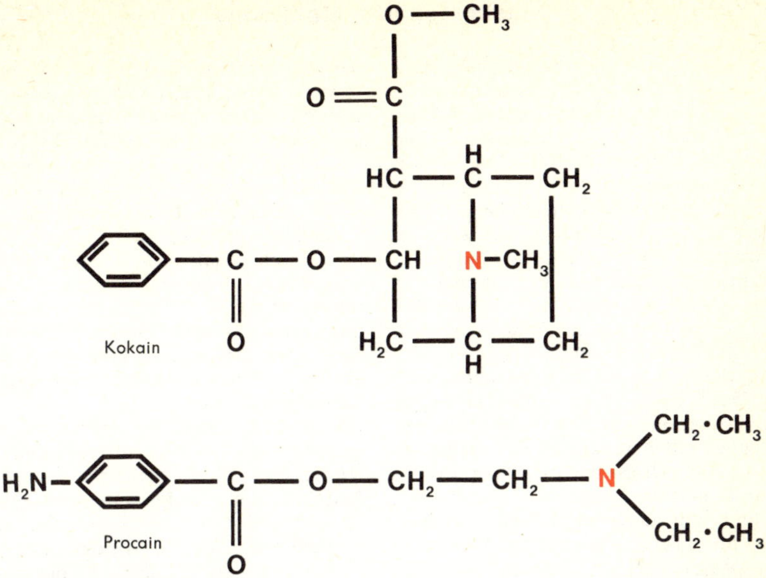

Abb. 2 Die chemische Struktur von Kokain und Procain

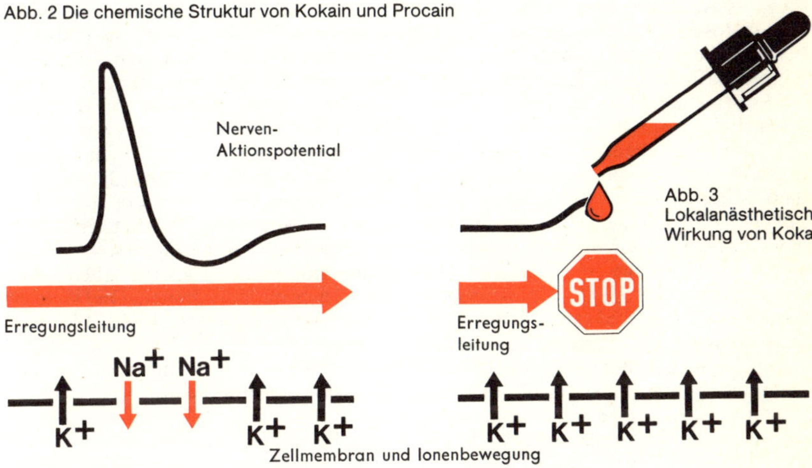

Abb. 3
Lokalanästhetische
Wirkung von Kokain

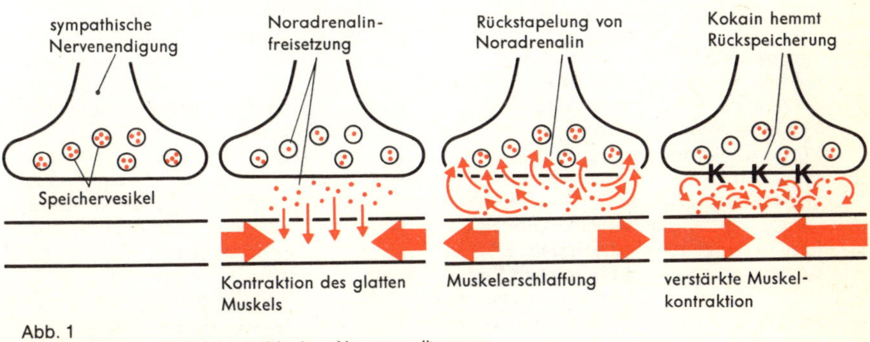

Abb. 1
Kokainwirkung auf die sympathischen Nervenendigungen

Haschisch und Marihuana

Haschisch und Marihuana sind Rauschgifte, die vor allem aus der weiblichen Pflanze des *Indischen Hanfs* (Cannabis sativa varietas Indica; kurz: *Cannabis*) gewonnen werden. Die weiblichen Hanfpflanzen sondern an den Blütenblättern und Stengeln ein harziges Sekret ab, das eingesammelt und zur Verstärkung der Wirkung nach besonderen Verfahren extrahiert wird. Es dient unter der Bezeichnung *Haschisch* u. a. zur Imprägnation von Tabakwaren. Nur wenn der Hanf im heißen Klima wächst, werden die rauscherzeugenden Wirkstoffe im Harz angereichert. – Als *Marihuana* bezeichnet man dagegen eine aus gehackten und getrockneten Pflanzenteilen hergestellte Droge. Sie wird ebenfalls mit dem Rauch aus Pfeife und Zigaretten inhaliert. Nur selten werden die Cannabiswirkstoffe oral (durch den Mund; in Backwaren oder Getränken) aufgenommen. – Angaben über wirksame Haschischdosen sind oft ungenau, weil neben der Aufbereitung auch Klima, Bodenbeschaffenheit und Lagerung für den Wirkstoffgehalt der Drogen entscheidend sind.

Chemisch gesehen, enthält die *Cannabispflanze* neben mehr als 30 weiteren Inhaltsstoffen *Cannabinol, Tetrahydrocannabinol* (Abkürzung: *THC;* mehrere Isomere), *Cannabidiol* und *Cannabidiolsäure.* Die typische Wirkung des Haschischs wird dem THC zugeschrieben. Als am stärksten wirksames Isomer gilt das *Charas-THC.* Cannabidiol besitzt selbst keine psychotropen Wirkungen. Dennoch ist die Substanz für den Gesamteffekt der Droge nicht bedeutungslos. Cannabidiol hemmt nämlich bestimmte Zellenzyme, die für den Abbau verschiedener Stoffe (darunter auch Arzneimittel) verantwortlich sind, und verlängert so die Wirkung von THC.

Manche *Effekte von Haschisch und Marihuana* können am Verhalten von Versuchstieren abgelesen werden. Im Vordergrund der Wirkung steht eine zentrale Dämpfung. Motivation, Spontanaktivität und artspezifische Aggressivität nehmen ab, Vermeidungsreaktionen und Lernleistungen sind vermindert. Dies äußert sich vor allem in komplexen Verhaltenstests, bei denen Erinnerungsvermögen und Entscheidungsfähigkeit eine Rolle spielen. Nach hohen Dosen kann das Bild der Cannabiswirkung u. U. auch in eine Erregung umschlagen. Auffallend ist der unsichere, taumelnde (ataktische) Gang mit Bewegungen, die gleichsam im Zeitlupentempo ablaufen. Schließlich kommt es zu starr festgehaltenen Körperstellungen (kataleptische Starre). Cannabis wirkt außerdem schmerzstillend, antikonvulsiv und antiemetisch und senkt – bei eingeschränkter Nahrungsaufnahme – die Körpertemperatur. – THC verstärkt außerdem die Wirkung von Barbituraten und erhöht die akute Toxizität von Morphin und dessen Verwandten.

Eine Testperson, die Haschisch geraucht hatte, berichtete folgende *Rauscherlebnisse:* Nach einem dumpfen Angst- und Beklommenheitsgefühl schwand jeder Antrieb zu seelischer und körperlicher Aktivität. Mit der Entspannung rückten die Alltagsprobleme in die Ferne. Das Zeiterleben war im Sinne subjektiver Verlangsamung aller Abläufe verändert. Ein Gefühl der Ohnmacht hielt den Berauschten gefangen. Immer wieder wurden ihm Bilder und Bilderreihen, sogar ganze Szenen und Situationen aus längst vergangenen Zeiten bewußt, ohne daß er die Möglichkeit hatte, sie zu beeinflussen; vielmehr wurde die andauernde Wiederholung solcher Erlebnisse zur Pein. Der Raum weitete sich, der Boden wurde abschüssig, die Farben heller, die Gegenstände schöner. Die Welt erschien in strahlendem Licht, bis dann plötzlich alles hinter Dunst und Nebel verschwand. Die Erinnerung an den Rausch blieb auffallend scharf.

Die Wirkung von Haschisch kann sowohl bei der gleichen Person als auch bei verschiedenen Personen recht unterschiedlich sein. Die Rauschempfindungen hängen außer von der Dosis und der Beschaffenheit der Droge v. a. von den seelischen und körperlichen Anlagen des Betroffenen, von seiner augenblicklichen Gestimmtheit und wesentlich auch von der jeweiligen Umgebung ab. So kommen neben behaglicher Entspannung, Apathie und milder Euphorie bei Unerfahrenen auch ängstlich gefärbte Beklommenheit, nach höheren Dosen u. a. auch Verwirrtheit, ängstliche Unruhe und aggressive Gereiztheit vor. Starke zentrale Erregung und psychotische Reaktionen wie Wahnerlebnisse und im Ex-

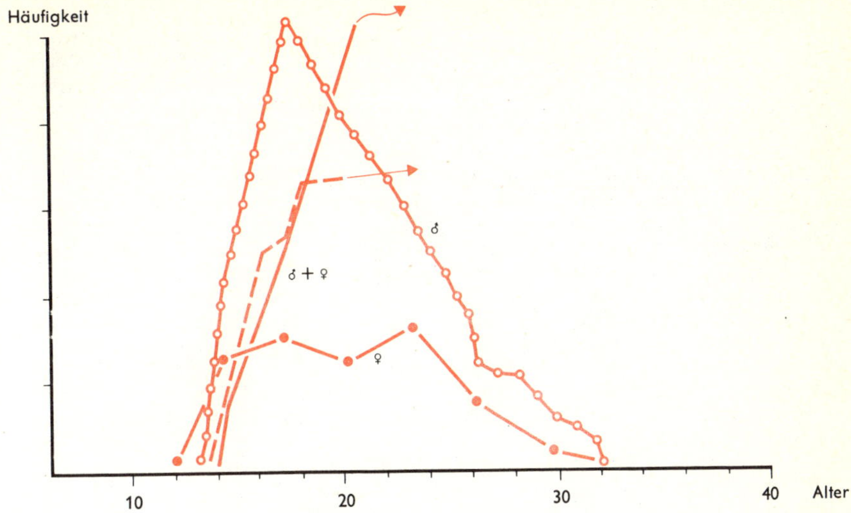

Abb. 1
Drogenkonsum und Altersstufen nach H. Leuner
(in 4 Statistiken)

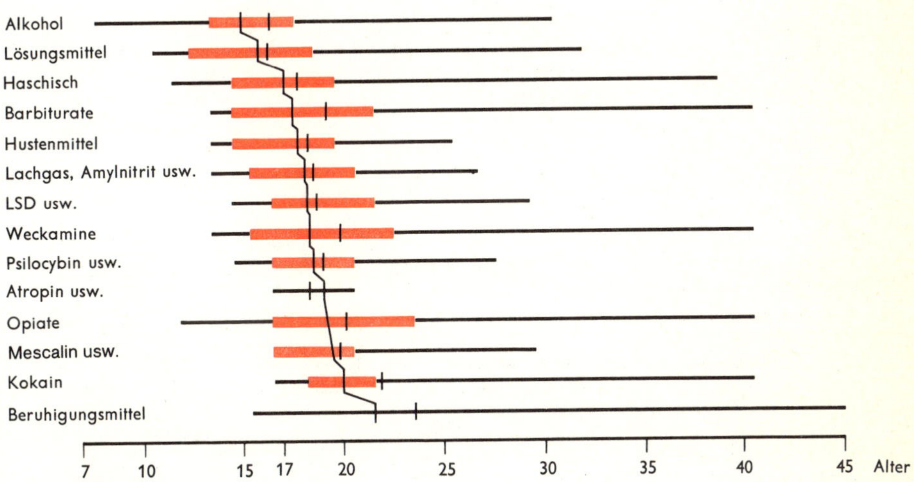

Abb. 2
Zeitpunkt des „Drogeneinstiegs"
(nach W. Keup)

tremfall panikartige Angstzustände (wie etwa bei LSD) sind jedoch selten und meist die Folge hoher Cannabisdosen. – Das Kurzzeitgedächtnis wird durch THC beeinträchtigt, komplizierte Denkabläufe sind erschwert. Es bestehen ferner Muskelschwäche und eine gewisse Unsicherheit in Stand und Gang (Ataxie). Anzeichen vegetativer Erregung sind u. a. Schwindel, Kopfschmerzen, Brechreiz und Herzklopfen. Auch Bindehautreizung, Husten, Hunger und quälende Durstgefühle kommen vor.

Bei regelmäßiger Zufuhr hoher Cannabisdosen kann sich eine Toleranz (Gewöhnung) gegenüber den meisten Wirkungen von THC entwickeln. Diese Möglichkeit kommt in der Praxis jedoch nur selten zum Tragen, da Cannabis in der Regel nicht allzu häufig und in relativ kleinen Dosen konsumiert wird. Folglich brauchen Haschisch- und Marihuanaraucher – im Gegensatz zu Morphin- und Weckaminabhängigen – die Dosis meist nicht zu erhöhen, um die angestrebten Wirkungen hervorzurufen.

Schwerwiegende *Entziehungserscheinungen* treten im Tierversuch nicht auf. Dies gilt als Zeichen dafür, daß Cannabis allenfalls zu einer psychischen, aber nicht zur körperlichen Abhängigkeit führt. Entsprechend werden auch beim Menschen im Verlauf einer Entwöhnungskur keine schweren körperlichen Entziehungserscheinungen beobachtet. Auch die *psychische Abhängigkeit* von Cannabis kann eher als mäßig und selten bezeichnet werden, obwohl es wenige Stunden nach dem Entzug zu einem „Rückschlag" (Rebound) mit Unruhe, Reizbarkeit, Angst, depressiver Stimmungslage und Schlafstörungen kommen kann.

Man spricht im Hinblick auf das Haschisch- und Marihuanarauchen von „Social reinforcement" (soziale Verstärkung) und meint damit ein gelerntes Verhalten, Drogeneffekte gedanklich mit seelischen Reaktionen zu verknüpfen. Fehlt dieser Art von Abhängigkeit auch das schwer korrigierbare Starre manch anderer Form von Drogenabhängigkeit, so ist sie doch nicht frei vom Zwang zur Wiederholung. Sie ist außerdem oft verknüpft mit dem Verlust der Bereitschaft und Fähigkeit, positive Emotionen auf natürliche Weise anzustreben.

Manche, besonders suchtgefährdete Personen sollen in Cannabis eine Möglichkeit sehen, die ungelösten Probleme des Alltags und ihre persönlichen Konflikte zu vergessen. Die Folge sei oft eine völlige *Abkehr von der Realität,* je nach den Umständen eventuell sogar mit einer erheblichen Persönlichkeitsstörung. Ob Haschisch beim sog. *Amotivationssyndrom* Jugendlicher (mit Spontaneitätsverlust, Apathie, Interesselosigkeit, verminderter Frustrationstoleranz, Einengung der verbalen Ausdrucksfähigkeit und des Denkvermögens) oder bei *sozialer Entgleisung (Drop-out)* ursächlich eine maßgebliche Rolle spielt, sei jedoch noch ungewiß. In Betracht gezogen wird auch, daß Jugendliche mit einem latent vorhandenen Amotivationssyndrom besonders dazu neigen könnten, Cannabis zu nehmen.

Damit ist die viel diskutierte Frage nach der eventuellen *chronischen Schädlichkeit von Cannabis* allerdings noch nicht erschöpfend beantwortet. So kann Cannabiskonsum bei Jugendlichen die Hinwendung zu anderen, „härteren" Drogen bahnen (Cannabis als *Einstiegsdroge;* vgl. Abb. 1–4).

Umstritten ist auch die Frage, ob chronischer Cannabiskonsum auf die Dauer Hirnschäden verursachen oder durch chromosomale Veränderungen Schäden bei den Nachkommen erzeugen kann. Während der Schwangerschaft ist die Zufuhr von Cannabis (wie bei LSD und Mescalin) mit einem hohen Risiko für Mißbildungen verbunden.

In der akuten Phase der Cannabiswirkung kommen gefährliche Fehlhandlungen, besonders Fehleinschätzungen der eigenen Leistung, vor, die u. U. zu Unfällen, so auch im Straßenverkehr, führen.

Der Rauch von Cannabiszigaretten enthält – wie der Tabakrauch – Schadstoffe, die zu einer chronischen Bronchitis führen, aber auch krebserzeugend wirken können.

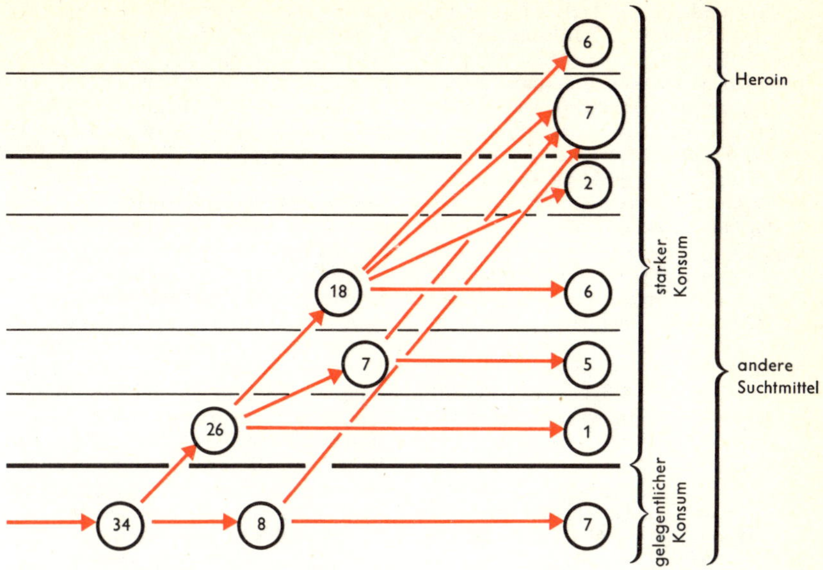

Abb. 3
Eskalation des Suchtmittelkonsums („Drogenkarriere")
am Beispiel von 34 Collegestudenten (nach W. Keup)

Reihenfolge		1	2	3	4	5
Alkohol	Einstiegsdroge	37	3	0	0	0
Haschisch		31	46	24	5	1
Weckamine (oral)		34	32	11	3	1
LSD		1	7	13	14	23
Opiate (i. v.)		1	3	14	30	25
Weckamine (i. v.)		0	2	5	15	10

Abb. 4
Reihenfolge der Suchtmittel bei Einzelpersonen

Die Halluzinogene – LSD und verwandte Substanzen

LSD und die in ihrer Wirkung verwandten Substanzen Mescalin (Meskalin), Psilocybin usw. werden unter verschiedenen synonymen Sammelbezeichnungen geführt, die sich jeweils auf bestimmte typische Eigenschaften dieser Stoffe beziehen. Der Name *Halluzinogene* drückt aus, daß sie Sinnestäuschungen hervorrufen können, der Name *Psychotogenika* hingegen, daß sie Modellpsychosen auszulösen vermögen. Die Bezeichnung *Psychotomimetika* soll andeuten, daß man mit derartigen Stoffen Psychosen (z. B. manche Formen der Schizophrenie) nachahmen kann. Die Bezeichnung *Psychedelika* schließlich umschreibt ihre Fähigkeit, das Bewußtsein so zu verändern, wie es sonst nur der Traum oder die religiöse Verzückung vermögen.

LSD (d-Lysergsäurediäthylamid) ist, im Gegensatz zu Haschisch, Psilocybin und Mescalin, kein Naturprodukt, sondern eine mit den Sekalealkaloiden verwandte, halbsynthetische Substanz (Abb. 1). Unter den vergleichbaren Psychotomimetika hat es bei weitem die stärkste Wirkung. Im Verlauf einer Versuchsreihe hat man Freiwilligen z. B. eine Menge von nur 0,02–0,06 mg LSD oral (zum Einnehmen durch den Mund) verabreicht. Die ersten Erscheinungen traten nach 30 Minuten auf; nach zwei Stunden war der Wirkungshöhepunkt erreicht, und erst nach vier Stunden ließ der Effekt merkbar nach.

Das *Wirkungsbild von LSD* ähnelt dem von Mescalin und Psilocybin, in gewissem Sinne aber auch dem von Cannabis (vgl. S. 278). LSD führt u. a. zu Sprachstörungen, Übelkeit, Brechreiz, Kopfschmerzen, verschiedenen Anzeichen einer sympathischen Erregung wie Pupillenerweiterung, Herzbeschleunigung, Blutdruckanstieg und, besonders auffallend, zu Störungen der optischen Wahrnehmung mit Pseudohalluzinationen (Flackern, Regnen, wandernde Pünktchen, Wetterleuchten, grüner und roter Nebel, gelbe Streifen, bunte Kreise, Buchstaben, Fratzen u. a.). Störungen des Gehörs sind im Vergleich zu den optischen Erscheinungen recht selten; gelegentlich kommt Hyperakusis (gesteigerte Gehörempfindlichkeit) vor. Typisch sind außerdem *Synästhesien,* d. h. das Ineinanderübergehen von Sinnesmodalitäten: Farben können gehört, Klänge gesehen werden. Auch der Zeitsinn wird wesentlich verändert, alle Ereignisse scheinen länger, ja sogar „ewig" zu dauern.

Viele dieser halluzinatorisch getönten Erlebnisse lassen sich anfangs und bei kleinen Dosen noch durch den Willen kontrollieren; später und bei höheren Dosen wird der Betreffende von ihnen übermannt. Dabei kommt es vor, daß ein Teil der Persönlichkeit passiv erlebt wird und ein zweiter sich gewissermaßen vom ersten trennt und beobachtend daneben steht. Bezeichnend ist, daß LSD v. a. anfangs nicht nur zu angenehmen, euphorischen *(Good Trip),* sondern je nach Veranlagung, Umständen und Erwartungen gelegentlich auch zu unangenehmen Stimmungen führen kann *(Bad Trip, Horrortrip).* Dies mag mit ein Grund dafür sein, daß manche Personen LSD nur gelegentlich, d. h. alle paar Wochen oder Monate, nehmen, während sie in den Intervallen zu Haschisch greifen. Zwar kommt es nach wiederholter LSD-Einnahme zu einer gewissen Toleranz, schwere Entziehungserscheinungen nach plötzlichem Absetzen der Droge treten jedoch nicht auf. Daher spricht man von einer *psychischen Suchtstoffabhängigkeit vom LSD-Typ* (Abb. 2).

Die Spanne zwischen Dosen, die zu den geschilderten psychischen Effekten und solchen, die zu einer tödlichen Vergiftung führen, ist besonders bei LSD außerordentlich groß. Daher sind Todesfälle durch direkte LSD-Einwirkungen unbekannt. Indessen kann es während einer durch LSD ausgelösten Depression zum Selbstmordversuch kommen. Auch tödliche Unfälle im *LSD-Rausch* wurden registriert (Problem der Verkehrsuntüchtigkeit nach Suchtmittelgenuß; Todesfälle auch durch groteske Selbstüberschätzung, z. B. als Folge der Annahme des Halluzinierenden, er könne fliegen). Hinzu kommen Berichte über Panikzustände durch grauenhafte Visionen und über Gewaltverbrechen, die im LSD-Rausch begangen werden. Abgesehen von Depressionen, soll LSD auch schon längerdauernde Wahnzustände ausgelöst haben, von denen allerdings nicht sicher war, ob sie auch ohne das Rauschgift aufgetreten wären. Bei emotional labilen Menschen und Psychopathen können selbst nach einem erscheinungs-

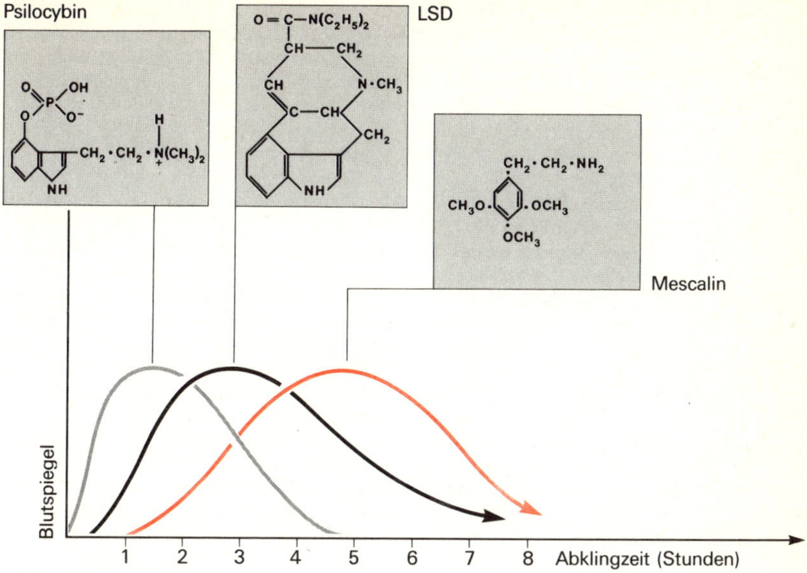

Abb. 1 Die Wirkungsdauer von Halluzinogenen

Substanz bzw. Substanztyp	Gewöhnung (Toleranz)	psychische Abhängigkeit	physische Abhängigkeit
Cannabis	(+)	+	–
Halluzinogene (LSD, Mescalin)	+	++	–
Weckamine	+	++	+
Kokain	–	+++	–
Alkohol, Barbiturate, Sedativa	+	++	++
Morphin und andere Opiate, Opioide	++	+++	+++

Abb. 2 Substanzen bzw. Substanzgruppen, Grad der Gewöhnung und Art der Abhängigkeit

freien Intervall noch längerdauernde Bewußtseinsveränderungen vorkommen (sog. *Echoeffekte*).

Die Einnahme von LSD während der *Schwangerschaft* ist (wie auch bei Haschisch und Mescalin) mit einem hohen Risiko für die Entwicklung von Mißbildungen verbunden.

Über den *zellulären Wirkungsmechanismus von LSD* gibt es zunächst nur Vermutungen. Zweifellos handelt es sich im wesentlichen um einen *zentralnervösen Effekt*. Bei Katzen und Affen wird die Substanz bis zu einem Drittel im Gehirn angereichert, und die Empfindlichkeit der Versuchstiere gegen LSD steigt mit zunehmender Differenzierung des Gehirns an. Da LSD an peripheren Organen bestimmte Wirkungen des Überträgerstoffs Serotonin hemmt und andererseits Serotonin im Bereich mancher Hirnregionen in auffallend großen Konzentrationen vorkommt, hat man die Wechselwirkung zwischen LSD und Serotonin auch für die zentralen Effekte von LSD in Anspruch genommen (Abb. 3). Dabei könnte die *Formatio reticularis,* eine ausgedehnte Region im Bereich des Hirnstamms, eine Rolle spielen. Sie übernimmt normalerweise die Funktion, die zahlreichen aus den Sinnesorganen einlaufenden Nervensignale zu „sortieren" und geordnet zur Hirnrinde weiterzuleiten. Fällt diese auswählend-hemmende Funktion unter dem Einfluß von LSD aus (ist die Formatio reticularis also durch die Hemmung hemmender Einflüsse selbst überreizt), so kommt es zu einer Verzerrung des nun unkontrolliert zentralwärts geleiteten Erregungsstroms; die Hirnrinde wird v. a. durch optische Halluzinationen überflutet. Indessen spricht manches dafür, daß LSD im Zentralnervensystem auf verschiedenen Ebenen – vom Rückenmark bis zur Hirnrinde – wirkt und dort nicht nur die Effekte von Serotonin, sondern auch die der Überträgerstoffe Noradrenalin und Dopamin modifiziert.

In seiner Wirkung dem LSD vergleichbar ist *Psilocybin,* der Hauptwirkstoff aus den Pilzen der Blätterpilzgattung Psilocybe, die von den südmexikanischen Indios schon seit rund 3000 Jahren zu kultischen Zwecken verwendet werden. Nur wenige Gramm der getrockneten Pilze, oral (durch den Mund) eingenommen, genügen zur Einleitung eines etwa sechsstündigen Rauschzustandes. Während dieser Zeit werden v. a. vielgestaltige, farbige Träume erlebt. – Inzwischen wurde die Formel des Hauptwirkstoffs Psilocybin aufgeklärt und die Substanz auch synthetisch hergestellt (Abb. 1).

Noch näher als Psilocybin mit Serotonin verwandt ist das ebenfalls halluzinogene *Bufotenin,* das im Krötensekret und im Samen einer südamerikanischen Pflanze vorkommt.

Mescalin (Meskalin) wurde als Bestandteil von Zubereitungen der Kaktusart Lophophora williamsii bekannt. Zum Gebrauch wird der Kaktus nach der Ernte von der Wurzel befreit, in Scheiben geschnitten und getrocknet. Heute kann der im chemischen Aufbau noradrenalinähnliche Hauptwirkstoff Mescalin in reiner Form synthetisch hergestellt werden. Wie bei LSD und Psilocybin wird durch den Mescalinrausch v. a. das Farbensehen intensiviert; zudem erscheint alles Bildhafte plastischer. – Im Vergleich zu LSD sind Psilocybin und Mescalin als Rauschmittel in Europa nur von untergeordneter Bedeutung.

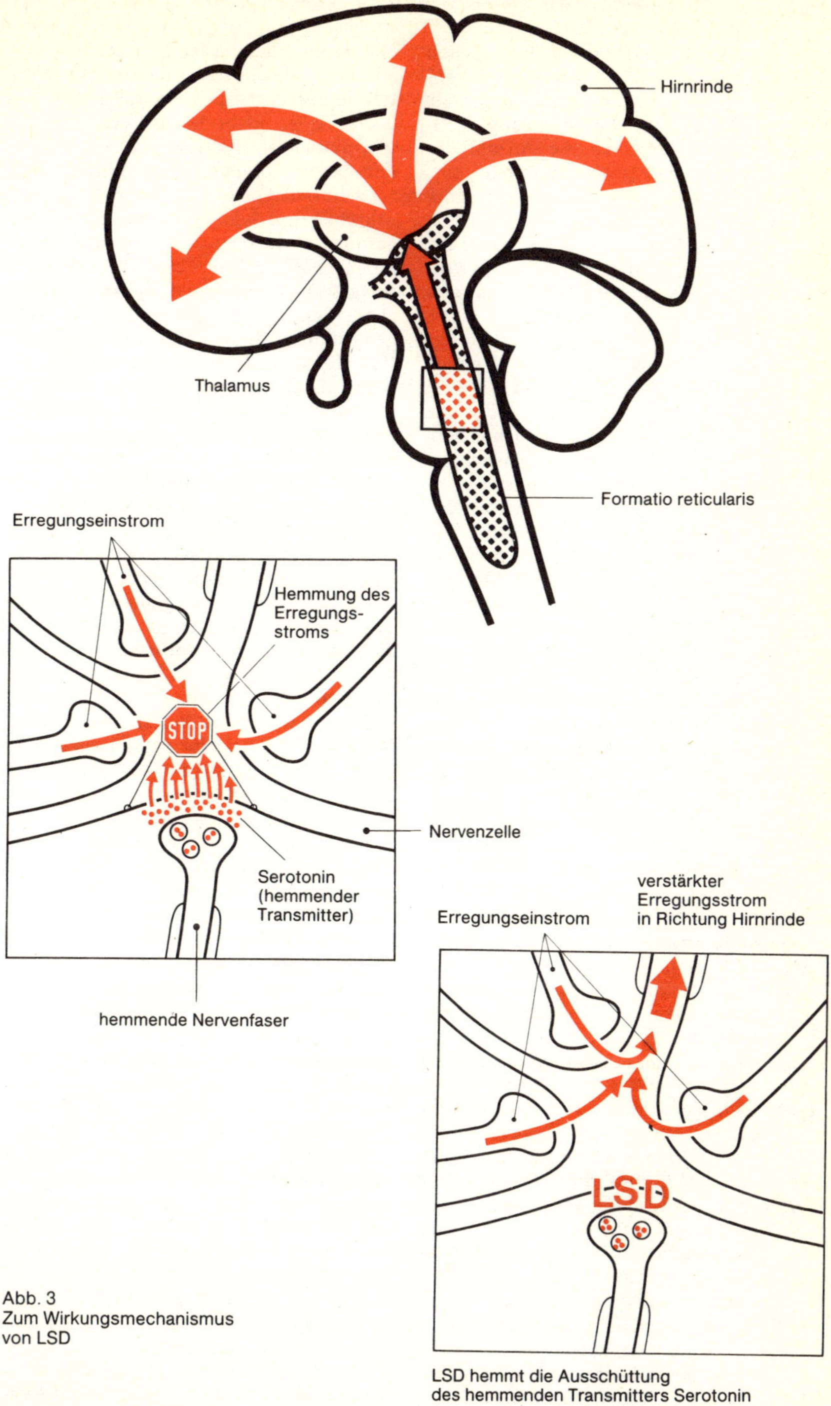

Abb. 3
Zum Wirkungsmechanismus von LSD

Die Behandlung akuter Vergiftungen

In der BR Deutschland sollen jährlich rund 0,8% der Bevölkerung eine *Vergiftung* erleiden; darunter sind mehr als 5000 Fälle mit tödlichem Ausgang. Statistisch unbedeutend ist die Anzahl der Giftmorde, die (wahrscheinlich aufgrund der verbesserten Erkennungsmethoden) z.Z. noch weiter abnimmt. Dagegen ist die Anzahl der Selbstmordfälle durch Vergiftungen angestiegen. Im Vordergrund stehen dabei Kohlenmonoxid- und Schlafmittelvergiftungen (vgl. S. 296 und S. 292). – Den Selbstmordfällen stehen die unfreiwilligen Vergiftungen durch Unglücksfälle gegenüber.

Kinder, v.a. im Alter von 1–4 Jahren, sind besonders gefährdet, da Unternehmungslust, Neugier und Naschsucht in diesem Alter der kritischen Einsicht vorauseilen. Kleine Kinder pflegen alles Erreichbare in den Mund zu stecken. Daher sollte man vorbeugend alle gefährlichen Substanzen (besonders Medikamente, Wasch- und Reinigungsmittel, Säuren und Laugen, Lösungsmittel, Polituren, Kosmetika, Pflanzengifte und Schädlingsbekämpfungsmittel, Alkohol und Nikotin) unter Verschluß halten und den Schlüssel an einem für Kinder nicht erreichbaren Ort aufbewahren. Nahezu 40% aller *Vergiftungen von Kindern* werden durch schlecht verwahrte Medikamente, 20% durch das Kauen und Essen von Tabak in jeder Form verursacht. Auch Giftpflanzen (z.B. Feuerdorn, Goldregen, Cotoneaster und Eibe) spielen bei rund 10% dieser Vergiftungsfälle eine Rolle. Insgesamt kommen in der BR Deutschland jährlich rund 60000 Giftunfälle im Kindesalter vor. Angesichts der wachsenden Anzahl potentiell giftiger Stoffe hat sich die Einrichtung von *Informations- und Behandlungszentren* für Vergiftungsfälle als besonders segensreich erwiesen (vgl. Übersicht S. 288f.).

Da Vergiftungen häufig akut verlaufen, ist in jedem Fall umgehend *ärztliche Hilfe* erforderlich. Bei telefonischer Benachrichtigung eines Arztes oder einer der in der Tabelle aufgeführten Informationszentralen besteht die Möglichkeit, fallangepaßte Anweisungen zur Einleitung von Maßnahmen der Ersten Hilfe entgegenzunehmen. Dazu sind möglichst genaue Angaben über das Alter des Vergifteten, über Giftart, Giftmenge, Form und mutmaßlichen Zeitpunkt der Giftaufnahme sowie über die äußeren Umstände der Vergiftung erforderlich.

Oft ist es nicht leicht, Vergiftungen von akuten Krankheiten zu unterscheiden. Neben allgemeinen objektiven Anzeichen (wie Gasgeruch, leere Tablettenröhrchen und dgl.) gibt es bestimmte, unvermittelt auftretende *körperliche Symptome, die auf eine Vergiftung schließen lassen*. Dazu gehören: Übelkeit, Erbrechen, Schwindelgefühl, Durchfall, Magenkrämpfe, Blausucht, Atemnot und Bewußtlosigkeit. Sind mehrere Menschen gleichzeitig betroffen, kann es sich um eine Pilz- oder Lebensmittelvergiftung, auch um eine Gasvergiftung handeln.

Die Bemühungen um den Vergifteten bis zur Einlieferung in ein Krankenhaus konzentrieren sich auf zwei Schwerpunkte: Zunächst müssen die Vitalfunktionen, also Atmung, Herz- und Kreislauftätigkeit, in Gang gehalten werden. Dies erfordert die *richtige Lagerung des Vergifteten* (bei Bewußtlosen *stabile Seitenlage* oder, zur Verhütung einer Aspiration von Erbrochenem, flache *Bauchlage* mit seitwärts nach hinten gerichtetem Kopf) und oft Erstehilfemaßnahmen wie *Atemspende* durch Mund-zu-Mund- oder Mund-zu-Nase-Beatmung oder (bei Herzstillstand) *äußere Herzmassage*.

Ferner muß Vorsorge getroffen werden, daß die *weitere Gifteinwirkung unterbrochen wird* (Entfernung des Vergifteten aus der Gefahrenzone bei Gasvergiftungen; Entfernung der Kleider des Vergifteten und gründliche Reinigung betroffener Körperstellen, wenn das Gift von der Körperoberfläche aus eingedrungen ist; Augenspülungen bei Verätzung der Augenbindehaut). Dabei stellen Giftreste (auch an Kleidungsstücken) u.U. eine Gefahr für den Helfer dar, zumal manche Giftstoffe in der Lage sind, die intakte Haut zu durchdringen. Bei *Bewußtlosen* und *schwer Benommenen* kann es beim Versuch, das Gift durch Spülung der Mundhöhle oder durch Auslösung des Brechaktes aus dem Mund bzw. dem Magen-Darm-Kanal zu entfernen, zur Erstickung durch Aspiration von Flüssigkeit oder Erbrochenem kommen. Lediglich für den Fall, daß es sich mit Sicherheit nicht um eine Verätzung durch Verschlucken von Säure oder Lauge handelt und der Betroffene bei vollem Bewußtsein ist, kann es bei einer oralen Vergiftung (Aufnahme des Giftes durch den Mund), die nicht länger als 3–4 Stunden zurückliegt, sinnvoll sein, durch Verabreichung einer *warmen gesättigten Kochsalzlösung* und durch mechanische Reizung der hinteren Rachenwand *Erbrechen auszulösen.* Bei unsachgemäßem Vorgehen (besonders bei kleinen Kindern) besteht dabei jedoch auch ohne narkotische Lähmung Erstickungsgefahr. Nach einer Intubation (Einführen einer Röhre vom Mund aus in den Kehlkopf) kann auch beim Bewußtlosen eine Magenspülung durchgeführt werden. Die subkutane Injektion von Apomorphin zur Auslösung von Erbrechen wirkt blutdrucksenkend und ist vor allem bei Säuglingen und Kleinkindern wegen ihrer atmungshemmenden Wirkung bedenklich.

Zur *Bindung* oder *Inaktivierung giftiger Chemikalien* im Magen-Darm-Kanal sind nur wenige Mittel geeignet, manche der empfohlenen bei routinemäßiger Anwendung sogar schädlich. Die beste adsorptive Wirkung für zahlreiche Gifte hat *Medizinalkohle* (Carbo medicinalis; eine Aktivkohle). Zur Beschleunigung der Ausscheidung des an Kohle gebundenen Giftes wird anschließend oft *Glaubersalz* (Natriumsulfat) gegeben. Milch ist nur in seltenen Fällen angezeigt, so bei Vergiftungen mit Säuren oder Laugen, sonst u. U. sogar schädlich. Nach Säure- oder Laugenverätzungen ist das Auslösen des Brechaktes wegen der Perforationsgefahr verboten. Bei *Säuren* werden außer Milch oder Eiereiweiß u. U. zusätzlich säureabstumpfende Mittel (wegen der Gasentwicklung jedoch kein Bicarbonat), bei *Laugen* verdünnte schwache Säuren (z. B. Essig- oder Zitronensäure) gegeben. Zeitsparend ist im Vergleich dazu das Trinkenlassen lauwarmen Wassers zur Verdünnung ätzender Giftstoffe. Bei oralen Vergiftungen mit fettlöslichen Stoffen wie mit *organischen Lösungsmitteln* kann deren Resorption mit dem selbst kaum resorbierbaren *flüssigen Paraffin* (Paraffinum subliquidum) u. U. verzögert werden (vgl. jedoch S. 300). Alkoholika sind nur in ganz seltenen Ausnahmefällen angezeigt, so z. B. bei der *Vergiftung mit Methylalkohol,* dessen Oxidation durch Äthylalkohol kompetitiv gehemmt werden kann (vgl. S. 290).

Für verschiedene Giftstoffe stehen mehr oder weniger spezifische *Gegengifte (Antidote)* zur Verfügung: Durch *physikalische Adsorption* wirkt *Medizinalkohle* bei zahlreichen durch den Mund aufgenommenen Giften entgiftend (s. oben). Alkohol, Säuren und Laugen werden durch Medizinalkohle nicht adsorbiert. – Eine *chemische Entgiftung* ist bei *Schwermetallvergiftungen* mit Hilfe von *Chelatbildnern* wie Äthylendiamintetraessigsäure (EDTA), Dimercaprol oder D-Penicillamin möglich. Solche Stoffe bilden u. a. mit Arsen, Blei oder Quecksilber wasserlösliche Komplexe und beschleunigen so deren Ausscheidung durch die Nieren. – Verschiedene Antidote sind durch *Verdrängung des Giftes vom Rezeptor* (dem ersten Wirkort an der Zellmembran) wirksam. So konkurriert *Atropin* (vgl. S. 50) bei einer *Vergiftung mit Cholinesterasehemmstoffen* (vgl. S. 48 und S. 154) mit dem überschüssigen Transmitter Acetylcholin, und *Morphinantagonisten* sind bei der *akuten Morphinvergiftung* wirksam (vgl. S. 294). – Neben der Konkurrenz um den Rezeptor gibt es zwischen Gift und Gegengift auch die *Konkurrenz um ein Enzym,* das sonst für die Entstehung giftiger Abbauprodukte verantwortlich wäre. Dies spielt bei der Behandlung einer *Methanolvergiftung* mit Äthanol eine Rolle (vgl. S. 290). – Bei *Blausäurevergiftung* werden u. a. *p-Dimethylaminophenol* (DMAP) und *Natriumthiosulfat* zur Bindung des Giftes an das entstehende Methämoglobin bzw. zur Umwandlung des Cyanidions in ungiftiges Rhodanid gegeben (vgl. S. 298).

Informations- und Behandlungszentren für Vergiftungen in der Bundesrepublik Deutschland, in der Deutschen Demokratischen Republik, in Österreich und in der Schweiz

Bundesrepublik Deutschland

Zentren mit durchgehendem 24-Stunden-Dienst

Kinderkliniken:

Beratungsstelle für Vergiftungserscheinungen an der Universitätskinderklinik, KAVH:
Heubnerweg 6, 1000 **Berlin** 19;
Tel.: (030) 3 02 30 22

Informationszentrale gegen Vergiftungen, Universitätskinderklinik:
Adenauerallee 119, 5300 **Bonn** 1;
Tel.: (0228) 2 60 62 11,
Zentrale: 26 06-1

Universitätskinderklinik:
Mathildenstraße 1,
7800 **Freiburg i. Br.;**
Tel.: (0761) 2 70 43 61,
Pforte: 2 70 43 00/01

Universitätskinderklinik und -Poliklinik:
Humboldtallee 38, 3400 **Göttingen;**
Tel.: (0551) 39 62 39/41

Universitätskinderklinik im Landeskrankenhaus:
6650 **Homburg;**
Tel.: (06841) 16 22 57

Medizinische Kliniken:

Reanimationszentrum der Freien Universität Berlin im Klinikum Charlottenburg:
Spandauer Damm 130, 1000 **Berlin** 19;
Tel.: (030) 30 35-466/422/415/436

Städtisches Klinikum, Medizinische Klinik:
Salzdahlumer Straße 90,
3300 **Braunschweig;**
Tel.: (0531) 6 22 90, 68 80

Kliniken der Freien Hansestadt Bremen, Zentralkrankenhaus, Klinikum für Innere Medizin, Intensivstation:
St.-Jürgen-Straße, 2800 **Bremen** 1;
Tel.: (0421) 4 97 52 68

Giftinformationszentrale Hamburg, I. Medizinische Abteilung, Allg. Krankenhaus Barmbek:
Rübenkamp 148, 2000 **Hamburg** 60;
Tel.: (040) 63 85-345/346

Zentrale zur Beratung bei Vergiftungsfällen, I. Medizinische Universitätsklinik:
Schittenhelmstraße 12, 2300 **Kiel** 1;
Tel.: (0431) 5 97 42 68

Städtisches Krankenhaus Kemperhof, Intensivstation der I. Medizinischen Klinik, Entgiftungszentrale:
Koblenzer Straße 115, 5400 **Koblenz;**
Tel.: (0261) 499-648

Städtische Krankenanstalten, Entgiftungszentrale:
Bremserstraße 79,
6700 **Ludwigshafen a. Rh.;**
Tel.: (0621) 50 34 31

Zentrum für Entgiftung und Giftinformation, II. Medizinische Klinik und Poliklinik der Johannes-Gutenberg-Universität:
Langenbeckstraße 1, 6500 **Mainz;**
Tel.: (06131) 23 24 66

Giftnotruf München, Toxikologische Abteilung der II. Medizinischen Klinik rechts der Isar der Technischen Universität:
Ismaninger Straße 22,
8000 **München** 80;
Tel.: (089) 41 40-22 11

Beratungs- und Behandlungsstelle für Vergiftungserscheinungen, Medizinische Universitätsklinik, Abt. B:
Albert-Schweitzer-Straße 33,
4400 **Münster;**
Tel.: (0251) 83 62 45/83 61 88

II. Medizinische Klinik der Städtischen Krankenanstalten, Toxikologische Intensivstation:
Flurstraße 17, 8500 **Nürnberg** 5;
Tel.: (0911) 3 98 24 51

Zentren mit noch nicht durchgehendem 24-Stunden-Dienst:

Marienhospital-Kinderklinik:
2990 **Papenburg;**
Tel.: (04961) 8 31

Mobile Gegengiftdepots:

Toxikologische Abteilung der II. Medizinischen Klinik rechts der Isar der Technischen Universität:

Ismaninger Straße 22,
8000 **München** 80;
Tel.: (089) 41 40 22 11

Berufsfeuerwehr:
Brücktorstraße 30, 4200 **Oberhausen** 1;
Tel.: (0208) 88 51

Freiwillige Feuerwehr:
Ettmannsdorfer Straße 30a,
8460 **Schwandorf;**
Tel.: (09431) 44 00

Deutsche Demokratische Republik

Institut für Pharmakologie und Toxikologie der Humboldt-Universität:
Clara-Zetkin-Straße 94, 1080 **Berlin;**
Tel.: 22 54 11/22 54 10

Institut für Pharmakologie und Toxikologie der Medizinischen Akademie „Carl Gustav Carus":
Lingnerplatz 1, 8010 **Dresden;**
Tel.: 68 31 60

Institut für Pharmakologie und Toxikologie der Medizinischen Akademie:
Nordhäuser Straße 74, 5000 **Erfurt;**
Tel.: 50 20 51

Institut für Pharmakologie und Toxikologie der Ernst-Moritz-Arndt-Universität:
Friedrich-Loeffler-Straße 23 d,
2200 **Greifswald;**
Tel.: 22 11

Institut für Pharmakologie und Toxikologie der Martin-Luther-Universität:
Leninallee 4, 4020 **Halle;**
Tel.: 2 17 39

Institut für Pharmakologie und Toxikologie der Friedrich-Schiller-Universität:
Zentraler Platz 1, 6900 **Jena;**
Tel.: 2 71 42

Institut für Pharmakologie und Toxikologie der Karl-Marx-Universität:
Härtelstraße 16–18, 7010 **Leipzig;**
Tel.: 3 19 16/7 96 00/20 00 32

Institut für Pharmakologie und Toxikologie der Medizinischen Akademie:
Leipziger Straße 44, 3010 **Magdeburg;**
Tel.: 4 82 01

Universitäts-Kinderklinik:
Rembrandt-Straße 16/17,
2500 **Rostock;**
Tel.: 39 69 94/39 69 76

Österreich

Universitätsklinik:
Lazarettgasse 14, 1090 **Wien;**
Tel.: (0222) 43 68 98

Schweiz

Schweizerisches Toxikologisches Informationszentrum:
Klosbachstraße 107, 8030 **Zürich;**
Tel.: (01) 2 51 51 51

Quelle: Rote Liste 1985; Arzneimittelkommission der dt. Ärzteschaft.

Die akute Alkoholvergiftung

Die meisten *Vergiftungen mit Äthylalkohol (Äthanol)* entstehen durch den Genuß alkoholischer Getränke, d. h. durch die Resorption von Alkohol aus dem Verdauungskanal. In geringem Umfang kann auch das Einatmen von Alkoholdämpfen (bes. in technischen Betrieben) oder die Resorption von Äthylalkohol durch die Haut (z. B. bei Abreibungen oder aus Verbänden) zu einer Alkoholvergiftung führen. Bei Kleinkindern und Säuglingen, die besonders alkoholempfindlich sind, können alkoholische Brustwickel oder ausgedehnte Alkoholverbände u. U. eine lebensgefährliche Alkoholvergiftung verursachen.

Alkohol gehört zu den relativ seltenen Stoffen, die in beträchtlichem Umfang schon vom Magen aus ins Blut aufgenommen werden können. Dies ist mit ein Grund für den oft raschen Anstieg des Blutalkoholspiegels und die schnelle Alkoholwirkung, wenn man höherprozentige Spirituosen auf nüchternen Magen trinkt. Gelegentlich kann die Reizwirkung scharfer alkoholischer Getränke einen spastischen Krampf des Magenpförtners auslösen, wodurch die Weiterbeförderung des Alkohols in den Dünndarm verzögert wird; in diesem Fall können Stunden bis zur vollständigen Resorption vergehen. Umgekehrt werden unter sonst gleichen Bedingungen niedrigprozentige alkoholische Getränke (v. a. Bier) wesentlich langsamer resorbiert als hochprozentige. Noch stärker verzögernd wirkt sich der Mageninhalt auf die Alkoholresorption aus. Besonders Milch und fetthaltige Speisen nehmen den Alkohol auf und verzögern die Magenentleerung und damit die Alkoholresorption. Kommt der Alkohol in den Dünndarm, tritt er dann außerordentlich rasch und vollständig ins Blut über.

Die Höhe des *Blutalkoholspiegels* hängt außer vom Anfluten auch vom Abfluten des Äthylalkohols ab. Man kann den Alkohol mit einem Narkosemittel (z. B. Äther) vergleichen, allerdings mit einem wesentlichen Unterschied: Beim Alkohol werden (im Gegensatz zum Äther) nur 2–8% abgeatmet oder mit dem Harn ausgeschieden; der Rest von 92–98% muß (v. a. in der Leber) über Acetaldehyd und Essigsäure zu Kohlendioxid und Wasser verbrannt werden. Eine Besonderheit der Alkoholverbrennung besteht darin, daß wegen der beschränkten Verfügbarkeit des Stoffwechselkatalysators NAD (Nicotinamidadenindinucleotid) pro Zeiteinheit nur eine bestimmte Alkoholmenge umgesetzt werden kann, bei der Frau ca. 0,085 g, beim Mann ca. 0,1 g pro kg Körpergewicht in der Stunde. Daher kommt es, daß der Blutalkoholspiegel nach abgeschlossener Alkoholresorption stündlich um einen relativ konstanten Wert, nämlich rund 15 mg-% (= 0,15‰), abfällt. Folglich kann man – unter dem Vorbehalt der für die Resorption beschriebenen Unsicherheitsfaktoren – aus dem abgefallenen auf den ursprünglichen Alkoholspiegel und von diesem unter bestimmten Voraussetzungen über die Alkoholverteilung im Körper auf die Menge des konsumierten Alkohols zurückschließen.

Die Daten der Übersichtstabelle könnten den Eindruck erwecken, daß es sich bei den *Alkoholwirkungen* zuerst um eine zentrale Erregung und dann (bei hohen Dosen) um eine zentrale Lähmung handele. Wie bei den Narkosemitteln ist man heute jedoch der Auffassung, daß die rauschartigen Erregungszustände auch beim Alkohol die Folgen einer Lähmung hemmender Zentralstellen, d. h. die Folge einer neurophysiologischen (sekundär dann u. U. auch verhaltensmäßigen) Enthemmung, sind. In den späteren Vergiftungsstadien kommt es schließlich auch zur narkotischen Lähmung erregender Hirnbezirke.

Die *tödliche Dosis von Äthylalkohol* hängt von der Resorptionsgeschwindigkeit, dem Alter (Kinder sind wesentlich empfindlicher), dem Ernährungszustand und von der Gewöhnung ab. Sie liegt zwischen 4 und 13 g reinen Alkohols pro kg Körpergewicht. Eine 0,7-Liter-Flasche mit etwa 40%igem Schnaps (also rund 250–300 g Äthylalkohol), zügig im Verlauf einer halben Stunde ausgetrunken, dürfte im allgemeinen als tödliche Dosis anzusprechen sein.

Die *Wirkung* des *Alkohols* und *zahlreicher Arzneimittel* verstärken sich wechselseitig, was u. a. für den Straßenverkehr von Bedeutung ist. Zu diesen Arzneimitteln gehören vor allem Morphin und Morphinderivate, Schlafmittel und Psychopharmaka (vgl. S. 33).

Die *Behandlung der akuten Vergiftung mit Äthylalkohol* richtet sich wie bei der Schlafmittelvergiftung gegen die Vergiftungserscheinungen (bei Bewußtlosigkeit Magenspülung nach Intubation, notfalls künstliche Beatmung, Beachtung des Salz-Wasser-Haushaltes, Aufrechterhaltung der Körpertemperatur.

Methylalkohol (Methanol) ist wesentlich giftiger als Äthylalkohol (Äthanol). Methanol wird in der Technik vielseitig – v. a. auch als Lösungsmittelzusatz – verwendet und daher nicht selten mit Äthanol verwechselt. Schon 30–50 g Methanol können durch die im Stoffwechsel entstehenden aggressiven Zwischenprodukte Formaldehyd und Ameisensäure tödlich wirken. Gefährlich ist vor allem die langsam innerhalb von 2–4 Tagen entstehende Übersäuerung (Acidose) des Körpers. Wird die Vergiftung überlebt, kann infolge Degeneration der Sehnerven eine dauernde Erblindung zurückbleiben. – Die *Behandlung der Methylalkoholvergiftung* besteht u. a. in einer Hemmung der Methanolverbrennung durch gezielte Äthanolgaben (Aufrechterhaltung eines Blutalkoholspiegels von 1–1,5 ‰) und in der Infusion von Pufferbasen zur Bekämpfung der Acidose.

Alkoholkonsum, Alkoholspiegel und Vergiftungsstadien

Alkoholspiegel 0,1–1,0 ‰: nach 20–50 cm³ Äthanol (= 40–100 ml 50%iger Alkohol)	*Stadium der Euphorie:* Gesichtsröte, Wärmegefühl, Enthemmung (Zwanglosigkeit, Fröhlichkeit, Rededrang), Selbstüberschätzung; Einschränkung des Gesichtsfeldes; Verlängerung der Reaktionszeit; bei 0,8 ‰ Grenze der Fahr- und Verkehrstüchtigkeit
Alkoholspiegel 1,0–2,0 ‰: nach 40–100 cm³ Äthanol (= 80–200 ml 50%iger Alkohol)	*Rauschstadium:* beim ungeübten Trinker besonders deutliche Gleichgewichts- und Koordinationsstörungen, daher Unsicherheit im Stehen und Gehen; Sprachstörungen; Verminderung der Schmerzempfindung; Verlust der Selbstkontrolle; gesteigerte Libido; je nach sittlicher Einstellung und Charakter Enthemmung oder Zudringlichkeit, u. U. Neigung zu Gewalttaten („pathologischer Rausch“)
Alkoholspiegel 2,0–3,0 ‰: nach 80–200 cm³ Äthanol (= 160–400 ml 50%iger Alkohol)	*narkotisches Stadium:* sinnlose Trunkenheit („Vollrausch“); Verwirrtheit, Gedächtnisstörungen, Bewußtseinstrübung; Blässe; Erbrechen; Ermüdung, Muskelerschlaffung; u. U. erste Anzeichen von Atemdepression; Alkoholspiegel von 2–3 ‰ bei Kindern in der Hälfte der Fälle tödlich
Alkoholspiegel 3–5 ‰ (bei Gewöhnung u. U. bis zu 12 ‰): nach 160–800 cm³ Äthanol (= 320–1600 ml 50%iger Alkohol)	*Lähmungsstadium:* tiefe narkotische Lähmung, übergehend in Koma mit Reflexlosigkeit; flache Atmung, Blausucht; (je nach den Umständen) Unterkühlung; bei weiterem Fortschreiten Atemlähmung, Tod

Die akute Vergiftung mit Barbituraten und anderen Schlafmitteln

Vergiftungen mit Barbitursäurederivaten und mit diesen verwandten Schlafmitteln spielen v. a. bei Selbstmordversuchen eine Rolle. Im Kindesalter kommen *Schlafmittelvergiftungen* aber auch als Unglücksfälle vor. Vergiftungen entstehen durch Überdosierung bis zur 5- bis 10fachen Dosis der schlafwirksamen Menge; Todesfälle kommen nach Überdosierung bis zur 15- bis 20fachen Dosis der schlafwirksamen Menge vor. Indessen sterben wegen des langsamen Ablaufs einer Barbituratvergiftung bei sachkundiger Behandlung weniger als 5 % der Betroffenen.

Bei den *Barbituraten* unterscheidet man langsam und lang wirkende (z. B. Barbital, Phenobarbital), mittellang wirkende (z. B. Aprobarbital, Cyclobarbital, Heptabarb, Pentobarbital, Secobarbital, Secbutabarbital) und kurz wirkende (z. B. Hexobarbital). Entsprechend ist mit einem verschieden raschen Eintritt und einer verschieden langen Dauer der jeweiligen Vergiftung zu rechnen. – Carbromal, Bromisoval, Glutethimid, Methyprylon, Pyrithyldion und Methaqualon sind *barbituratfreie Beruhigungs- und Schlafmittel* aus anderen, z. T. mit den Barbituraten verwandten Wirkstoffklassen. Akute Vergiftungen mit solchen Schlafmitteln können trotz z. T. geringerer hypnotischer Wirkung prognostisch u. U. ungünstiger sein als die besser bekannte Barbituratvergiftung.

Die *Giftwirkung der Schlafmittel vom Barbiturattyp* beruht im wesentlichen auf einer Vertiefung ihrer beruhigenden, schlaferzeugenden Wirkung bis zu tiefer Bewußtlosigkeit und Narkose, schließlich sogar bis zur völligen Lähmung des Zentralnervensystems. Die Lähmung des Kreislaufzentrums hat eine Blutdrucksenkung, die Lähmung des Atemzentrums eine Verminderung der Atemtätigkeit zur Folge. Zuletzt kommt es durch Ausschaltung des Atemzentrums zur Erstickung. Ist die eingenommene Tablettenmenge für eine vollständige Atemlähmung zu gering, stirbt der Betroffene nach längerer Bewußtlosigkeit durch Kreislaufschock, Nierenversagen oder Lungenentzündung.

Die ersten *Vergiftungserscheinungen* treten u. U. schon eine Viertelstunde nach Einnahme des Schlafmittels auf. Müdigkeit, Schläfrigkeit und Bewußtlosigkeit sind Vorboten des narkoseartigen Zustands. Bei leichteren Vergiftungen kommen auch vorübergehende Erregungszustände vor. Verschlechtert sich der Zustand nicht weiter, spricht man von einer *leichten Schlafmittelvergiftung*. Bei der *mittelschweren* bis *schweren Vergiftung* werden die Pupillen eng und starr, die Temperaturregelung ist ausgeschaltet, die Reflexe bleiben aus, und die Atemtätigkeit erlischt. Als Anzeichen des beginnenden *Schockzustandes* infolge Blutdrucksenkung und Sauerstoffmangels verfärbt sich die Haut blaßgrau und bläulich (Abb.).

Ziel der *Behandlung* ist es, dem durch Atemlähmung und Verlegung der Atemwege drohenden Sauerstoffmangel durch Freihaltung der Atemwege und künstliche Beatmung (Intubation, u. U. auch Sauerstoffbeatmung) vorzubeugen. Magenspülung zur Giftentfernung (bei Bewußtlosen nach Intubation) und die Gabe salinischer Abführmittel (besonders Glaubersalz) sind anfangs erforderlich und wirksam, nach mehr als 6 Stunden aber oft nicht mehr sinnvoll. Nun muß durch Steigerung der Nierenausscheidung (forcierte Diurese, z. B. mit Mannit oder Furosemid) nach Möglichkeit für eine raschere Giftausschwemmung gesorgt werden. Auch Blutwäsche (Hämodialyse) in einer künstlichen Niere oder eine Hämoperfusion zur extrakorporalen Adsorption der Giftstoffe kommen in Frage.

Bei *schwerer Schlafmittelvergiftung* mit langwirkenden Barbituraten kann die Schlafdauer bis zu 7 Tage betragen. Dabei ist u. a. eine nachhaltige Vorsorge gegen den drohenden Kreislaufschock mit kontrollierter Zufuhr von Flüssigkeit und Plasmaersatzmitteln, oft auch eine Bekämpfung der entstehenden Acidose erforderlich. Die Zufuhr von Basen beschleunigt außerdem die Nierenausscheidung der Barbiturate. Die häufig hinzukommende Lungenentzündung wird mit Antibiotika bekämpft (Abb.). Im Anschluß an die Intensivbehandlung ist bei Selbstmordgefährdeten eine psychotherapeutische Beratung bzw. soziale Betreuung angezeigt.

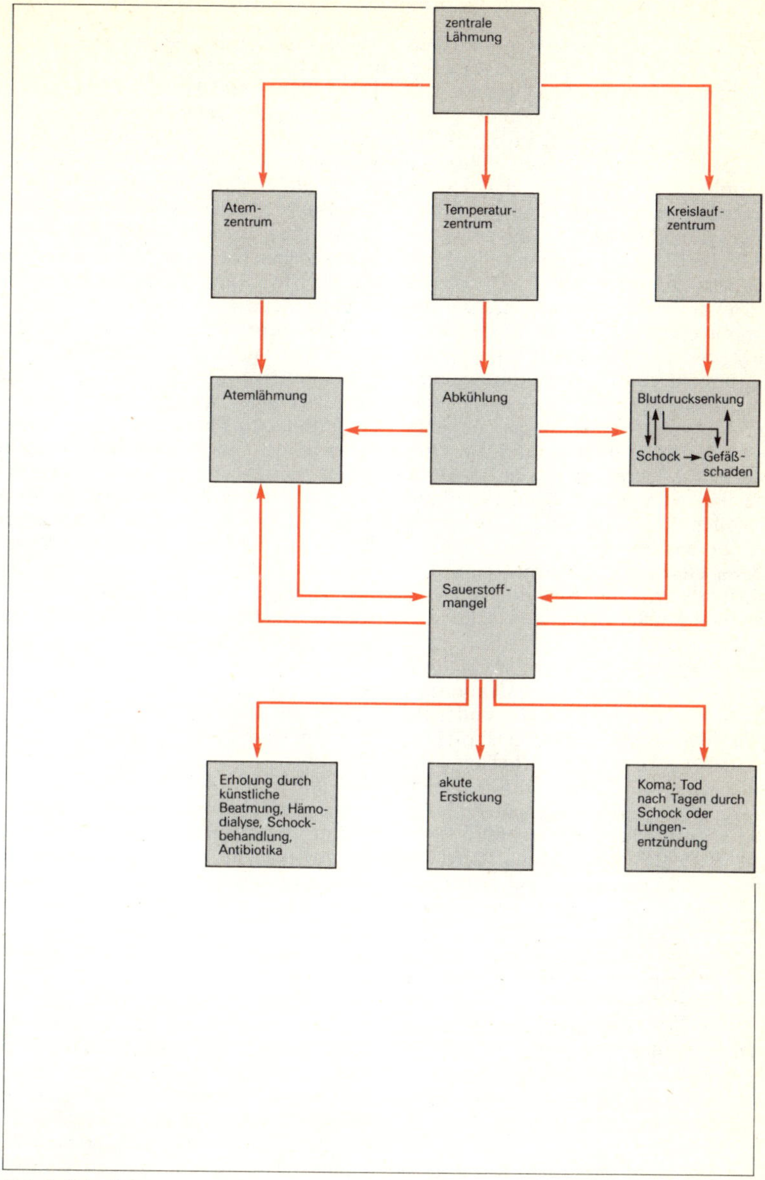

Abb. 1 Ablauf der Schlafmittelvergiftung

Die akute Vergiftung mit Morphin und seinen Verwandten

Die *tödliche Dosis von Morphin* (dem Hauptwirkstoff des aus den unreifen Mohnkapseln gewonnenen Opiums; vgl. S. 208) liegt bei oraler Einnahme (Aufnahme durch den Mund) in der Regel zwischen 0,3 und 0,4 g, bei subkutaner Injektion (Einspritzung in das Unterhautgewebe) zwischen 0,15 und 0,2 g; besonders gefährlich ist die intravenöse Injektion. Im Einzelfall kommen allerdings erhebliche Abweichungen von diesen Zahlen vor. Da Morphin (ebenso wie die Morphinverwandten) v.a. durch Lähmung des Atemzentrums gefährlich wird, besteht erhöhte Vergiftungsgefahr immer dann, wenn die Sauerstoffversorgung auf irgendeine Weise ohnehin schon geschädigt oder anfällig ist. Dies gilt z.B. für Patienten mit Herzinsuffizienz und schweren Lungenerkrankungen. Auch Säuglinge und Kleinkinder sind besonders morphinempfindlich. Andererseits kann die Morphinempfindlichkeit durch die Ausbildung einer Gewöhnung auch vermindert sein (sog. Toleranz; vgl. Abb. 1).

Die *Symptome der akuten Morphinvergiftung* setzen – je nach Applikationsart und Dosis – relativ rasch ein, und zwar mit Gesichtsrötung, Schweißausbrüchen, Hautjucken, Schwindel, Übelkeit, Benommenheit, Müdigkeit, Pupillenverengung und Harnverhaltung, später mit Bewußtlosigkeit, Temperaturabfall, Blausucht, Reflexlosigkeit, Koma (tiefe Bewußtlosigkeit) und schließlich Atemstillstand. Die Betroffenen sterben oft erst nach stundenlanger Atemdepression. Überlebt der Vergiftete dieses Stadium der Atemlähmung, so drohen Lungenentzündung, Kreislaufversagen und Lungenödem. Kennzeichnend für das ausgeprägte Bild der Morphinvergiftung ist tiefe Bewußtlosigkeit bei sehr schlechter Atmung und engen Pupillen. Bei anderen narkotischen Lähmungen, etwa bei der Schlafmittelvergiftung, sind die Pupillen weit, und die Atemlähmung ist nicht so stark ausgeprägt bzw. setzt erst später ein.

Ganz ähnliche Vergiftungserscheinungen (wenn auch in anderen Dosen) erzeugen die *halbsynthetischen Morphinderivate* Heroin, Hydromorphon, Oxycodon und Thebacon sowie die *synthetischen Morphinverwandten* wie Dextromoramid, Ketobemidon, Levomethadon, Levorphanol und Pethidin. Heroin z.B. ist rund 4mal, Dextromoramid und Levorphanol sind rund 3mal wirksamer als Morphin.

Die *Behandlung der akuten Morphinvergiftung* ist einerseits symptomatisch (gegen die einzelnen Vergiftungserscheinungen gerichtet; vgl. Schlafmittelvergiftung, S. 292). Neben Sauerstoffbeatmung, Schockbekämpfung u.a. gibt es bei der Intoxikation mit Morphin und seinen Verwandten im Gegensatz zur Schlafmittelvergiftung jedoch auch hochwirksame spezifische Gegengifte (sog. *Antidote*). Diese Gegengifte führen, wenn man sie wiederholt intravenös injiziert (einspritzt), zu einer eindrucksvollen Belebung der versagenden Atemtätigkeit. Ihre Wirkung ist derart zuverlässig, daß die Diagnose Morphinvergiftung zweifelhaft wird, wenn sie versagen. Bei anderen Vergiftungszuständen (etwa bei Alkohol- oder Schlafmittelvergiftung) sind solche Gegengifte wirkungslos, manche von ihnen sogar schädlich, weil sie durch ihre schwach morphinähnliche, zentral dämpfende Eigenwirkung den Zustand eher verschlechtern. Das scheinbar widersprüchliche Phänomen, daß Nalorphin und Levallorphan zwar leicht atemlähmend, bei einer morphinbedingten Atemlähmung jedoch belebend wirken, kann man so erklären, daß diese Stoffe Morphin und seine näheren Verwandten zwar von deren Wirkungsort, den „Morphinrezeptoren" im Gehirn, verdrängen, an diesen Rezeptoren selbst aber eine gewisse (schwächere) Eigenwirkung entfalten. Auch die u.U. lebensbedrohlichen Entziehungserscheinungen, die bei Morphinabhängigen durch die Gabe von Morphinantagonisten ausgelöst werden können, sind eine Folge solcher Verdrängungsreaktionen. Die gegenseitige Verdrängung vom Wirkungsort läßt sich auf eine gewisse Strukturverwandtschaft zwischen Morphin bzw. Levorphanol auf der einen und Naloxon, Nalorphin bzw. Levallorphan auf der anderen Seite zurückführen (Abb. 2).

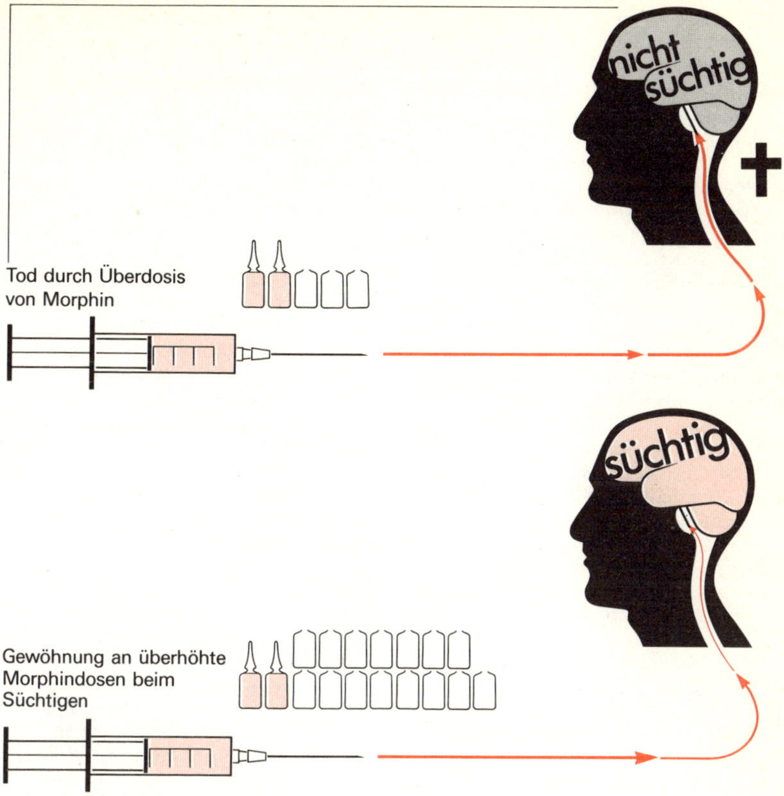

Abb. 1 Wirkungsabschwächung infolge Gewöhnung an Morphin

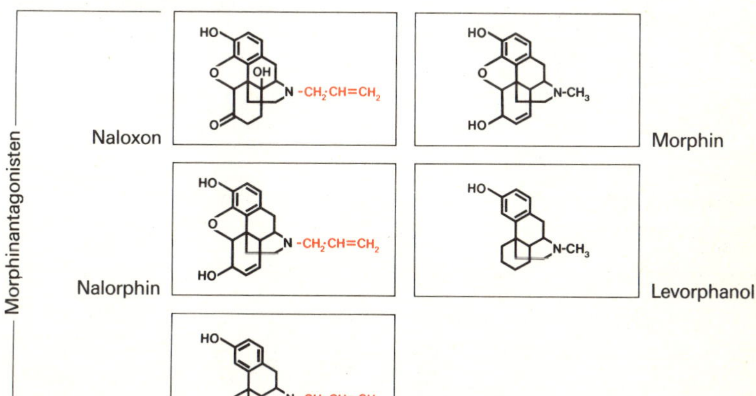

Abb. 2 Morphin, Levorphanol und die Morphinantagonisten

Die Kohlenmonoxidvergiftung

Bei jeder Verbrennung von Holz, Kohle oder anderem kohlenstoffhaltigem Material entsteht *Kohlenmonoxid* (CO), falls der zugeführte Sauerstoff für die vollständige Verbrennung zu Kohlendioxid (CO_2) nicht ausreicht.

Viele technische Gase und Auspuffgase enthalten Kohlenmonoxid (Abb. 1). Entsprechend zahlreich sind die Vergiftungen und Vergiftungsmöglichkeiten. Die meisten *Kohlenmonoxidvergiftungen* entfielen früher auf Koch- und Leuchtgas (Kohlenmonoxidanteile: etwa 5–15%), das zugleich auch das häufigste Selbstmordmittel war und zu zahlreichen Heimunfällen geführt hatte. Inzwischen wurde Kohlenmonoxid vielerorts aus dem Stadtgas entfernt. Erdgas enthält von Natur aus nur sehr wenig Kohlenmonoxid; daher ist bei seiner Einatmung eine Kohlenmonoxidvergiftung fast nicht möglich. Dennoch kann auch CO-freies Gas zu Vergiftungen führen, wenn es (unter großen Kochtöpfen oder in Gasthermen von Baderäumen) ohne ausreichende Belüftung nur unvollständig verbrennt. Ähnliches gilt für schlecht ziehende Öfen. Industrielle Vergiftungen kommen u. a. in Bergwerken und bei der Kohle- und Erzverarbeitung vor. Auspuffgase im Leerlauf drehender Verbrennungsmotoren führen in geschlossenen Garagen häufig zu Todesfällen („Garagentod"). Auch der Kohlenmonoxidgehalt des Tabakrauchs ist zu beachten (Abb. 1). In stark befahrenen, schlecht belüfteten Straßen und Tunnels treten Kohlenmonoxidkonzentrationen bis 0,007% auf. Dabei ist der Blutfarbstoff nach längerem Aufenthalt u. U. bis rund 10% blockiert. Bei Zigarettenrauchern kann diese Blockade (je nach Rauchgewohnheit) 5–15% betragen. Die maximale Arbeitsplatzkonzentration (MAK) beträgt 0,003% Kohlenmonoxid (30 ppm).

Kohlenmonoxid ist ein *Blutgift*. Seine Wirkung beruht darauf, daß es den Sauerstoff aus seiner Bindung an roten Blutfarbstoff verdrängt. Dadurch kann das Blut nicht mehr genügend Sauerstoff aufnehmen; es kommt zur inneren Erstickung durch Ausfall des Sauerstoffträgers. Kohlenmonoxid wird vom roten Blutfarbstoff dreihundertmal leichter gebunden als Sauerstoff. Bei einem Luftsauerstoffgehalt von rund 20% genügen daher ca. 0,05% Kohlenmonoxidanteile in der Einatmungsluft, um die Hälfte des roten Blutfarbstoffs zu besetzen. Dagegen hat eine Konzentration von 0,005 bis 0,01% Kohlenmonoxid in der Einatmungsluft nur noch eine relativ geringe Blockade von rotem Blutfarbstoff zur Folge (Abb. 2). Die Situation entspricht dann etwa der einer leichten Blutarmut. Da Kohlenmonoxid, abgesehen von der Blockade des roten Blutfarbstoffs, im wesentlichen unschädlich ist, gibt es schließlich eine bestimmte (niedrige) Kohlenmonoxidkonzentration, die als unbedenklich gelten kann.

Die Geschwindigkeit, mit der die Farbstoffblockade und die Vergiftungserscheinungen auftreten, hängt von der Atemgröße ab. Daher wirkt Kohlenmonoxid besonders rasch bei schwerer körperlicher Arbeit, bei Kindern und v. a. bei Kleintieren (mit ihrem relativ hohen Stoffwechsel). Das Ausmaß der Blockade des roten Blutfarbstoffs hängt außer von der Stoffwechselgröße und der Atmung in gesetzmäßiger Weise vom Kohlenmonoxidgehalt der Atemluft ab (Abb. 3). Der zunehmende Sauerstoffmangel führt wie beim Höhenaufstieg und Höhenflug zu Verwirrtheit und zu Rauschzuständen, die mit einem Alkoholrausch verwechselt werden können. Es kommt schließlich zu Bewußtlosigkeit und Atemlähmung. Allzu lange anhaltende Sauerstoffverarmung führt zu Spätschäden, besonders am Zentralnervensystem.

Die richtige *Behandlung der Kohlenmonoxidvergiftung* besteht in künstlicher Beatmung mit CO-freier Luft, am besten mit reinem Sauerstoff. Das große Sauerstoffangebot hilft mit, Kohlenmonoxid trotz seiner stärkeren Bindungsfähigkeit vom roten Blutfarbstoff zu verdrängen. Innerhalb von 1–2 Stunden ist die Gefahr meist gebannt, und nach 2–3 Stunden befinden sich nur noch unschädliche Kohlenmonoxidmengen im Blut. Noch wesentlich raschere Hilfe ist durch Sauerstoffbeatmung in einer Überdruckkammer möglich.

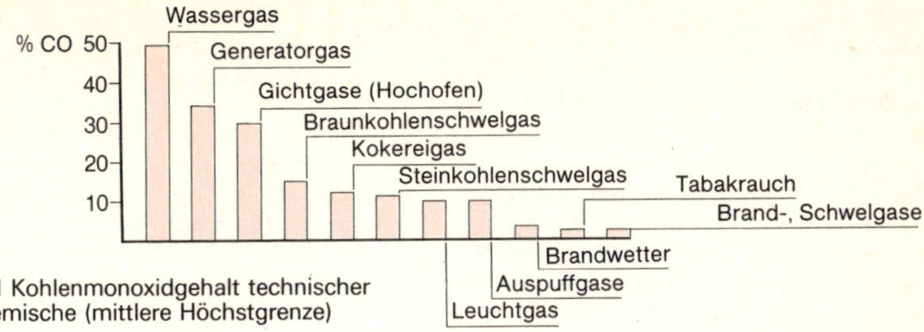

Abb. 1 Kohlenmonoxidgehalt technischer Gasgemische (mittlere Höchstgrenze)

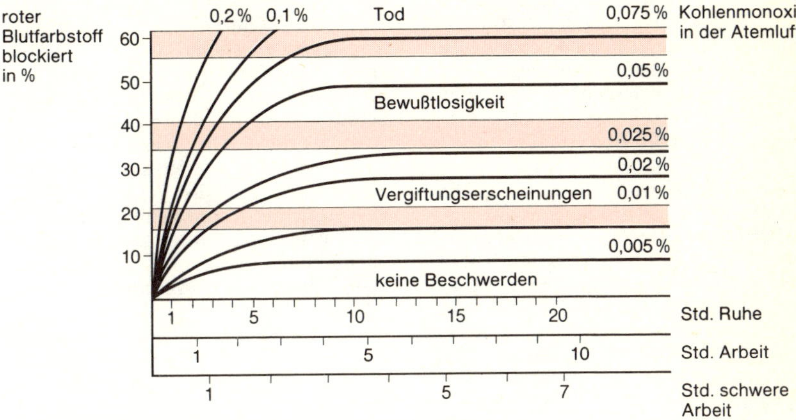

Abb. 2 Blockade des roten Blutfarbstoffs durch Kohlenmonoxid; hohe Gaskonzentration in der Atemluft führt rasch zu starker Blockade; die Gasaufnahme hängt ausserdem von der Atemgröße ab

Kohlenmonoxid der Atemluft in %	Blutfarbstoff blockiert in %	Vergiftungserscheinungen
0–0,005 %	0–20 %	zuerst keine, dann u. U. leichte Kopfschmerzen, Pulsbeschleunigung, Hautröte, Kurzatmigkeit bei körperlicher Arbeit
0,01 %	20–30 %	Kopfschmerzen, Ohrensausen, Schwindel, Mattigkeit, Einschränkung des Bewußtseins
0,02 %	30–40 %	starke Kopfschmerzen, Schwäche, Schwindel, Übelkeit, Erbrechen, u. U. Kollaps
0,03 %	40–50 %	Kollaps, Bewußtlosigkeit, Puls- und Atemsteigerung
0,04 %	50–60 %	tiefe Bewußtlosigkeit, Krämpfe, starke Puls- und Atembeschleunigung
0,05–0,075 %	60–70 %	Krämpfe, u. U. nachlassende Herz- und Atemtätigkeit mit Todesfolge innerhalb von 10–60 Minuten
0,1 %	70–80 %	schwacher Puls, geringe Atmung, Atemlähmung, Herzstillstand, Tod innerhalb von weniger als 10 Minuten

Abb. 3 Vergiftungserscheinungen bei unterschiedlichem Kohlenmonoxidgehalt der Atemluft

Die Blausäurevergiftung

Blausäure (Cyanwasserstoff, Cyanwasserstoffsäure) ist ein starkes Gift, das schon in Mengen von 50 Tausendstel Gramm tödlich wirkt. In gasförmigem Zustand hat Blausäure einen charakteristischen Bittermandelölgeruch, der jedoch von 5–10% aller Menschen aufgrund erblicher Veranlagung nicht wahrgenommen wird. Blausäuresalze wie Natrium- oder Kaliumcyanid (Zyankali) sind auch bei Aufnahme über den Magen-Darm-Kanal höchst gefährlich und können aus Lösungen sogar durch die unverletzte Haut in den Körper eindringen. Blausäure kann schon durch schwache Säuren, z. B. Kohlensäure, aus ihren einfachen Salzen freigesetzt werden. Starke Säuren setzen Blausäure auch aus komplexen *Cyaniden* (Blausäuresalzen) frei, z. B. aus Ferro- und Ferricyankalium (gelbes und rotes Blutlaugensalz).

Die Salze der Blausäure werden in chemischen und fotografischen Laboratorien, in der Metallindustrie, zur Entrostung, zur Metalloberflächenbehandlung, zur galvanischen Vergoldung und als Silberputzmittel verwendet. Blausäure selbst dient als Entwesungsmittel in Wohnungen, Schiffen und Speichern; sie kann dann leicht in die Umgebung entweichen oder einige Zeit noch an behandelten Gegenständen haften. Geringe Mengen von Blausäure werden beim Abbrennen von Trockenbrennstoff (Hexamethylentetramin) frei, sind aber auch in Schwelgasen (u. a. im Tabakrauch) enthalten. Häufiger als gewerbliche Vergiftungen ist allerdings der Selbstmord mit Blausäure.

In der Natur kommt Blausäure u. a. in bitteren Mandeln, in Pfirsich-, Aprikosen-, Pflaumen-, Kirsch- und Apfelkernen, auch in Leinsamen vor. Vergiftungen durch den Genuß von bitteren Mandeln und Pfirsichkernen (bei Kindern angeblich auch Kirschkerne) sind mehrfach vorgekommen. Etwa 50–80 bittere Mandeln enthalten die für Erwachsene tödliche Blausäuremenge (1–2 Tausendstel Gramm pro Kilogramm Körpergewicht). Bei Kleinkindern können schon 6–10 bittere Mandeln zur tödlichen Vergiftung führen.

Die sehr rasche *Giftwirkung der Blausäure* spielt sich an bestimmten Enzymen der inneren Atmung ab, v. a. am *Warburg-Atmungsenzym (Cytochromoxidase)* der Zellen. Dieses eisenhaltige Enzym ist an der inneren Sauerstoffübertragung (Endoxidation) maßgeblich beteiligt. Lagert sich nun Blausäure an die dreiwertige Form des Eisens im Warburg-Enzym an, wird dieses funktionsuntüchtig, und es kommt zur inneren Erstickung. Bei der Einatmung von Blausäure reagieren solcherart erst die Schleimhäute (Rötung der Augenbindehaut, Zungenbrennen und Kratzen im Hals). Rasch kommt es dann nach dem Übertritt von Blausäure ins Blut und Gewebe zu Atemsteigerung, Angst, Herzklopfen, Übelkeit, Erbrechen, zunehmendem Lufthunger und schließlich zu tiefer Bewußtlosigkeit. Am Schluß stehen Muskelkrämpfe und Atemlähmung. Da der Blutsauerstoff nicht verbraucht werden kann, bleibt das Blut hellrot, und die Vergifteten sehen eher rosig aus. Kennzeichnend ist oft der von Vergifteten ausgehende Geruch nach bitteren Mandeln. – Ist die eingeatmete Blausäurekonzentration gering oder wird Blausäure im Magen aus komplexen Cyaniden nur langsam abgespalten, so kann die Blausäurevergiftung auch protrahiert (verzögert) verlaufen; die Chance einer erfolgreichen Behandlung ist in diesem Fall größer.

Blausäure kann im Körper durch *Schwefelanlagerung* rasch *entgiftet* werden. Daher zielt die Behandlung im Wettlauf mit der Vergiftung auf eine Überbrückung der akuten Schädigungsphase durch Überführung in blausäurefreie Luft, künstliche Beatmung und Beschleunigung der Entgiftung. Die Schwefelanlagerung kann durch Injektion von Natriumthiosulfat beschleunigt werden. Ein zweiter Kunstgriff besteht darin, das zweiwertige Eisen des roten Blutfarbstoffs zum Teil in dreiwertiges Eisen überzuführen. Das dreiwertige Eisen im Blut zieht Blausäure vom Warburg-Enzym der Zellen ab und wirkt dadurch entgiftend auf die innere Atmung (Abb.). Auch Kobaltverbindungen, so z. B. Hydroxocobalamin (Vitamin B_{12a}) und Kobalt-EDTA, wirken entgiftend.

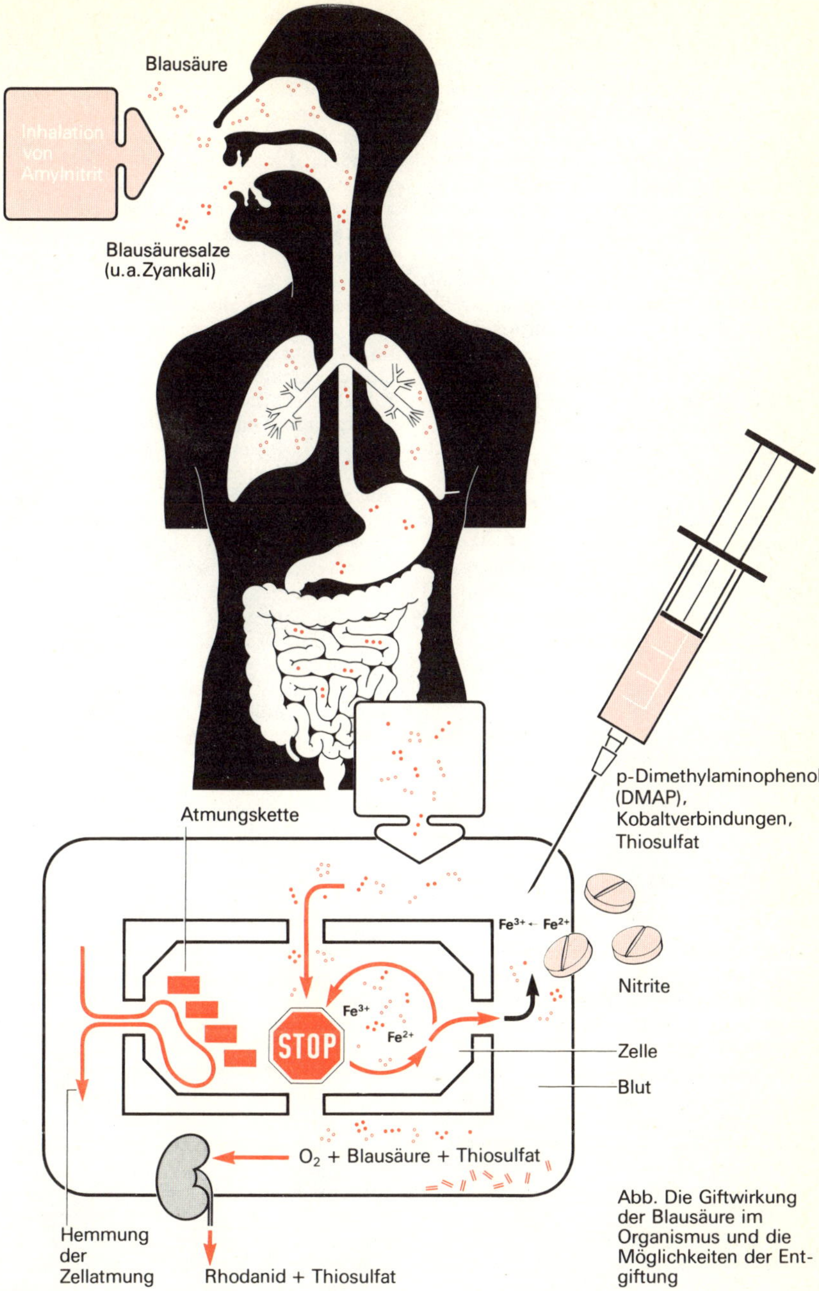

Abb. Die Giftwirkung der Blausäure im Organismus und die Möglichkeiten der Entgiftung

Vergiftungen mit organischen Lösungsmitteln

Zahlreiche *organische Lösungsmittel* werden zur Entfettung von Metallen und Textilien (Fleckentfernung, chemische Reinigung), zur Verdünnung von Lacken und zur Lösung von Klebstoffen verwendet. Die dabei u. a. zur Reinigung und raschen Abtrocknung erwünschten Eigenschaften, nämlich großes Fettlösungsvermögen und hoher Dampfdruck, sind auch für Art und Ausmaß ihrer Giftigkeit von Bedeutung. Organische Lösungsmittel werden wegen ihrer Flüchtigkeit oft durch die Lungen aufgenommen. Sie dringen wegen ihrer guten Fettlöslichkeit nicht nur über die Schleimhäute, sondern auch durch die Haut in den Körper ein und reichern sich unter narkoseähnlichen Erscheinungen im lipidreichen Zentralnervensystem an. Tatsächlich wurden einige Vertreter dieser Gruppe von Stoffen wie Chloroform, Äthylchlorid und Trichloräthylen früher auch als Narkosemittel verwendet (vgl. S. 234).

Ein Frühsymptom narkotischer Effekte (auch durch andere Lösungsmittel) sind Rausch- und Erregungszustände. Entsprechend verleiten verschiedene organische Lösungsmittel zur mißbräuchlichen Anwendung als euphorisierende „Schnüffelstoffe", vor allem durch Jugendliche. Trotz mancher Gemeinsamkeiten unterscheiden sich jedoch vor allem die chronischen Giftwirkungen einzelner Lösungsmittel beträchtlich voneinander, vor allem deshalb, weil sie im Stoffwechsel z. T. in giftige Folgeprodukte (besonders Epoxide) umgewandelt werden.

Benzol, Ausgangsstoff vieler organischer Synthesen, wird zur Verminderung des Tetraäthylbleianteils Kraftstoffen (vor allem Superbenzin) als Antiklopfmittel zugesetzt; in geringeren, beträchtlich wechselnden Anteilen ist es auch in Normalbenzin enthalten. Da Benzol weniger flüchtig ist als andere Benzinanteile, kann es sich im sog. Reinigungsbenzin von Werkstätten anreichern. – Benzol wird durch Inhalation der Dämpfe, durch die Haut oder durch den Magen-Darm-Kanal in den Körper aufgenommen. Einatmung von mehr als 1 000 ml/m^3 länger als eine halbe Stunde oder Aufnahme von mehr als 0,5 ml pro kg Körpergewicht führen zu Rauscherscheinungen, Kopfschmerzen und Schwindel, später zu Übelkeit und Erbrechen. Höhere Dosen haben Krämpfe, narkoseartige Lähmungszustände und schließlich den Tod durch Kreislaufversagen oder Atemstillstand zur Folge. Bei *chronischer Benzolvergiftung* ist mit schweren Knochenmarksschäden zu rechnen, die auf giftige Umwandlungsprodukte zurückgeführt werden (Blutbildungsstörungen, u. U. mit Übergang in Leukämie, d. h. krebsige Entartung der weißen Blutkörperchen). Sichere Anhaltspunkte über Grenzdosen für solche Schäden liegen nicht vor.

Benzine sind technische Gemische vorwiegend aliphatischer Kohlenwasserstoffe. Leichtbenzin (Vergaserkraftstoff) z. B. besteht hauptsächlich aus Hexan, Heptan und Oktan. Schweröl (als Treibstoff und Heizmittel im Gebrauch) enthält längerkettige Verbindungen. – *Benzinvergiftungen* erfolgen meist auf dem Weg über die Lunge (gewerblicher Umgang, unsachgemäße Handhabung in geschlossenen Räumen, mißbräuchliche Verwendung als Rauschmittel), besonders bei Kindern jedoch auch über den Magen-Darm-Kanal (Reinigungsmittel, Reservekanister). – Abgesehen von Rauschzuständen, Krämpfen und narkotischer Lähmung, führen hochkonzentrierte Benzindämpfe durch Gefäßschäden u. U. außerdem zum Lungenödem. Zu schweren Lungenkomplikationen kann es auch kommen, wenn verschlucktes Benzin erbrochen und dann aspiriert (in den Bronchialbaum aufgenommen) wird. – *Chronischer Mißbrauch* kann u. a. zur Abhängigkeit („Benzinsucht" durch Schnüffeln), bei der Aufnahme von n-Hexan auch zu einer degenerativen Nervenkrankheit (periphere Polyneuropathie) führen.

Aliphatische Halogenkohlenwasserstoffe sind narkotisch besonders stark wirksam (Beispiele: Trichloräthylen und Tetrachloräthylen, Chloroform, Methylchloroform, Methylenchlorid). Fluorcarbone sind außerordentlich stabil. Dagegen können Jod-, Chlor- und Bromverbindungen aliphatischer Kohlenwasserstoffe im Körper oxidativ dehalogeniert werden, wobei reaktive Metaboliten entstehen, die für die eigentliche Giftigkeit der einzelnen Verbindungen entscheidend sind (Leber- und Nierenschädigung, z. B. durch Tetrachlorkohlenstoff und 1,2-Dichloräthan). Halogenierte

Kohlenwasserstoffe sensibilisieren das Herz gegenüber Sympathikusreizen und Sympathikomimetika, wodurch es zu Herzrhythmusstörungen, u. U. auch zum Tod durch Kammerflimmern kommen kann. Manche halogenierte aliphatische Kohlenwasserstoffe, wie z. B. Vinylchlorid, sind karzinogen (krebserregend). – Die unter der Bezeichnung Freone oder Frigene als Treibmittel für Aerosole („Sprays“) u. a. auch medizinisch verwendeten leichtflüchtigen fluor- und chlorsubstituierten Verbindungen haben eine geringe Toxizität. – *Trichloräthylen* (Tri), u. a. in Kleiderreinigungsbetrieben verwendet, wird – wie einige andere Halogenaliphate – zum rauschproduzierenden „Schnüffeln“ mißbraucht („Trisucht“ mit psychischer Abhängigkeit).

Erstes Ziel der *Behandlung* einer Vergiftung mit organischen Lösungsmitteln ist die Entfernung des Giftes aus dem Körper. Flüchtige Stoffe werden (wie die Inhalationsnarkotika) verhältnismäßig rasch abgeatmet. Daher werden die Betroffenen in giftfreie Luft gebracht, bei narkotischer Lähmung außerdem künstlich beatmet. Bei oraler (durch den Mund erfolgter) Aufnahme organischer Lösungsmittel wird eine Magenspülung vorgenommen und zur Bindung des Giftes u. U. Tierkohle verabreicht. Auch flüssiges Paraffin kommt in Betracht, das, da es selbst nicht resorbiert wird, die fettlöslichen Giftstoffe von der Resorption abhalten soll; die Nützlichkeit dieser Maßnahme wird allerdings nicht einheitlich beurteilt. Als Abführmittel ist Rizinusöl ungeeignet, da es die Resorption der organischen Lösungsmittel eher beschleunigt. Ungünstig wirken auch andere pflanzliche Öle und tierisches Fett, ebenso Milch. Erbrechenlassen und Magenspülungen sind ohne vorhergehende Intubation wegen der Aspirationsgefahr und der damit drohenden Lungenkomplikationen besonders bei Benzin und auch sonst bei getrübtem Bewußtsein problematisch. Sympathikomimetika sind wegen der Sensibilisierung des Herzens vor allem durch die halogenierten aliphatischen Kohlenwasserstoffe kontraindiziert.

Organische Lösungsmittel können auch als *Schnüffelstoffe* zu schweren Vergiftungen und zum Tod führen. Rund 80 Todesfälle pro Jahr werden z. Z. in Großbritannien diesem *Lösungsmittelmißbrauch* zugeschrieben. Für die Bundesrepublik Deutschland werden ähnliche Verhältnisse angenommen. In West-Berlin soll es nach einer Schätzung derzeit rund 2 000 Schnüffelstoffabhängige geben, darunter zahlreiche Kinder und Jugendliche. Im Vordergrund der akuten Vergiftung stehen auch beim Schnüffeln Kammerflimmern und Atemstillstand. Daneben spielen Stürze und Unfälle sowie schwere Verbrennungen nach Explosionen eine Rolle. Chronische Komplikationen betreffen vor allem das periphere und zentrale Nervensystem, u. a. bis zum Hirnschwund. Die Anzahl der Schnüffelstoffe ist außerordentlich groß und reicht vom Haushalts- bzw. Modellbau-Plastikkleber über die Filzschreiberflüssigkeit bis zum Kraftfahrzeugbenzin.

Pilzvergiftungen

Pilzvergiftungen sind meist die Folge einer Verwechselung von giftigen mit ungiftigen Pilzen. Seltener spielen die Verwendung verdorbener Pilze, allergische Reaktionen und die fehlerhafte Zubereitung von Pilzgerichten eine Rolle.

Die Angriffspunkte der verschiedenen Pilzgifte im Organismus und daher auch die von ihnen erzeugten Symptome und deren Behandlung sind z. T. grundverschieden. Ähnlich sind dagegen meist die *im Anfangsstadium erforderlichen Maßnahmen* zur Entfernung noch nicht resorbierter Giftstoffe aus dem Magen-Darm-Kanal: Magenspülung, Gabe von Medizinalkohle und, wenn noch keine Durchfälle bestehen, auch von Natriumsulfat.

Während die Speisemorcheln (Morchella esculenta) ungiftig sind, enthalten die *Frühjahrs-* oder *Speiselorcheln* (Helvella esculenta, Gyromitra esculenta) giftige Substanzen, vor allem *Gyromitrin,* das wasserlöslich, hitzeempfindlich und flüchtig ist. Lorcheln lassen sich folglich durch wiederholtes Abkochen und sorgfältiges Abgießen des Kochwassers im Prinzip zwar entgiften, dennoch sind Vergiftungen auch nach vorschriftsmäßiger Zubereitung nicht sicher auszuschließen. Sie kommen auch infolge Einatmung der Dämpfe beim Abkochen vor. Daher ist die Frühjahrslorchel bei uns als Markt- und Konservenpilz nicht mehr zugelassen. Die Vergiftungserscheinungen beginnen 2–24 Stunden nach der Mahlzeit und sind denen bei einer Knollenblätterpilzvergiftung ähnlich (Leibschmerzen, Übelkeit, Erbrechen, Durchfälle, später Leber- und Nierenschädigung).

Der *Knollenblätterpilz* kommt bei uns in verschiedenen Arten vor. Besonders häufig und Ursache der meisten tödlichen Pilzvergiftungen ist der *Grüne Knollenblätterpilz* (Amanita phalloides), der gelegentlich mit dem Grünen Ritterling verwechselt wird. Ebenso giftig, aber weniger häufig sind die Unterarten mit weißer Hutoberfläche (Amanita phalloides var. verna) und der *Weiße Knollenblätterpilz* (Amanita virosa). Beide werden u. a. mit dem Echten Champignon und dem Feldegerling verwechselt. Die Giftigkeit der Knollenblätterpilze ist beträchtlich; schon ein kleiner Pilz kann tödlich sein. Die Giftstoffe sind ringförmig gebaute Kleineiweiße (*Phalloidine* und *Amanitine*). Symptome der Vergiftung mit Knollenblätterpilzen: Nach 8–12, eventuell auch erst nach 24 Stunden kommt es zunächst zu Leibschmerzen, Übelkeit und Erbrechen. Die sich anschließenden Durchfälle sind oft äußerst heftig und führen zu schweren Wasser- und Salzverlusten mit quälendem Durstgefühl, Bluteindickung, Blutdrucksenkung, Harnverhaltung und schließlich zum Kreislaufkollaps. Überlebt der Betroffene dieses Stadium mit Hilfe einer Infusionsbehandlung, so treten nach 1–3 Tagen Leberschwellung und Gelbsucht als erste Anzeichen der dann oft tödlichen Leber- und Nierenschädigung auf. In dieser Phase der Vergiftung versucht man, den Leberstoffwechsel zu stützen. Bei aufrechterhaltener Nierenfunktion und wiederholter Darmspülung kann ein Großteil der Pilzgifte auf diesem Weg ausgeschieden werden; sonst sind u. U. Hämodialyse oder Hämoperfusion erforderlich. Seit 1980 werden auch Silibinininfusionen mit ermutigenden Ergebnissen erprobt.

Der *Fliegenpilz* (Amanita muscaria) wird in südlichen Ländern gelegentlich mit dem Kaiserpilz (Amanita caesarea), der auf der Oberfläche braune *Pantherpilz* (Amanita pantherina) mit dem eßbaren Perlpilz (Amanita rubescens) verwechselt. Fliegenpilz und Pantherpilz enthalten mehrere Gifte mit recht unterschiedlicher, z. T. gegenläufiger Wirkung. Das in seiner Auswirkung längere Zeit überschätzte *Muscarin* führt zur Erregung der parasympathischen Nervenendigungen mit starkem Speichelfluß, Schweißausbrüchen, Pupillenverengung, Durchfall und Erbrechen. Entscheidend ist meist der Gehalt des Fliegenpilzes an *Muscimol,* das aus der labilen *Ibotensäure* entsteht und 1–2 Stunden nach der Pilzaufnahme zu Schwindel, Übelkeit, Pupillenerweiterung, Erbrechen, rauschartigen Erregungen, Tobsuchtsanfällen, Muskelkrämpfen und schließlich zum Koma mit tödlichen zentralen Lähmungen führen kann. Bei der Behandlung wird vor Atropingaben gewarnt, da Atropin zwar ein wirksames Gegengift von Muscarin ist, andererseits aber die zentralerregende Wirkung von Muscimol verstärken würde.

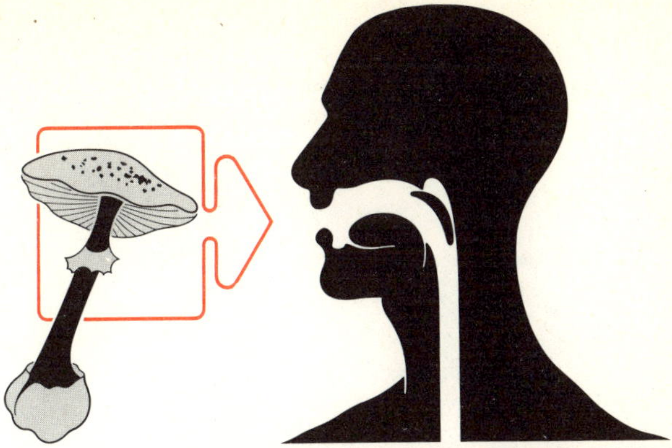

8–12–(24) Stunden:	1–3 Tage:
Erbrechen, Durchfall, Salz-Wasser-Verluste, Blutdruckabfall, Kollaps	Leberschwellung, Gelbsucht, tödliche Leber- und Nieren-schädigung

Abb. Die Knollenblätterpilzvergiftung

REGISTER

Kursiv gesetzte Zahlen sind Hauptfundstellen

A

B

C

D

E

F

G

H

N

O

P

T

U

V

W

X

Z